필수 해부생리학 문제해설집 개정6판

STUDENT WORKBOOK FOR Essential of
ANATOMY and PHYSIOLOGY(sixth edition)

개정 6판

필수 해부생리학 문제해설집

STUDENT WORKBOOK FOR Essentials of ANATOMY and PHYSIOLOGY

VALERIE C. SCANLON, Phd

College of Mount Saint Vincent
Riverdale, New York

TINA SANDERS

Medical Illustrator
Castle Creek, New York
Formerly
Head Graphic Artist
Tompkins Cortland Community College
Dryden, New York

역자 유 지 수 외

영 문 출 판 사

■ **옮긴이** (가나다 순)

김나현 계명대학교 간호대학 교수
박지원 아주대학교 간호대학 교수
안정아 아주대학교 간호대학 연구강사
유지수 연세대학교 간호대학 명예교수
이향규 연세대학교 간호대학 교수
최은진 울산과학대학교 간호과 교수
추상희 연세대학교 간호대학 교수

Student Workbook for
Essentials of Anatomy and Physiology sixth edition
by Valerie C. Scanlon Phd & Tina Sanders

면책사항

새로운 과학적 정보가 기초 연구와 임상 연구를 통해 얻어지면, 이 책에서 권장하고 있는 치료방법과 약물치료가 변경될 수 있다. 저자와 출판사는 이 책이 정확하고 최신의 내용을 다루도록 노력했고, 또 책이 출간될 당시의 승인된 기준에 맞도록 모든 것을 수행했다. 저자, 편집자 및 출판사는 실수나 생략에 대한 책임과, 책의 적용에 따른 결과에 대한 책임을 지지 않는다. 책의 내용에 대해 보증, 표현성 혹은 함축성을 가지지 않는다. 독자는 이 책에서 기술된 실무를 각 상황에 적용할 수 있는 독특한 환경에서 이용되는 전문가 기준의 관리에 합당하도록 적용해야 한다. 독자는 약물을 투여하기 전에, 용량과 금기증에 관련된 변화와 새로운 정보를 위해 항상 제품정보(동봉된 패키지)를 체크해야 한다. 새로운 약물이나 자주 사용되지 않는 약물을 이용할 때는 특히 주의를 요해야 한다.

필수 해부생리학
문제해설집 개정6판

2012년 5월 3일 초판인쇄
2012년 5월 10일 초판발행

지은이 : Valerie C. Scanlon Phd & Tina Sanders
옮긴이 : 유 지 수 외
발행인 : 박 병 조
발행처 : 도서출판 영문출판사
등 록 : 1987년 12월 21일 제2-419호
주 소 : 서울시 강남구 삼성동 69-1
전 화 : (02)514-5590, 776-5590
팩 스 : (02)756-8943
E-mail : yeongmunsa@empal.com
정 가 : 25,000원
ISBN 978-89-7224-296-3 93510

※ 파본은 교환해 드립니다.

저자 서문

본 교재는 기초 해부학 및 생리학을 수강하는 학생들의 내용 이해를 돕기 위하여 서술되다. 얼마나 배울 것인지 그리고 얼마나 잘 학습할 것인지는 여러분 자신에게 달려있으므로, 진정한 학습을 위한 여러 가지 요소를 이해하는 것이 중요하다.

1. **시간.** 효과적인 학습을 위해 충분한 시간을 투자하고자 노력하세요. 이는 항상 쉬운 일은 아니나, 노력할 만한 충분한 가치가 있다. 시험 전날 밤 벼락치기 식의 공부는 이따금 효과가 있을 수도 있으나, 학습에 매일 일정한 시간을 투자하는 것이 일반적으로 훨씬 더 성공적인 학습 전략이다.

2. **자기 훈련.** 학습량에 좌절하지 말고, 꾸준히 노력하세요. 더 많이 배울수록 학습이 점차 쉬워짐을 발견하게 될 것이다.

3. **언제 암기하고 언제 이해해야 할 것인지를 알아야 한다.** 일부 내용은 단순 암기를 통해 학습해야 하나, 일부 내용은 심도 있는 이해를 필요로 한다. 예를 들면, 각각의 뼈는 특정 명칭을 가지고 있으며, 우리는 각각의 명칭과 그 위치를 암기해야 한다. 이러한 암기가 학습 목적 달성에 기여할까요? 매우 그러할 것이다. 우리가 근육의 기능에 대해 학습할 때, 각각의 근육이 부착된 뼈에 대해 알아야 할 것이기 때문이다. 암기는 종종 이해의 기초가 된다.

4. **스승에게, 동료에게, 자신에게 질문하라.** 무엇인가를 이해할 수 없을 때, 스승 또는 동료에게 질문하세요. 아마도 질문에 대한 답을 얻을 수 있을 것이다. 그러나 자신에게는 어떤 종류의 질문을 할 수 있을까요? 이는 매우 간단하고도 중요한 질문이다. 만일 신체 부분에 대해 학습하는 중이라면, 당신 자신에게 다음과 같은 질문을 하세요: 이 부분의 명칭은 무엇인가? 이는 어디에 위치하고 있는가? 이는 어떤 성분으로 구성되어 있는가? 이것의 기능은 무엇인가? 세포, 조직, 또는 기관과 같은 것들에 관하여 우리는 이것의 명칭, 위치, 구조, 기능에 대한 답변을 요약할 수 있다. 신체내에서 발생하는 일련의 과정에 관한 질문은 조금 다를 수 있으나, 간단하기는 마찬가지이다. 스스로에게 질문하세요: 무엇이 일어나고 있는가? 이 작용의 목적은 무엇인가? 만일 이러한 질문에 대답할 수 있다면, 이는 당신이 특정 과정에 대해 진정으로 이해하고 있음을 의미한다.

5. **계속 새로운 것에 흥미를 가져라.** 공부를 할 때 계속해서 같은 일을 반복하는 것을 피하세요. 예를 들면 강의록을 단순히 계속 반복해서 읽지 마세요. 인간의 뇌는 새로운 것을 좋아하지만 반복에 의해 쉽게 지루함을 느낀다. 새로운 지식으로 뭔가 다른 것을 할 수 있도록 계속 뇌를 자극하세요. 이 문제해설집으로 시작하시고 여러분의 창의력을 결코 과소평가하지 마세요.

이 책은 여러분의 학습을 돕고, 교육을 지속하며, 여러분이 선택한 분야에서 성공적 일원이 되도록 하기 위한 것이다. 만일 이 책에 관하여 비평이나 제안이 있다면 출판사로 보내주시기 바라며 영문출판사 주소는 앞쪽 판권란에 기재되어 있다.

Valerie C. Scanlon

이 책을 보는 법

본 교재의 각 장은 "필수 해부생리학"의 동일한 장과 일치한다. 이 책의 각 장은 교과서(교재)의 각 장에 해당되고 각 장의 절들은 교과서의 장의 주요 절과 일치되게 조직하였다. 따라서 교과서의 각 장을 끝마치기 전에도 주제별로 문제를 풀어볼 수 있다.

연습 문제의 종류

연습 문제의 종류는 완성형(채우기식), 연결형, 다이어그램형, 색칠형으로 구분된다. 각 장은 임상적용란과 십자퍼즐을 포함한다.

완성형 질문. 이 질문의 경우, 당신은 문장의 빈칸을 채우면 된다. 예를 들면,
신체의 모든 뼈는 집단적으로 ________ 라고 불린다.
윗줄의 빈칸에, 당신은 골격이라고 채워 넣을 것이다.

연결형 문제. 이 문제의 경우, 당신은 한 쪽에 서술된 용어를 반대편에 서술된 서술구에 연결하면 된다. 예를 들면:

각각의 공휴일을 적절한 관례에 연결하시오. 각각의 문자는 한 번만 사용하시오.

1) 발렌타인 데이 ________________	A. 불꽃놀이
2) 할로윈 ________________	B. 특수 의상과 호박
3) 독립기념일 ________________	C. 칠면조 저녁 식사
4) 추수감사절 ________________	D. 꽃과 사탕

이 과제에서, 각각의 문자는 한 번만 사용된다: 1) D 2) B 3) A 4) C

연결형 과제에서, 일부 선은 한 개 이상의 문자에 연결될 수도 있다. "각각의 문자를 한 번만 사용하시오" 라는 지시가 있을 경우, 이는 각각의 문자는 한 개의 선 또는 다른 선에 연결됨을 의미한다. 각각의 문자에 대한 추가적인 답은 있을 수 없다. 예를 들면:

한 주의 각 부분을 적절한 요일과 연결하시오. 각각의 문자는 한 번만 사용하시오. 한 선은 두 개의 문자에 연결되며, 다른 한 선은 세 개의 문자에 연결될 것이다.

1) 주말 ______________________ A. 일요일
2) 평일 ______________________ B. 화요일
C. 목요일
D. 토요일
E. 수요일

이 질문에 대한 답은 다음과 같다: 1) A, D 2) B, C, E

때때로 하나의 문자 또는 문자들이 한 번 이상 사용될 수도 있다. 이러한 경우, 이를 나타내는 분명한 지시가 제시될 것이다. 지시를 주의 깊게 읽고, 사용되지 않는 문자가 있을 수 없음을 기억하세요.

다이어그램형 문제. 본서는 지식의 시각적 적용 기회를 위한 다수의 다이어그램을 포함하고 있다. 꼬리표 붙이기 문제의 경우, 다이어그램 상 밑줄로 표시된 부분의 이름을 제시해야 한다. 일부 다이어그램은 특정 부분을 색칠할 경우 보다 효과적으로 될 수 있다. 색상은 강조를 강화하며 신체 각 부분의 심상을 유지하는데 도움이 될 수 있다. 각각의 다이어그램은 삽화 하단에 색칠한 부위를 표시하기 위한 색상키를 포함하고 있다. 대부분의 색상 선택은 여러분에게 달려 있으나, 특정 부분의 경우 전통적 색상을 사용한다. 예를 들면, 동맥은 해부 삽화에서 항상 붉은 색으로 표시되고, 정맥은 푸른색, 림프계는 녹색, 신경은 노란색으로 표시된다. 물론 이러한 색상들은 다른 구조를 나타낼 때도 사용할 수 있으나, 위에 언급된 구조들을 표시할 때에도 반드시 사용해야 한다. 색상키가 포함되어 있지 않다고 하더라도, 특정 다이어그램을 색칠하는 것은 도움이 될 수 있다. 우리들 중 일부는 시각을 통해 학습하며, 많은 색상들은 심상을 선명하게 유지하고 이를 적절한 단어에 연결할 수 있도록 돕는다.

십자말 퍼즐. 각 장의 십자말 퍼즐은 도입부에 제시된 단어들로 구성되어 있다. 각 장 전체를 읽은 후 퍼즐 맞추기를 시도해보면, 새로운 용어들이 친숙해 질 것이다. 퍼즐 맞추기를 하면서 리스트를 참조할 수도 있을 것이다.

임상 적용. 각 장의 상황 및 질문란은 질병 및 질환의 내용, 특히 각 장의 박스에서 다룬 토론으로부터 발췌된 것이다. 이는 단순한 임상 적용으로서, 텍스트의 내용을 여러분과 보다 관련되고 의미 있는 것으로 만들기 위함이다.

답을 확인하는 법

본 책의 각 장을 마치면(또는 각 장 전체를 마친 후 십자 말 퍼즐을 완성한 경우), 본서의 끝에 첨부된 답을 기준으로 자신의 답을 확인하세요. 당신의 답이 부정확한 경우, 재검토로서 해당 부분을 다시 찾아 읽도록 한다. 여러분이 실수한 이유를 발견하고자 노력하세요. 단순히 정답을 알지 못했는가? 질문을 주의 깊게 읽지 않았는가? 유사한 두 가지 용어를 혼돈했는가? 그 이유가 어떠한 것이든 간에 실수한 이유를 발견했다면, 같은 실수를 반복하지 않을 것이다. 여러분이 한 부분을 마무리하고 필요한 수정을 거친 후에는, 그 부분은 특정 주제에 관한 필수적 정보의 간결한 요약본으로서, 신속한 재검토 또는 보다 심도 있는 학습에 이용될 수 있을 것이다.

각 장의 마지막에 첨부된 시험

각 장 마지막에는, 두 가지의 종합 시험이 있다. 문제에 대한 정답은 본서의 끝부분에 첨부되어 있다.

시험 #1. 이 유형의 문제는 네 가지 항목으로부터 적절한 답을 선택하도록 하는 전통적 형식의 문항이다. 예를 들면:

이들 중 식물은 무엇인가?
a) 지렁이
b) 양치류
c) 개구리
d) 개

정답에 동그라미를 하거나 밑줄을 그으시오. 정답은 b.

이러한 유형의 질문은 당신의 지식과 정답을 인지하는 능력을 평가한다. 이 시험을 치를 때, 모든 질문에 대답하고, 답을 확신할 수 없다면, 추측을 하거나 자신을 위해 특정 보기를 선택한 이유를 기록해두세요. 그리고 나서 정답을 확인할 때, 당신의 생각이 맞았는지 여부를 주의깊게 확인하세요. 만일 실수를 했다면, 동일한 실수를 반복하지 않기 위하여 그 이유를 규명하도록 노력하세요.

시험 #2. 이 유형의 질문은 당신의 지식 수준, 독해 능력, 사고 능력을 평가한다. 각각의 질문은 특정 주제에 대해 사실이 아닌 진술을 선택하고, 잘못된 부분을 올바르게 고치도록 요구한다. 예를 들면,

다음 보기 중 개에 대해 사실이 아닌 것은?
a) 개는 네 개의 다리와 두 개의 귀를 가지고 있다.
b) 많은 개들은 간단한 재주를 부리도록 훈련될 수 있다.
c) 많은 개들은 친근하고 충성스럽다.
d) 매우 어린 개들은 새끼 고양이(kittens)라고 불린다.

다음의 보기 중 잘못된 부분을 올바르게 고치시오.

____

이 예에서, 보기 d가 사실이 아니므로 이것이 정답이다.

여러분이 이와 같은 자가 평가를 잘 한다면, 내용을 알고 이해한다는 사실에 자신만만할 수 있을 것이다.

시험 #3. 이 유형의 질문은 다양한 응답을 요구한다. 각각의 질문은 특정 주제에 대해 여러 개의 설명을 포함하고 있는데 이 중 옳은 것을 모두 선택하라라고 한다. 경우에 따라서 모두가 또는 전혀 사실이 아닐 수 있으므로 잘 숙지해야 한다. 예를 들면,

다음 보기 중 인체 골격에 대한 설명으로 옳은 것은?
a) 척주는 척추라 불리는 뼈로 구성되어 있다.
b) 머리뼈는 눈과 귀의 수용체를 기계적 손상으로부터 보호한다.
c) 갈비뼈는 14쌍으로 이루어져 있다.
d) 무릎뼈의 또 다른 이름은 목발뼈이다.
e) 어깨관절은 어깨뼈(견갑골)와 노뼈(요골)로 이루어져 있다.
f) 대퇴골은 정강이뼈이다.

이 유형은 특정 주제에 대한 단순 참-거짓 유형이다. 위의 경우 a와 b만 참에 해당한다. 계속 학습하여 이 책에 점점 익숙해질수록 문제 유형과는 상관없이 시험은 더 쉬어질 것이다.

역자 서문

본 교재는 이미 출판된 '필수 해부생리학' 을 공부하는 학생들의 학습을 돕기 위해 서술된 학생용 연습교재를 번역한 일종의 문제집이다. 각 장은 "필수 해부생리학"의 동일한 장과 일치하며, 학생들은 각 장의 학습을 끝낸 후, 또는 끝내기 전이라도 이해를 돕기 위해 본 교재를 사용할 수 있다.

본 교재는 완성형(채우기식), 연결형, 사지선다형, 십자 퍼즐과 같은 다양한 유형의 문제를 포함하고 있으며, 내용에 있어서도 기초 구조 및 기능에 관한 단순 암기형부터 임상적용 문제까지 다양한 수준으로 구성되어 있다.

여러분들이 이 책을 평상시 적극적으로 활용하고 필수 해부생리학을 학습하는 데 있어서 많은 도움을 받기를 바란다.

끝으로 이 책이 출판되기까지 물심양면으로 애써주신 영문출판사 박병조사장님과 직원분들에게 진심으로 감사드린다.

2012년 2월
역자 일동

차 례

제 1 장

인체 조직과 일반적인 구성 (Organization and General Plan of the Body)

제1장에서는 인체 조직과 구성에 대해 단순한 것에서 복잡한 내용까지 다루게 된다. 또한 인체를 묘사하는 데 사용되는 용어들이 제시되어 있다.

인체조직의 수준(Levels of Organization)

※ 빈칸에 옳은 답을 적어 넣으시오.

1. a) 조직의 가장 단순한 형태는 ______________ 형태이다.
   b) 유기화합물의 예를 3가지 적으시오.

   ________________ , ________________ , ________________

   c) 무기화합물의 예를 3가지 적으시오.

   ________________ , ________________ , ________________

2. a) 조직의 가장 복잡한 형태는 ________________ 형태이다.
   b) 그 예를 3가지 적으시오.

   ________________ , ________________ , ________________

3. a) 생물의 가장 단순한 형태는 ________________ 형태이다.
   b) 같은 구조와 기능을 가진 세포들이 모여서 구성하는 것은 ________________ 이다.
   c) 같은 기능을 하는 조직들이 모여서 구성하는 것은 ________________이다.

4. 각 조직에 해당하는 기능과 예로 옳은 답을 골라 ***알파벳과 숫자로 적어 넣으시오.***

상피조직(epithelial tissue) ____________
결합조직(connective tissue) ____________
근육조직(muscle tissue) ____________
신경조직(nerve tissue) ____________

기능
A. 지지, 운반, 저장 기능을 한다.
B. 수축하여 운동을 유발한다.
C. 흥분파를 보내 신체기능을 조절한다.
D. 표면을 덮거나 구성한다.

예
1. 위 내벽을 싸는 것과 피부의 표피
2. 심장과 골격근
3. 뼈, 혈액
4. 척수와 뇌

5. a) 인체의 구조에 대해 연구하는 학문은 ____________ 이다.
   인체의 기능에 대해 연구하는 학문은 ____________ 이다.
   b) 뼈(기관)의 기능과 특성에 대해 하나 제시하시오.
   ____

대사와 항상성(Metabolism and Homeostasis)

※ 다음 문장을 완성시키시오.

1. a) 대사는 신체 내에서 일어나는 __________ 반응과 __________변화이다.
   b) 단위 시간당 신체에서 생산되는 열과 에너지의 양은 __________이다.

2. 항상성을 잘 유지하고 있는 사람은 __________한 사람이다.

3. 항상성의 상태란 계속적인 변화가 있음에도 불구하고, 신체가 이를 일정범위 이내로 __________ 할 수 있는 상태이다.

4. 신체에 영향을 미치는 변화들은 __________ , 또는 __________ 으로 발생한다.

5. 항상성을 유지하기 위해 발생하는 현상에 대해 서술하시오.
   1) 식사할 때 : ______________________________
   2) 흡기할 때 : ______________________________
   3) 두통이 있을 때 : ______________________________
   4) 손가락에 상처가 났을 때 : ______________________________
   5) 추운 날 밖에 나갔을 때 : ______________________________

6. 음성되먹임기전(음성회환기전, negative feedback mechanism)에서 일어나는 순서대로 다음 사건에 번호를 적으시오.

_____1_____ 자극
__________ 자극이 또 다시 발생한다
__________ 신체반응 증가
__________ 신체반응 감소
__________ 자극 감소

7. 양성되먹임기전(양성회환기전, positive feedback mechanism)이 음성되먹임기전(음성회환기전, negative feedback mechanism)과 어떻게 다른지 간략히 설명하시오.

____

8. 다음은 음성되먹임기전(음성회환기전, negative feedback mechanism)과 양성되먹임기전(양성회환기전, positive feedback mechanism)을 묘사한 그림이다.
각 번호에 해당하는 내용을 쓰시오.

A. Negative feedback mechanism

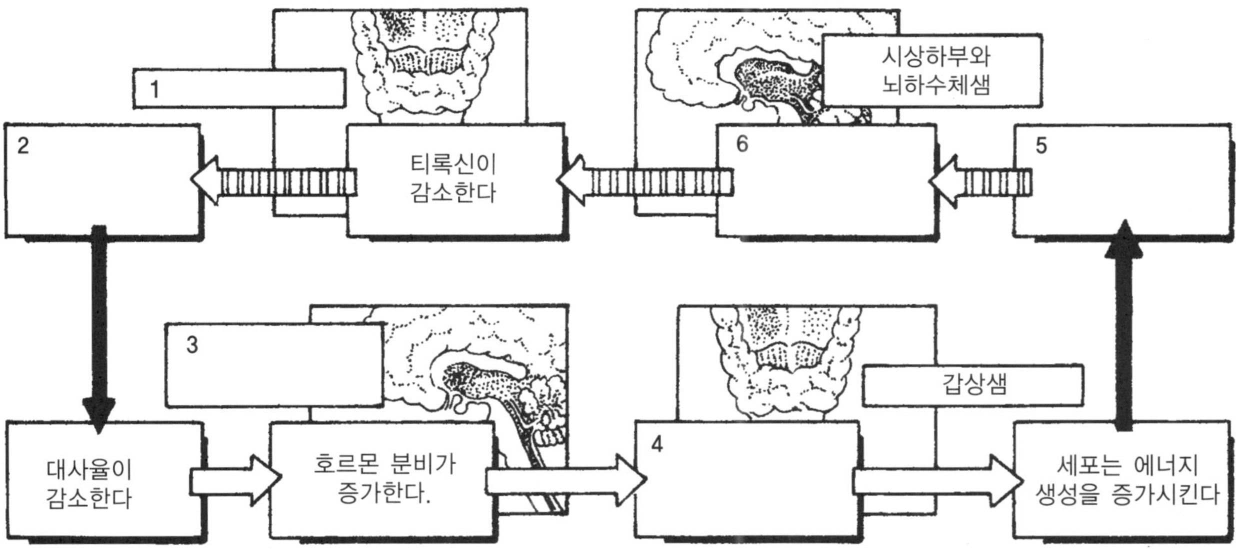

B. Positive feedback mechanism

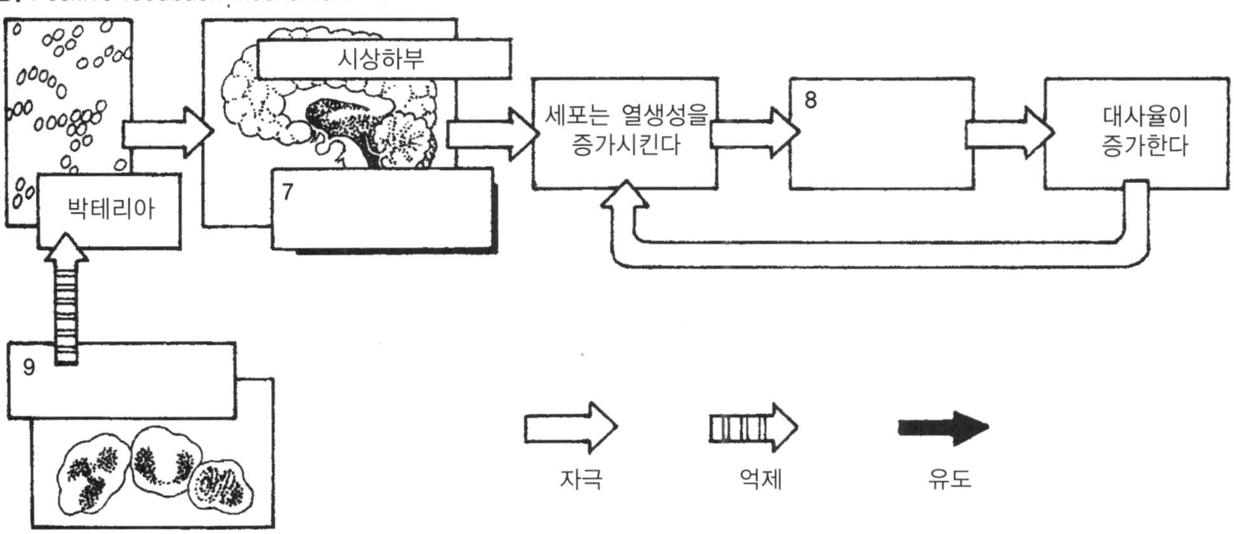

위치에 대한 용어(Terms of Locations)

※ 다음 용어를 정의하고 반대말을 한글과 영어로 쓰시오.

1. 아래쪽부(하부, inferior) : ____________________
   반대말: ____________________
2. 가까운쪽부(근위부, proximal) : ____________________
   반대말: ____________________
3. 가쪽부(외측부, lateral) : ____________________
   반대말: ____________________
4. 말초부(peripheral) : ____________________
   반대말: ____________________
5. 표재부(superficial) : ____________________
   반대말: ____________________
6. 앞부(전부, anterior) : ____________________
   반대말: ____________________
7. 등쪽(배부, dorsal): ____________________
   반대말 : ____________________
8. 안쪽부(내부, internal) ____________________
   반대말 : ____________________

신체부위(Body Parts and Areas)

1. 다음은 해부학적 위치의 신체 앞면과 뒷면에 대한 그림이다.
   각 번호에 해당되는 답을 보기에서 골라 적어 넣으시오.

보기

이마부(전두부, frontal)	위팔부(상완부, brachial)	샅부(서혜부, inguinal)
슬와부(오금부, popliteal)	넓적다리부(대퇴부, femoral)	장부(손바닥부, volar)
관자부(측두부, temporal)	볼(협부, buccal)	엉덩부(장골부, iliac)
목부(경부, cervical)	세모근(삼각근부, deltoid)	바닥부(저부, plantar)
코(비부, nasal)	눈확(안와부, orbital)	볼기부(둔부, gluteal)
유방부(mammary)	뒤통수부(후두부, occipital)	무릎(슬개골부, patellar)
가슴부(흉부, pectoral)	마루부(두정부, parietal)	허리부(요부, lumbar)
머리부(두개부, cranial)	엉치부(천부, sacral)	회음부(perineal)
겨드랑부(액와부, axillary)	배꼽부(제대부, umbilical)	

(계속)

1) ______________	2) ______________	3) ______________
4) ______________	5) ______________	6) ______________
7) ______________	8) ______________	9) ______________
10) ______________	11) ______________	12) ______________
13) ______________	14) ______________	15) ______________
16) ______________	17) ______________	18) ______________
19) ______________	20) ______________	21) ______________
22) ______________	23) ______________	24) ______________
25) ______________	26) ______________	

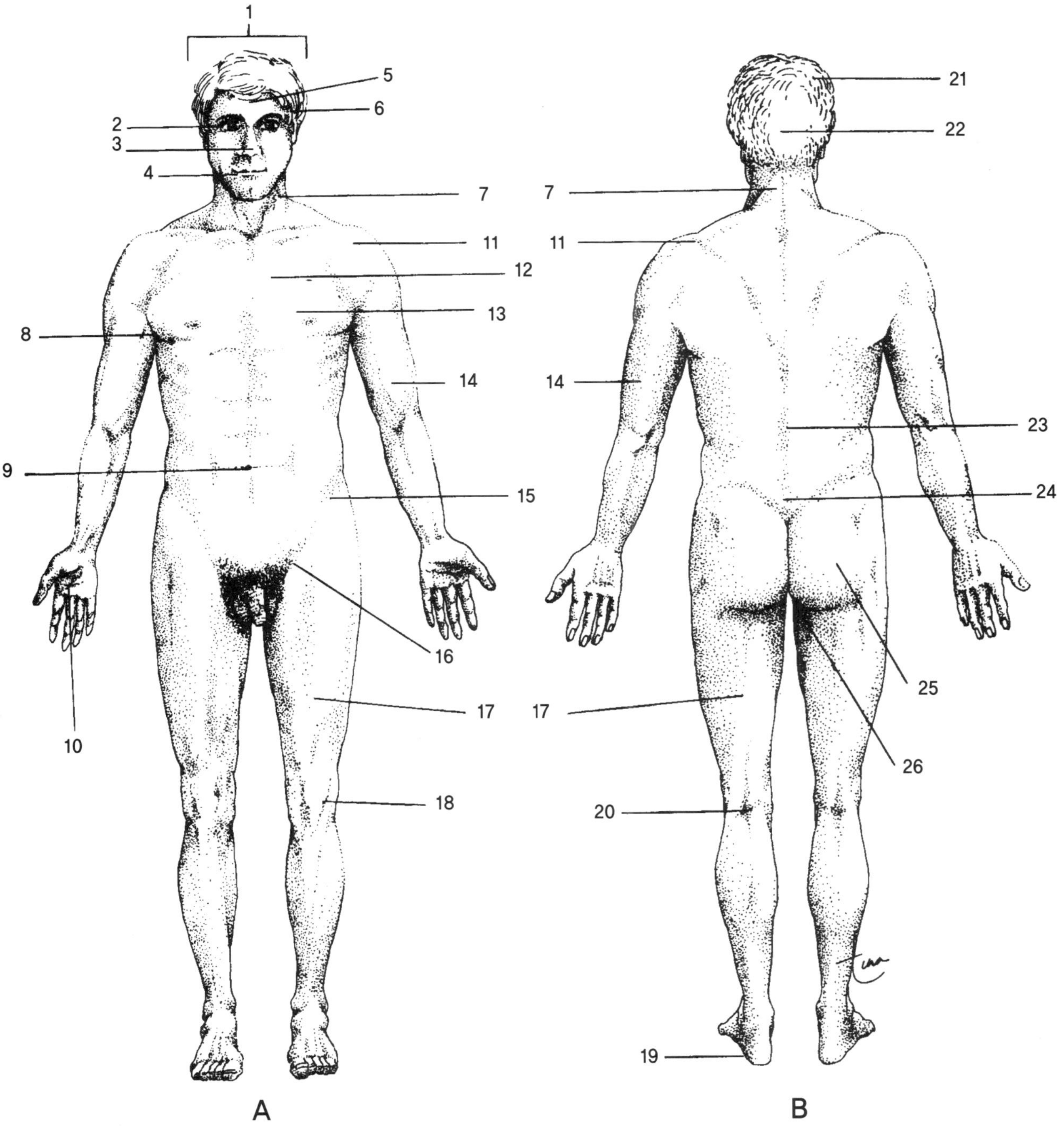

2. 다음 문장을 읽고 위치와 용어를 정의하시오.
   1) a) 어깨세모근부(삼각근, deltoid muscle)는 목부(경부, cervical)보다 ____________에 위치한다(외측, 내측 중 선택).
      b) 어깨세모근부(삼각근, deltoid muscle)는 ____________부위에 해당하다.
      c) 목부(경부, cervical)는 ____________부위에 해당한다.
   2) a) 넓적다리부(대퇴부, femoral)는 무릎뼈(슬개골부, patella)보다 ____________ 에 위치한다(근위부, 원위부 중 선택).
      b) 넓적다리부(대퇴부, femoral)는 ____________ 부위에 해당한다.
      c) 무릎뼈(슬개골부, patella)는 ____________부위에 해당한다.
   3) a) 뒤통수(후두부)와 허리부(요부, lumbar)는 신체의 ___________ 에 위치한다(전부, 후부 중 선택).
      b) 뒤통수는 ____________ 부위이다.
      c) 허리부(요부, lumbar)는 _____________ 부위이다.
   4) a) 가슴부(흉부, thoracic)와 배꼽부(제부, umbilical)는 신체의 ____________에 해당한다[배(등)부, 복부 중] 선택).
      b) 가슴부(흉부, thoracic)는 ____________ 부위에 해당한다.
      c) 배꼽부(제부, umbilical)는 ___________ 부위에 해당한다.
   5) a) 손바닥부(장부, palmar)는 발바닥부(저부, plantar)보다 _____________ 이다(상부, 하부 중 선택).
      b) 손바닥부(장부, palmar)는 _____________ 이다.
      c) 발바닥부(저부, plantar)는 _____________ 이다.
   6) a) 표재부는 근육의 ____________ 이다(표면부, 심부 중 선택).
      b) 표재부는 ___________ 를 의미한다.
   7) a) 갈비뼈(늑골)는 가슴부(흉부, thoracic)의 _____________ 에 해당된다(외측, 내측 중 선택).
      b) ___________ 는 흉부의 대부분을 차지한다.
   8) 손에 분포한 신경은 ____________ 신경에 속하고 뇌는 ____________ 에 속한다(말부, 중추 중 선택).

체강(Body Cavities)

1. 체강에 대한 설명으로 옳은 답을 골라 ***알파벳으로 적어 넣으시오.***
해답은 한 개 또는 그 이상 있을 수 있으며, 중복된 답도 있을 수 있습니다.

1) 두개강(cranial cavity) ______________________
2) 흉강(thoracic cavity) ______________________
3) 척수강(spinal cavity) ______________________
4) 골반강(pelvic cavity) ______________________
5) 복강(abdominal cavity) ______________________

A. 벽측 흉막으로 싸여 있다.
B. 척수를 갖고 있다.
C. 뇌막으로 싸여 있다.
D. 심장과 폐를 갖고 있다.
E. 내생식기와 방광을 갖고 있다.
G. 뇌를 갖고 있다.
H. 내측 경계는 횡격막이다.
I. 상측 경계는 횡격막이다.
J. 간과 췌장을 갖고 있다.

2. 다음은 체강에 대한 그림이다.
각 번호에 해당하는 답은 한글과 영어로 쓰시오.

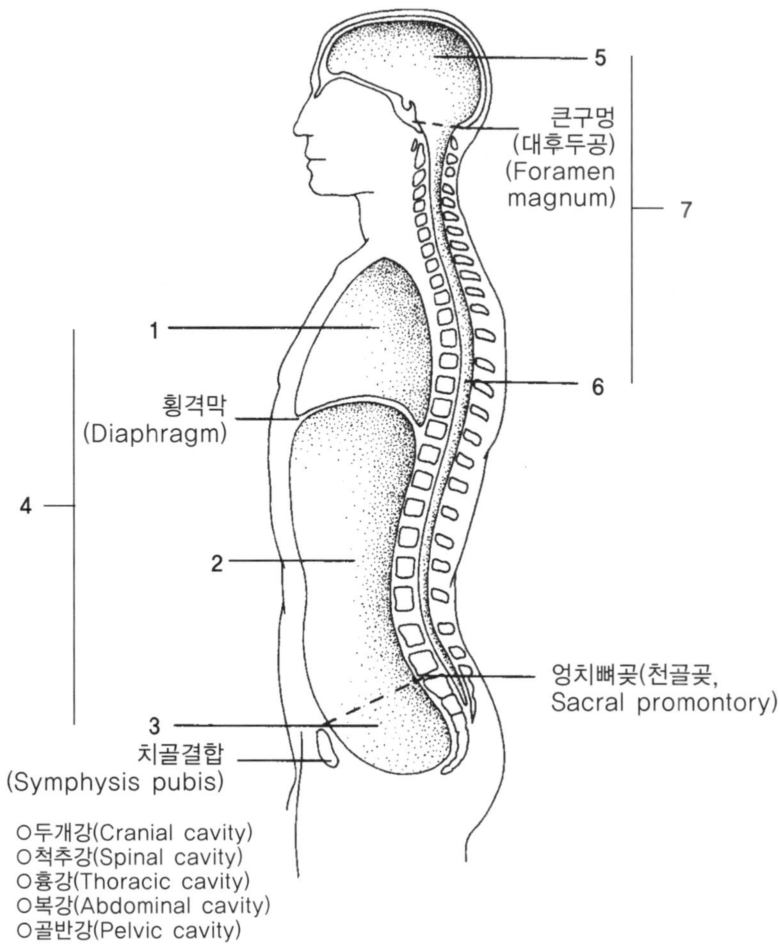

1) ______________________
2) ______________________
3) ______________________
4) ______________________
5) ______________________
6) ______________________
7) ______________________

인체의 면(Body Sections)

1. 인체의 면에 대한 설명으로 옳은 답을 골라 ***알파벳으로 적어 넣으시오.***

1) 시상면(sagittal section) ______________	A. 기관의 장축에 따른 면
2) 횡단면(cross-section) ______________	B. 인체를 좌우로 나누는 면
3) 이마면(전두면, frontal section) ______________	C. 인체를 상하로 나누는 면
4) 수평면(transverse section) ______________	D. 기관의 장축에 직각을 이루는 면
5) 종단면(longitudinal section) ______________	E. 인체를 앞뒤로 나누는 면

2. 다음은 인체의 면에 대한 그림이다.
각 번호에 해당하는 답을 한글과 영어로 쓰시오.

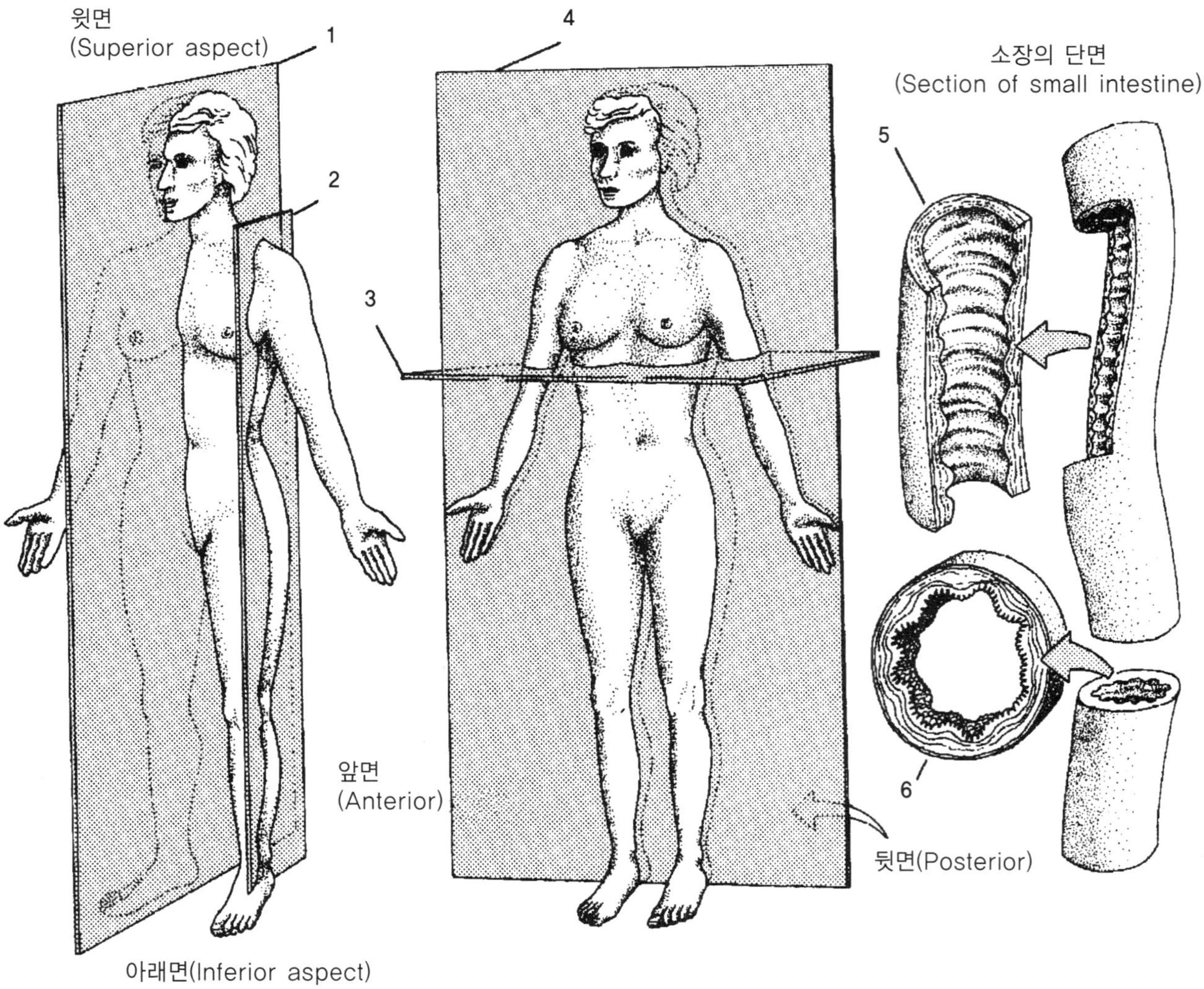

1) ______________ 2) ______________ 3) ______________

4) ______________ 5) ______________ 6) ______________

기관(Organ Systems)

보기

외피계(integumentary)	신경계(nervous)	림프계(lymphatic)
비뇨계(urinary)	골격계(skeletal)	내피계(endocrine)
호흡계(respiratory)	생식기계(reproductive)	근육계(muscular)
순환계(circulatory)	소화기계(digestive)	

1. 다음 기관계에 대한 설명으로 옳은 답을 보기에서 골라 적어 넣으시오.
   1) ________________ 골격을 움직이게 하고 열을 생성한다.
   2) ________________ 산소와 영양소를 조직으로 운반한다.
   3) ________________ 난자나 정자를 생산한다.
   4) ________________ 인체를 지지하고 내부 장기를 보호한다.
   5) ________________ 혈액으로부터 노폐물을 제거한다.
   6) ________________ 혈액과 대기 사이에서 산소와 이산화탄소를 교환한다.
   7) ________________ 흥분파를 통해 신체기능을 조절한다.
   8) ________________ 호르몬을 통해 신체기능을 조절한다.
   9) ________________ 신체에 침투하는 병원성 세균을 파괴한다.
   10) ________________ 음식물을 흡수 가능한 형태로 소화시킨다.
   11) ________________ 병원성 세균이나 기타 이물질이 침투하지 못하게 하는 방어벽이다.

2. 다음의 장기가 속하는 기관계를 적어 넣으시오.
   1) ____________________ 심장(heart)
   2) ____________________ 신장(kidney)
   3) ____________________ 척수(spinal cord)
   4) ____________________ 피부(skin)
   5) ____________________ 기관(trachea)
   6) ____________________ 근육(muscle)
   7) ____________________ 갈비뼈(늑골, ribs)
   8) ____________________ 난소(ovaries)
   9) ____________________ 췌장(pancreas)
   10) ____________________ 지라(비장, spleen)
   11) ____________________ 갑상샘(갑상선, thyroid gland)
   12) ____________________ 정소(testes)
   13) ____________________ 폐(lungs)
   14) ____________________ 식도(esophagus)
   15) ____________________ 건(tendons)
   16) ____________________ 눈(eyes)
   17) ____________________ 뇌하수체(pituitary gland)
   18) ____________________ 동맥(arteries)

19)____________________ 땀샘(한선, sweat glands)

20)____________________ 위(stomach)

퍼즐문제(Crossword Puzzle)

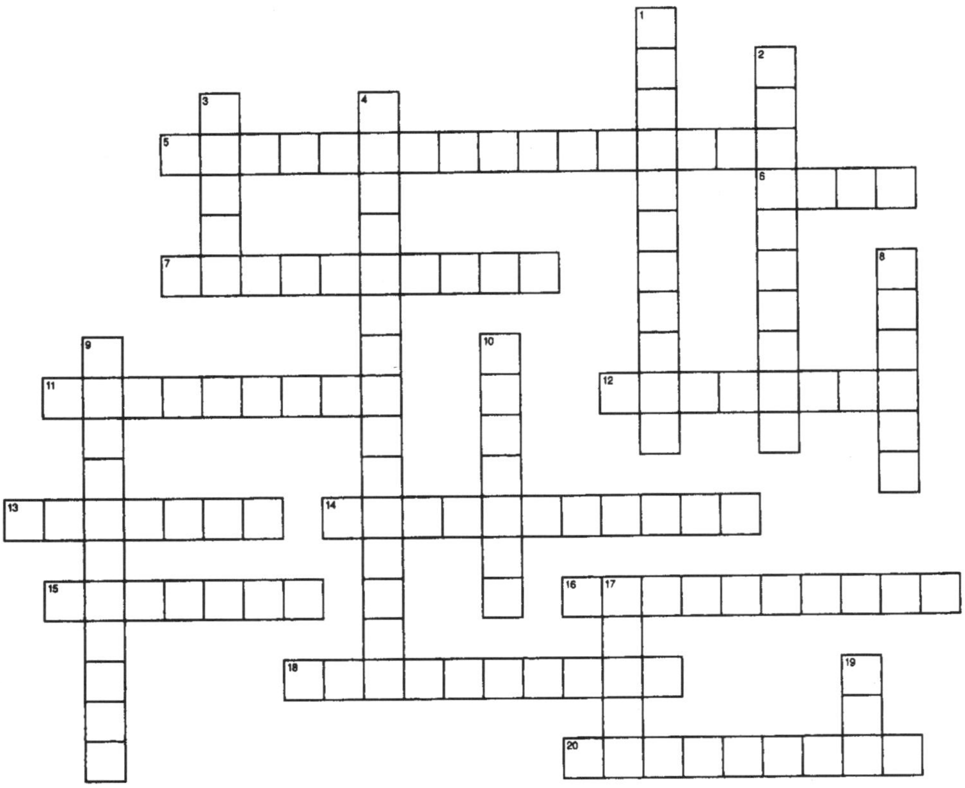

가로

5. 흉강의 장막(두 단어)
6. 신체에서 가장 작은 단위
7. 복강을 에워싸는 층
11. 복부 조직을 감싸는 복막의 일부분
12. 뇌와 척수를 감싸는 막
13. 신체 또는 신체부위를 나누거나 자르는 것
14. 신체의 내적 환경의 균형을 유지하는 안정성
15. 탄소를 포함하는 유기화학물
16. 신체내의 빈 공간(두 단어)
18. 신체의 기능을 연구하는 학문
20. 탄소를 포함하지 않는 화학물

세로

1. 특수한 기능을 함께 수행하기 위해 구성된 조직(두 단어)
2. 세부적인 방사선 영상은 이 검사 방법으로 알 수 있다(두 단어)
3. 신체부위를 분리하여 볼 수 있는 영상의 평면도
4. 기능의 장애에 대해 연구하는 학문
8. 비슷한 구조와 기능을 가지고 있는 세포군
9. 심장을 싸고 있는 주위의 막
10. 신체구조에 대한 학문
17. 특수한 기능을 수행하기 위해 배열이 된 조직체계
19. 자기 공명 영상(머릿글자)

임상적용(Clinical Applications)

1. 복부 내장 수술을 하려면 복벽을 절개해야 한다. 복벽을 절개할 때 그 순서에 대해 열거하시오.
   1) ______________________ (피부계의 부분)
   2) ______________________ (체간의 운동을 가능케 한다)
   3) ______________________ (복강의 내면을 싸고 있다)

2. 뇌막염(meningitis)은 특정 세균에 의해 야기되는 심각한 질병이다. 뇌막염에 걸렸을 때 침범하는 막과 장기를 적으시오.
   막 : ________________ 기관 : ________________

3. 다음의 용어에 대해 정의하시오.
   1) 신부전(renal failure) : ______________________________
   2) 심정지(cardiac arrest) : ______________________________
   3) 폐정맥(pulmonary vein) : ______________________________
   4) 간성혼수(hepatic coma) : ______________________________
   5) 위궤양(gastric ulcer) : ______________________________

4. 다음 소화기관이 위치하는 곳의 부위(quadrants)를 쓰시오.
   1) 위(stomach) ________________
   2) 간(liver) ________________
   3) 작은창자(소장, small intestine) ________________
   4) 큰창자(대장, large intestine) ________________

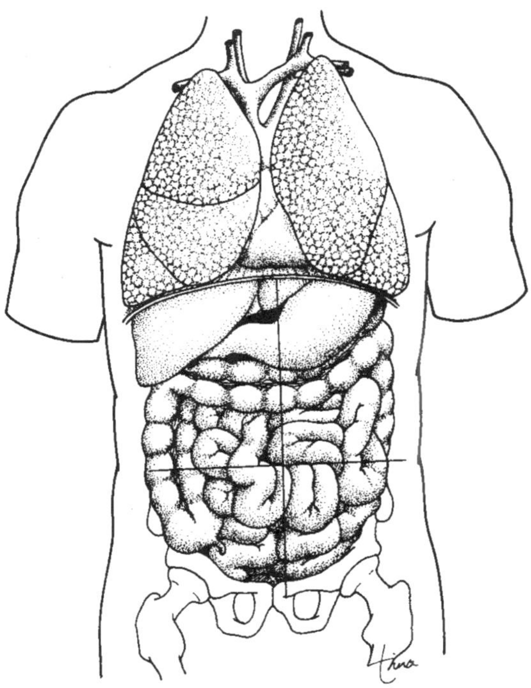

사지선다형 문제 1(Multiple Choice Test 1)

※ 다음 문제를 읽고 옳은 답을 적어 넣으시오.

1. 배쪽(전방, ventral)과 같은 의미를 지니고 있는 단어는? ______
   a) 앞쪽(전방, anterior) b) 등쪽(후방, dorsal)
   c) 뒤쪽(후방, posterior) d) 가쪽(측면, lateral)

2. 안쪽(내측, medial)의 반대말은? ______
   a) 먼쪽(원위, distal) b) 등쪽(후방, dorsal)
   c) 말초(peripheral) d) 가쪽(측면, lateral)

3. 가장 상부에 위치하는 체강은? ______
   a) 복강 b) 척수강
   c) 흉강 d) 두개강

4. 횡격막은 어느 곳에 위치하는가? ______
   a) 흉강과 복강 사이 b) 복강과 골반강 사이
   c) 두개강과 척수강 사이 d) 흉강과 골반강 사이

5. 인체를 수평면으로 나눈 경우 인체 부위는 어떻게 불리나? ______
   a) 전(앞)-후(뒤) b) 상(위)-하(아래)
   c) 등(배)-배(복) d) 내(안)-외(바깥)

6. 동맥의 횡단면은 어떻게 보이나? ______
   a) 직사각형 b) 구멍난 원형
   c) 원통형 d) 구멍난 육면체

7. 가장 하부에 위치하는 체강은? ______
   a) 흉강 b) 복강
   c) 골반강 d) 두개강

8. 가장 상부에 위치하는 기관계는? ______
   a) 신경계 b) 골격계
   c) 근육계 d) 피부

9. 기관의 표층에 있는 조직은? ______
   a) 상피조직 b) 결합조직
   c) 근육조직 d) 신경조직

10. 위의 수축을 유발하는 조직은? _____
    a) 상피조직 b) 결합조직
    c) 근육조직 d) 신경조직

11. 모든 문제를 생각하고 답할 수 있게 하는 조직은? _____
    a) 상피조직 b) 결합조직
    c) 근육조직 d) 신경조직

12. 신체부위를 지지해 주는 조직은? _____
    a) 상피조직 b) 결합조직
    c) 근육조직 d) 신경조직

13. 항상성은 내부 환경(internal environment)의 어떠한 상태를 의미하는가?____
    a) 항상 똑같은 상태
    b) 계속적인 변화가 있음에도 비교적 일정한 상태
    c) 계속 현저히 변화가 일어나는 상태
    d) 변화 자체가 없는 상태

14. 흥분파와 호르몬에 의해 인체를 조절하는 기관계는? _____
    a) 골격계와 근육계 b) 신경계와 내분비계
    c) 소화기계와 호흡기계 d) 비뇨기계와 순환계

15. 병원체에 대항하여 인체를 보호해 주는 기관계는? _____
    a) 피부와 림프계 b) 골격계와 순환계
    c) 소화기계와 비뇨기계 d) 근육계와 내분비계

16. 해부학에서 다루는 것이 아닌 것은? _____
    a) 크기 b) 세포종류
    c) 모양 d) 기능

17. 복부 내 장기를 설명하기 위해 흔히 복부는 어떻게 나누어지는가? _____
    a) 이등분 b) 사등분
    c) 팔등분 d) 십이등분

18. 자신의 제동을 포함하고 있는 되먹임기전을 무엇이라 부르는가? _____
    a) 독립적 b) 양성
    c) 음성 d) 의존적

19. 외부의 제동을 필요로 하는 되먹임기전을 무엇이라 부르는가? ______
   a) 독립적
   b) 양성
   c) 음성
   d) 의존적

20. 양성되먹임기전(양성회환기전, positive feedback mechanism)의 단점은? ______
   a) 기능이 끝나기 전에 멈출 수 있다.
   b) 외부 사건이 계속되지 않는 한 반응이 느려질 수 있다.
   c) 강한 자극일지라도 항상 시작되는 것은 아니다.
   d) 스스로 사이클을 영속화시켜 해를 초래한다.

21. 팔(상지)의 부분이 아닌 것은? ______
   a) 손
   b) 위팔부(상완부)
   c) 전박
   d) 샅부(서혜부)

22. 다리(하지)의 부분이 아닌 것은? ______
   a) 무릎부(슬와부)
   b) 무릎뼈(슬개골부)
   c) 허리부(요부)
   d) 넙적다리부(대퇴부)

23. 몸통의 부분이 아닌 것은? ______
   a) 배꼽부(제대부)
   b) 이마부(전두부)
   c) 요부
   d) 가슴부(흉부)

24. 신진대사에 포함되는 것은? ______
   a) 호흡
   b) 화학적 반응
   c) 신체적 변화
   d) 이상 모두

25. 대사의 정상치를 고려할 때 이를 가장 잘 묘사하고 있는 것은? ______
   a) 최저치에서 최대치까지 가능한 범위
   b) 가능한 가장 높은 값
   c) 가능한 가장 낮은 값
   d) 가능한 값의 평균

사지선다형 문제 2(Multiple Choice Test 2)

※ 다음 문제를 읽고 정답을 선택한 후 그 내용을 옳게 고쳐 쓰시오.

1. 인체의 화학조성에 해당하지 않는 것은?
   a) 수분
   b) 산소
   c) 단백질
   d) 근육

   선택한 답을 올바르게 고쳐 쓰시오.

   ____

2. 인체의 기관 수준에 해당하지 않는 것은?
   a) 동맥
   b) 간
   c) 혈액
   d) 신장

   선택한 답을 올바르게 고쳐 쓰시오.

   ____

3. 단순한 것에서부터 복잡한 순서로 나열된 것은?
   a) 화학물질, 세포, 조직, 기관, 기관계
   b) 화학물질, 조직, 기관, 세포, 기관계
   c) 세포, 화학물질, 기관, 조직, 기관계
   d) 세포, 화학물질, 조직, 기관, 기관계

4. 다음 연결 중 옳지 않은 것은?
   a) 근육조직-수축
   b) 결합조직-지지, 이동, 저장
   c) 신경조직-보호
   d) 상피조직-신체표면 덮기

   선택한 답을 올바르게 고쳐 쓰시오.

   ____

5. 항상성에 대한 설명 중 옳지 않은 것은?
   a) 건강이 좋은 상태
   b) 외부변화는 신체 내 특정변화를 유발한다.
   c) 내부변화는 항상성에 영향을 주지 않는다.
   d) 모든 계의 기능유지가 항상성에 기여한다.

   선택한 답을 올바르게 고쳐 쓰시오.

   ____

6. 다음 설명 중 옳지 않은 것은?
   a) 복막-복부기관을 싼다.
   b) 뇌막-두개강을 싼다.
   c) 장측 흉막-폐를 싼다.
   d) 벽측 흉막-흉강을 싼다.

   선택한 답을 올바르게 고쳐 쓰시오.

   ____

7. 머리의 정중 시상면이 통과하지 않는 곳 두 부위는?
   a) 코
   b) 눈
   c) 입
   d) 뇌
   e) 귀

   정중 시상면에 해당되지 않는 이유를 적으시오.

   ____

8. 정중 이마면(전두면)이 관여하지 않는 곳은?
   a) 샅부(서혜부) : 볼기부(둔부)
   b) 이마부(전두부) : 뒤통수뼈(후두부)
   c) 가슴부(흉부) : 허리부(요부)
   d) 목부(경부) : 넓적다리부(대퇴부)
   선택한 답을 올바르게 고쳐 쓰시오.

---

9. 다음 세포에 대한 설명 중 옳지 않은 것은?
   a) 인체는 여러 종류의 세포를 갖고 있다.
   b) 세포는 무기 화합물과 유기 화합물로 구성된다.
   c) 세포는 인체의 구조와 기능의 기본단위이다.
   d) 비슷한 구조와 기능을 지닌 세포의 집합은 기관이다.
   선택한 답을 올바르게 고쳐 쓰시오.

---

10. 체강에 대한 설명 중 옳지 않은 것은?
   a) 횡격막은 흉강과 골반강을 나눈다.
   b) 배측강에는 두개강과 척수강이 속한다.
   c) 복측강에는 흉강, 복강, 골반강이 속한다.
   d) 흉막은 흉강의 장막이다.
   선택한 답을 올바르게 고쳐 쓰시오.

---

11. 대사에 대한 설명 중 옳지 않은 것은?
   a) 대사는 전체로서의 신체기능을 말한다.
   b) 외부의 변화는 대사에 영향을 미치지 않는다.
   c) 에너지와 열생산은 대사율이라 부른다.
   d) 신체적 변화는 대사의 일부이다.
   선택한 답을 올바르게 고쳐 쓰시오.

---

12. 신체 부위와 위치에 대한 설명 중 옳지 않은 것은?
   a) 근육계는 골격계의 외부에 있다.
   b) 눈확(안와부)은 구강의 하부에 있다.
   c) 가슴은 신체의 앞면(전부)에 있다.
   d) 목부는 어깨세모근부(삼각근, deltoid muscle)의 내측에 있다.
   선택한 답을 올바르게 고쳐 쓰시오.

사지선다형 문제 3(Multiple Choice Test 3)

※ 이번 장의 내용과 관련된 문제입니다. 주의 깊게 읽고 옳은 답을 모두 고르시오.

1. 항상성에 대한 설명으로 옳은 것은?
   a) 모든 신진대사는 항상성에 기여한다.
   b) 양성되먹임기전은 신체 내에서 매우 많이 일어나며, 신체기능을 빠르게 감소시킨다.
   c) 음성되먹임기전은 자체 제동을 가지고 있으며, 각 단계는 특정 신체 기능을 감소시킨다.
   d) 체내의 변화는 더 많은 변화를 초래한다.
   e) 체외의 변화는 체내의 변화를 초래한다.
   f) 대부분의 신체 기능은 정상범위를 가진다.

2. 신체 부위와 영역에 대한 설명으로 옳은 것은?
   a) 무릎뼈(슬개골부, patella)는 넓적다리부(대퇴부, femoral)보다 가까운쪽(근위부)이다.
   b) 배꼽부(제대부)는 가슴부(흉부)보다 외측부이다.
   c) 어깨세모근부(삼각근, deltoid muscle)는 정주와부보다 먼쪽(원위부)이다.
   d) 위팔부(상완부)는 팔(상지)이고, 넓적다리부(대퇴부, femoral)는 다리(하지)이다.
   e) 어깨뼈부(견갑골부, scapula)는 등쪽(배측) 뒤쪽(후면)에 있다.
   f) 폐 부위는 간 부위보다 하부에 있다.
   g) 손바닥부(장부, palmar)는 다리에 있고 발바닥부(저부, plantar)는 팔에 있다.
   h) 관자부(측두부)는 뒤통수부(후두부)보다 전면에 있다.
   i) 체간의 정중시상면은 2개의 엉덩부(장골부)로 나눠진다.
   j) 머리의 정중이마면은 2개의 마루부(두정부)로 나눠진다.

3. 신체의 조직 수준에 대한 설명으로 옳은 것은?
   a) 기관(organ)이 튜브(관) 모양이라면, 물질을 운반하는 역할을 할 것이다.
   b) 유기체의 가장 기본적인 수준은 단백질 수준이다.
   c) 신경계는 신체의 주요 조절체계이다.
   d) 인간세포에는 단 네 가지 종류만 있지만, 여러 종류의 조직으로 분류될 수 있다.
   e) 유기체의 화학적 수준은 미네랄과 유기화학물질을 포함한다.
   f) 기관(trachea)은 기관(organ)이지만, 동맥(artery)은 기관(organ)이 아니다.

제 2 장

기초화학
(Some Basic Chemistry)

제2장에서는 해부, 생리의 이해에 기본이 되는 화학에 대해 다루게 된다. 중요한 유기화학물과 무기화학물의 기능을 인체 작용과 관련하여 설명하고 있다.

원소, 원자 및 결합(Elements, Atoms, and Bonds)

※ 빈칸에 옳은 답을 적어 넣으시오.

1. 단지 한 종류의 원자로 구성된 것은 ______________ 이다.

2. 다음 원소의 이름을 적으시오.

Fe____________	Na______________	Cl______________
Ca____________	I______________	Cu______________
O____________	P______________	Zn______________
C____________	Mg______________	Co______________
H____________	N______________	Mn______________
K____________	S______________	F______________

3. 원자는 ____________, ____________ 및 ____________ 로 구성된다.

4. a) 원자 중 음전하를 지닌 구성 성분은 ________________이고, 양전하를 지닌 구성 성분은 ____________ 이다.
   b) 전하를 띠지 않는 구성 성분은 _____________ 이다.
   c) 원자의 핵에 위치하는 것은? _____________ 과 _____________

d) 원자에 같은 수로 존재하는 것은? ____________ 와 ____________
e) 원자에 결합능력을 부여하는 구성 성분은? ____________

5. 원자가 전자를 잃거나 얻으면 무엇이라고 부르는가? ____________

6. 2가지 이상의 원자가 결합하게 되면 ____________ 가 된다.

7. 한 원자는 전자를 잃고 다른 원자는 전자를 얻기 때문에 형성되는 결합은 ____________ 결합이다.

8. 2개 혹은 2개 이상의 원자가 전자를 공유하는 결합은 ____________ 결합이다.

9. a) 자연계에 기체로 존재하는 물질을 쓰시오. ______________________
b) 자연계에 액체로 존재하는 물질을 쓰시오. ______________________
c) 자연계에 고체로 존재하는 물질을 쓰시오. ______________________

10. 수용액에서 그 결합이 약해지는 형태의 결합은 ____________ 결합이다.

11. 탄수화물, 단백질과 같은 유기물질의 원자는 ____________ 에 의해 결정된다.

12. 다음은 염화나트륨 분자의 형성을 나타낸 그림이다.
각 원자의 양성자(protons), 전자궤도(electron orbitals), 전자의 이동(transfer of an electron)을 나타낸 것이다. 각 번호에 해당되는 것을 한글과 영어로 쓰시오.
1) ____
2) ____
3) ____
4) ____
5) ____

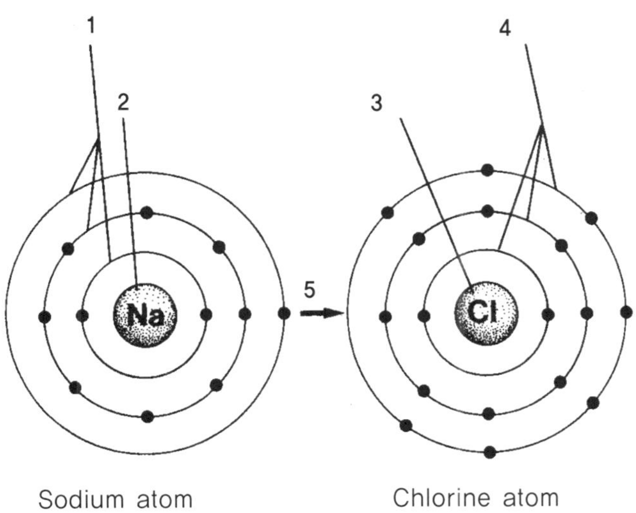

13. 3차원 구조를 유지하기 위해 인슐린과 같은 단백질에서만 발견되는 특별한 공유결합을 ______________ 결합이라 부른다.

14. 단백질과 핵산에서 3차원 구조를 유지해 주는 결합은 ______________결합이다.

15. a) 작은 분자들이 결합하여 보다 큰 분자를 형성하는 반응은 ______________ 반응이다.
    b) 큰 분자가 분해되어 작은 분자로 되는 반응은 ______________ 반응이다.

무기물질(Inorganic Compounds)

※ 빈칸에 옳은 답을 적어 넣으시오.

1. 인체에 가장 많은 것은 ______________ 이다.

2. a) 수분은 용매인데 그 이유는 그 속에 많은 물질들이 ______________ 되기 때문이다.
   b) 수분이 인체 내에서 용매로 기능하는 예를 적으시오.
   ____

3. a) 수분은 윤활제로도 기능하는데 이것은 2개의 물질간의 ______________을 감소시킨다는 뜻이다.
   b) 수분이 인체 내에서 윤활제로 기능한 예를 적으시오.
   ____

4. 수분은 증발할 때 많은 열을 흡수한다. 이것이 중요한 이유는?
   ____

5. a) 혈관 속에 있는 수분은? ______________________
   b) 세포내에 있는 수분은? ______________________
   c) 림프관에 있는 수분은? ______________________
   d) 세포 사이에 있는 수분은? ______________________
   e) 다음 그림은 수분의 구역을 나타낸 것이다.
   수분의 각 구역의 특정 용어를 적으시오.
   1) ____
   2) ____
   3) ____
   4) ____

(계-

(계속)

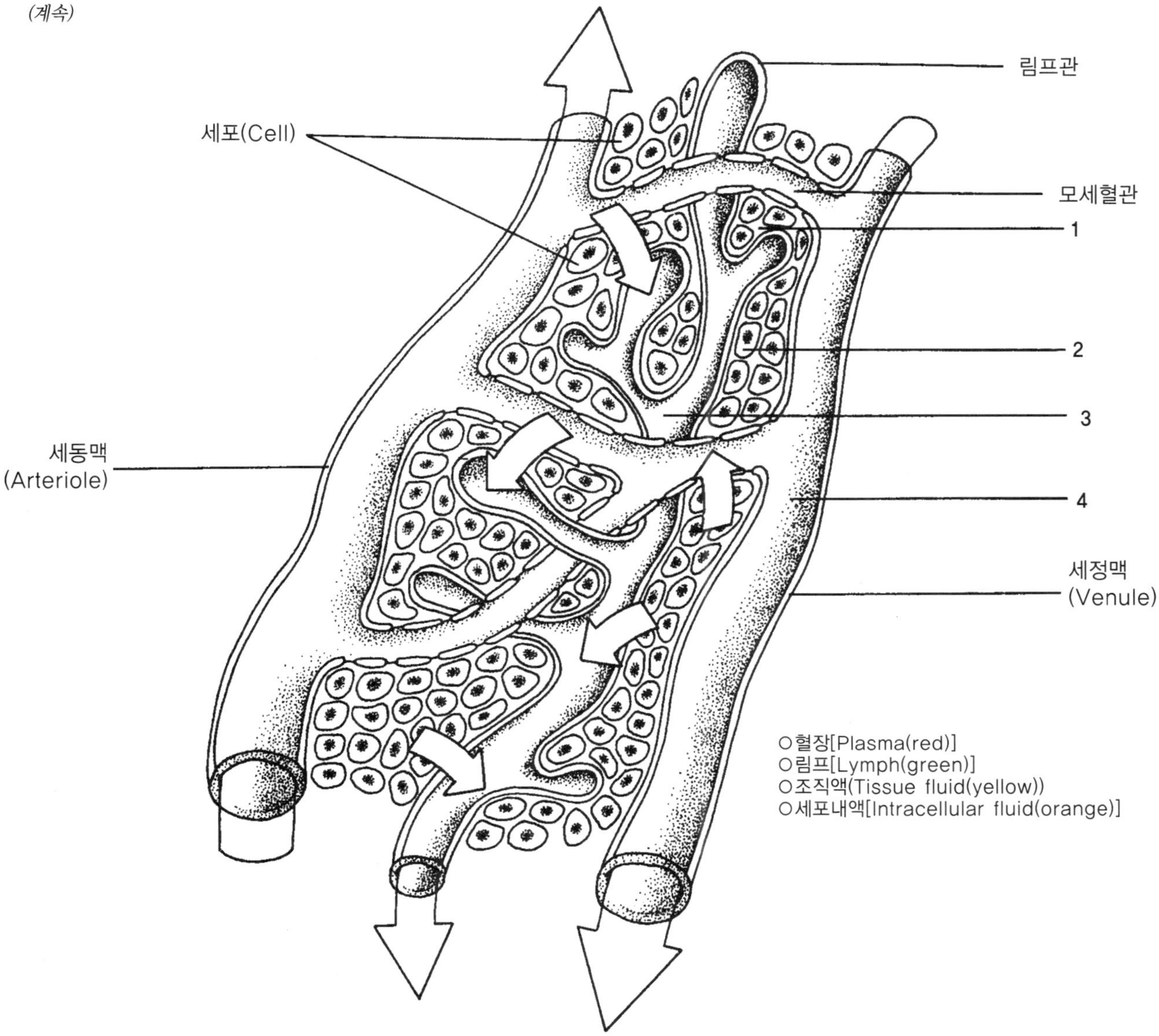

6. a) 대기 중의 산소는 어떤 형태로 존재합니까? ____________
   b) 산소의 화학구조를 쓰시오. ____________
   c) 신체 내에서 산소는 ____________ 과정에 꼭 필요한 성분이며, 이 과정은 에너지를 필요로 하는 세포과정을 위해 ____________을 생산한다.

7. a) 탄산가스는 ____________의 과정에서 노폐물로서 발생된다.
   b) 탄산가스의 화학구조는? ____________
   c) 과량의 탄산가스가 생성되면 체액은 ____________ 이 된다.

세포호흡(Cell Respiration)

1. 다음 반응의 단계를 완성시키시오.
   $C_6H_{12}O_6$ (포도당) + O_2 →
   ____________ + ____________ + ____________ + ____________

2. 부산물로서 생성된 2개의 물질은 어떻게 되는지 서술하시오.
   ____
   ____

3. 에너지 형태로 생성된 2개의 물질의 목적에 대해 서술하시오.
   ____
   ____

미량원소(Trace Elements)

1. 미량원소와 그 기능에 관한 설명으로 옳은 답을 골라 ***알파벳으로 적어 넣으시오. 해답은 한 개 또는 2개 이상 있을 수 있으며 중복된 답도 있을 수 있습니다.***

   1) 철(iron) ______________________
   2) 유황(sulfur) ______________________
   3) 칼슘(calcium) ______________________
   4) 요오드(iodine) ______________________
   5) 인(phosphorus) ______________________
   6) 소디움과 칼륨(sodium and potassium) ______________________

   A. 인슐린과 같은 단백질의 성분이다.
   B. 뼈와 치아에 힘을 공급한다.
   C. 헤모글로빈의 성분이다.
   D. 갑상샘 호르몬의 성분이다.
   E. 근 수축에 필수적이다.
   F. DNA 와 RNA의 성분이다.
   G. 혈액응고에 필요하다.
   H. 신경흥분전도에 필요하다.

산, 염기, pH(Acids, Bases, pH)

1. a) pH의 범위는? ____________________
   b) 중성인 경우 pH는 얼마인가? ______________
   c) 중성이란 용액에 __________이온만큼 __________이온이 존재하는 것을 의미한다.
   d) pH가 0에서 6.99 사이일 때 그 용액은 __________ 이다.
   e) pH가 7.01에서 14 사이일 때 그 용액은 __________ 이다.

2. a) 혈액의 정상 pH 범주는?________________
   b) 혈액의 정상 pH는 __________ (산성 또는 알칼리성)이다.

3. 체액 내에서 pH의 변화를 최소화하는 물질은 ______________ 이다.
4. 중탄산염(bicarbonate)완충계는 체액 내 강산과 강염기를 모두 완충할 수 있다.
   a) H_2CO_3(이름 : ______________)은 강______________를 완충한다.
   b) $NaHCO_3$(이름 : ______________)은 강______________을 완충한다.

5. HCl과 같은 강산이 들어온 경우 bicarbonate 완충계에 의해 다음 반응이 일어나게 된다.

   $HCl + NaHCO_3 \rightarrow NaCl + H_2CO_3$

   a) 이 반응의 부산물 이름은? _____________ 그리고 _____________
   b) HCl은 강산인데 이 의미는 체액내 pH에 ______________ 영향을 미친다.
   (강한 영향, 약한 영향)
   c) 위 반응에서 형성된 NaCl은 pH에 어떠한 영향을 미칩니까?(강한 영향, 약한 영향 , 영향은 미치지 않는다) ____________________________
   d) 위 반응에서 형성된 H_2CO_3는 pH에 어떠한 영향을 미칩니까?(강한 영향, 약한 영향, 영향은 미치지 않는다) __________________________

유기물질(Organic Compounds)

1. 구조에 관한 설명이다. 관련 있는 것의 ***알파벳을 골라 적어 넣으시오.***

1) 포도당(glucose) ____________________________	A. 식물이 만든 다당류로서 에너지원이 된다.
2) 오탄당(pentose sugars) ____________________________	B. 하나의 글리세롤과 3개의 지방산으로 구성된다.
3) 설탕(sucrose) ____________________________	C. 6개의 탄소로 된 단당류이다.
4) 전분(starch) ____________________________	D. 스테로이드이다.
5) 글리코겐(glycogen) ____________________________	E. 많은 아미노산으로 구성된다.
6) 셀룰로오스(cellulose) ____________________________	F. 동물세포 속에 있는 다당류이다.
7) 중성지방(true fat) ____________________________	G. 단백질의 기본구조이다.
8) 인지질(phospholipid) ____________________________	H. 5개의 탄소로 된 단당류이다.
9) 콜레스테롤(cholesterol) ____________________________	I. 인을 함유한 디글리세리드(diglyceride)이다.
10) 아미노산(amino acid) ____________________________	J. 식물 세포벽의 일부인 다당류이다.
11) 단백질(protein) ____________________________	K. 이당류이다.

2. 기능에 관한 설명으로 옳은 답을 골라 ***알파벳으로 골라 적어 넣으시오.***
   해답은 한 개 또는 2개씩 있습니다.

1) 포도당 ____________________________	A. 햇빛에 노출되면 피부에서 비타민 D로 된다.
2) 오탄당 ____________________________	B. 다당류로서 소화되면 포도당이 되어 에너지원으로 이용된다.
3) 설탕 ____________________________	C. 피하조직 내 에너지 저장물질이다.
4) 전분 ____________________________	D. 세포내 주 에너지원이다.

5) 글리코겐 ______________________
6) 셀룰로오스 ______________________
7) 중성지방 ______________________
8) 인지질 ______________________
9) 콜레스테롤 ______________________
10) 아미노산 ______________________
11) 단백질 ______________________

E. 펩티드 결합에 의해 단백질이 된다.
F. 세포막의 일부인 디글리세리드(diglyceride)이다.
G. DNA와 RNA의 일부이다.
H. 효소와 항체가 이에 속한다.
I. 단당류로 된 후 에너지를 낸다.
J. 간과 근육에 저장되는 포도당의 합성 형태이다.
K. 다당류는 결장의 연동운동을 촉진한다.
L. 스테로이드 호르몬의 원료이다.
M. 헤모글로빈과 인슐린이 이에 속한다.
N. 섬유소라고 불린다.

화학구조-복습(Chemical Structure-Review)

1. 다음 화학물질 내 구조의 이름을 적으시오.

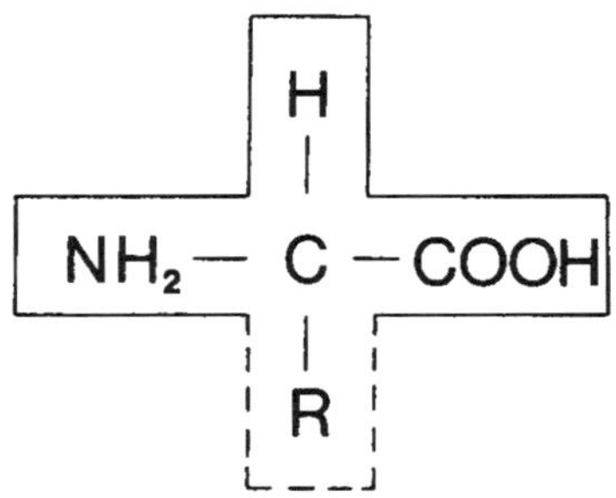

__________, __________, __________, __________

2. a) 이 물질의 이름은? __________
   b) 이 물질내의 결합형태는? __________

3. a) 이 물질이 여러 개 모여서 형성하는 거대분자는? __________
   b) 이 물질의 기능을 3가지 서술하시오.
      1) ______________________
      2) ______________________
      3) ______________________

4. 이 물질을 구성하는 화학구조를 적으시오.

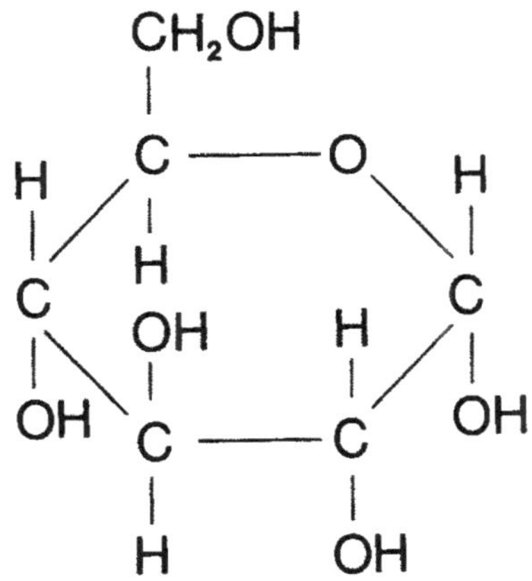

______________, ______________, ______________

5. 이 물질의 화학식은? ____________

6. a) 이 물질의 이름은? ____________
   b) 이 물질의 기능은? ____________
   c) 이 물질로 합성되는 분자 3가지와 그 기능을 서술하시오.
      1) ____
      2) ____
      3) ____

효소(Enzymes)

※ 다음 문장을 완성시키시오.

1. 효소는 단백질로서 에너지유입 없이도 반응속도를 높이는 일을 한다.
   이를 다른 용어로 ____________ 라 한다.

2. 다음은 합성과 분해반응에서 효소기능의 활동이론과 함께 분열기능의 2가지 예를 묘사한 그림이다.
   각 번호에 해당하는 내용을 쓰시오.

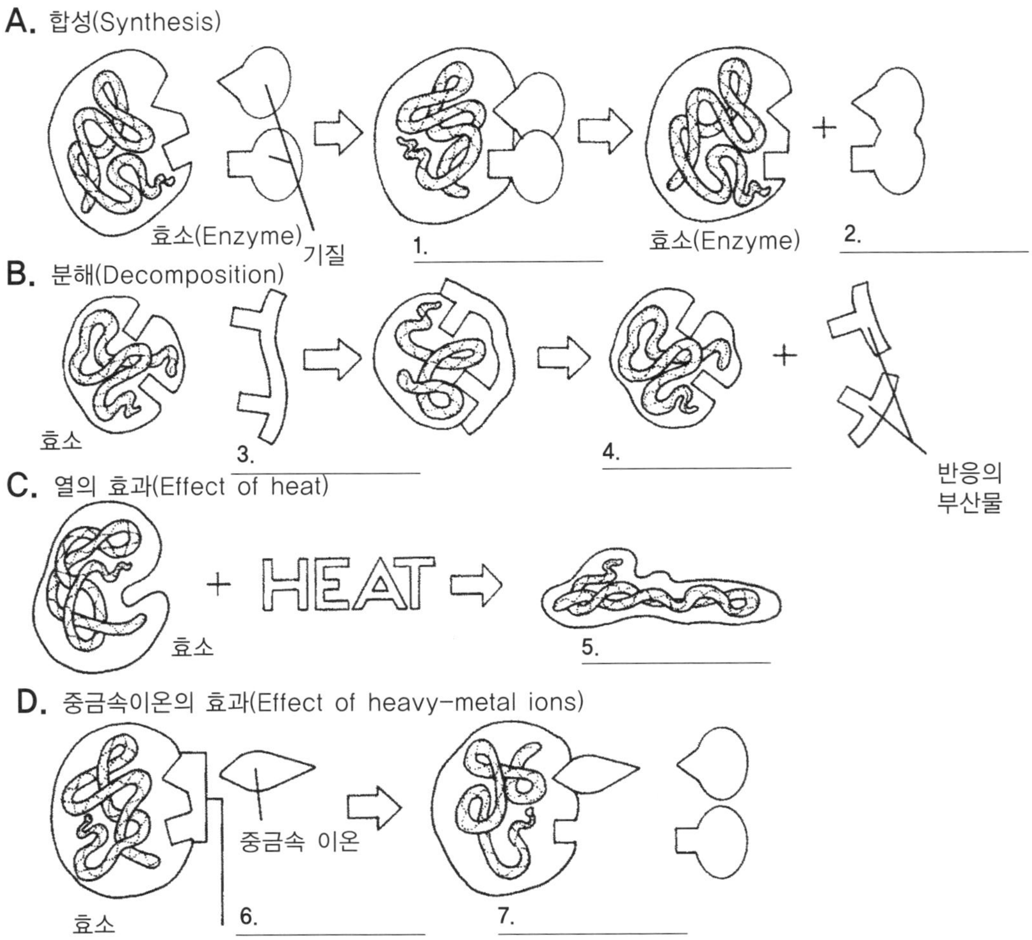

3. 체온이 지나치게 올라가게 되면 효소의 ____________ 이 변화되어 효소가 비활성화된다.

4. 체액이 산성이 되면 과량의 ____________ 이온이 효소의 ____________를 차단하게 되어 효소가 비활성화된다.

DNA, RAN와 ATP

1. DNA와 RNA는 뉴클레오티드로 구성된다. 그리고 뉴클레오티드는 다음의 3가지 분자로 구성된다.
   ____________, ____________, ____________

2. 다음 용어에 대한 설명으로 옳은 답을 골라 ***알파벳으로 적어 넣으시오.***
해답은 2개가 있을 수 있습니다.

1) DNA ______________________
2) RNA ______________________
3) ATP ______________________

A. 1개의 뉴클레오티드이다.
B. 2개의 뉴클레오티드이다.
C. 3개의 인을 가진 하나의 뉴클레오티드이다.
D. A, T, C, G의 질소염기를 갖고 있다.
E. 인그룹 사이에 고에너지 결합부위를 갖고 있다.
F. A, U, C, G의 질소염기를 갖고 있다.

3. 다음은 DNA 이중나선 구조이다.
올바른 질소염기 짝을 선택해 적어 넣으시오.

____

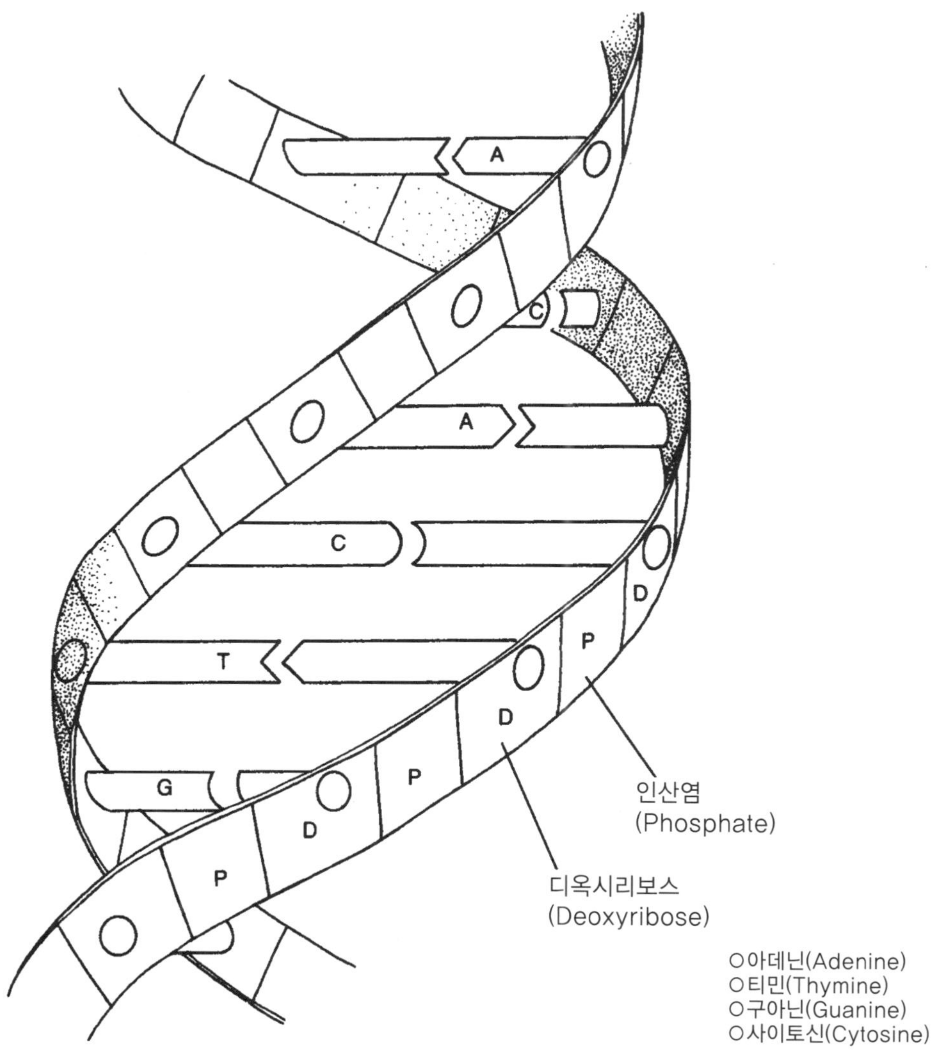

4. 핵산의 기능에 대한 설명으로 옳은 답을 골라 ***알파벳으로 적어 넣으시오***.
해답은 한 개 또는 2 개 이상 있을 수 있습니다.
   1) DNA ______________________
   2) RNA ______________________
   3) ATP ______________________

   A. 단백질 합성에 직접 관여한다.
   B. 세포호흡에서 에너지가 방출될 때 형성된다.
   C. 세포내 핵에서 염색체를 구성한다.
   D. 세포반응을 위한 에너지를 공급한다.
   E. 유전특성을 결정하는 유전인자이다.

5. 다음은 ATP와 ADP의 형성 주기를 나타낸 그림이다.
각 번호에 해당하는 명칭을 쓰시오.
   1) ______________ 2) ______________
   3) ______________ 4) ______________
   5) ______________ 6) ______________
   7) ______________ 8) ______________

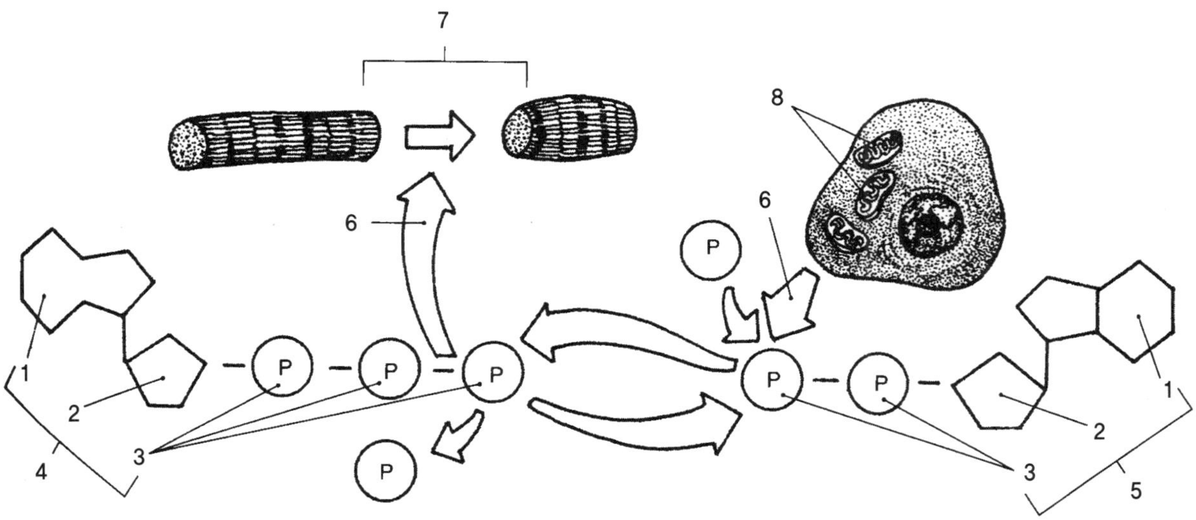

퍼즐문제(Crossword Puzzle)

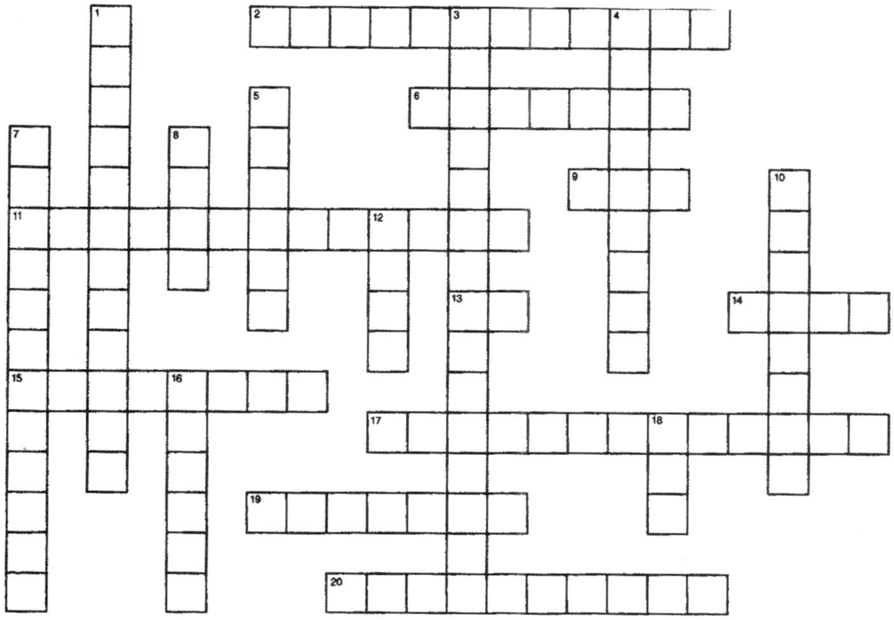

가로

2. 다른 화학적 반응에 참여하기 위해 이온이 분리되어 활동하도록 허용
6. 한 종류의 원소로만 구성
9. 세포내 용액(머릿글자)
11. 설탕, 전분, 당원을 포함
13. 산성 또는 알칼리성을 나타내는 값
14. 수소이온의 농도를 감소시킴
15. 화학적 반응을 촉진
17. 소량으로 신체에 필요한 무기화학물(두 단어)
19. 아미노산으로 구성
20. 단백질의 하부단위(두 단어)

세로

1. pH의 변화를 최소화하는 것(두 단어)
3. 세포내에서 에너지 생산(두 단어)
4. 이온을 함께 포함한 결합(두 단어)
5. 한 종류의 반응에만 촉매역할을 하는 단백질
7. DNA와 RNA는 ____________이다(두 단어).
8. 원소의 최소 입자
10. 원자사이에 전자를 공유함으로써 ____________ 결합을 형성
12. 수소이온의 농도를 증가시킨다
16. 지방과 스테로이드를 포함하고 있다
18. 신체의 총수분량의 35%(머릿 글자)

임상적용(Clinical Applications)

1. a) 이씨는 폐기종이 심해 호기하기가 힘들다. 이때 CO_2가 축적됨에 따라 체액의 pH는 ___________ (증가 또는 감소)되어 _________ 상태가 될 것이다.
   b) 추정되는 pH의 상태는? ______
   a) 7.32 b) 7.38 c) 7.40 d) 7.42 e) 7.50

2. 박씨는 72세이고 뼈가 약해지고 쉽게 골절되는 상태인 골다공증이다. 어떤 이온이 부족한가? ______
   a) 철분
   b) 소디움
   c) 요오드
   d) 칼슘
   e) 칼륨

3. 신씨는 교통사고 후 입원하여 포도당수액을 정맥주입 받고 있다. 이 용액을 투여하는 주 목적은? ______
   a) 출혈로 인한 적혈구 손실을 보충하기 위한 것이다.
   b) 세포호흡을 위한 에너지원을 공급하기 위한 것이다.
   c) 단백질 합성의 원료를 제공하기 위한 것이다.
   d) 조직손상을 복구하기 위한 분자를 제공하기 위한 것이다.

4. 16세 된 최양은 의사로부터 철분이 많이 든 음식을 먹도록 권유받았다. 그 이유는? ____
   a) 빈혈방지를 위한 헤모글로빈 합성 촉진
   b) 뼈의 성장촉진
   c) 갑상샘 호르몬 합성 촉진
   d) 기초적 에너지원 공급

사지선다형 문제 1(Multiple Choice Test 1)

※ 다음 문제를 읽고 옳은 답을 적어 넣으시오.

1. 세포의 직접적인 에너지원은? ______
   a) 단백질
   b) 포도당
   c) DNA
   d) 지방

2. 전자를 잃거나 얻은 원자는? ______
   a) 분자
   b) 이온
   c) 화합물
   d) 물질

3. 원소의 가장 작은 부분은? ______
   a) 원자
   b) 분자
   c) 이온
   d) 화합물

4. 혈액의 정상 pH 범위는? ______
   a) 7.05~7.25
   b) 7.40~7.50
   c) 7.15~7.35
   d) 7.35~7.45

5. sodium과 chloride의 이온을 옳게 표시한 것은? ______
   a) Na^+, Cl^-
   b) Na, Cl
   c) Na, Cl^+
   d) Na^{+2}, Cl^{-2}

6. 다음 중 공유결합을 갖고 있는 것은? ______
   a) $CaCl_2$
   b) H_2O
   c) NaCl
   d) Ca^{+2}

7. 인체 내 에너지 저장형태로서 중요한 2가지 화합물은? ______
   a) 단백질과 인지질
   b) 포도당과 콜레스테롤
   c) 글리코겐과 중성지방
   d) DNA와 셀룰로우즈

8. 세포내액은 어디에서 발견되는 체액인가? ______
   a) 조직강
   b) 동맥과 정맥
   c) 세포
   d) 림프관

9. 효소는 반응을 촉진시키는 물질들이다. 그 주성분은? ______
   a) 탄수화물
   b) 스테로이드
   c) 지방
   d) 단백질

10. 혈액 내에서 산소운반에 필수적인 미량원소는? ______
    a) 칼슘
    b) 철분
    c) 요오드
    d) 소디움

11. 다음 pH 에 대한 설명 중 옳은 것은? ______
    a) 산 5, 중성 7, 알카리 9
    b) 산 1, 중성 3, 알카리 5
    c) 산 7, 중성 8, 알카리 9
    d) 산 6, 중성 8, 알카리 10

12. 다음 중 옳지 않은 것은? ______
    a) 글리코겐-포도당
    b) 단백질-단당류
    c) DNA와 RNA-뉴클레오티드
    d) 중성지방-지방산과 글리세롤

13. 어느 경우에 효소가 비활성화되는가? ______
    a) 체온이 지나치게 올라가는 경우
    b) pH가 산으로 되는 경우
    c) 항상성이 유지되는 경우
    d) 이상 모두
    e) a)와 b)
    f) b)와 c)

14. 인체 세포의 유전 암호는? ______
    a) 세포호흡 시 포도당
    b) 효소내 단백질
    c) 염색체 내 RNA
    d) 염색체 내 DNA

15. 세포호흡(세포대사)시 만들어지는 고에너지 분자는? ______
    a) DNA
    b) 단백질
    c) 포도당
    d) ATP

16. 세포내 대사 후 부산물은? ______
    a) 수분
    b) 열
    c) CO_2
    d) ATP

17. 뼈와 치아에 힘을 주는 2가지 원소는? ______
    a) Fe와 Na
    b) I와 Cl
    c) Na와 K
    d) Ca와 P

18. 탄수화물을 구성하는 원소는? ______
    a) O_2, Ca, N
    b) C, N, Cl
    c) H, N, O
    d) C, H, O

19. 에너지원이 아닌 탄수화물은? ______
    a) 글리코겐
    b) 셀룰로오스
    c) 전분
    d) 설탕

20. 에스트로겐과 테스토스테론 호르몬을 합성하는 분자는? ______
    a) 콜레스테롤
    b) DNA
    c) 단백질
    d) 인지질

21. 수소결합은 무엇의 3차원 형상을 유지하는 데 도움이 되는가? _____
a) 단백질과 DNA
b) DNA와 포도당
c) 포도당과 중성지방
d) 중성지방과 단백질

22. 결합을 통해 단백질의 형태를 유지하도록 도움을 주는 미량원소는?_____
a) 코발트
b) 철
c) 황
d) 나트륨

23. 다음 중 단백질의 기능이 *아닌* 것은? _____
a) 근육수축
b) 에너지 저장
c) 병원체에 대한 항체
d) 힘줄과 같은 구조

24. 세포막의 중요 부분인 유기물질은? _____
a) 섬유소(셀룰로오스)
b) 글리코겐
c) RNA
d) 인지질

25. 혈장은 다음 중 어느 것의 표본인가? _____
a) 세포외액
b) 간질액
c) 용매
d) 이상 모두

사지선다형 문제 2(Multiple Choice Test 2)

※다음 문제를 읽고 정답을 선택한 후 그 내용을 옳게 고쳐 쓰시오.

1. 다음 중 원소가 아닌 것은?
a) 탄소
b) 수분
c) 산소
d) 철분
선택한 답을 올바르게 고쳐 쓰시오.

____

2. 화학결합에 대한 설명 중 옳지 않은 것은?
a) 공유결합은 원자간에 전자를 공유하는 것이다.
b) 공유결합은 수용액에서 약화된다.
c) 이온결합은 한 원소의 전자를 잃고, 다른 원소는 그 전자를 얻는 결합이다.
d) 소금 같은 무기물질은 이온결합에 의해 형성된다.
선택한 답을 올바르게 고쳐 쓰시오.

____

3. 체액의 구간에 대한 설명 중 옳지 않은 것은?
   a) 조직액은 세포 주위에 있는 수분이다.
   b) 혈장은 혈관 속에 있는 수분이다.
   c) 림프는 세포와 세포 사이에 있는 수분이다.
   d) 세포내액은 세포와 세포 사이에 있는 수분이다.
   선택한 답을 올바르게 고쳐 쓰시오.

   ____

4. 대사 내 세포에 대한 설명 중 옳지 않은 것은?
   a) 포도당이 완전 분해되는 데는 O_2가 필요하다.
   b) O_2는 호흡을 통해 얻어진다.
   c) 포도당은 지방이 분해된 것이다.
   d) 세포내 대사의 목적은 ATP를 생산하는 것이다.
   선택한 답을 올바르게 고쳐 쓰시오.

   ____

5. 세포내 대사 시 형성되는 물질에 대한 설명 중 옳지 않은 것은?
   a) 열에너지가 생성되지만 아무 일도 하지 않는다.
   b) CO_2가 생성되며 호식공기를 통해 배출한다.
   c) 생성한 수분은 세포내액을 구성한다.
   d) 생성된 ATP는 에너지를 공급한다.
   선택한 답을 올바르게 고쳐 쓰시오.

   ____

6. 미량원소와 그 원소 기능이 올바르게 연결된 것은?
   a) 철분-뼈와 치아의 성분
   b) 황-인슐린과 같은 단백질의 성분
   c) 칼슘-갑상샘 호르몬의 성분
   d) 요오드-헤모글로빈의 성분
   올바르지 않은 나머지 세 보기의 답안을 올바르게 고쳐 쓰시오.

   ____

7. pH와 완충계에 대한 설명 중 옳지 않은 것은?
   a) 완충계는 체액의 pH가 급격하게 변화되는 것을 막아 준다.
   b) 혈액의 정상 pH 범위는 7.0~8.0이다.
   c) 중성 pH는 7.0이다.
   d) 산성용액은 OH^- 보다 H^+을 더 많이 갖고 있다.
   선택한 답을 올바르게 고쳐 쓰시오.

   ____

8. 체내 수분의 기능에 관한 설명 중 옳지 않은 것은?
   a) 미각은 수분의 용매능력에 달려 있다.
   b) 발한시 과도한 체내의 열은 피부표면에서 수분을 증발시킨다.
   c) 수분은 윤활제로 작용하여 소화관에서 음식이 이동할 때 마찰을 방지한다.
   d) 소변으로 노폐물의 배설은 수분의 윤활제 기능에 달려 있다.
   선택한 답을 올바르게 고쳐 쓰시오.

   ____

9. 각 유기화합물과 기능이 올바르게 연결된 것은?
   a) 글리코겐-지방조직에 저장되는 에너지원
   b) 중성지방-DNA와 RNA의 성분
   c) 콜레스테롤-스테로이드계 호르몬의 원료
   d) 오탄당-간에 저장되는 에너지원
   올바르지 않은 나머지 세 보기의 답안을 올바르게 고쳐 쓰시오.

   ____

10. 단백질의 기능에 대한 설명 중 옳지 않은 것은?
    a) 헤모글로빈은 적혈구내에서 영양소를 운반한다.
    b) 근육을 구성하며 수축을 한다.
    c) 피부와 건의 구성성분이다.
    d) 효소를 구성하여 촉매반응을 한다.
    선택한 답을 올바르게 고쳐 쓰시오.

    ____

11. 효소와 그 기능에 관한 설명 중 옳지 않은 것은?
    a) 모든 효소는 탄수화물이다.
    b) 효소기능에 관한 이론은 활성부위 이론이다.
    c) 효소의 모양은 촉매하는 반응의 형태와 관련된다.
    d) 체온이나 pH의 변화는 효소의 기능에 영향을 준다.
    선택한 답을 올바르게 고쳐 쓰시오.

    ____

12. 핵산에 관한 설명 중 옳지 않은 것은?
    a) DNA는 세포의 염색체를 구성한다.
    b) RNA는 단일구조로 된 뉴클레오티드이다.
    c) RNA는 유전 형질을 위한 유전부호이다.
    d) RNA는 단백질 합성 과정에 관여한다.
    선택한 답을 올바르게 고쳐 쓰시오.

    ____

13. ATP에 관한 설명 중 옳지 않은 것은?
    a) 특수한 형태의 뉴클레오티드이다.
    b) 세포호흡의 결과 산물이다.
    c) 에너지가 필요한 세포반응에 필요하다.
    d) 하나의 인산기(phosphate group)를 갖고 있다.
    선택한 답을 올바르게 고쳐 쓰시오.

    ____

14. 화학반응에 관한 설명 중 옳지 않은 것은?
    a) 합성반응은 결합부위의 해체를 필요로 한다.
    b) 합성반응은 일반적으로 에너지를 필요로 한다.
    c) 분해반응은 결합부위의 해체를 필요로 한다.
    d) 분해반응은 큰 분자를 미세분자로 나눈다.
    선택한 답을 올바르게 고쳐 쓰시오.

    ____

15. 화학적 결합과 분자에 대한 설명 중 옳지 않은 것은?
    a) 이황화 결합은 일부 단백질의 모양을 유지한다
    b) 포도당은 탄소를 포함하고 있기 때문에 유기물질이다
    c) 물 분자는 산소결합이 존재하기 때문에 응집한다
    d) 수소결합은 DNA의 모양을 유지하는 데 도움이 된다
    선택한 답을 올바르게 고쳐 쓰시오.

    ____

16. 지질(lipid)에 대한 설명 중 옳지 않은 것은?
    a) 포화지방산은 최대 수의 탄소 원자를 가지고 있다
    b) 콜레스테롤은 세포막의 부분이다
    c) 트랜스지방은 죽상경화증에 기여하는 것으로 알려져 있다
    d) 불포화지방산은 식물성 기름에서 흔히 발견된다
    선택한 답을 올바르게 고쳐 쓰시오.

    ____

사지선다형 문제 3(Multiple Choice Test 3)

※ 이번 장의 내용과 관련된 문제입니다. 주의 깊게 읽고 옳은 답을 모두 고르시오.

1. 무기화합물에 대한 설명으로 옳은 것은?
   a) 수분은 세포, 조직, 혈관 내 용매이다.
   b) 산소는 세포호흡의 가장 유용한 생산물이다.
   c) 요오드는 미량원소이며 인슐린의 일부이다.
   d) 칼슘은 혈액응고에 필수 무기질이다.
   e) 세포호흡은 이산화탄소 분자를 분해하는 반응의 연속이다.
   f) 철은 비타민 B_{12}의 일부이다.
   g) 이온결합은 소금 분자에서 발견된다.
   h) 산소는 세포호흡의 반응물질 중 하나이다.

2. 유기화합물에 대한 설명으로 옳은 것은?
   a) 모든 유기화합물은 탄소, 수소, 산소, 인을 포함한다.
   b) 몇몇 지질과 탄수화물 분자는 에너지 저장고이다.
   c) 유전암호는 핵산의 형태로 DNA 속에 포함되어 있다.
   d) 세포막은 인지질, 스테로이드, 단백질을 포함한다.
   e) 이당류 분자는 에너지원으로 중요하다.
   f) 세포에서 단백질은 구조적으로 분자형태이다.
   g) 단백질 합성은 RNA를 필요로 한다.
   h) 콜레스테롤은 스테로이드 호르몬인 인슐린을 만드는 데 사용된다.
   i) 모든 아미노산은 질소, 탄소, 수소, 산소, 인을 포함한다.
   j) 포도당 분자의 공유결합은 전자의 손실과 획득을 수반한다.
   k) 이황화 결합은 스테로이드의 모양을 유지하는 데 중요하다.
   l) 올리고당은 세포막 위에서 “자신”을 표시한다.

3. 반응과 효소에 대한 설명으로 옳은 것은?
   a) 성공적인 효소 반응은 효소와 기질의 모양에 달려 있다.
   b) 모든 효소는 단백질이다.
   c) 효소의 활성부위는 다양한 기질에 맞추기 위해 달라지고 적응할 수 있는 부분이다.
   d) 분해반응 마지막에는 기질과 효소 모두 분해된다.
   e) 합성반응은 작은 분자에서 더 큰 분자를 형성한다.
   f) 과도한 열 또는 매우 낮은 pH는 효소의 활성부위 모양을 변화시켜 효소는 비활성화된다.

제 3 장

세 포
(Cells)

제3장에서는 세포가 인체내에서 수행하는 일반적인 활동과 세포성 구조에 대해 기술하고자 한다. 세포는 인체의 구조와 기능의 가장 작은 생물학적 단위이다.

세포구조(Cell Structure)

1. 세포의 주요한 부분에 대한 설명으로 옳은 답을 골라 ***알파벳으로 적어 넣으시오. 해답은 2개나 그 이상일 수 있습니다.***
   1) 세포막(cell membrane) ____________________
   2) 세포질(cytoplasm) ____________________
   3) 핵(nucleus) ____________________

   A. 세포의 염색체를 포함한다.
   B. 인지질, 단백질과 콜레스테롤로 구성된다.
   C. 유전자를 포함하고 있기 때문에 세포의 조절중추이다.
   D. 미네랄, 유기적 분자들과 가스들의 수용액이다.
   E. 세포의 가장 바깥 경계선을 형성한다.
   F. 핵을 포함하고 있다.
   G. 세포내외로의 물질의 출입을 허용한다.
   H. 세포막과 핵의 기초이다.
   I. 선택적 투과성이 있다.
   J. 성숙한 적혈구 세포들은 이 구조가 없다.

2. a) 세포막을 구성하는 3가지 유기질 분자의 이름을 쓰시오.

_______________, _______________, _______________

b) 다음을 완성하기 위해 위의 답을 사용하시오.

1) 세포막의 안정성을 제공한다. ___________

2) 세포막의 구멍(pores)과 운반체(transporter)을 형성한다. ___________

3) 과당류와 결합하는 항원이다. ___________

4) 세포외부와 내부로의 지방-용해성 물질들의 확산을 허용한다. ___________

5) 호르몬을 위한 수용체 부위이다. ___________

3. 다음의 그림은 전형적인 세포를 묘사한 그림이다.
각 번호에 해당되는 명칭을 쓰시오.

1) ___________ 2) ___________ 3) ___________ 4) ___________

5) ___________ 6) ___________ 7) ___________ 8) ___________

9) ___________ 10) ___________ 11) ___________ 12) ___________

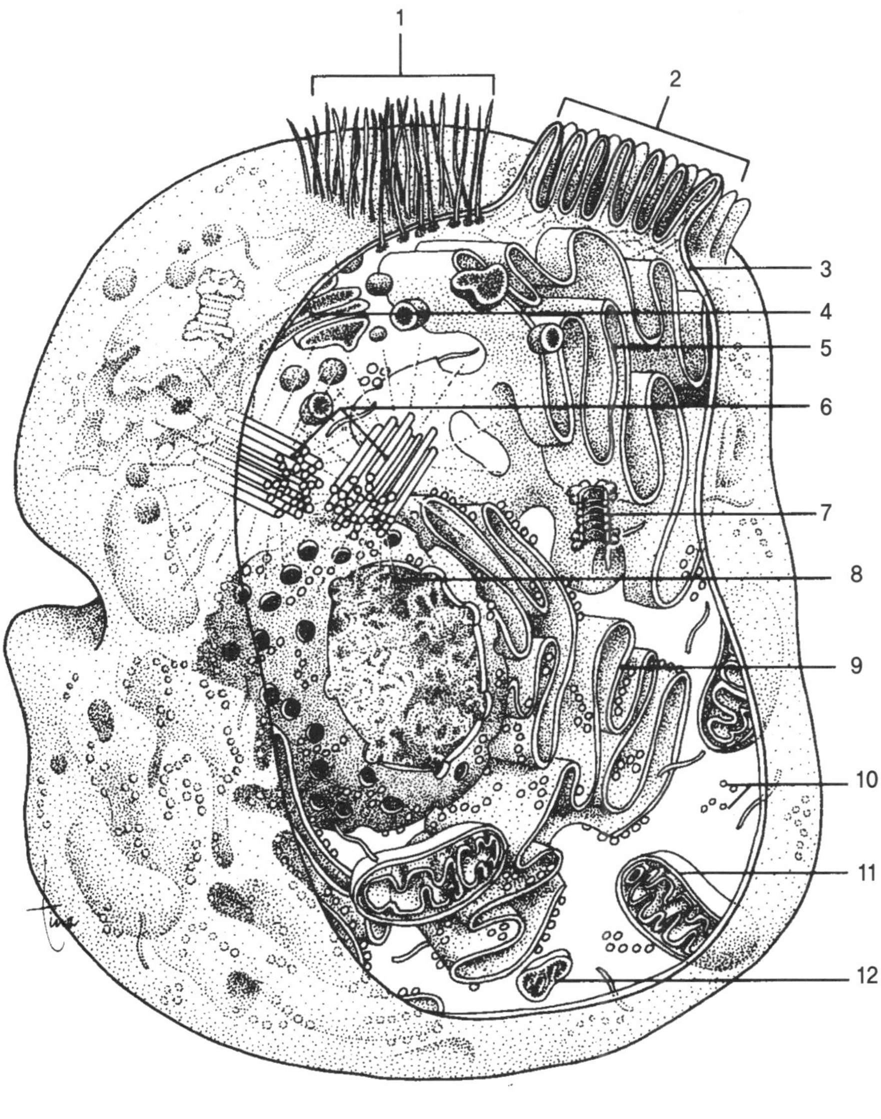

4. 각 세포소기관에 해당되는 구조와 적절한 기능으로 옳은 답을 골라 ***알파벳과 숫자로 적어 넣으시오.***

1) 내형질망 ______
2) 리보솜(리보좀, ribosome) ______
3) 골지체(golgi apparatus) ______
4) 미토콘드리아 ______
5) 용해소체(리소좀, lysosome) ______
6) 중심립(centriole) ______
7) 섬모(cilia) ______
8) 편모(flagella) ______
9) 미세융모 ______
10) 프로테아좀 ______

구조

A. 단백질과 리보솜(리보좀, ribosome)형 RNA 만든다.
B. 이중막 구조: 내막은 능으로 접혀있다.
C. 2개의 막대형의 구조는 다른 하나와 수직을 이룬다.
D. 하나의 길고 실 같은 투사.
E. 핵막에서부터 세포막에 이르는 거칠거나 부드러운 막들의 연속배열적 관.
F. 세포막을 통하는 짧은 실 같은 투사.
G. 조직을 소화하는 효소를 포함한 단일 막 구조
H. 자유표면위의 겹쳐진 세포막
I. 편평한 막낭들의 연속배열.
J. 술통형의 효소 구조

기능

1. 단백질 합성 부위이다.
2. 손상된 단백질이 파괴된 부위이다
3. ATP 생성 부위이다.
4. 파괴된 세포를 소화하거나 박테리아를 잡아먹는다.
5. 정자세포(sperm cell)에 운동성을 제공한다.
6. 세포표면의 물질을 청소한다.
7. 세포내 물질의 운반 통로이다.
8. 세포분열 동안 방추사를 조직한다.
9. 세포로부터 물질을 분비하고 탄수화물을 합성한다.
10. 세포가 흡수할 수 있는 표면적을 증가한다.

세포성 운반기전(Cellular Transport Mechanisms)

1. 세포성 운반과정에 관한 정의와 인체에서의 과정에 대한 예로 옳은 답을 골라 ***알파벳과 숫자로 적어 넣으시오.***

1) 확산 ______
2) 삼투압 ______
3) 촉진적 확산 ______
4) 능동 수송 ______
5) 여과 ______

정의

A. 운반효소 또는 운반체(transporter)를 필요로 하는 분자의 확산
B. 정체세포에 의한 거식작용
C. 고농도에서 저농도로의 분자이동
D. 운동세포에 의한 거식작용

6) 식작용 ______________________

7) 세포흡수작용(pinocytosis)

____

E. 저농도에서 고농도로의 분자이동을 위한 에너지 사용

F. 반투과성 막을 통한 물의 확산

G. 높은 압력에서 낮은 압력으로 막을 통한 물과 용해물질의 이동

예

1. 소장과 신장에서의 물의 흡수
2. 인체 내 혈액에서 세포로 산소의 이동
3. 모세혈관압은 혈장을 조직액으로 이동시킨다.
4. 백혈구의 박테리아 거식작용
5. 인체의 세포에 의한 포도당의 섭취
6. 신세뇨관 세포에 의한 작은 단백질의 재흡수
7. 소장의 세포에 의한 아미노산이나 포도당의 흡수

2. 다음은 폐에서 폐포를 나타낸 그림이다. 폐포는 폐모세혈관에 위해 둘러싸여 있다. 확산에 따른 산소와 이산화탄소의 상대적인 농도(낮음, 높음에서 선택)를 기입하시오.

1) __________ O_2

2) __________ O_2

3) __________ CO_2

4) __________ CO_2

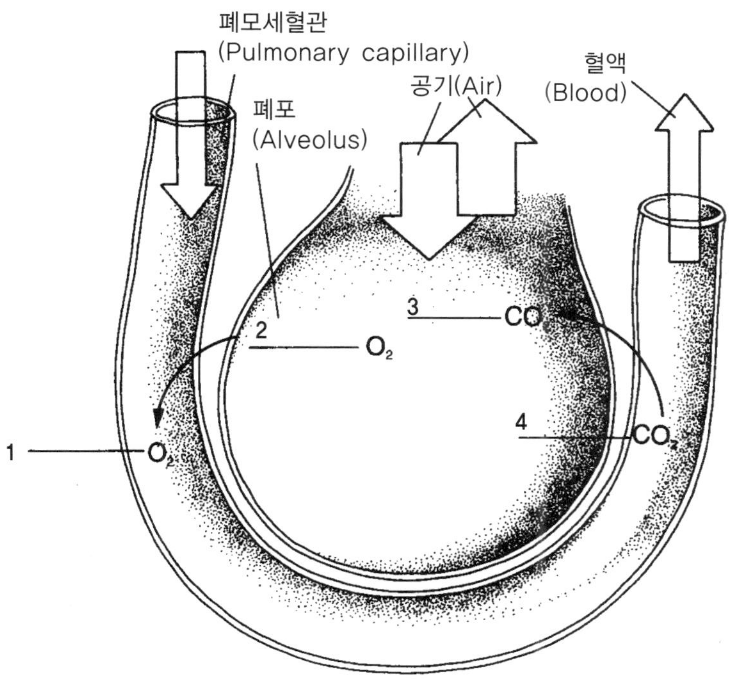

3. 다음은 장내 음식물 분자가 있는 소장의 작은 단면을 나타내는 그림이다.
각 영양소가 흡수되는 기전을 기입하시오.

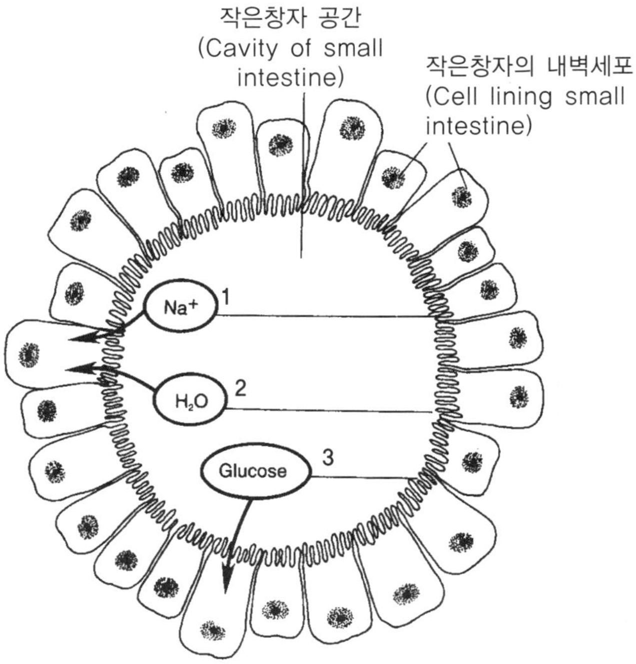

1) ________________
2) ________________
3) ________________

4. 인체세포의 경우를 참고로 사용하고, "더 높다", "더 낮다", "같다"의 어휘를 사용하여 각 문장을 완성하시오.
1) 등장액은 세포의 농도와 용해된 물질의 농도가 ____________
2) 고장액은 세포의 농도보다 용해된 물질의 농도가 ____________
3) 저장액은 세포의 농도보다 용해된 물질의 농도가 ____________

5. 다음 그림은 3가지 다른 용액에서의 인간 적혈구를 묘사한 것입니다. 어떤 일이 세포에서 일어날 것인지를 주의하여 보시오. 삼투압에 관한 지식을 기본으로 하여 세포가 고장액, 저장액 및 등장액에서 어떻게 되는지 지적하시오.

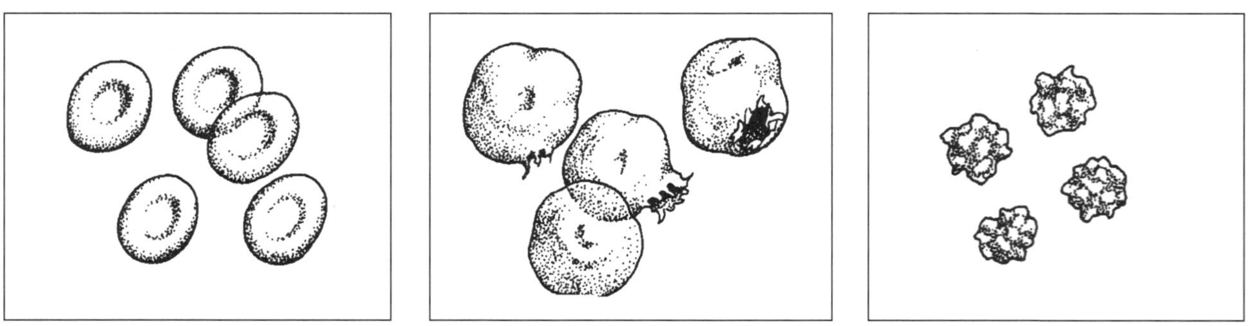

1) ____________________ 2) ____________________ 3) ____________________

DNA와 유전코드(DNA and the Genetic Code)

※ 다음 문장을 완성시키시오.

1. a) DNA는 핵에서 발견되는 세포의 ____________ 로 구성된다.
   b) 인체세포는 이러한 DNA구조를 얼마나 많이 가지고 있는가? ____________

2. DNA분자는 ____________ 라고 불리는 꼬여서 나선형을 이루는 핵산이 ____________ (1, 2, 3, 또는 4) 가닥으로 구성되어 있다.

3. adenine은 항상 ____________과 쌍을 이루고, cytosine은 항상 ____________ 과 쌍을 이루는 DNA의 보체염기쌍을 의미한다.

4. 유전자는 하나의 ____________을 위한 유전코드인 DNA의 부분(segment)이다.

5. 단백질을 이루는 가장 작은 분자를 ____________ 이라 부른다.

6. a) 하나의 아미노산을 이루는 DNA는 기본적으로 몇 개인가? ____________
   b) 그러므로, 이러한 코드는 또한 ____________ 이 될 수 있다.
   c) Triplet의 다른 이름은 ____________ 이다.

RNA와 단백질합성(RNA and Protein Synthesis)

※ 빈칸에 옳은 답을 적어 넣으시오.

1. RNA는 핵산이 몇 가닥으로 구성되어 있는가? ____________

2. 하나의 DNA유전자의 유전코드를 복사한 RNA의 하나의 유형을 ____________ 라고 부르며, ____________ 이라고 단축해서 부리기도 한다.

3. mRNA에서 발견되는 염기들은 Adenine, Guanine, Cytosine 및 ____________이다.

4. mRNA분자는 세포의 ____________ 에 있는 DNA로부터 합성되지만, 세포질로 이동하여 어느 소기관에 붙는가? ____________

5. 두 번째 형태의 RNA는 아미노산을 세포질내로 끌어올린다.
   이것을 ____________ RNA라고 하는데, 줄여서 ____________ 라고도 한다.

6. tRNA Anticodon이라 부르는 3개가 1쌍인 염기들을 갖고 있는데 이것은 mRNA의 ____________과 짝을 이루고 아미노산이 단백질내의 적절한 곳에 위치하는 것을 확실하게 한다.

7. 아미노산 사이의 ____________ 결합형성 효소는 mRNA가 붙어 있는 ____________ 안에 포함되어 있다.

8. a) 유전자코드의 발현은 우리에게 유전 형질을 주며, 다음과 같이 요약할 수 있다. 계속되는 부분의 빈칸을 채우시오.

DNA → 1. ____________ → Proteins → 2. ____________________ → Hereditary characteristics

3. ____________________ → Catalyze reactions ________↑

b) 이 경로에서 전사과정은 어느 부분인가? ____________유전정보의 해석과정은 어느 부분인가?

9. 다음은 세포내에서 단백질 합성이 일어나는 과정을 나타낸 그림이다.
각 번호에 해당되는 답은 보기에서 골라 적어 넣으시오.

보기

핵신. DNA, mRNA, tRNA, 리보좀, 아미노산, 펩타이드 결합

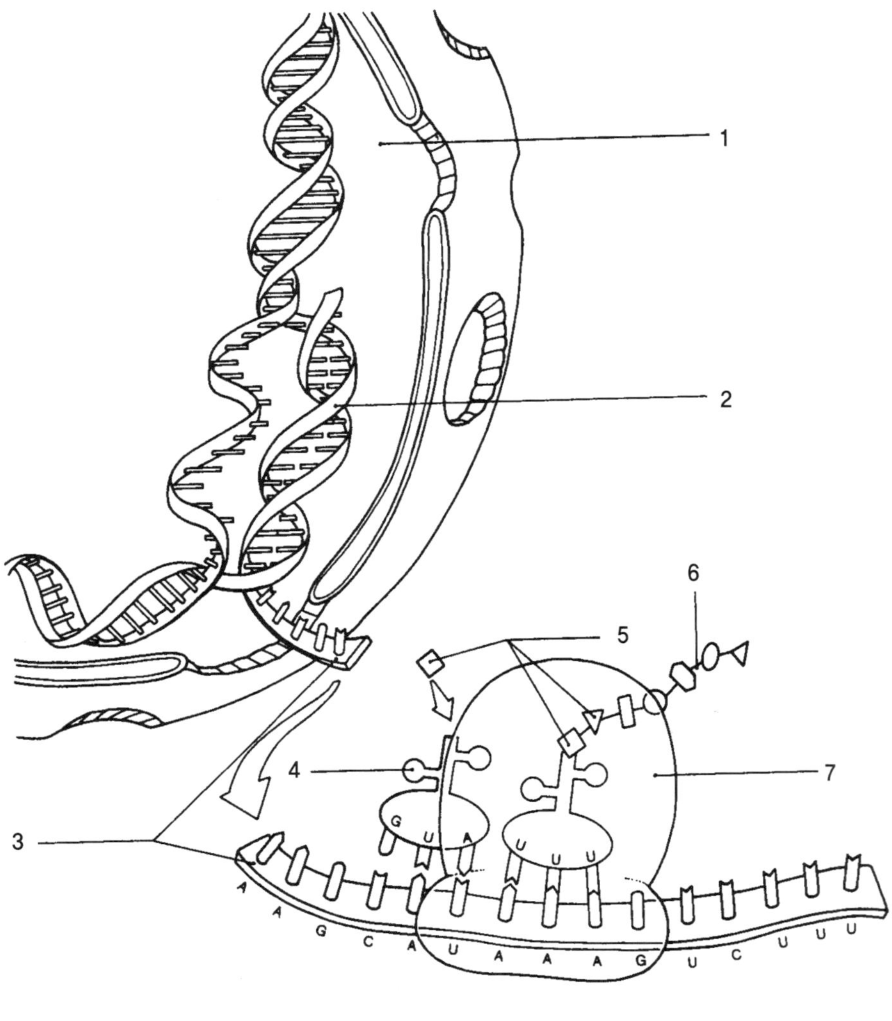

1) ____________
2) ____________
3) ____________
4) ____________
5) ____________
6) ____________
7) ____________

유사분열과 감수(Mitosis and Meiosis)

1. 세포분열 과정에 대한 설명으로 옳은 답을 골라 ***알파벳으로 적어 넣으시오.***
해답은 4개씩입니다.
   1) 유사분열(Mitosis) ______________________
   2) 감수분열(Meiosis) ______________________

   A. 2개의 인식세포가 생성된다.
   B. 염색체의 2배수인 하나의 세포는 한 번 분열한다.
   C. 4개의 세포가 생성된다.
   D. 염색체의 2배수인 하나의 세포는 두 번 분열한다.
   E. 생성된 각 세포는 염색체수의 반을 가진다.
   F. 생성된 세포는 난자 또는 정자 세포이다.
   G. 생성된 세포는 조직의 성장과 복구를 위해 필요하다.
   H. 생성된 각 세포는 염색체의 2배수를 가진다.

2. 유사분열이나 감수분열이 발생하기 전에, 세포는 휴지기라고 불리는 단계에 있다. 이 기간 동안에 DNA복제가 일어난다. DNA복제에서 무엇이 일어나는지 설명하시오.
____

3. 유사분열의 단계에서 일어나는 사건들에 대한 설명으로 옳은 답을 골라 ***알파벳으로 적어 넣으시오.***
해답은 2개 또는 그 이상일 수 있습니다.
   1) 전기(prophase) ______________________
   2) 중기(metaphase) ______________________
   3) 후기(anaphase) ______________________
   4) 말기(telophase) ______________________

   A. 염색체쌍은 세포의 적도에 정렬되어 있다.
   B. 중심립은 방추사 형성을 조직한다.
   C. 방추사는 세포의 반대쪽 극을 향해서 염색체의 각 쌍들을 끌어당긴다.
   D 염색체는 감겨서 짧은 막대기형태로 보이게 된다. 각각은 중심절과 연결된 한 쌍의 염색분체이다.
   E. 각 염색분체는 분리된 염색체로 간주된다.
   F. 중심절들이 분열한다.
   G. 핵막이 사라진다.
   H. 염색체의 각 쌍들은 감겨 있지 않고 핵막을 재형성한다.
   I. 세포질의 분열인 세포질분열이 뒤따른다.

4. 유사분열이 연속적으로 일어나는 인체 내 부위 2개를 쓰고 빠른 유사분열이 왜 필요한 것인지 설명하시오.
   a) 부위 : ____________ 이유 : ______________________
   b) 부위 : ____________ 이유 : ______________________

5. 자체 유사분열에 의해 재생성할 수 없는 성인세포의 한 가지 유형을 적고, 이것의 중요성에 대해 설명하시오.

   a) 세포유형 : ______________________________

   b) 중요성 : ______________________________

6. 다음은 4개의 2배 수 세포를 유사분열의 단계로 나타낸 그림이다.
   각 알파벳에 해당되는 답을 보기에서 골라 적어 넣으시오. 그리고 유사분열이 일어나는 적절한 순서를 기술하시오.

보기

휴지기(interphase)	전기(prophase)	중기(metaphase)
후기(anaphase)	종기(telophase)	세포질분열(cytokinesis)

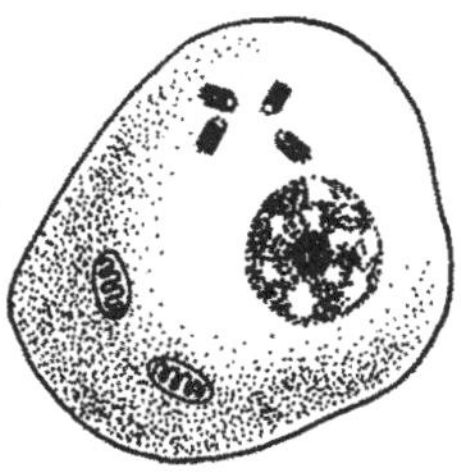

a ______________

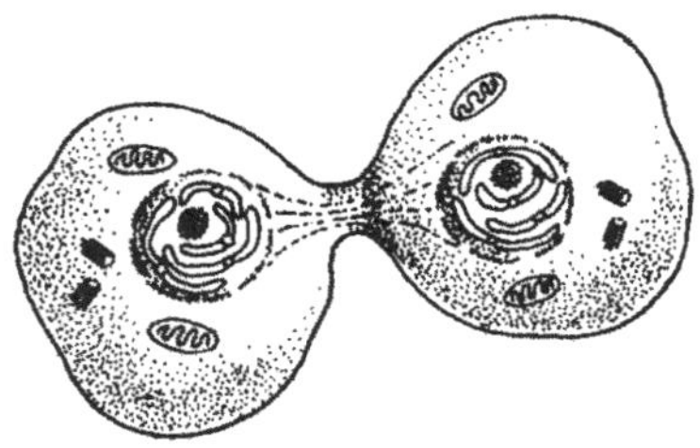

b ______________

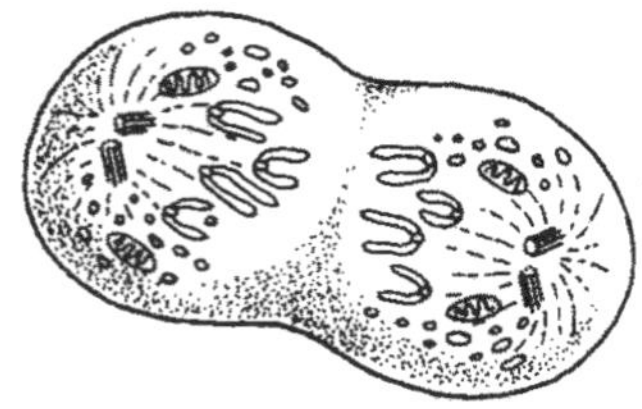

c ______________

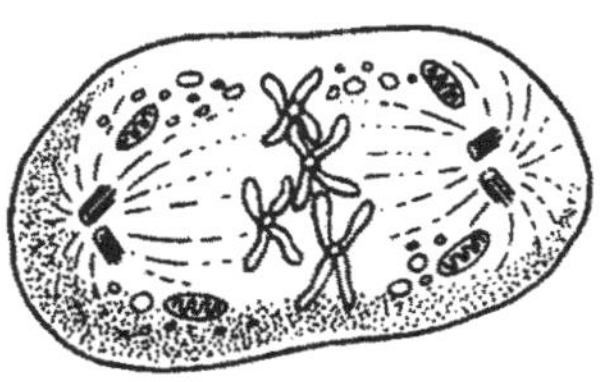

d ______________

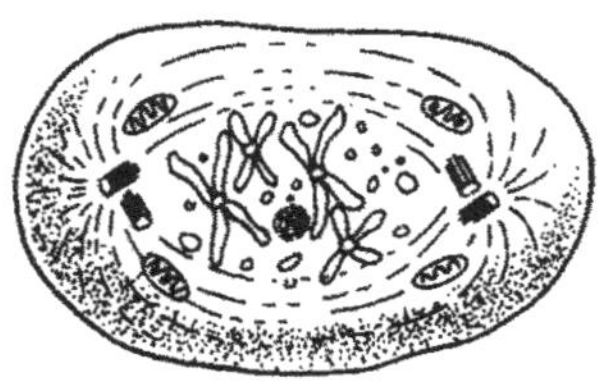

e ______________

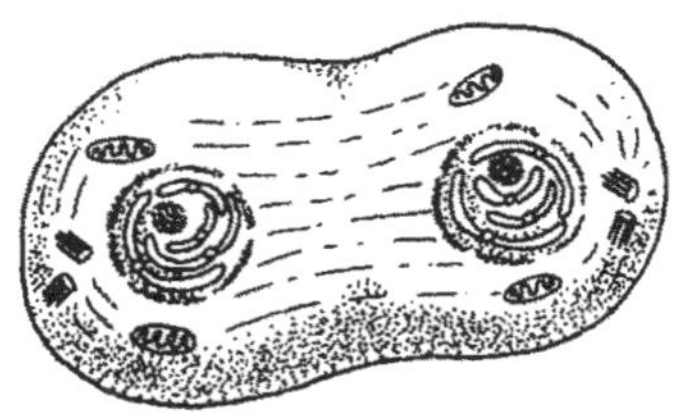

f ______________

순서 : __________, __________, __________, __________, __________, __________,

퍼즐문제(Crossword Puzzle)

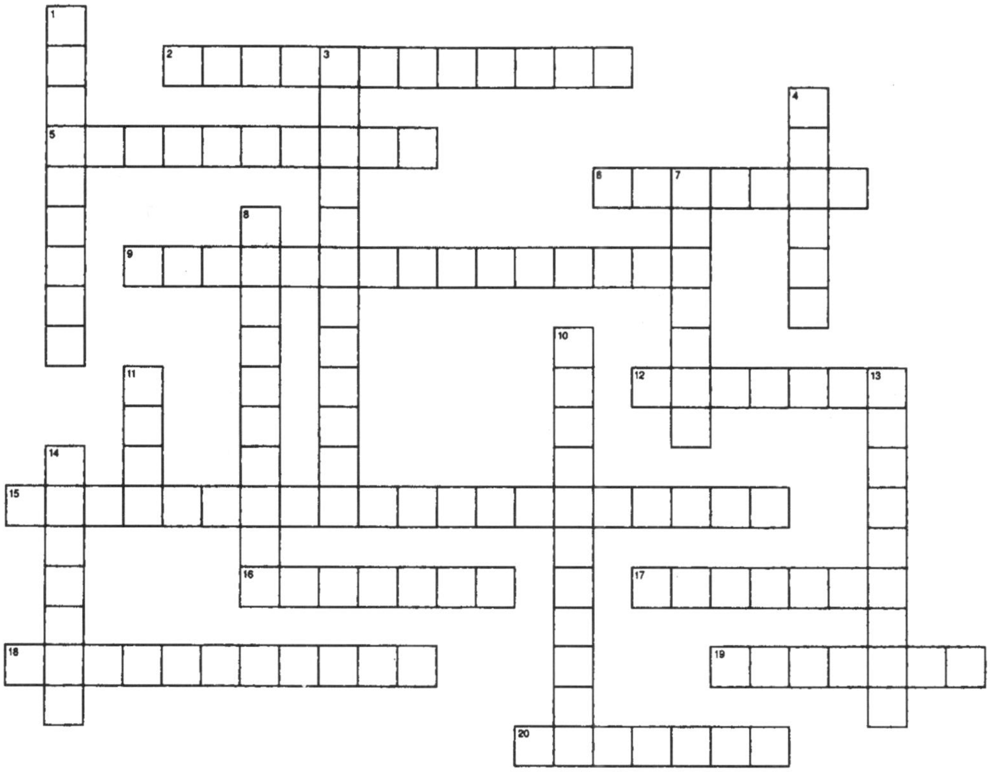

가로

2. 세포호흡이 일어나는 세포소기관
5. 세포의 기능에 일정한 역할을 가진 세포내 구조
6. 난자와 정자 세포
9. 농도 변화에 역행하여 물질을 이동하는 작용 (두 단어)
12. 대부분의 세포 내의 염색체 수
15. 특정 물질만을 통과시키는 막(두 단어)
16. 세포의 모든 활동을 조절하는 중심
17. 생식세포 형성과정에서 일어나는 세포분열
18. 작은 미립자내로 세포를 끌어들이는 과정
19. 대부분의 염색체 수의 절반
20. 막을 통한 물의 이동

세로

1. 세포막과 핵사이의 부분
3. 인지질, 콜레스테롤, 단백질로 구성(두 단어)
4. 이용할 수 있는 근거를 가장 잘 설명한 진술
7. 조직의 재생에 필요한 세포 분열방식
8. 혈압이 조직액을 만드는 과정
10. 인간의 세포는 이것을 46개 가지고 있다.
11. 유전 정보의 단위
13. 농도 변화에 의한 분자의 이동
14. 산소를 필요로 하는 것

임상적용(Clinical Applications)

1. D씨는 암으로 화학요법을 받았다. 이 약물은 유사분열 과정을 억제함으로써 악성세포의 생성을 억제한다. 그러나 또한 빠른 유사분열을 하는 다른 세포들에게도 영향을 끼친다. D씨는 __________ 가 이런 식으로 영향을 받는다면 빈혈이 생길 수도 있다.

2. a) 정맥용액은 흔히 등장액인데, 이는 혈장에서의 농도처럼 수분과 용해된 물질의 농도가 __________ 는 것을 의미한다.
   b) 만약 물을 실수로 정맥 내에 투여한다면 __________ (삼투압, 또는 확산) 과정에 의해 그 부위의 적혈구들은 수분을 __________ (흡수, 또는 소실)하여 궁극적으로 __________ (팽창, 또는 수축) 될 것이다.

3. a) 박테리아 감염의 치료를 위해 사용되는 항생제는 DNA와 RNA핵산의 합성을 억제할 수 있다. 이것이 박테리아의 성장을 지연시키는 동안 인체의 세포 또한 동일한 과정이 억제될 수 있다. DNA합성이 없으면 어떠한 세포과정이 일어날 수 없는가? __________________________
   b) RNA의 합성이 없다면, 어떠한 세포과정이 일어날 수 없는가?
   ____

사지선다형 문제 1(Multiple Choice Test 1)

※ 다음 문제를 읽고 옳은 답을 적어 넣으시오.

1. 세포분열과 직접적으로 관련된 세포기관은? _____
   a) 골지체
   b) 중심체
   c) 리보솜(리보좀, ribosome)
   d) 용해소체(리소좀, lysosome)

2. 세포의 유전적 물질은 __________ 이며 __________에서 발견된다.
   a) 단백질/리보솜(리보좀, ribosome)
   b) DNA/염색체
   c) 포도당/핵
   d) RNA/리보솜(리보좀, ribosome)

3. 세포의 주요한 구조적 부분은? _____
   a) 세포막, 핵산, 세포질
   b) 핵, 핵산, 미토콘드리아
   c) 세포질, 핵산, 소포체
   d) 리보솜(리보좀, ribosome), 세포막, 골지체

4. 세포성 단백질의 생산과 직접적으로 관련된 세포기관은? _____
   a) 미토콘드리아
   b) 용해소체(리소좀, lysosome)
   c) 골지체
   d) 리보솜(리보좀, ribosome)

5. 세포막에서 효소운반체에 의한 세포운반기전은? _____
a) 여과
b) 삼투압
c) 확산
d) 촉진성 확산

6. 혈압에 의존하는 세포운반기전은? _____
a) 확산
b) 여과
c) 식균작용
d) 능동 수송

7. 세포와 같은 식염농도를 가진 식염수는? _____
a) 등장성
b) 고장성
c) 저장성
d) lemon-lime tonic

8. 유사분열이 생성하는 세포는? _____
a) 오직 각각 1개의 염색체
b) 염색체의 배수(diploid number), 사람의 경우 46개
c) 염색체의 반수(haploid number), 사람의 경우 23개
d) 염색체의 2배(double), 사람의 경우 46개

9. 감수분열이 생성하는 세포는? _____
a) 염색체의 배수(diploid number), 사람의 경우 23개
b) 염색체의 배수(diploid number), 사람의 경우 46개
c) 염색체의 반수(haploid number), 사람의 경우 23개
d) 염색체의 2배(double), 사람의 경우 92개

10. 호르몬의 수용체 부위와 구멍을 형성하는 세포막에서의 유기질 분자(organic molecules)는? _____
a) 콜레스테롤
b) 인지질
c) 단백질
d) 탄수화물

11. 감수분열(meiosis)이 필수적인 것은? _____
a) 피부세포
b) 골세포
c) 근육세포
d) 난자 또는 정자세포

12. 유사분열이 필요한 것은? _____
a) 새로운 신경세포들의 생산
b) 생식에 의한 인간의 종족 유지
c) 조직의 성장과 복구
d) 난자와 정자세포의 생산

13. 섬모(cilia)의 기능은? _____
    a) 표면을 통과하는 물질을 청소한다.
    b) 인체세포들에게 이동력을 제공한다.
    c) 유사분열을 하는 동안 염색체들을 이동시킨다.
    d) 세포들을 지지하고 고정되도록 유지시킨다.

14. 세포의 핵은? _____
    a) 세포의 외부경계를 형성하고 그 세포를 보호한다.
    b) 세포조직들의 대부분을 포함한다.
    c) 세포의 핵이 포함하고 있는 유전물질에 의해서 세포의 활동을 조정한다.
    d) 병원체로부터 세포를 보호하기 위하여 세포에 들어오고 나가는 것을 조정한다.

15. 한 세포의 골지체의 기능은 무엇을 합성하는 것인가? _____
    a) 단백질
    b) 지질
    c) 신생유전자
    d) 탄수화물

16. 확산은 분자의 운동으로서 어떻게 정의되는가? _____
    a) 저농도에서 고농도로
    b) 고압력에서 저압력으로
    c) 저에너지에서 고에너지로
    d) 고농도에서 저농도로

17. 유전자는 무엇으로 된 유전암호인가? _____
    a) 세포
    b) 단백질
    c) 기관
    d) 포도당

18. DNA의 보체염기쌍은? _____
    a) A-T와 G-C
    b) A-C와 G-T
    c) A-G와 C-T
    d) A-U와 C-G

19. mRNA와 함께 DNA의 보체염기쌍은? _____
    a) A-C와 G-U
    b) A-U와 G-C
    c) A-G와 C-U
    d) A-T와 U-C

20. 성인의 경우 유사분열을 더 이상 할 수 없는 인체세포는? _____
    a) 위선세포와 근육세포
    b) 신경세포와 근육세포
    c) 골수세포와 피부세포
    d) 피부세포와 신경세포

21. 손상된 세포의 단백질 파괴와 직접 연관된 세포 소기관은? ________
   a) 리보솜(리보좀, ribosome)
   b) 프로테아좀
   c) 미토콘드리아
   d) 중심체

22. 세포의 미세융모의 기능은? ________
   a) 세포 표면을 통과해 물질을 청소한다
   b) 세포가 움직일 수 있게 한다
   c) 염색체 면적을 증가한다
   d) 세포막의 표면적을 증가한다

23. 신체에서 확산과정에 의해 이동하는 것은? ________
   a) 음식물
   b) 단백질
   c) 산소와 탄산가스
   d) 지방

24. 여러 다른 종류의 세포로 발달될 수 있는 잠재력을 가진 세포는? ________
   a) 아세포(blast cell)
   b) 줄기세포
   c) 다목적 세포
   d) 분화된 세포

25. 소장에서 포도당과 아미노산을 흡수하는 과정은? ________
   a) 능동적 이동
   b) 삼투
   c) 여과
   d) 확산

사지선다형 문제 2(Multiple Choice Test 2)

※ 다음 문제를 읽고 정답을 선택한 후 그 내용을 옳게 고쳐 쓰시오.

1. 세포간의 이동기전의 정확한 정의 중 옳지 않은 것은?
   a) 삼투압 – 막을 통한 수분 확산
   b) 여과 – 고압력에서 저압력으로의 수분과 용해물질 이동
   c) 능동수송 – 고농도에서 저농도로의 분자 이동
   d) 식작용 – 움직이는 세포로 어떤 것을 삼키는 것
   선택한 답을 올바르게 고쳐 쓰시오.

   ____

2. 세포소기관과 알맞은 기능 중 옳지 않은 것은?
   a) 미토콘드리아–세포호흡과 ATP 생성 장소
   b) 용해소체(리소좀, lysosome)-파괴된 세포부분들을 소화시키는 효소를 가지고 있다.
   c) 내형세포질망–세포내 운반통로와 막관들
   d) 리보솜(리보좀, ribosome)-탄수화물 합성 장소
   선택한 답을 올바르게 고쳐 쓰시오.

   ____

3. DNA에 관한 설명 중 옳지 않은 것은?
   a) DNA는 세포의 염색체들을 구성한다.
   b) DNA는 이중나선구조로 불리는 외가닥의 nucleotides로서 존재한다.
   c) DNA는 유전자 특징을 갖는 유전암호이다.
   d) 하나의 유전자는 하나의 단백질에 대한 유전번호이다.
   선택한 답을 올바르게 고쳐 쓰시오.

   ____

4. 단백질합성 과정에 관한 설명 중 옳지 않은 것은?
   a) 단백질합성 장소는 세포질내에 있는 리보소옴이다.
   b) tRNA는 아미노산을 가지고 더 적절한 mRNA를 가지고 간다.
   c) 아미노산은 이온결합으로서 또 다른 것에 결합된다.
   d) mRNA는 한 DNA유전자의 복사체로 핵내에서 형성된다.
   선택한 답을 올바르게 고쳐 쓰시오.

   ____

5. 유사분열의 각 단계에 대한 설명 중 옳지 않은 것은?
   a) 말기(telophase)–염색체의 각 새로운 쌍 둘레에 핵막을 재형성한다.
   b) 중기(metaphase)–세포의 적도에 염색분체쌍들이 정렬되어 있다.
   c) 전기(prophase)–염색체가 보이게 되고 방추사를 형성된다.
   d) 후기(anaphase)–각 염색분체쌍은 방추사에 달라붙게 된다.
   선택한 답을 올바르게 고쳐 쓰시오.

   ____

6. 세포막의 설명 중 옳지 않은 것은?
   a) 인지질은 지방용해성 물질의 확산을 가능하게 한다.
   b) 세포의 바깥쪽 테두리를 형성한다.
   c) 단지 몇 물질을 통과시킬 수 있는 불투과성막이다.
   d) 단백질들의 일부는 분자의 출입을 가능하게 하는 통로를 형성한다.
   선택한 답을 올바르게 고쳐 쓰시오.

   ____

7. 성인의 유사분열에 대한 설명 중 옳지 않은 것은?
   a) 뇌손상 시 신경세포는 재생된다.
   b) 피부표면의 탈락 시 피부세포로 대치된다.
   c) 적혈구는 적골수에 의해 계속 보충된다.
   d) 심장의 근육세포는 스스로의 재생이 불가능하다.
   선택한 답을 올바르게 고쳐 쓰시오.

   ---

8. 인체내에서 세포수송기전에 대한 설명 중 옳지 않은 것은?
   a) 세포흡수작용(pinocytosis)-신세뇨관에 의해 작은 단백질의 재흡수
   b) 확산-폐내의 공기와 혈액 사이의 가스교환
   c) 삼투성-소장에서의 염분의 흡수
   d) 여과-혈장이 모세혈관 밖으로 밀릴 때 조직액 형성
   선택한 답을 올바르게 고쳐 쓰시오.

   ---

9. 용액에 관한 설명 중 옳지 않은 것은?
   a) 인체세포는 고장액에서 손상없이 남아 있을 것이다.
   b) 저장액은 인체세포보다 용해물질의 농도가 낮은 것이다.
   c) 혈장과 적혈구는 등장액이다.
   d) 저장액에서의 인체세포는 부풀 것이다.
   선택한 답을 올바르게 고쳐 쓰시오.

   ---

10. 세포에 대한 설명 중 옳지 않은 것은?
    a) 세포막은 호르몬의 수용체 부위이다
    b) 감수분열(meiosis)이 일어나는 유일한 세포는 난자 또는 정자세포를 생성할 세포들이다
    c) 일부 인간 세포는 이동할 수 있다
    d) 프로테아좀은 겹쳐지지 않은 서당(misfolded sugars)을 파괴하는 효소를 가지고 있다
    선택한 답을 올바르게 고쳐 쓰시오.

사지선다형 문제 3(Multiple Choice Test 3)

※ 이번 장의 내용과 관련된 문제입니다. 주의 깊게 읽고 옳은 답을 모두 고르시오.

1. 세포 구조에 대한 설명으로 옳은 것은?
   a) 미세융모는 세포가 더 많은 물질을 흡수할 수 있도록 돕는다.
   b) 단백질 합성 부위를 프로테아좀이라고 한다.
   c) 용해소체(리소좀, lysosome)은 손상된 세포 부위를 파괴하는 효소를 가지고 있다.
   d) 세포막은 호르몬과 기타 신호 분자를 위한 다양한 수용체를 가지고 있다.
   e) 염색체는 DNA와 단백질로 이루어져 있고, 세포의 핵에서 발견된다.
   f) 리보솜(리보좀, ribosome)은 ATP 합성 부위이다.
   g) 백혈구는 섬모의 도움으로 이동한다.
   h) 소포체는 세포질의 운반 통로이다.

2. 세포운반과정에 대한 설명으로 옳은 것은?
   a) 확산과 삼투는 모두 농도 차이에 따라 이동한다.
   b) 식세포작용은 적혈구를 위한 필수적인 과정이다.
   c) 능동수송은 세포에 의해서 과도한 수분이 펌프질되어 나가는 것이다.
   d) 여과는 폐에서 세포에 의해 대기의 오염물질이 제거되는 것이다.
   e) 대부분의 세포들은 포도당의 촉진확산을 위한 운반체를 갖는다.
   f) 삼투압은 단순히 물의 확산이다.
   g) 음세포작용이 가능한 세포는 작은 단백질 분자를 흡수할 수 있다.
   h) 폐에서의 가스교환은 확산에 의해 발생한다.

3. 유사분열과 감수분열에 대한 설명으로 옳은 것은?
   a) 두 과정 모두 하나의 세포에서 2개의 세포를 생성한다.
   b) 감수분열에 의해 생성된 세포들은 이배체의 염색체를 갖는다.
   c) 유사분열에 의해 생성된 세포들은 반수체의 염색체를 갖는다.
   d) 감수분열은 조직의 성장과 복구에 필요하다.
   e) 생식세포의 생성은 두 번의 성공적인 유사분열을 필요로 한다.
   f) 줄기세포는 감수분열을 자주 하는 미분화된 세포이다.

제 4 장

조직과 막
(Tissues and Membranes)

제4장은 간단한 구조와 기능을 가진 세포들의 집단인 조직을 설명하고자 한다. 조직의 4가지 중요한 것은 상피세포, 결합조직, 근육조직 및 신경조직 등이다. 이러한 세포들은 매우 특수한 특징과 작용을 가지고 있다.

상피세포(Epithelial Tissue)

1. 다음은 상피세포 조직의 여러 형태를 묘사한 그림이다.
   각 번호에 해당되는 명칭을 쓰시오.

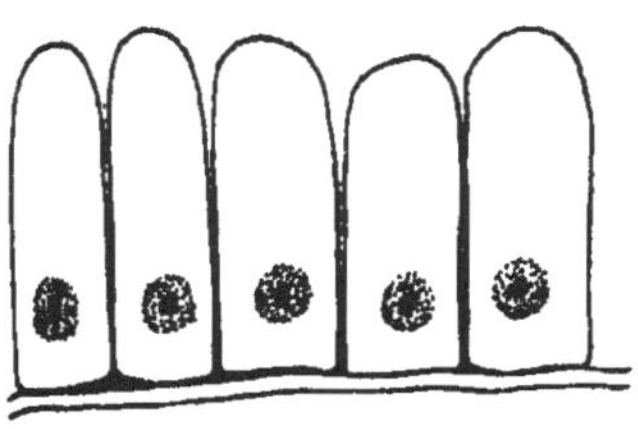

1) ____________________

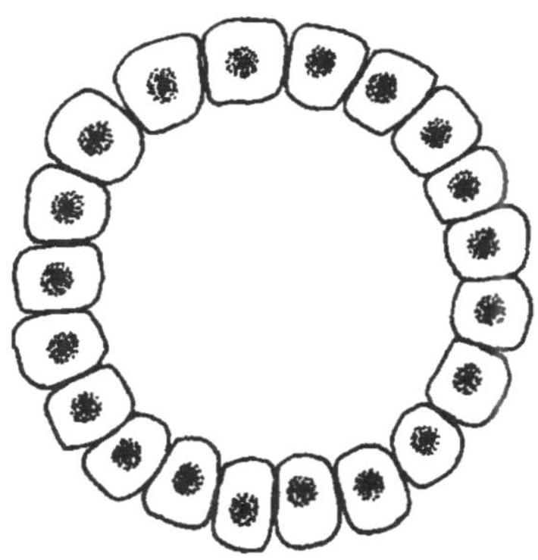

2) ____________________

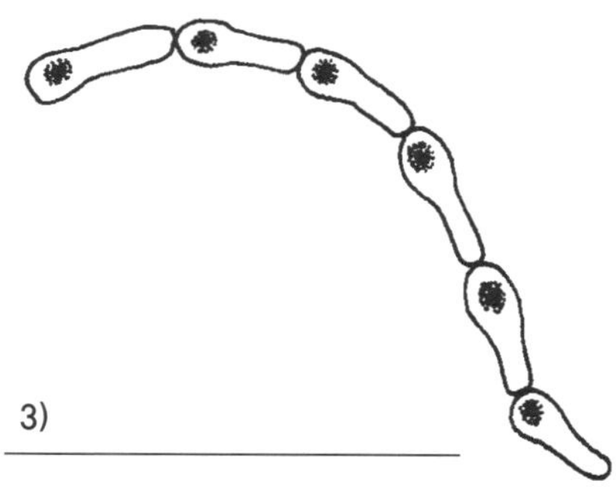

3) ____________________

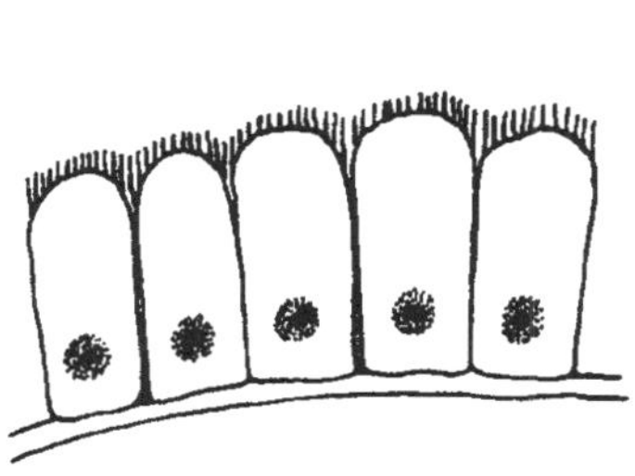

4) ____________________

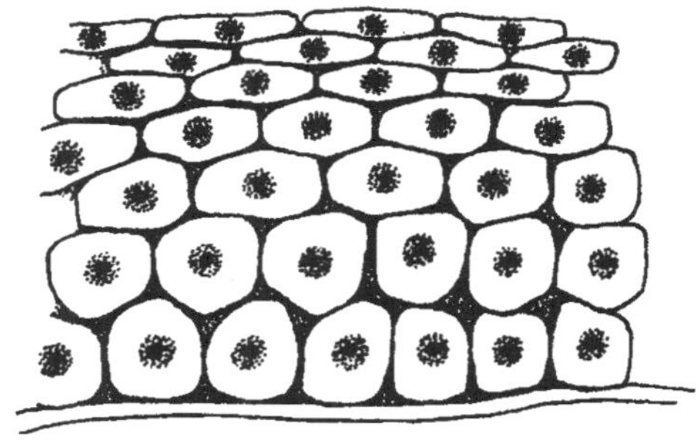

5) ____________________

2. 각 상피세포에 해당하는 구조와 기능으로 옳은 답을 골라 ***알파벳과 숫자로 적어 넣으시오. 해답은 알파벳은 한 개, 숫자는 한 개나 2개 이상이 될 수 있습니다.***

1) 단순 편평상피 ______________________
2) 층화 편평상피 ______________________
3) 이행상피 ______________________
4) 입방상피 ______________________
5) 원주상피 ______________________
6) 섬모상피 ______________________

구조

A. 세포의 많은 층과 표면세포들은 편평하다.
B. 표면에 있는 섬모를 가진 원주세포들이다.
C. 세포들이 넓이보다는 긴 세포들이 한 층이다.
D. 입방체 세포층이 하나이다.
E. 편평세포층이 하나이다.
F. 세포의 많은 층들, 표면세포들은 비교적 둥글거나 편평하다.

기능

1. 폐포를 형성하고 가스확산을 하게 한다.
2. 갑상샘(갑상선) 호르몬을 분비한다.
3. 피부의 상피를 형성한다.
4. 위샘을 형성하고 위액을 분비한다.
5. 물질교환을 가능케 하는 모세관을 형성한다.
6. 침샘(타액선)에서 침(타액)을 분비한다.
7. 요가 가득찰 때 요도방광을 폄(신전)시킨다.
8. 동맥과 정맥의 안쪽을 이루며, 비정상적인 혈전예방을 위해 표면이 매끈하다.
9. 입과 식도의 내층을 형성한다.
10. 기관지의 내층을 이루고, 인두로 향하는 점액과 박테리아를 쓸어낸다.
11. 소장의 내층을 형성하고 영양분을 흡수한다.
12. 자궁으로 난자를 쓸어 보내는 난관의 내층을 이룬다.
13. 흡수를 위한 표면적을 증가시키기 위해 미세융모를 가질 수 있다.

3. 각 분비샘에 해당되는 구조와 예로 옳은 답을 골라 ***알파벳과 숫자로 적어 넣으시오.***
해답은 알파벳은 한 개나 2개 이상, 숫자는 한 개가 될 수 있습니다.

1) 단세포샘 ______________________________
2) 외분비샘 ______________________________
3) 내분비샘 ______________________________

구조

A. 오직 하나의 세포로 구성된다.
B. 어떤 관을 가지고 있지 않고 분비물은 모세혈관으로 들어간다.
C. 작용부위에 분비할 수 있는 관을 가지고 있음.
D. 분비물은 호르몬이라 불린다.

예

1. 갑상샘과 뇌하수체샘
2. 점액을 분비하는 Goblet Cells
3. 침샘(타액선)과 땀샘(한선)

결합조직(Connective Tissue)

1. 각 결합조직에 해당되는 구조와 신체내의 기능으로 옳은 답을 ***알파벳과 숫자로 적어 넣으시오.***
해답은 알파벳은 한 개, 숫자는 한 개나 2 이상일 수 있습니다.

1) 혈액 ______________________________
2) 유륜성 결합조직 ______________________________
3) 지방조직 ______________________________
4) 섬유성 결합조직 ______________________________
5) 탄력성 결합조직 ______________________________
6) 뼈 ______________________________
7) 연골 ______________________________

구조

A. 주로 탄력섬유로 만들어진다.
B. 혈장이라 불리는 액체기질 내의 세포로 구성된다.
C. 칼슘염과 콜라겐 기질내의 골세포로 구성된다.
D. 특별히 지방을 저장하는 세포로 구성된다.
E. 조직액, 콜라겐 및 탄력섬유기질내의 결합조직 형성세포로 구성된다.
F. 매끈하고 유연성 있는 기질내의 연골세포로 구성된다.
G. 주고 콜라겐 섬유로 구성된다.

기능

1. 피부와 점막의 상피세포 밑에 병원체를 파괴하는 백혈구를 가진다.
2. 근육과 뼈를 결합시키는 건을 형성한다.
3. 폐포를 둘러싸고 있으며 정상적인 호기를 하는 데 기여한다.
4. 산소와 영양물질을 운반해 주고 병원체를 파괴시키는 세포를 갖고 있다.
5. 신체를 지지한다.
6. 관절 표면의 마찰을 예방하기 위해 매끄러운 표면을 제공한다.

7. 피하조직에 여분의 에너지를 저장한다.
8. 세포들은 적골수에서 생성한다.
9. 뼈와 뼈를 연결시키는 인대를 형성한다.
10. 기관지가 개구되도록 고리를 형성한다.
11. 혈압을 유지하기 위해 큰혈관벽에 있다.
12. 기계적 손상으로부터 내장기관을 보호한다.

2. 다음은 결합조직들의 형태를 묘사한 그림이다.
각 번호에 해당하는 내용을 쓰시오.

A) ____________ B) ____________ C) ____________
D) ____________ E) ____________ F) ____________

A B C

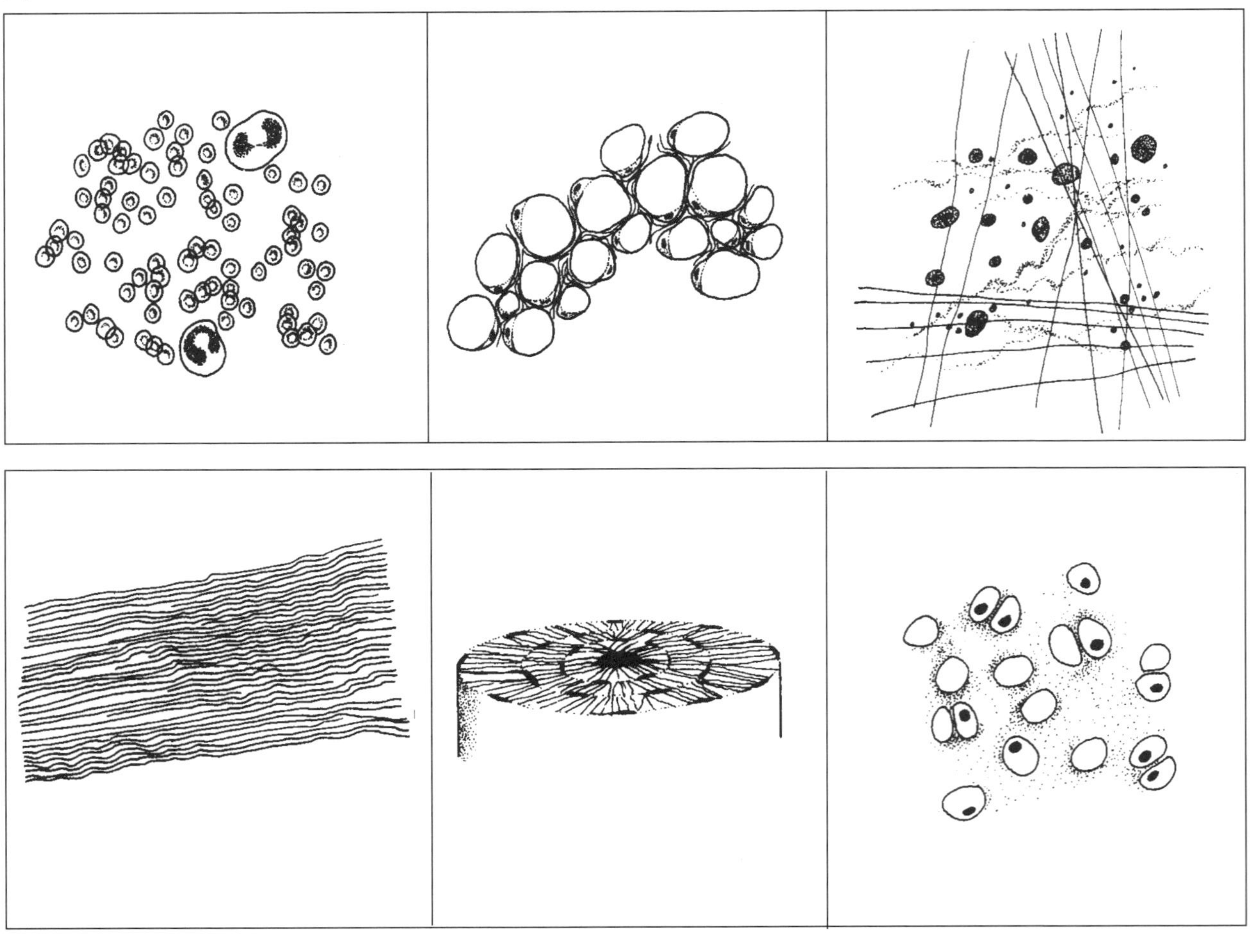

D E F

근육조직(Muscle Tissue)

1. 3가지 형태의 모든 근육조직들은 수축을 하고 어떤 종류의 운동을 발생시키도록 분화되어 있다.
   다음은 근육조직의 3가지 형태의 구조와 기능에 대한 설명에 심장근에는 C, 민무늬근(평활근)은 SM, 골격근은 SK로 쓰시오.

   1) ___________ 세포는 끝이 가늘고 각각 하나의 핵을 가지고 있다.
   2) ___________ 뼈에 붙어 있으며 골격을 움직이게 한다.
   3) ___________ 동맥들이 혈압을 유지하기 위해 수축하거나 이완하는 것을 가능케 한다.
   4) ___________ 세포들은 분화되어 있으며 각각 하나의 핵을 가지고 있다.
   5) ___________ 원주형 세포들은 줄모양이기 때문에 가로무늬근(횡문근)으로도 불린다.
   6) ___________ 많은 양의 체열을 생산한다.
   7) ___________ 심장벽을 형성하고 혈액을 펌프하는 기능을 한다.
   8) ___________ 또한 많은 내장기관에서 발견할 수 있으므로 이를 내장근이라 부른다.
   9) ___________ 장에서 연동운동이라 부르는 불수의적인 수축파를 생산한다.
   10) ___________ 각 세포는 여러 개의 핵을 가지고 있다.
   11) ___________ 세포들은 스스로 수축하고 신경자극은 단지 수축률을 조정할 뿐이다.
   12) ___________ 신경자극은 수축에 필요하므로 수의적 자율근으로 불린다.
   13) ___________ 눈의 홍채에서 동공을 수축하거나 확장시킨다.
   14) ___________ 세포에서 세포로 빠르게 충격을 전달하기 위해 삽입 디스크(intercalated discs)를 가진다.

2. 다음은 근육 조직에 대한 그림이다.
   각 알파벳에 해당되는 답을 적어 넣으시오.

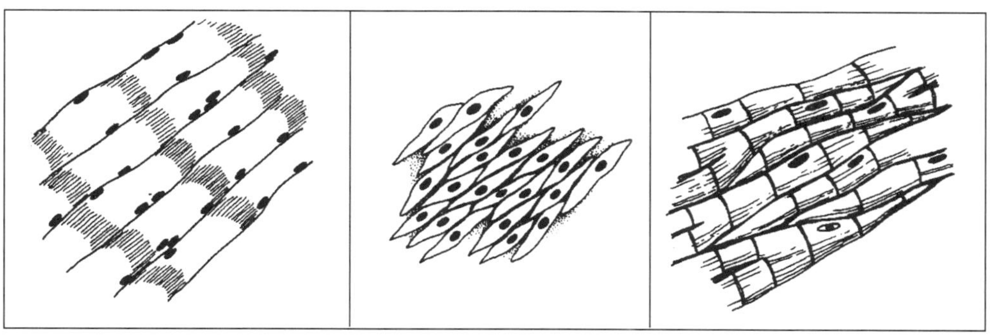

A B C

A) ________________ B) ________________ C) ________________

신경조직(Nerve Tissue)

※ 빈칸에 옳은 답을 적어 넣으시오.

1. 신경세포의 이름은 ______________ 이고, 이들 세포들은 ______________을 전달하고 발생시키도록 분화되어 있다.

2. 다음은 신경원(뉴론)의 그림이다.
각 번호에 해당되는 답을 보기에서 골라 적어 넣으시오.

보기
세포체, 핵, 축삭, 가지돌기(수상돌기)

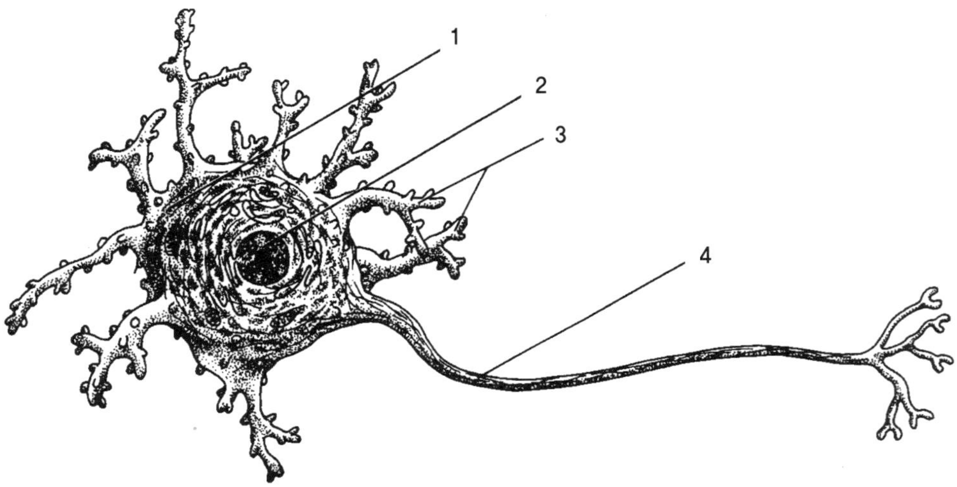

1) ______________
2) ______________
3) ______________
4) ______________

3. a) 신경원의 축삭은 ______________ (세포체쪽으로 또는 세포체로부터 멀리) 흥분을 전달한다.
   b) 신경원의 가지돌기(수상돌기는) ______________ (세포체쪽으로 또는 세포체로부터 멀리) 흥분을 전달한다.

4. a) 말초신경계에서 분화된 세포로 수초를 형성하는 세포를 ______________ 라 부른다.
   b) 중추신경계에서 분화된 세포를 ______________ 라 부른다.

5. a) 한 신경원의 축삭과 다음 신경원의 수상돌기나 세포체 사이의 공간을 ______________ 라 부른다.
   b) 여기서 신경흥분 전달은 ______________ 이라 불리는 화학물질에 의존한다.

6. 신경조직으로 구성된 2개 기관의 명칭은 ______________ 와 ______________ 이다.

7. 이런 기관들 내의 또는 전체 신경계내의 신경조직의 2가지 일반적인 기능을 쓰시오.
   ________________________, ________________________

막(Membranes)

1. 각 상피막에 해당되는 적절한 위치와 기능으로 옳은 답을 골라 ***알파벳으로 적어 넣으시오. 해답은 5개와 7개입니다.***

   1) 장막 ______________________

   2) 점막 ______________________

   A. 호흡기와 소화기장관에 분포되어 있다.
   B. 밀폐된 신체강에 분포되어 있다.
   C. 단순 편평상피로 구성된다.
   D. 밀폐된 신체강에 있는 기관을 덮고 있다.
   E. 요도와 생식기관에 분포하고 있다.
   F. 마찰을 예방하기 위해 점액을 분비한다.
   G. 살아있는 표피세포들은 습한 상태를 유지하기 위해 점액을 분비한다.
   H. 흉막을 포함한다.
   I. 환경에 노출되어 있는 신체통로에 분포되어 있다.
   J. 횡경막과 장간막을 포함한다.
   K. Goblet세포를 포함한다.
   L. 심막을 포함한다.

2. a) 다음은 밀폐된 신체강에 있는 장막 그림이다.
   각 번호에 해당하는 내용을 쓰시오. 그리고 적절한 용어를 빈칸에 적어 넣으시오.

   1) ______________________
   2) ______________________
   3) ______________________
   4) ______________________
   5) ______________________
   6) ______________________

(계속)

(계속)

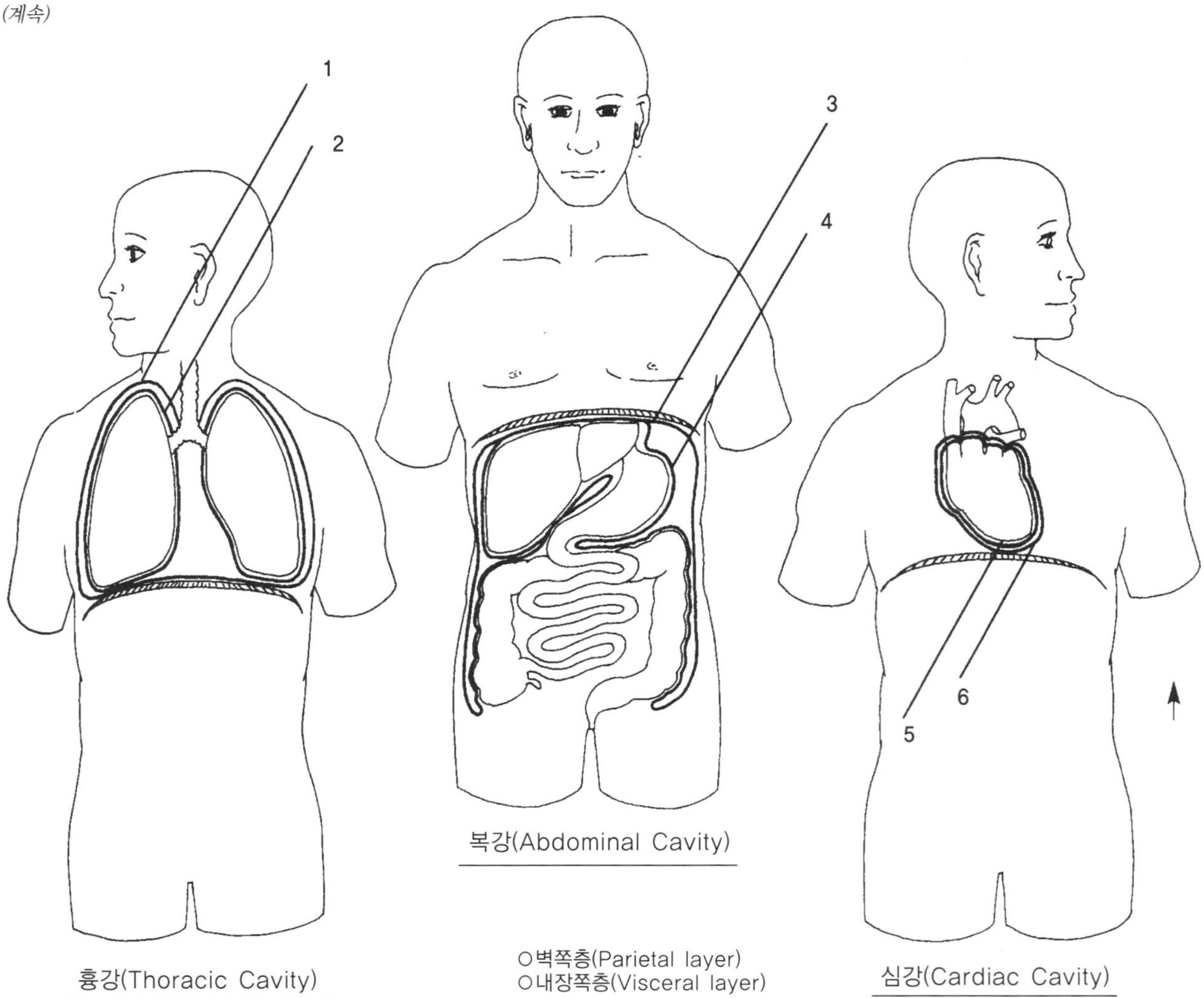

b) ______________ 흉막은 흉막강을, ______________ 흉막은 폐를 덮는다.
c) ______________ 은 복막강을, ______________ 은 복강장기를 덮는다.
d) ______________ 심낭은 섬유심낭을, ______________ 심낭은 심장근육을 덮는다.

3. 각 결합조직막에 해당되는 위치와 기능으로 옳은 답을 골라 ***알파벳으로 적어 넣으시오.***

1) 표재성 근막 ______________________
2) 심부근막 ______________________
3) 활막 ______________________
4) 섬유성 심낭 ______________________
5) 연골주위막 ______________________
6) 골막 ______________________
7) 뇌막 ______________________

A. 관절강을 이루고 관절이 움직일 때 마찰을 예방하기 위해 액체를 분비한다.
B. 심장 주위에 낭을 형성한다.
C. 연골을 덮고 모세혈관을 포함한다.
D. 뇌와 척수를 덮고 뇌척수액을 포함한다.
E. 뼈를 덮고 뼈에 들어가는 혈관을 포함한다.
F. 피부와 근육 사이 지방조직을 포함한다.
G. 각각의 골격근을 덮고, 건을 고정시킨다.

퍼즐문제(Crossword Puzzle)

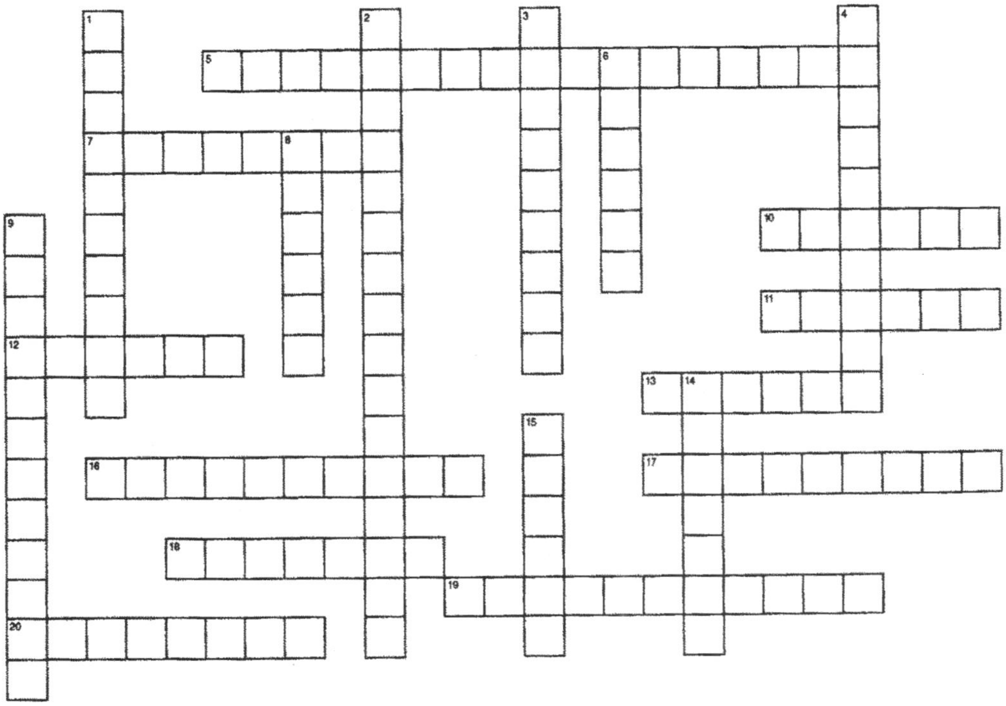

가로

5. 시냅스에서 정보를 전달하는 화학물질
7. 매우 강한 단백질 섬유
10. 외부로 열려있는 신체기관의 막
11. 살아있지 않은 세포간 물질의 구조적 네트웍
12. 신경세포
13. 폐쇄된 체강의 막
16. 신체 표면위에 있는 조직
17. 뼈의 관절 표면위에 있는 것
18. 두 뉴런 사이의 작은 공간
19. 혈액을 만드는 조직
20. 관을 가진 샘(분비기관)

세로

1. 심근
2. 세포간질과 세포를 포함하는 조직(두 단어)
3. 관이 없이 분비하는 기관
4. 뼈 세포
6. 수축을 하는 조직
8. 분비물을 생성하는 기관
9. 연골 세포
14. 탄력성이 있는 단백질 섬유
15. 혈액의 고형성분을 제외한 액체성분

임상적용(Clinical Applications)

1. 9살 된 한 소년이 상박의 위팔뼈(상완골)에 단순골절을 입었다. 골절은 뼈의 복구부위에 영양물질과 산소를 운반할 수 있는 충분한 양의 __________ 이 가능하므로 비교적 빨리 치유될 것이다.

2. 26살 된 축구선수가 무릎관절의 연골이 찢어졌다. 이와 같은 손상은 연골자체가 ___________ 이 없기 때문에 천천히 회복되거나 전혀 회복될 수 없을 것이다.

3. a) 다이빙 사고로 척수의 경추아래 부위에 심하게 손상을 입게 되어 그 아래로는 신경흥분도 전달되지 못한다. 그 결과 목 아래 있는 ___________ 근육은 수축을 일으키게 하는 신경흥분을 더 이상 받지 못하기 때문에 마비가 된다.
   b) 그러나, __________ 은 신경흥분 없이 심장근을 수축할 수 있기 때문에 계속 수축할 수 있다.

4. 충수돌기가 파열된 한 아이는 복막염을 치료하기 위해 항생제를 투여 받고 있다. 이러한 심한 감염은 __________ 과 __________ 강의 안쪽을 싸고 있는 막에 침범된다.
   한 노인은 무릎에 관절염이 있다. 관절염과 함께 수반되는 관절의 동통은 관절강의 안쪽을 싸고 있는 __________ 의 염증이나 또는 골의 관절 표면을 덮고 있는 __________ (조직의 종류)의 손상에 기인한 것이다.

사지선다형 문제 1(Multiple Choice Test 1)

※ 다음 문제를 읽고 옳은 답을 적어 넣으시오.

1. 내분비샘(내분비선)은? _____
   a) 관을 가지고 있다.　　b) 관이 없다.
   c) 분비가 없다.　　d) 혈액공급이 없다.

2. 외분비샘(외분비선)의 예는? _____
   a) 침샘(타액선)　　b) 갑상샘
   c) 시상하부샘　　d) 부신

3. 표면세포가 둥근 것부터 편평한 것까지 다양한 상피형태는? _____
   a) 입방형　　b) 원주형
   c) 수평선 편평　　d) 이행성

4. 혈장이라 불리는 액체기질이 있는 결합조직의 형태는? _____
   a) 연골　　b) 골
   c) 지방　　d) 혈액

5. 축삭, 가지돌기(수상돌기) 및 세포체는 무엇의 3부분이 되는가? _____
   a) 뇌 b) 신경조직
   c) 신경원 d) 중추신경계

6. 칼슘염으로 구성된 고체기질을 가진 결합조직의 형태는? _____
   a) 유륜 b) 골
   c) 신경원 d) 섬유

7. 흔히 수의근으로 알려진 근육조직은? _____
   a) 민무늬근(평활근) b) 심장근
   c) 장막근 d) 골격근

8. 소화관을 형성하는 막은? _____
   a) 장막 b) 활액막
   c) 점막 d) 근막

9. 흉강을 형성하는 장막은? _____
   a) 장측흉막 b) 복막
   c) 벽측흉막 d) 장간막

10. 난관에서 난세포는 무엇에 의해 자궁을 향해 움직여지는가? _____
   a) 섬모세포 b) 가로무늬근(횡문근)
   c) 신경조직 d) 입방상피

11. 흡수를 위한 표면면적을 증가시키기 위해 소장에 있는 원주세포가 가지고 있는 것은? _____
   a) 미세융모 b) 섬모
   c) Goblet cells d) 관들

12. 건과 인대를 형성하는 강한 조직은? _____
   a) 골격근 b) 섬유성 결합조직
   c) 골 d) 탄력성 결합조직

13. 피부의 외층을 형성하는 상피세포의 형태는? _____
   a) 단순 편평 b) 직선형 원주
   c) 중층 편평 d) 단순 원주

14. 모세혈관을 형성하고 물질의 교환을 가능케 하는 조직은? _____
   a) 민무늬근 b) 탄력성 결합조직
   c) 유륜성 결합조직 d) 단순 편평상피

15. 체온의 의미있는 양을 생산하는 근육조직 형태는? ______
a) 골격
b) 평활
c) 심장
d) 내장

16. 심장근이 발견되는 것은? ______
a) 심장과 동맥들
b) 동맥만
c) 심장만
d) 동맥, 정맥, 심장

17. 뇌와 척수를 덮는 막은? ______
a) 장막성 두개막
b) 골막
c) 활액막
d) 뇌막

18. 흥분을 전달하는 신경전달체가 있는 2개의 신경원 사이의 공간을 무엇이라 부르는가? ______
a) 세포체
b) 기질
c) 슈반세포
d) 시냅스

19. 호흡기관내에서 점액을 배출하는 단세포는? ______
a) goblet세포
b) 내분비샘
c) 미세융모
d) 장액샘

20. 신체의 구석구석까지 또는 신체의 모든 부분에 영양물질과 산소를 운반하는 조직은? ______
a) 신경조직
b) 혈액
c) 유륜성 결합조직
d) 장액조직

21. 장내에서 연동운동을 제공하는 근육조직의 형태는? ______
a) 골격근
b) 수의근
c) 가로무늬근(횡문근)
d) 민무늬근(평활근)

22. 지방형태로 여분의 에너지를 저장하는 결합조직의 형태는? ______
a) 섬유조직
b) 연골조직
c) 탄력조직
d) 지방조직

23. 관절강 내면을 둘러싸고 체액을 생산하는 막은? ______
a) 점막
b) 활액막
c) 장막
d) 늑막

24. 기관의 벽에 있는 조직으로 기관을 열려있게 하는 것은? ______
a) 뼈
b) 섬유성 조직
c) 연골
d) 성긴(areolar) 조직

25. 점막 아래의 결체조직으로 많은 백혈구를 포함하고 있는 것은? ______

a) 성긴 조 b) 섬유성 조직

c) 탄성 조직 d) 연골조직

사지선다형 문제 2(Multiple Choice Test 2)

※ 다음 문제를 읽고 정답을 선택한 후 그 내용을 옳게 고쳐 쓰시오.

1. 기관(trachea)의 기능에 기여하는 조직에 관한 설명 중 옳지 않은 것은?

a) 섬모상피는 병원체를 인두쪽으로 밀어버린다.

b) 연골륜은 기관을 열리게 한다.

c) Goblet 세포들은 점액을 생성한다.

d) 원주상피는 영양소를 흡수한다.

선택한 답을 올바르게 고쳐 쓰시오.

____

2. 동맥의 기능에 기여하는 조직에 관한 설명으로 옳지 않은 것은?

a) 단순 편평상피는 혈관의 내층을 형성하고 비정상혈전을 예방한다.

b) 심장근은 혈액을 밀어낸다.

c) 탄력성 결합조직은 정상혈압을 유지하도록 돕는다.

d) 민무늬근 조직은 정상혈압을 유지하도록 돕는다.

선택한 답을 올바르게 고쳐 쓰시오.

____

3. 상피점막의 위치에 관한 설명으로 옳지 않은 것은?

a) 복막-흉강에 접한다.

b) 점막-요도에 접한다.

c) 장간막-복부기관을 덮는다.

d) 장측흉막-폐를 덮는다.

선택한 답을 올바르게 고쳐 쓰시오.

____

4. 골의 구조와 기능에 관한 설명으로 옳지 않은 것은?

a) 골막은 골을 덮는 막이다.

b) 기질의 칼슘염은 힘을 제공해 준다.

c) 관절표면의 연골은 마찰을 예방하는 민무늬근(평활근)이다.

d) 뼈는 민무늬근에 의해 움직인다.

선택한 답을 올바르게 고쳐 쓰시오.

____

5. 샘(선, gland)에 관한 설명으로 옳지 않은 것은?
   a) 외분비샘은 분비물을 다른 부위로 이동하는 관을 가진다.
   b) 내분비샘의 분비물을 호르몬이라 부른다.
   c) 내분비샘은 어떤 관을 가지고 있지 않고 분비물은 모세혈관으로 들어간다.
   d) 외분비샘의 예는 갑상샘이다.
   선택한 답을 올바르게 고쳐 쓰시오.

   ____

6. 근육조직에 관한 설명으로 옳지 않은 것은?
   a) 홍체 내의 골격근은 동공의 크기를 변화시킨다.
   b) 심장근은 심장을 형성하고 혈액을 밀어낸다.
   c) 민무늬근(평활근)은 장내에서 연동운동을 제공한다.
   d) 골격근은 골격을 움직인다.
   선택한 답을 올바르게 고쳐 쓰시오.

   ____

7. 신경조직에 관한 설명으로 옳지 않은 것은?
   a) 시냅스에서의 흥분전달은 신경전달 물질이라 불리는 화학물질에 의존한다.
   b) 신경조직은 말초신경, 척수, 뇌를 형성한다.
   c) 슈반세포는 말초신경원에 수초를 제공한다.
   d) 신경원의 축삭은 세포체를 향해 흥분을 전달한다.
   선택한 답을 올바르게 고쳐 쓰시오.

   ____

8. 혈액에 관한 설명으로 옳지 않은 것은?
   a) 백혈구는 병원체를 파괴하고 면역능력을 제공한다.
   b) 영양물질과 노폐물은 적혈구에 의해 이동된다
   c) 적혈구는 산소를 운반하고 헤모글로빈을 갖고 있다.
   d) 혈소판은 혈액소실을 막기 위해 응고에 관여한다.
   선택한 답을 올바르게 고쳐 쓰시오.

   ____

9. 결합조직에 관한 설명으로 옳지 않은 것은?
   a) 지방조직은 단백질을 잠재적 에너지원으로서 저장한다.
   b) 섬유결합 조직은 근육을 뼈에 연결시키는 건을 형성한다.
   c) 유륜결합 조직은 피부와 근육 사이에서 발견된다.
   d) 폐포 주위의 탄력성 결합조직은 정상적인 호기에 관여한다.
   선택한 답을 올바르게 고쳐 쓰시오.

   ____

10. 상피조직에 관한 설명으로 옳지 않은 것은?
   a) 이행 상피는 요도방광의 팽창을 가능하게 한다.
   b) 침샘(타액선)에 있는 단순 원주상피에서는 타액을 분비한다.
   c) 피부외층의 중층 편평상피는 표면에 살아 있는 세포들을 가지고 있다.
   d) 폐포 내의 다른 편평상피는 가스교환을 허용한다.
   선택한 답을 올바르게 고쳐 쓰시오.

   ____

사지선다형 문제 3(Multiple Choice Test 3)

이번 장의 내용과 관련된 문제입니다. 주의 깊게 읽고 옳은 답을 모두 고르시오.

1. 상피조직에 대한 설명으로 옳은 것은?
   a) 입방상피는 죽은 세포로 이루어진 피부 표면에서 발견된다.
   b) 단순 편평상피는 심장을 구성한다. 편평함은 비정상적인 혈액응고를 방지한다.
   c) 이행상피는 방광의 내벽이 폄(신전)하도록 한다.
   d) 중층 편평상피는 위 내벽을 형성한다.
   e) 원주상피는 소장 내벽을 구성하며, 모세혈관을 형성한다.
   f) 상피조직이 체내의 표면에 있다면 모세혈관을 가지고 있다.
   g) 단세포샘과 다세포샘 모두 상피세포와 조직으로 구성되어 있다.
   h) 섬모상피의 기능은 표면에서 물질들을 쓸어내는 것이다.

2. 결합조직에 대한 설명으로 옳은 것은?
   a) 섬유성결합조직은 뼈와 뼈를 연결하는 인대를 형성한다.
   b) 지방조직은 글리코겐의 중요한 저장소이다.
   c) 과도한 칼슘은 뼈조직에 저장된다.
   d) 응고에 관여하는 혈액세포는 혈소판이다.
   e) 유륜성 결합조직은 피하에서 발견되고 백혈구를 포함한다.
   f) 탄력성 결합조직은 횡격막이 팽창하고 수축하도록 한다.
   g) 혈장은 대부분의 영양소와 산소를 운반한다.
   h) 연골조직은 관절의 편평한 표면을 형성한다.
   i) 갈색지방은 열을 생산하는 조직이다.
   j) 신체의 주요 지지조직은 섬유성결합조직이다.

3. 근육조직에 대한 설명으로 옳은 것은?
   a) 동맥은 혈압을 유지하는 민무늬근(평활근)을 포함한다.
   b) 골격근만이 수의근이라고 할 수 있다.
   c) 심근은 수축하기 위해 신경충동을 수용해야 한다.
   d) 홍채는 빛을 망막 위에 모으는 민무늬근섬유로 이루어져 있다.

e) 심근은 심방의 벽을 형성한다.
f) 체열의 상당량은 심근에서 생산된다.

4. 신경조직에 대한 설명으로 옳은 것은?
a) 전기적 신경충동은 뉴런 세포막에 의해 전달된다.
b) 수초는 시냅스를 통과하여 충동이 전달되도록 돕는다.
c) 신경전달물질은 수상돌기에 의해 생산된다.
d) 뉴런의 세포체는 핵을 포함한다.
e) 시냅스는 두 축삭돌기 사이 공간에 있다.
f) 슈반세포는 말초신경계에서만 발견된다.

5. 막에 대한 설명으로 옳은 것은?
a) 뇌척수막은 뇌와 척수를 덮고 있다.
b) 장측 흉막은 폐를 감싼다.
c) 골막은 뼈를 감싸는 섬유성 결합조직이다.
d) 심장은 장액성과 섬유성 심막을 모두 갖고 있다.
e) 관절강을 이루고 있는 막은 활액막이다.
f) 복막은 복강을 이루고 있다.

제 5 장

외피계
(The Integumentary System)

제5장은 피부와 피하조직으로 구성되는 외피계를 설명하고 있다. 각각의 부분은 매우 특수한 기능을 가지고 특별한 조직으로 구성된다.

일반구조와 기능(General Structure and Functions)

1. 피부계의 주요 부위의 구조와 기능에 대한 설명으로 옳은 답을 골라 ***알파벳과 숫자로 적어 넣으시오.***

1) 표피(epidermis) ______________________________
2) 진피(dermis) ______________________________
3) 피하조직(subcutaneous tissue) ______________________________

구조

A. 유륜결합과 지방조직으로 구성된다.
B. 중층 편평상피로 된 피부외층이다.
C. 변형된 섬유 결합조직으로 된 피부의 내층이다

기능

1. 수용체와 땀샘(한선, sweat gland)과 같은 피부부속 구조를 포함한다.
2. 진피와 근육을 연결시키고, 지방을 저장한다.
3. 유사분열은 신체와 외부환경 사이의 장벽을 형성하는 이러한 층을 항상 새롭게 한다.

표피(Epidermis)

※ 빈칸에 옳은 답을 적어 넣으시오.

1. 표피는 피부의 외층으로 더 세분화될 수 있다.
   a) 유사분열이 일어나는 표피층의 이름을 쓰시오. ______________
   b) 죽은 세포로 구성되는 표피층의 이름을 쓰시오. ______________

2. a) 피부각질층 안에 세포로 떨어져 나가는 모든 것은 _______ 단백질이다.
   b) 피부각질층은 신체로부터 ____________의 상실과 ____________ 와 ____________ 의 침입을 막아 주는 효과적인 장벽(barrier)이다.

3. 만약 피부가 계속적인 압력 하에 있다면 표피가 더 두껍게 형성될 것이다. 그리고 더 많은 세포들이 ________(층) 안에 있는 ____________ 과정에 의해 생산될 것이다.

4. 만약 피부가 마찰된다면 표피층들은 분리될 것이고 ____________ 은 그 영역 안에 모여져 __________ 를 형성하게 된다.

5. a) 랑게르한스세포(랑겔한스, Langerhans cells) 세포는 표피에서 발견되지만 ____________에서 생긴 것이다.
   b) 랑게르한스세포(랑겔한스, Langerhans cells) 세포가 병원체를 식균할 때 그들은 ____________에 있는 ____________ (백혈구의 일종)로 병원체를 유도한다.
   c) 병원체에 대한 반응에서 림프구는 ____________의 생산과 같은 면역반응을 시작한다.
   d) 표피에서 생산되는 항균화학물질을 ____________라 부른다.

6. a) 멜라닌 세포(melanocytes)는 색소인 ____________ 단백질을 생산한다.
   b) 멜라닌 생산을 증가하도록 자극하는 것은 무엇인가? ____________
   c) 멜라닌 기능을 설명하시오(피부색깔을 결정하는 것은 제외하시오).
   ____

7. 메르켈(merkel) 세포는 ____________에서 발견되며 ____________ 감각에 대한 수용체들이다.

8. 다음 표피를 자른 단면그림이다.
   각 번호에 해당하는 답을 한글과 영어로 쓰시오.

   1) ________________ 2) ________________
   3) ________________ 4) ________________
   5) ________________ 6) ________________
   7) ________________ 8) ________________
   9) ________________

(계속)

(계속)

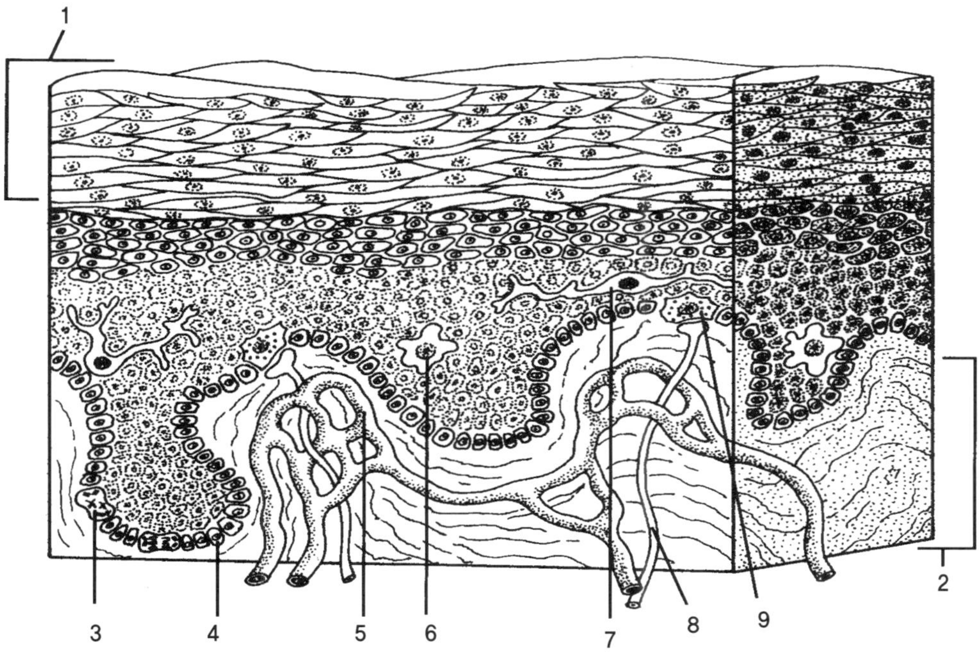

진피(Dermis)

1. 각 진피의 부위들에 대한 설명으로 옳은 답을 골라 ***알파벳으로 적어 넣으시오.***

    1) 섬유아세포 ______
    2) 콜라겐섬유 ______
    3) 탄력섬유 ______
    4) 유두층 ______
    5) 모낭 ______
    6) 손(발)톱낭 ______
    7) 피지샘(피지선) ______
    8) 에크린땀샘(소한선, eccrine sweat gland) ______
    9) 아포크린땀샘(대한선, apocrine sweat gland) ______
    10) 귀지샘(귀지선) ______
    11) 수용체 ______

    A. 표피의 발아층에 영양을 공급하는 모세혈관을 포함한다.
    B. 외부환경 변화에 대한 정보를 제공한다.
    C. 진피를 강하게 하는 단백질이다.
    D. 피지라 불리는 지방물질을 생산한다.
    E. 콜라겐과 탄력소를 생산하는 세포들
    F. 뿌리에서 유사분열로 모간을 생산한다.
    G. 스트레스나 강한 흥분상태 시 분비물을 생산한다.
    H. 운동 시나 더운 환경 시에 분비물을 생산한다.
    I. 뿌리에서의 유사분열로 손(발)톱을 생성한다.
    J. 진피에 탄력성을 주는 단백질이다.
    K. 귀지를 생성한다.

2. a) 진피에 있는 자율신경 말단은 ____________, ____________, ____________ 의 피부감각에 대한 수용체이다.
   b) 진피에 있는 피복신경종말은 ____________ 와 ____________ 의 피부감각에 대한 수용체이다.
   c) 손바닥의 피부가 어깨 피부보다 촉각에 민감한 이유를 설명하시오.

   ____

3. a) 손가락과 발가락 끝들은 ____________ 에 의해 화학적 외상으로부터 보호된다.
   b) 이러한 구조들이 만들어지는 단백질을 쓰시오. ________________

4. a) 고막의 건조를 막아주는 분비물은 ____________ 이다.
   b) 피부와 머리털의 건조를 막아주는 분비물은 ____________ 이다.
   c) 신체하부의 체온감소를 막아주는 분비물은 ____________ 이다.
   d) 피부의 박테리아 성장을 막아주는 분비물은 ____________ 이다.

5. a) 인간 머리털의 한 기능은 먼지 등이 ____________ 이나 ____________ 밖에 있도록 하는 것이다.
   b) 또 다른 기능은 ____________ (신체의 한 부분)를 추위로부터 절연하는 것이다.
   c) 머리카락이 만들어지는 단백질을 쓰시오. ____________________

6. 스트레스 상황에서 진피 안에 있는 __________ 은 혈액이 좀 더 주요기관으로 가도록 수축할 것이다.

7. a) 피부에서 형성되는 비타민 ____________ 은 피부가 ____________ 에 노출되었을 때, ____________ 로부터 만들어지는 비타민이다.
   b) 이 비타민의 기능은 소장내의 ____________ 과 ____________ 의 흡수를 촉진시킨다.

8. 다음은 피부와 피하조직을 통한 분비에 대한 그림이다.
   각 번호에 해당되는 답을 한글과 영어로 쓰시오.

1) ____________________	2) ____________________
3) ____________________	4) ____________________
5) ____________________	6) ____________________
7) ____________________	8) ____________________
9) ____________________	10) ____________________
11) ____________________	12) ____________________
13) ____________________	14) ____________________
15) ____________________	

(계속)

(계속)

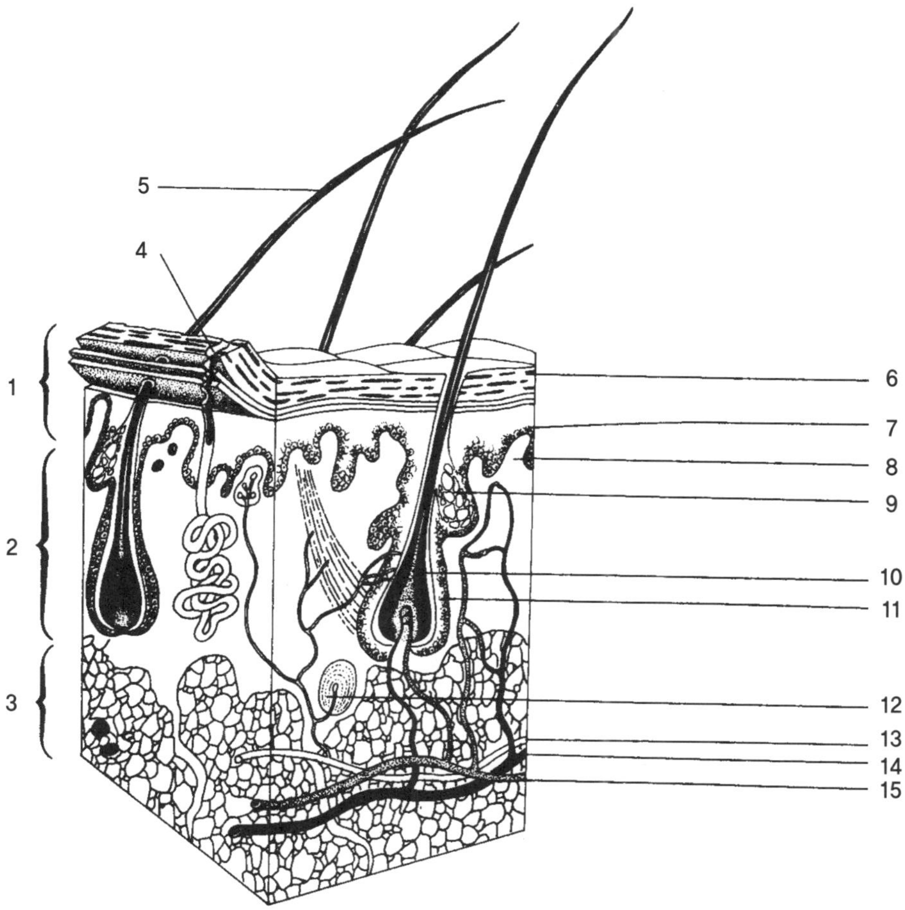

피하조직(Subcutaneous Tissue)

※ 빈칸에 옳은 답을 적어 넣으시오.

1. 피하조직의 다른 이름은 ______________________________ 이다.

2. a) 피하조직은 ____________ 와 ______________ 사이에 위치한다.
   b) 이 층에서 결합조직의 2가지 형태를 쓰시오.

   ____

3. a) 성긴 결체조직(areolar connective tissue)은 ____________를 파괴하는 많은 백혈구를 포함하며 ____________ 로 들어간다.
   b) 성긴 결체조직은 또한 조직이 손상될 때 ____________ 를 생산하는 비만세포를 포함한다; 이 물질은 ____________과정에 기여한다.

4. a) 지방조직은 잠재적인 ____________ 의 근원으로서 ____________를 저장하도록 분화된 세포들을 가지고 있다.
   b) 피하조직의 2가지 기능은 ____________ 과 ____________ 이다.

체온유지(Maintenance of Body Temperature)

1. 체온유지에 있어 피부의 역할은 ____________ 과 ____________이라 불리는 세동맥에 의존한다.

2. a) ____________환경에서는 에크린땀샘(소한선, eccrine sweat gland)이 피부표면에 땀을 더 많이 배출한다.
   b) 과도한 체열은 땀의 ____________ 과정에서 소실된다.

3. a) 추운 환경에서 진피의 세동맥은 ____________ (수축, 이완)할 것이다.
   b) 이는 진피를 통해 혈액량을 ____________ (증가, 감소)시키므로 체열은 ____________ (소실, 유지)될 것이다.

4. a) 더운 환경에서 진피의 세동맥은 ____________ (수축, 이완)할 것이다.
   b) 이는 진피를 통해 혈액량을 ____________ (증가, 감소)시키므로 체열은 ____________(소실, 유지)될 것이다.

5. 혈관 수축이나 이완을 가능케 하는 세동맥벽 안의 조직은 ____________ 이다.

화상(Burns)

1. 각 화상의 종류와 맞는 설명으로 옳은 답을 골라 ***알파벳으로 적어 넣으시오.***
   1) 1도 ________________________
   2) 2도 ________________________
   3) 3도 ________________________

   A. 피부가 탔고 처음에는 고통스럽지 않을 수도 있다.
   B. 피부에 통증은 있으나 물집은 없다.
   C. 피부에 통증과 물집이 있다.

2. a) 심한 3도 화상은 진피의 어느 층의 소실로 인해 매우 심각하게 될 수 있는가?
   ____
   b) 심한 3도 화상의 환자에게 잠재적으로 심각한 2가지 문제는 무엇인가?
   ____________________ , ____________________

퍼즐문제(Crossword Puzzle)

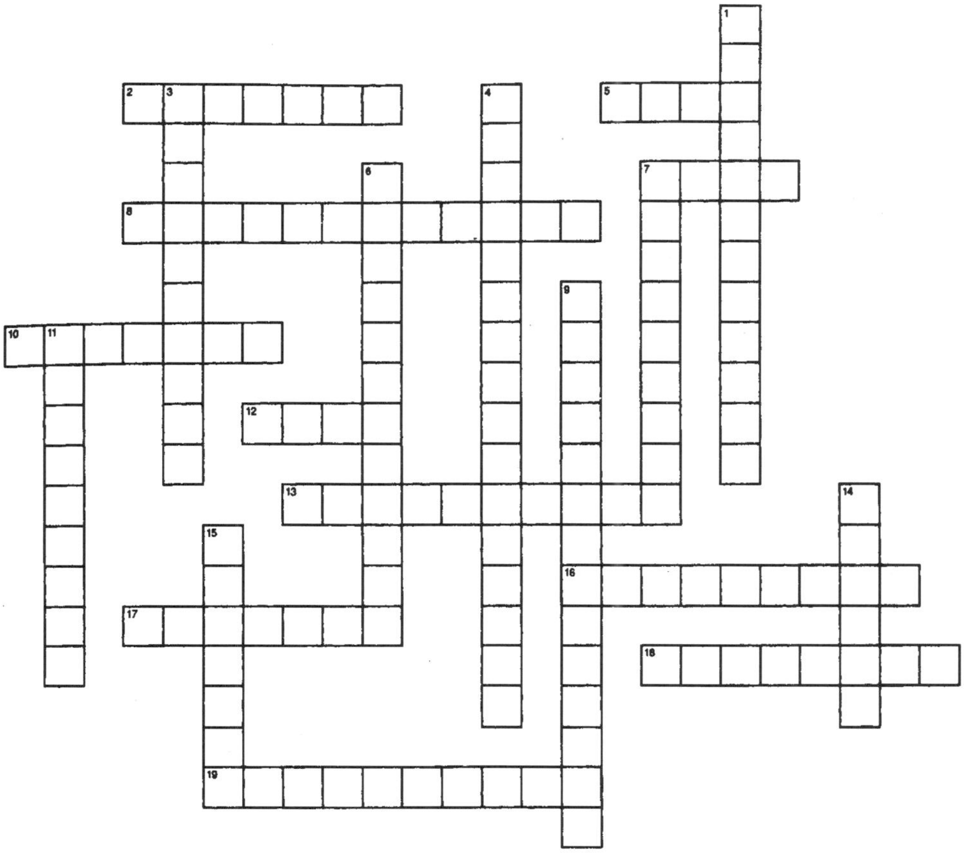

가로

2. 땀샘은 정상적인 체온을 유지한다.
5. 두피의 모낭에서 생성되는 것
7. 신체 표면을 덮는 것
8. 근육과 피부를 연결하는 조직
10. 자외선에 대한 노출로부터 살아있는 피부를 보호
12. 손가락의 끝을 보호
13. 작은 동맥
16. 환경의 변화를 탐지하는 것
17. 표피에 있는 물에 녹지 않는 단백질
18. 자외선 조사로 얻어지는 비타민
19. 멜라닌을 생성

세로

1. ________ 층은 새로운 표피 세포를 만든다.
3. 귀지를 분비하는 기관
4. 동맥혈의 흐름을 감소시킴
6. 동맥혈의 흐름을 증가시킴
7. 피지를 분비하는 기관
9. 표피와 진피의 울퉁불퉁한 접합부(두 단어)
11. 피부의 외층
14. 피부의 내층
15. __________층은 신체에 병원체가 침입하는 것을 막는다.

임상적용(Clinical Applications)

1. a) 55세 된 신씨는 그의 이마에서 작은 편평세포암을 제거했다. 이 암은 __________ 의 형태이며, 주로 _________ 에 대한 과다노출로 생긴다.
   b) 신씨의 취미는 정원가꾸기인데, 모자를 쓰면서 동시에 또 한 가지 의식적인 예방책을 쓴다면 밖에서 하는 일을 계속 즐길 수 있다. 어떤 주의를 해야 하는가?
   ____

2. a) 백씨는 조리를 하면서 손에 화상을 입었다. 화상부위에 피부이식이 필요하다. 이것은 _____________ (1도, 2도, 3도)화상이라는 근거가 된다.
   b) 화상부위는 피부각질층의 손실로 __________ 이 가능한 부위이다.
   c) 이 화상은 피부표면의 작은 면적을 차지하므로, 그것은 아마도 광범위한 화상에 대한 __________ 와 같은 심각한 합병증을 일으키지는 않을 것이다.

3. 72세 된 문씨 할머니는 의사로부터 더운 날 부채를 꼭 사용할 것을 권고 받았다. 이 노인은 __________ 의 기능이 활발하지 않고, 체온이 더운 날씨 동안 재빨리 __________ 때문에 중요하다.

4. 3살 된 철수는 가끔 가려움을 일으키고 발진이 생긴다. 그의 엄마는 아들이 계란을 먹은 후 발진이 생기는 것을 알게 되었다.
   이 발진은 아마 __________ 반응을 형성하는 __________ 이다.

사지선다형 문제 1(Multiple Choice Test 1)

※ 다음 문제를 읽고 옳은 답을 적어 넣으시오.

1. 피부의 외층은? _____
   a) 유두층 b) 진피
   c) 피하조직 d) 내피

2. 증발에 의한 열소실의 기전은? _____
   a) 지방저장 b) 땀(발한)
   c) 진피의 혈관확장 d) 진피의 혈관수축

3. 피부를 비교적 방수되도록 하는 표피세포의 단백질은? _____
   a) 케라틴 b) 콜라겐
   c) 멜라닌 d) 탄력소

4. 피하조직 내에 지방을 저장하는 조직은? ______
   a) 지방조직
   b) 섬유성결합 조직
   c) 유륜결합 조직
   d) 중층 편평상피

5. 체온의 항상성과 가장 관계가 깊은 피부샘은? ______
   a) 아포크린땀샘(대한선, apocrine sweat gland)
   b) 에크린땀샘(소한선, eccrine sweat gland)
   c) 피지
   d) 귀지

6. 진피내에 통증에 대한 수용체는? ______
   a) 피복신경종말
   b) 축삭
   c) 자율신경 말단
   d) 랑겔한스세포

7. 피부내의 비타민 D는 피부가 무엇에 노출될 때 형성되는가? ______
   a) 압력
   b) 마찰
   c) 스트레스
   d) 자외선

8. 표피의 배아층에 영양을 공급하는 모세혈관을 포함하는 진피층은? ______
   a) 모낭층
   b) 유두층
   c) 콜라겐층
   d) 피하층

9. 머리카락을 형성하도록 유사분열을 수행하는 모낭부위는? ______
   a) 모근
   b) 머리카락
   c) 전체층
   d) 케라틴 부분

10. 유사분열을 수행하는 표피부위는? ______
    a) 피부각질층
    b) 유두층
    c) 배아층
    d) 멜라닌층

11. 내부의 살아 있는 피부를 자외선으로부터 보호하는 단백질은? ______
    a) 케라틴
    b) 콜라겐
    c) 탄력소
    d) 멜라닌

12. 만약 파괴되지 않는다면 대부분의 병원균 침입을 막아 주는 피부층은?____
  a) 배아층
  b) 유두층
  c) 각질층
  d) 콜라겐층

13. 통증이 있는 물집이 특징인 화상의 형태는? ______
  a) 1도
  b) 2도
  c) 3도
  d) 4도

14. 자외선에 의해 자극되어 분비물을 증가시키는 세포는?______
  a) 섬유아세포
  b) 랑게르한스세포
  c) 케라틴세포
  d) 멜라닌세포

15. 고막의 건조를 막아주는 분비물은? ______
  a) 귀지
  b) 피지
  c) 땀
  d) 조직액

16. 손과 발의 말단에 있는 손톱과 발톱은 다음 구조에서 생성된다.______
  a) 섬유아세포
  b) 손(발)톱선
  c) 모낭
  d) 유사분열

17. 피부를 손상시키는 병균을 죽이는 백혈구는 어디에서 발견되는가?______
  a) 지방세포
  b)유륜 결합조직
  c) 각질층
  d) 케라틴층

18. 진피는 무엇을 가지고 있기 때문에 강한가?______
  a) 케라틴
  b) 탄력섬유
  c) 콜라겐 섬유
  d) 유륜 결합조직

19. 광범위한 3도 화상을 가진 사람에게 있어서 심각한 잠재적 문제로는 감염과 무엇이 있겠는가?______
  a) 탈수
  b) 조직액 소실
  c) a, b 둘다
  d) a, b 둘다 아니다.

20. 먼지가 밖에 있도록 하는 털이 있는 신체는?______
  a) 코와 입
  b) 눈과 입
  c) 귀와 입
  d) 눈과 코

21. 피하조직의 부분이 아닌 것은?_____
a) 성긴 결체조직
b) 케라틴
c) 지방조직
d) 조직액

22. 표피에서 생산되는 디펜신(defensins)에 의해 보호받는 것은?_____
a) 압력
b) 자외선
c) 박테리아
d) 온도 변화

23. 추운 날씨에는 진피에 있는 세동맥은 어떻게 되는가?_____
a) 열을 보존하기 위해 수축
b) 열을 보존하기 위해 이완
c) 열을 방출하기 위해 수축
d) 열을 방출하기 위해 이완

24. 병원체를 죽일 수 있고 이들을 림프결절로 운반하는 세포는?_____
a) 케라틴 세포(keratinocytes)
b) 섬유아세포
c) 멜라닌세포
d) 랑게르한스세포

25. 피하조직에서 히스타민은 ________ 에 의해 생산되고 ________ 과정에 기여한다.
a) 멜라닌세포/햇볕에 탐
b) 섬유아세포/콜라겐 합성
c) 지방세포/에너지 저장
d) 비만세포/염증

사지선다형 문제 2(Multiple Choice Test 2)

※ 다음 문제를 읽고 정답을 선택한 후 그 내용을 옳게 고쳐 쓰시오.

1. 피하조직에 대한 설명으로 옳지 않은 것은?
a) 유륜결합 조직의 백혈구는 피부를 손상시키는 병균을 죽인다.
b) 지방조직은 잠재적 에너지 형태로 탄수화물을 저장한다.
c) 피하조직은 진피와 근육 사이에 있다.
d) 지방조직은 뼈돌출 부위에 완충역할을 한다.
선택한 답을 올바르게 고쳐 쓰시오.

____

2. 피부조직에 대한 설명으로 옳지 않은 것은?
   a) 표피는 단순 편평상피로 구성된다.
   b) 진피는 변형된 섬유결합 조직으로 구성되어 있다.
   c) 진피내에 있는 섬유아세포는 콜라겐 섬유와 탄력섬유를 생성한다.
   d) 표피에서 표면층 세포들은 죽은 것이다.
   선택한 답을 올바르게 고쳐 쓰시오.

   ____

3. 진피내의 샘(선, gland)에 대한 설명으로 옳지 않은 것은?
   a) 귀지는 이관 안에 있고 귀지샘에 의해 생성된다.
   b) 아포크린땀샘(대한선, apocrine sweat gland)은 정서반응 시 분비물을 증가시킨다.
   c) 피하조직의 피지는 피부의 건조와 박리를 막아준다.
   d) 에크린땀샘(소한선, eccrine sweat gland)의 발한 기능은 과도한 체액을 배출하는 데 중요하다.
   선택한 답을 올바르게 고쳐 쓰시오.

   ____

4. 표피의 설명으로 옳지 않은 것은?
   a) 각질층은 물의 침입 또는 소실을 막아주는 케라틴화 된 죽은 세포들로 구성되어 있다.
   b) 유사분열은 배아층에서 일어나고 새로운 세포들은 피부표면을 향해 나오게 된다.
   c) 멜라닌 세포는 박테리아로부터 살아있는 피부층을 보호하는 멜라닌을 생성한다.
   d) 손상되지 않은 각질층은 병균과 많은 화학물질의 침입을 막아준다.
   선택한 답을 올바르게 고쳐 쓰시오.

   ____

5. 체온유지에 있어 피부역할에 대한 설명으로 옳지 않은 것은?
   a) 추운 환경에서 진피의 혈관수축은 체온을 보존한다.
   b) 따뜻한 환경에서 에크린땀샘(소한선, eccrine sweat gland)은 피부표면을 향하여 더 많은 땀을 배출한다.
   c) 따뜻한 환경에서 진피내 혈관이완은 열 소실을 증진시킨다.
   d) 땀이 날 때 과도한 체온은 발한의 삼투압과정에서 소실된다.
   선택한 답을 올바르게 고쳐 쓰시오.

   ____

6. 피부 부속 구조에 대한 설명으로 옳지 않은 것은?
   a) 머리카락은 두부를 추위로부터 절연시키도록 돕는다.
   b) 손(발)톱은 화학적 위험으로부터 손가락과 발가락 끝을 보호한다.
   c) 내피에는 촉각, 압각, 온각, 냉각, 그리고 통각수용체가 있다.
   d) 속눈썹과 눈썹은 먼지와 땀으로부터 눈을 보호한다.
   선택한 답을 올바르게 고쳐 쓰시오.

   ____

7. 진피의 설명으로 옳지 않은 것은?
   a) 콜라겐 섬유는 강도를 제공한다.
   b) 유륜층은 배아층에 영양을 공급하는 모세혈관을 가지고 있다.
   c) 탄력섬유는 피부를 늘어나게 하고 원상태로 복귀시킨다.
   d) 각질층과 피하조직 사이에 있다.
   선택한 답을 올바르게 고쳐 쓰시오.

   ____

8. 태양의 자외선이 피부에 침투했을 때 발생하지 않는 것은?
   a) 멜라닌 세포가 멜라닌의 생성을 증가시킨다.
   b) 피부 안에 있는 콜레스테롤이 비타민 C로 전환된다.
   c) 표피세포들은 멜라닌을 생성하여 피부가 검게 된다.
   d) 배아층에 살아있는 세포는 손상될 수 있다.
   선택한 답을 올바르게 고쳐 쓰시오.

   ____

9. 피부의 설명으로 잘못된 것은?
   a) 피부는 신체를 덮는 기관이다.
   b) 표피는 내층이고 진피는 외층이다.
   c) 체온유지와 병균침입을 방지하는 기능을 한다.
   d) 외부환경의 변화를 감지하고 비타민 D생성을 한다.
   선택한 답을 올바르게 고쳐 쓰시오.

   ____

10. 케라틴 단백질로 구성되지 않은 것은?
   a) 손톱과 발톱
   b) 모간
   c) 머리카락과 피부의 색소
   d) 각질층
   선택한 답을 올바르게 고쳐 쓰시오.

   ____

사지선다형 문제 3(Multiple Choice Test 3)

※ 이번 장의 내용과 관련된 문제입니다. 주의 깊게 읽고 옳은 답을 모두 고르시오.

1. 표피에 대한 설명으로 옳은 것은?
   a) 표피는 편평상피로 이루어져 있다.
   b) 종자층에서는 감수분열에 의해 새로운 세포가 생성된다.
   c) 각질층은 여러 층의 죽은 세포로 이루어져 있다.
   d) 각질층의 단백질은 케라틴이다.
   e) 종자층은 병원균을 막아주는 방어벽이다.
   f) 랑게르한스세포는 식균작용을 하고 항체를 생산한다.
   g) 멜라닌세포는 형광(fluorescent light)에 의해 자극을 받아 멜라닌을 생산한다.
   h) 비타민 D는 표피에서 생성되어 혈액응고 과정의 일부가 된다.

2. 진피에 대한 설명으로 옳은 것은?
   a) 추운 날씨에 세동맥은 체표면으로 열이 방출되는 것을 막기 위해서 수축한다.
   b) 단백질 콜라겐은 힘을 제공한다.
   c) 모세혈관층에는 각질층에 영양을 공급하는 모세혈관이 있다.
   d) 모낭내 모근에서 유사분열이 일어나서 모간을 생성한다.
   e) 노화가 진행되면서 콜라겐과 탄력섬유는 파괴되고 다시 재생되지 않는다.
   f) 많은 피부 수용체는 진피에 있다.

3. 피하조직에 대한 설명으로 옳은 것은?
   a) 지방조직과 섬유성결합조직으로 구성되어 있다.
   b) 피하조직은 진피와 내장근육 사이에 있다.
   c) 중성지방은 지방세포의 에너지 저장형태이다.
   d) 백혈구는 피부로 들어오는 병원균을 차단한다.
   e) 피하조직의 염증은 손상에 대한 반응이다.
   f) 피하조직 두께는 매우 다양하다.

4. 피부의 부속기관에 대한 설명으로 옳은 것은?
   a) 에크린한선은 열을 얻고 손실하는 데 기여한다.
   b) 피지는 피부가 건조하고 갈라지는 것을 방지한다.
   c) 고막은 귀지에 의해 유연하게 유지된다.
   d) 신경말단에는 통증과 압력에 대한 감각 수용체가 없다.
   e) 손톱은 긁거나 작은 물체를 들어올릴 때 유용하다.
   f) 두피와 체모는 열을 차단한다.

제 6 장

골격계
(The Skeletal System)

제6장에서는 골격의 구조를 서술하고 구조를 전체적인 골격의 기능과 관련지어 설명하고 있다.
골격계는 골격을 구성하는 뼈, 뼈와 뼈를 연결해 주는 인대, 관절의 중요 구성성분인 연골로 이루어져 있다.

골격의 기능(Functions of the Skeletal)

1. 일부 뼈는 혈액세포를 만드는 주요 조혈조직인, ________________를 가지고 있으며 이를 보호한다.

2. 뼈는 응고인자이며, 뼈의 구조를 구성하는 과도한 ________________ (무기물)의 저장고이다.

3. a) 골격은 신체를 ________________ 하는 틀이다.
   b) 골격에 부착된 ________________ 은 뼈의 움직임을 가능하게 한다.

4. a) 뼈는 그 안의 장기를 ________________ 으로부터 보호하는 일을 한다.
   b) 위의 예를 2가지 쓰시오. ____

골조직(Bone Tissue)

1. 각 골조직에 대한 설명으로 옳은 답을 골라 ***알파벳으로 적어 넣으시오.***
   해답은 한 개 또는 2개 이상일 수 있습니다.
   1) 치밀뼈(치밀골, compact bone)________________
   2) 갯솜뼈(해면골, spongy bone) ________________

   A. 뼈바탕질(골기질)내 Ca^{++}의 양을 조절한다.
   B. 탄산칼슘(calcium carbonate)와 인산칼슘 (calcium phosphate)으로 구성된다.

3) 골세포(osteocyte bone) ____________________
4) 뼈바탕질(골기질, bone matrix) ______________

C. 하버스(Haversian)계로 구성되어 있으며, 하버스(Haversian)계는 기질내에 골세포의 원통형 배열이다.
D. 골세포와 뼈바탕질을 함유하고 있으나 하버스(Haversian)계에 배열되어 있지는 않다.
E. 뼈를 이루는 세포이다.
F. 종종 적골수를 갖고 있다.

뼈의 분류(Classification of Bones)

1. 각 뼈에 대한 예와 구조에 대한 옳은 답을 골라 ***알파벳과 숫자로 적어 넣으시오. 해답은 알파벳은 한 개, 숫자는 2개씩입니다.***

1) 긴뼈(장골, long bones) ____________________
2) 짧은뼈(단골, short bones) __________________
3) 납작뼈(flat bones) ______________________
4) 불규칙뼈(irregular bones) __________________

예

A. 골반뼈, 머리뼈(두개골), 갈비뼈(늑골)
B. 척추, 얼굴뼈(안면골)
C. 팔목과 발목을 이루는 뼈
D. 팔, 다리, 손, 발을 구성하는 뼈

구조

1. 갯솜뼈(해면골)로 구성되어 있으며, 얇은 층의 치밀뼈로 덮여 있다.
2. 체간은 치밀뼈로, 골단은 갯솜뼈로 구성되어 있다.
3. 갯솜뼈는 적골수로 구성된다.
4. 골수강은 황골수로 구성된다.

2. 뼈의 관절면을 덮는 조직은 ______________이며 관절의 움직임을 용이하게 한다.

3. 뼈를 싸는 막은 ______________으로서 ______________ 결합조직이다.

4. 골막은 뼈 속으로 들어가는 ______________을 갖고 있다.

5. a) 골막은 근육을 뼈에 연결시키는 ______________ 과, 뼈와 뼈를 연결시키는 ______________를 고정시킨다.
   b) 위의 이러한 연결구조들은 어떤 종류의 조직으로 구성되는가?
   ____

6. 다음은 장골의 그림이다.
각 번호에 해당되는 답을 한글과 영어로 쓰시오.

1) ____________ 2) ____________
3) ____________ 4) ____________
5) ____________ 6) ____________
7) ____________ 8) ____________
9) ____________ 10) ____________
11) ____________

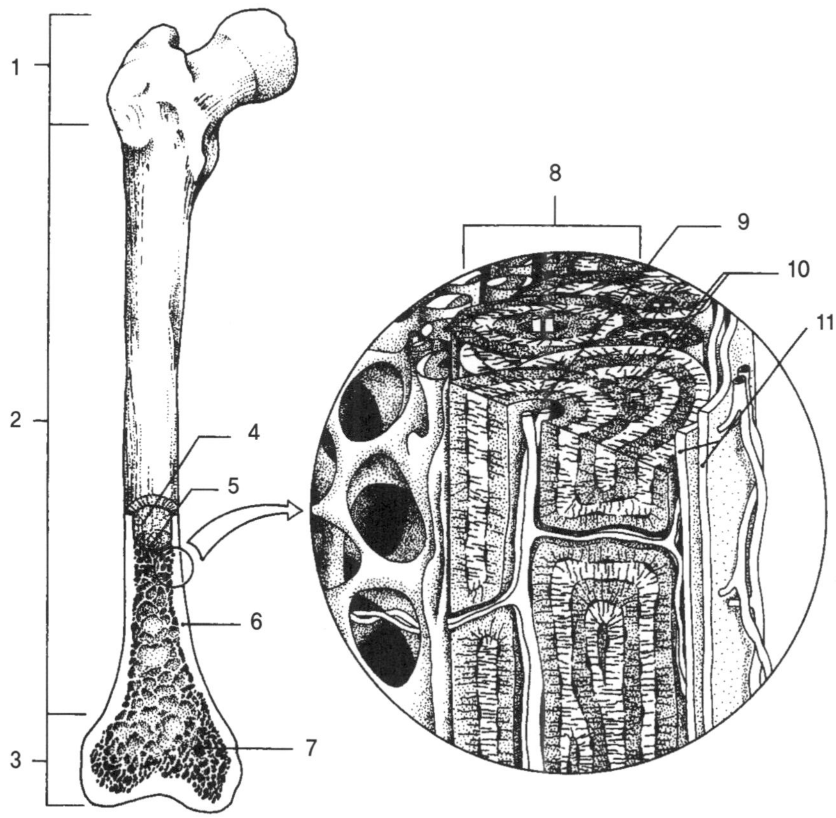

뼈의 성장(Embryonic Growth of Bone)

1. a) 최초에 다른 조직으로 형성된 태아기 골격은 점차 뼈로 대치된다. 이 다른 조직이 뼈로 대치되는 과정을 ____________ 라고 한다.
   b) 뼈의 기질은 ____________ 로 구성된다.

2. a) 태아기 초기에 머리뼈(두개골)와 얼굴뼈(안면골)는 어떤 조직으로 만들어지는가?
   ____
   b) 골화과정은 조골세포가 이들 뼈내의 골핵내 ____________ 로부터 분화되는 시기는 임신 ____________ 개월에 시작된다.

3. a) 출생 시에는 머리뼈의 골화가 아직 불완전하여, 뼈와 뼈 사이에 섬유 결합조직이 남아있게 되는데 이를 ______________ 이라고 한다.
   b) 다음은 영아 머리뼈의 그림이다.

   각 번호에 해당되는 뼈와 천문을 한글과 영어로 쓰시오.

   1) ______________________ 2) ______________________
   3) ______________________ 4) ______________________
   5) ______________________ 6) ______________________
   7) ______________________ 8) ______________________

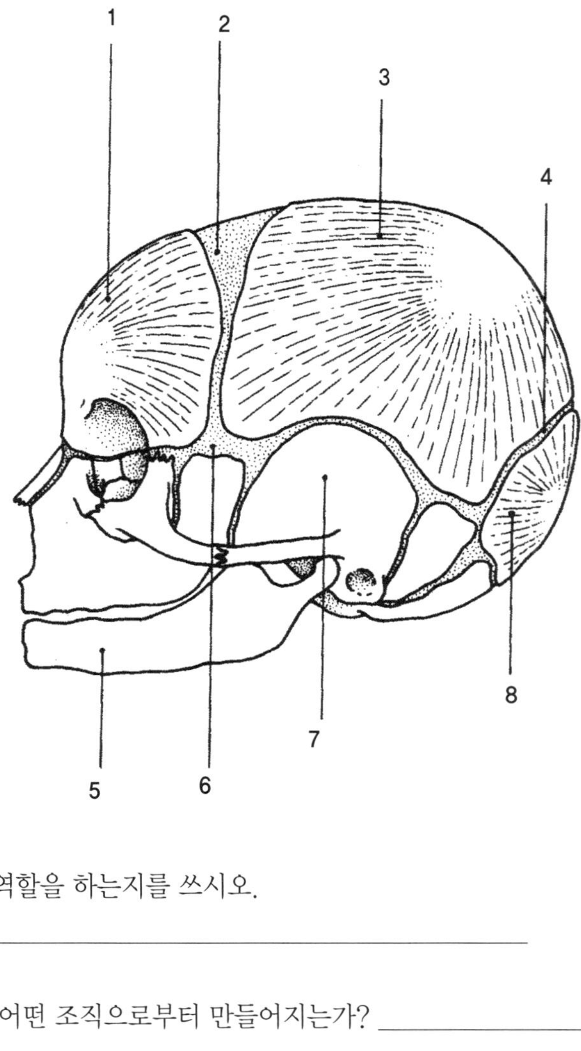

4. 숫구멍(천문)이 언제, 무슨 역할을 하는지를 쓰시오.
   ____

5. 태아기 초기에 인체의 뼈는 어떤 조직으로부터 만들어지는가? ________________

6. 장골에서는 여러 개의 골화중심(골핵)이 나타난다. 하나는 ________________ 에 있고, 하나 이상이 뼈의 ________________ 에 위치한다.

7. 출생 시 이들 뼈의 골화는 완전하지 않다. 장골에서 뼈의 길이 성장은 골단에 있는 연골로 구성된 __________ 부위에서 일어난다.

8. 다음은 성장하고 있는 긴뼈(장골) 그림이다. 각 번호에 연골이 생성되고 있는지, 뼈가 연골을 대치하고 있는지를 쓰시오.

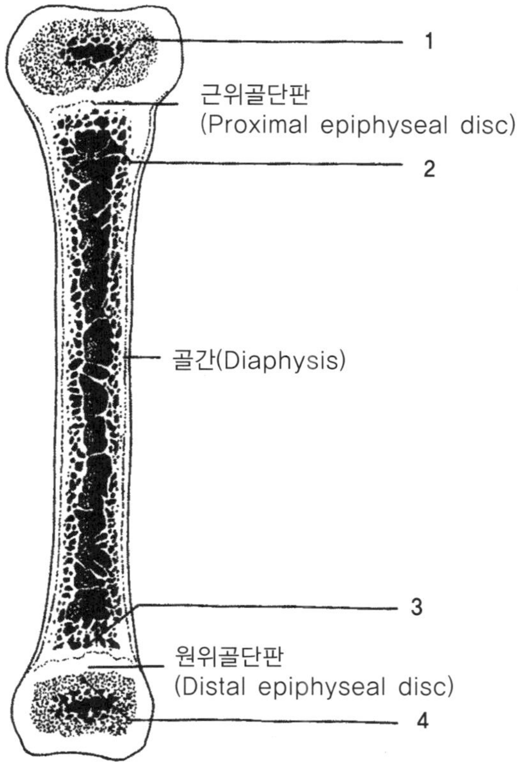

1) ____________________
2) ____________________
3) ____________________
4) ____________________

9. 골단판의 폐쇄는 모든 ______________이 ______________ 로 대치되었다는 것이며, 뼈의 성장정지를 의미한다.

10. a) 긴뼈에서 골수관은 ______________ 로 구성되며, 이 세포는 뼈기질을 흡수하는 일을 한다.
b) 출생 후 골수간은 ______________ 골수로 전환되며, 이는 ______________ 조직으로 구성된다.

뼈의 성장과 유지에 영향을 주는 인자(Factors That Affect Bone Growth and Maintenance)

1. 각 영양소와 뼈의 성장과의 관계에 대한 설명으로 옳은 답을 골라 ***알파벳을 적어 넣으시오.***

1) 비타민 D ______________________________
2) 비타민 C ______________________________
3) 비타민 A ______________________________
4) 칼슘 ______________________________
5) 인 ______________________________
6) 단백질 ______________________________

A. 뼈형성 과정에 필요하다.
B. 뼈바탕질(골기질)의 교원섬유의 일부가 된다.
C. 뼈바탕질의 무기질이 된다.
D. 소장에서 칼슘과 인의 흡수에 필요하다.

2. 각 호르몬과 뼈의 성장과의 관계에 대한 옳은 설명으로 옳은 답을 ***알파벳을 적어 넣으시오.***
호르몬 밑에는 분비샘을 적어 넣으시오.

1) 성장호르몬 ______________________
분비샘 ______________________
2) 인슐린 ______________________
분비샘 ______________________
3) 칼시토닌 ______________________
분비샘 ______________________
4) 갑상샘 호르몬 ______________________
분비샘 ______________________
5) 부갑상샘 호르몬 ______________________
분비샘 ______________________
6) 에스트로겐 혹은 테스토스테론 ____________
분비샘 ______________________

A. 뼈에서 칼슘의 재흡수를 억제한다.
B. 모든 음식으로부터 단백질 합성과 에너지 생산을 증가시킨다.
C. 뼈바탕질(골기질)의 안정화를 돕고, 장골의 골단판 폐쇄를 촉진한다.
D. 연골내 연골세포의 세포분열과 단백질 합성을 촉진시킨다.
E. 소장과 신장에서 칼슘의 재흡수를 증가시킨다.
F. 포도당에서 에너지 생산을 증가시킨다.

다음 기능을 갖고 있는 호르몬을 적으시오.

7) 혈액 내 칼슘 농도를 낮춘다. ______________
8) 혈액 내 칼슘 농도를 높인다. ______________
9) 긴뼈가 자라는 것을 멈추게 한다. ______________

3. a) 유전-사람의 키는 __________ 과 __________ 로부터 유전되는 유전인자에 의해 조절되는 유전적 특성을 갖고 있다.
b) 유전자는 단백질로 만들어진 유전부호들이다. 키에 대한 유전은 아마도 __________ 과 __________ 조직의 생산에 필요한 ______________ 로 만들어질 것이다.

4. a) 뼈에 있어서 운동이나 스트레스는 __________를 의미한다.
b) 정상적인 스트레스가 없다면 뼈에서 __________ 은 복구되는 것보다 빠른 속도로 소실될 것이다.
c) 위의 영향으로 생기는 결과는?

____

골격(Skeletal)

1. 인체의 골격은 2가지 종류로 분류된다. 빈칸에 옳은 답을 적어 넣으시오.
a) __________ 골격 : 척주, __________, __________로 구성된다.
b) __________ 골격 : 팔이음뼈(상지대), 다리이음뼈(하지대), __________, __________ 로 구성된다.

2. a) 심장, 폐, 지라(비장), 간이 상해를 입지 않도록 보호하는 골격의 이름을 적으시오.

____

b) 뇌가 상해를 입지 않도록 보호하는 골격의 이름을 적으시오.

____

c) 다리를 체간골격에 부착시키는 뼈의 이름을 적으시오.

____

d) 팔을 체간골격에 부착시키는 뼈의 이름을 적으시오.

______________ 과 ______________

3. 다음은 골격계 전체 그림이다.
각 번호에 해당되는 답을 한글과 영어로 쓰시오.

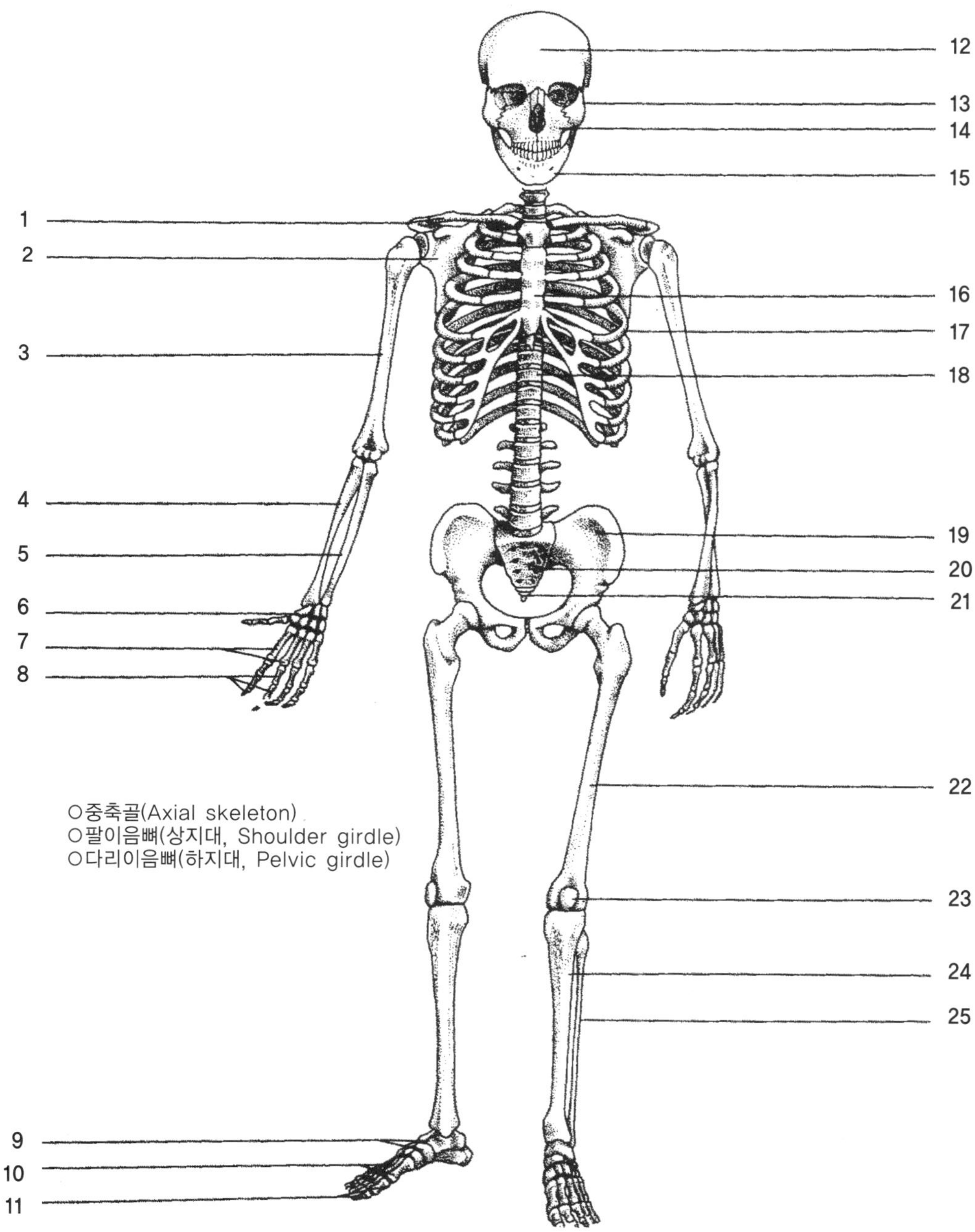

(계속)

(계속)

1) ____________ 2) ____________
3) ____________ 4) ____________
5) ____________ 6) ____________
7) ____________ 8) ____________
9) ____________ 10) ____________
11) ____________ 12) ____________
13) ____________ 14) ____________
15) ____________ 16) ____________
17) ____________ 18) ____________
19) ____________ 20) ____________
21) ____________ 22) ____________
23) ____________ 24) ____________
25) ____________

머리뼈(The Skull)

1. 다음은 머리뼈(두개골)의 그림이다.
각 번호에 해당되는 답을 한글과 영어로 쓰시오.

1) ____________ 2) ____________
3) ____________ 4) ____________
5) ____________ 6) ____________
7) ____________ 8) ____________
9) ____________ 10) ____________
11) ____________ 12) ____________
13) ____________ 14) ____________
15) ____________ 16) ____________
17) ____________ 18) ____________
19) ____________ 20) ____________
21) ____________ 22) ____________
23) ____________ 24) ____________
25) ____________ 26) ____________
27) ____________

(계속)

(계속)

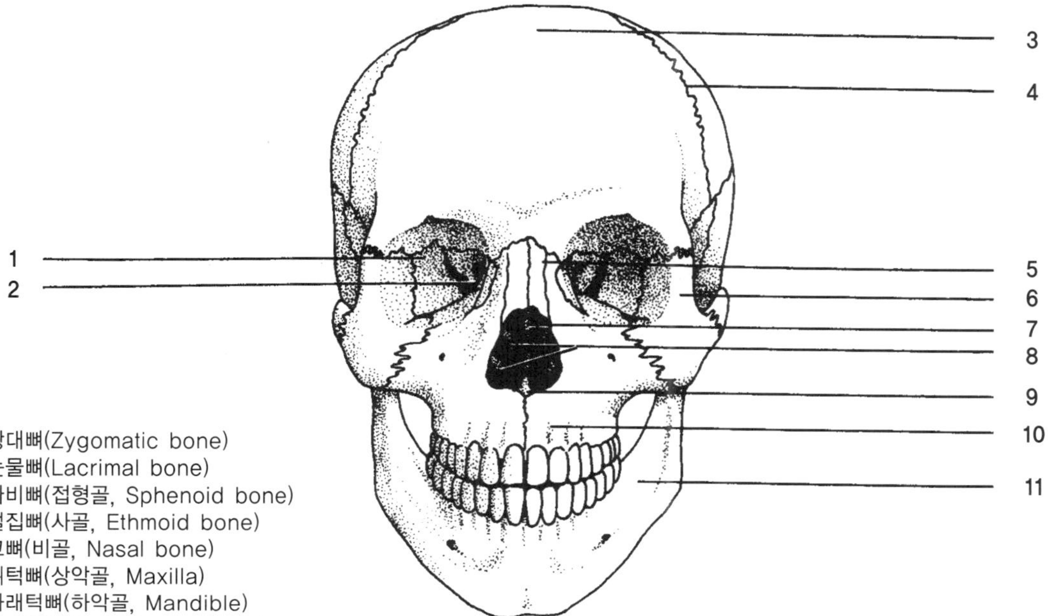

- O광대뼈(Zygomatic bone)
- O눈물뼈(Lacrimal bone)
- O나비뼈(접형골, Sphenoid bone)
- O벌집뼈(사골, Ethmoid bone)
- O코뼈(비골, Nasal bone)
- O위턱뼈(상악골, Maxilla)
- O아래턱뼈(하악골, Mandible)
- O이마뼈(전두골, Frontal bone)
- O마루뼈(두정골, Parietal bone)
- O관자뼈(측두골, Temporal bone)
- O뒤통수뼈(후두골, Occipital bone)

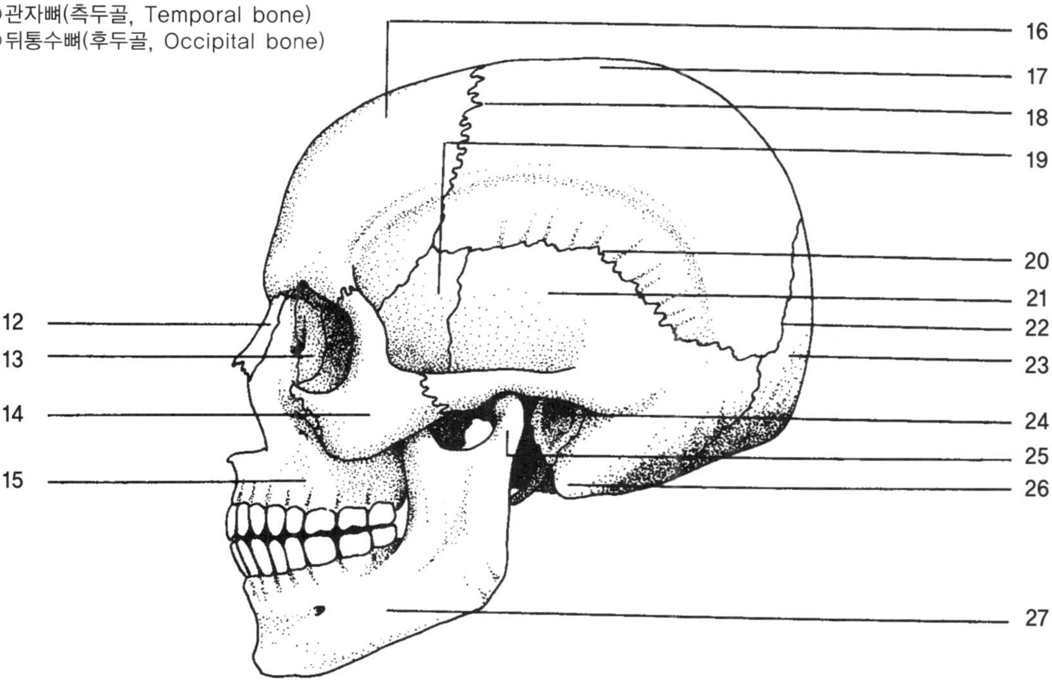

2. 다음의 기능을 갖는 머리뼈(두개골)의 부위명을 적어 넣으시오.
   1) 치아를 갖고 있다. ________________, ________________
   2) 바깥귀길(외이도, external auditory meatus)를 갖고 있다. ________________
   3) 뺨을 구성한다. ________________
   4) 단단입천장(경구개, hard palate)을 구성한다. ________________, ________________
   5) 후신경의 구멍을 갖고 있다. ________________
   6) 비중격(nasal septum)을 형성한다. ________________, ________________
   7) 코눈물관(비루관, nasolacrimal duct)을 갖고 있다. ________________
   8) 큰구멍(대공, foramen magnum)을 갖고 있고, 이곳에는 ________________ 가 있다.
   9) 뇌하수체(pituitary gland)를 보호한다. ________________
   10) 콧등을 형성한다. ________________
   11) a) 부비동(paranasal sinuses)을 갖고 있는 뼈.
   ________________, ________________, ________________, ________________
   b) 부비동의 기능 2가지 서술하시오.
   ____

3. 인상봉합(squamosal suture)은 ________________ 과 ________________사이이다.

4. 인자봉합(lambdoidal suture)은 ________________ 과 ________________ 사이이다.

5. 관상봉합(coronal suture)은 ____________ 과 ________________사이이다.

6. 시상봉합(sagittal suture)은 2개의 ________________ 사이이다.

7. a) 중이에 있는 이소골(auditory bones)은 ________________, ________________ 그리고, ________________ 이다.
   b) 이소골의 진동은 ________________를 증폭시킨다.

척주(The Vertebral Column)

1. 척주의 기능은 몸통(체간)과 머리(두부)를 ________________ 하고 ________________ 를 기계적 손상으로부터 보호하는 것이다.

2. a) 다음은 척주를 나타낸 그림이다.
   b) 각 척추의 수를 적으시오.
   1) 목(경추, cervical vertebrae) ________________
   2) 가슴(흉추, thoracic vertebrae) ________________
   3) 허리(요추, lumbar vertebrae) ________________
   4) 엉치(천추, sacral vertebrae) ________________
   하나로 융합되면 ________________

5) 꼬리(미추, coccygeal vertebrae) ______________
하나로 융합되면 ______________

1) ____________________
2) ____________________
3) ____________________
4) ____________________
5) ____________________
6) ____________________
7) ____________________
8) ____________________
9) ____________________
10) ____________________
11) ____________________
12) ____________________

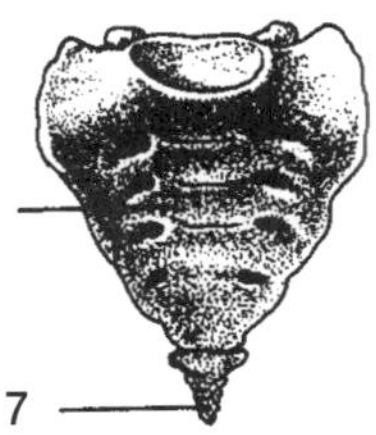

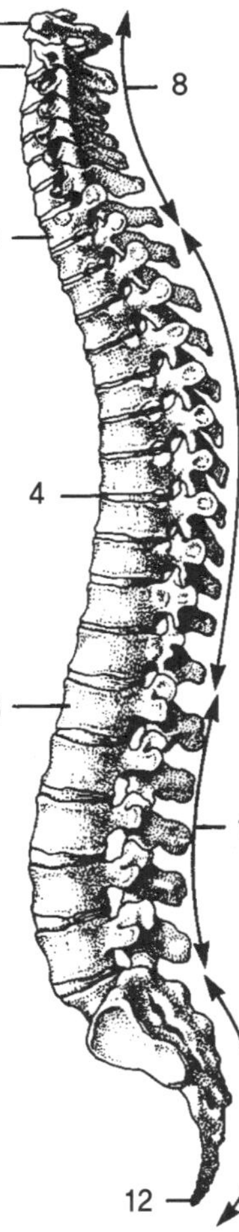

3. a) 제1경추는 ________________ 이고, 제2경추는 ________________ 이다.
   b) 이 두 추골은 ________________ 관절을 형성하며, 이는 머리의 ________________을 가능하게 한다.

4. 갈비뼈(늑골)의 끝은 ________________ 와 관절한다.

5. 2개의 관골(hip bones)은 척주 중 ________________과 관절한다.

6. a) 각 척추뼈(추골)의 지지부위는 ________________라 한다.
   b) 척추뼈의 추체들 사이에는 ________________이 위치한다.
   c) 그리고 그 기능을 기술하시오.
   ____________________________, ____________________________
   d) 두 척추뼈 사이의 관절형태는 ______________________ 이다.

골성흉곽(The Lib Cage)

1. 다음은 흉곽의 그림이다.
각 번호에 해당되는 답을 한글과 영어로 쓰시오.

1) ____________________ 2) ____________________
3) ____________________ 4) ____________________
5) ____________________ 6) ____________________
7) ____________________ 8) ____________________
9) ____________________ 10) ____________________
11) ____________________ 12) ____________________
13) ____________________

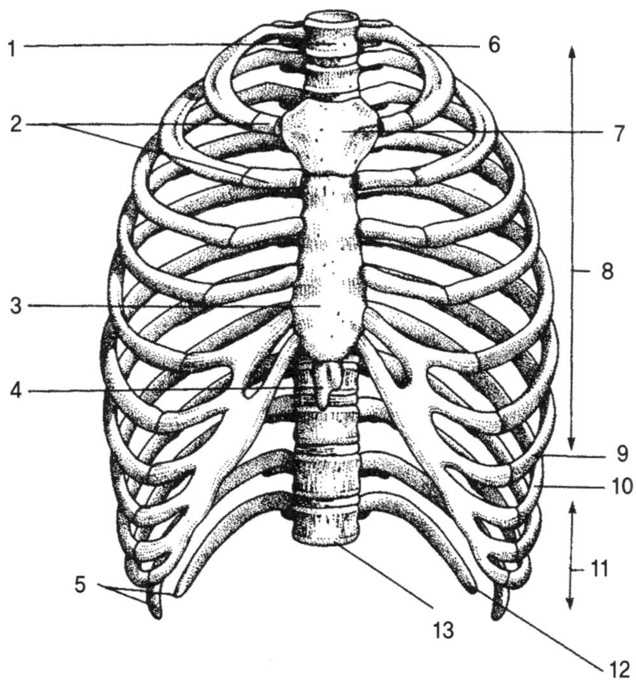

2. 참갈비뼈(진성늑골, true ribs)는 ______________ 쌍, 거짓갈비뼈(가성늑골, false ribs)는 ______________쌍 및 뜬갈비뼈(부유늑골, floating ribs)는 ______________쌍이다.

3. 골성흉곽이 보호하는 두 장기는 ______________과 ______________이다.

4. 상복부에 있는 장기로서 갈비뼈에 의해 보호되는 두 장기는 ______________ 과 ______________ 이다.

5. 흡기 시 늑골에 부착된 ______________이 수축함에 따라 ______________의 용적이 증가되어 ______________에 공기가 유입된다.

어깨와 팔(The Shoulder and Arm)

※ 빈칸에 옳은 답은 적어 넣으시오.

1. 팔을 체간에 부착시키는 팔이음뼈(상지대, shoulder girdle)는 ______________ 과 ______________ 의 두 뼈로 구성된다.

2. 위의 두 뼈 중 위팔뼈(상완골)와 관절하는 뼈는 ____________________ 이다.

3. a) 빗장뼈(쇄골)는 내측으로 복장뼈(흉골)의 ______________ 과 관절하고, 외측으로는 __________ 과 관절한다.
   b) 빗장뼈의 기능을 적으시오. ________________________________

4. 위팔뼈의 ________ 는 어깨뼈(견갑골)의 __________ 과 관절하고, 이러한 관절의 형태를 ____________ 이라 한다.

5. a) 아래팔(전완)의 두 뼈는 ______________과 ______________이다.
   b) 위의 두 뼈 중 팔꿉관절(주관절, elbow joint)을 형성하는 뼈는 ______________이다.

6. a) 팔꿉관절은 ______________과 ______________이다.
   b) 이 관절의 형태는 ______________ 이다.

7. a) 위의 두 뼈는 먼쪽(근위부)에서 ______________관절을 형성한다.
   b) 이 관절은 손의 ______________, ______________ 운동을 가능케 한다.

8. a) 먼쪽(원위부)에서 이 뼈는 손의 ______________ 과 관절한다.
   b) 각 손목에서 몇 개의 손목뼈(수근골)가 발견되는가? ________________
   c) 이 뼈들 사이에 관절은 ______________이다.

9. 각 손의 중간부위에는 ______________ 개의 손허리뼈(중수골, metacarpals)이 있어, 근위부로는 ____________과 관절하고, 원위부로는 ______________과 관절한다.

10. a) 제1수근 손허리관절(중수관절, carpometacarpal joint)은 어떤 형태의 관절인가?
    ____
    b) 위의 관절은 어떤 운동을 가능케 하는가? ____________________

11. a) 엄지손가락에 있는 지골의 수는? __________________________
    b) 그 이외의 손가락에 있는 지골의 수는? _____________________
    c) 한 손에 있는 지골의 수는? ______________________________
    d) 지골 사이의 관절 형태는? _______________________________

12. 다음은 어깨와 팔의 그림이다.
각 번호에 해당되는 답을 한글과 영어로 쓰시오.

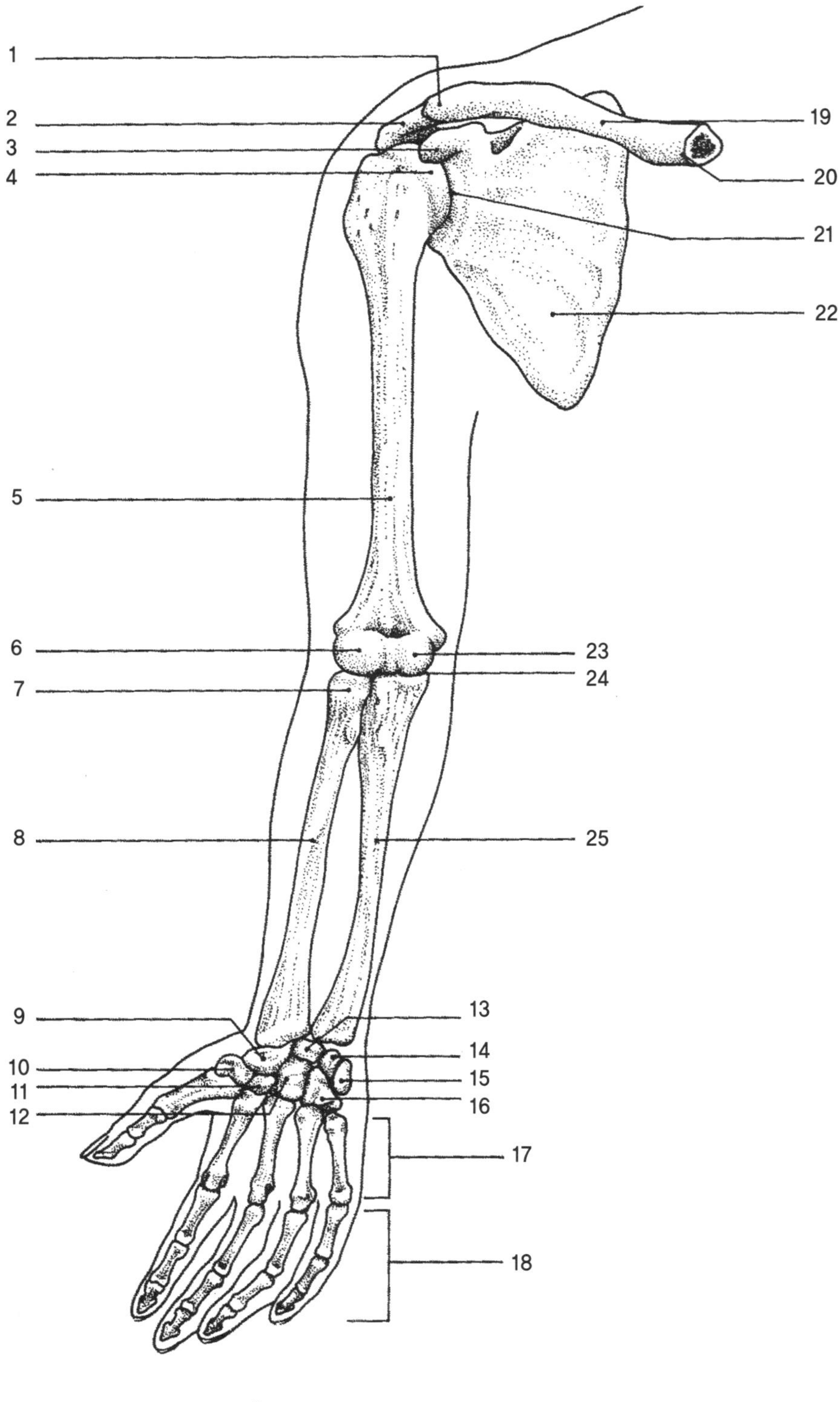

(계속)

(계속)

1) ______________ 2) ______________
3) ______________ 4) ______________
5) ______________ 6) ______________
7) ______________ 8) ______________
9) ______________ 10) ______________
11) ______________ 12) ______________
13) ______________ 14) ______________
15) ______________ 16) ______________
17) ______________ 18) ______________
19) ______________ 20) ______________
21) ______________ 22) ______________
23) ______________ 24) ______________
25) ______________

둔부와 다리(Hip and Leg)

1. 다리를 체간골격에 연결시키는 다리이음뼈(하지대, pelvic girdle)는 ______________ 로서 골반을 형성한다.

2. 관골에서 넙다리뼈머리(대퇴골두)와 관절하는 부위는 ______________ 이다.

3. a) 관골을 형성하는 3가지 뼈는?
   ______________ , ______________ 과 ______________
   b) 엉치뼈(천골)와 관절하는 부위는?
   ____
   c) 이 관절의 이름은? ______________________________
   d) 다른 관절 부위와 관절하는 뼈의 이름은?______________________________
   e) 이 관절의 이름은? ______________________________
   f) 앉은 자세에서 무게를 지탱해주는 부위는?______________________________

4. a) 넓적다리부(대퇴부)의 뼈는? ______________
   b) 넙다리뼈(대퇴골)와 관골 사이의 관절의 형태는? ______________

5. a) 다리(하지)의 두 뼈는 ______________과______________이다.
   b) 이들 중 어떤 것이 무릎관절의 부분인가? ______________
   c) 종아리뼈(비골)의 기능은? ______________

6. a) 무릎은 ______________ 과 ______________ 의 관절이다.
   b) 무릎관절(슬관절)의 관절형태는 ______________이다.

7. a) 하퇴의 뼈들은 발목부위에서 ______________ 과 관절한다.
   b) 각 발목에 있는 발목뼈(족근골)의 수는? ______________
   c) 발뒤꿈치를 형성하는 뼈의 이름은? ______________

8. 발에는 ______________개의 발허리뼈(중족골, metatarsal bone)이 있으며, 이는 근위부에서는 ______________과 관절하고, 원위부에서는 ______________과 관절한다.

9. a) 각 발에 있는 지골의 수는? __________
   b) 엄지발가락에 있는 지골의 수는? __________
   c) 기타 다른 발가락에 있는 지골의 수는? __________

10. 다음은 골반의 그림이다.
    각 번호에 해당되는 답을 한글과 영어로 쓰시오.

1) ______________ 2) ______________
3) ______________ 4) ______________
5) ______________ 6) ______________
7) ______________ 8) ______________

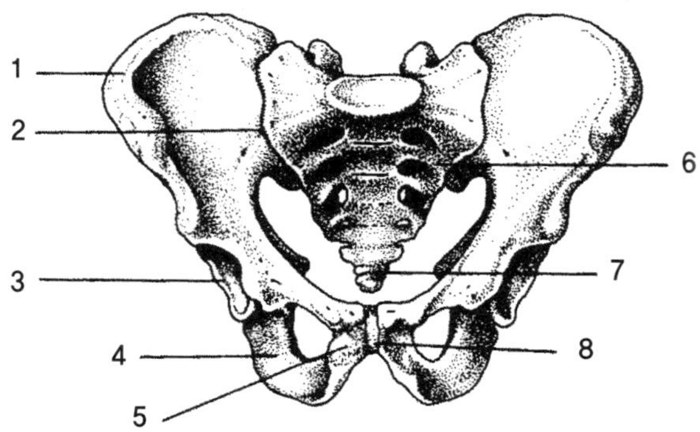

11. 다음은 관골과 다리에 있는 뼈의 그림이다.
    각 번호에 해당되는 답을 한글과 영어로 쓰시오.

1) ______________ 2) ______________
3) ______________ 4) ______________
5) ______________ 6) ______________
7) ______________ 8) ______________
9) ______________ 10) ______________
11) ______________ 12) ______________
13) ______________ 14) ______________
15) ______________ 16) ______________

17) ______________________ 18) ______________________

19) ______________________ 20) ______________________

21) ______________________ 22) ______________________

23) ______________________ 24) ______________________

25) ______________________ 26) ______________________

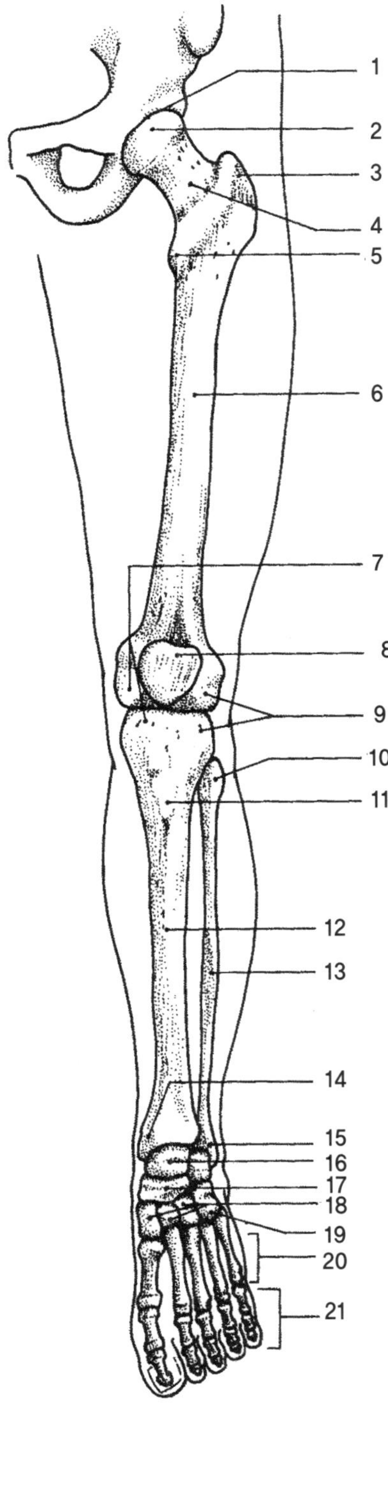

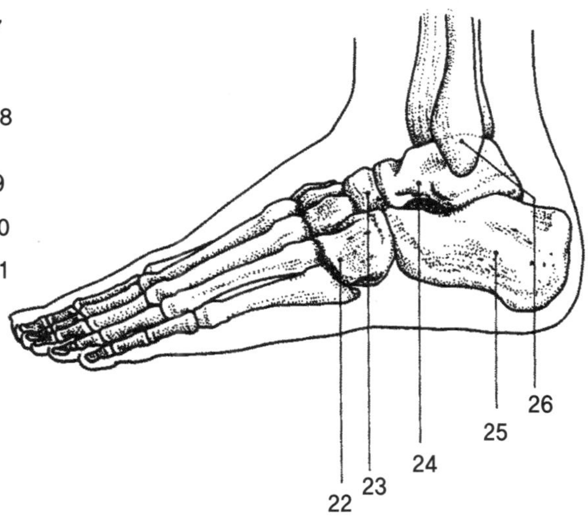

관절(Joints : Articulations)

1. 다음 표는 관절의 형태에 대한 것이다. 관절의 움직임과 그 예를 적어 넣으시오.

관절의 이름	가능한 운동	예(두 뼈의 이름을 적으시오)
1) 봉합(suture)		a. 이마뼈(전두골)와 마루뼈(두정골) b.
2) 결합(symphysis)	약간의 이동	a. b.
3) 접번(hinge)		a. b.
4) 활주(gliding)	약간의 미끄러지는 이동	a.
5) 안장(saddle)		a.
6) 구상(ball and socket)		a. 어깨뼈(견갑골)와 위팔뼈(상완골) b.
7) 차축(pivot)		a. b.
8) 과상(condyloid)	하나의 관절면에서 측면운동만 가능	a.

2. 다음은 여러 가지 관절 유형의 그림이다.
각 번호에 해당되는 내용을 한글과 영어로 쓰시오.

1) ______________________ 2) ______________________
3) ______________________ 4) ______________________
5) ______________________ 6) ______________________
7) ______________________ 8) ______________________
9) ______________________ 10) ______________________
11) ______________________ 12) ______________________
13) ______________________ 14) ______________________
15) ______________________ 16) ______________________
17) ______________________ 18) ______________________
19) ______________________

(계속)

(계속)

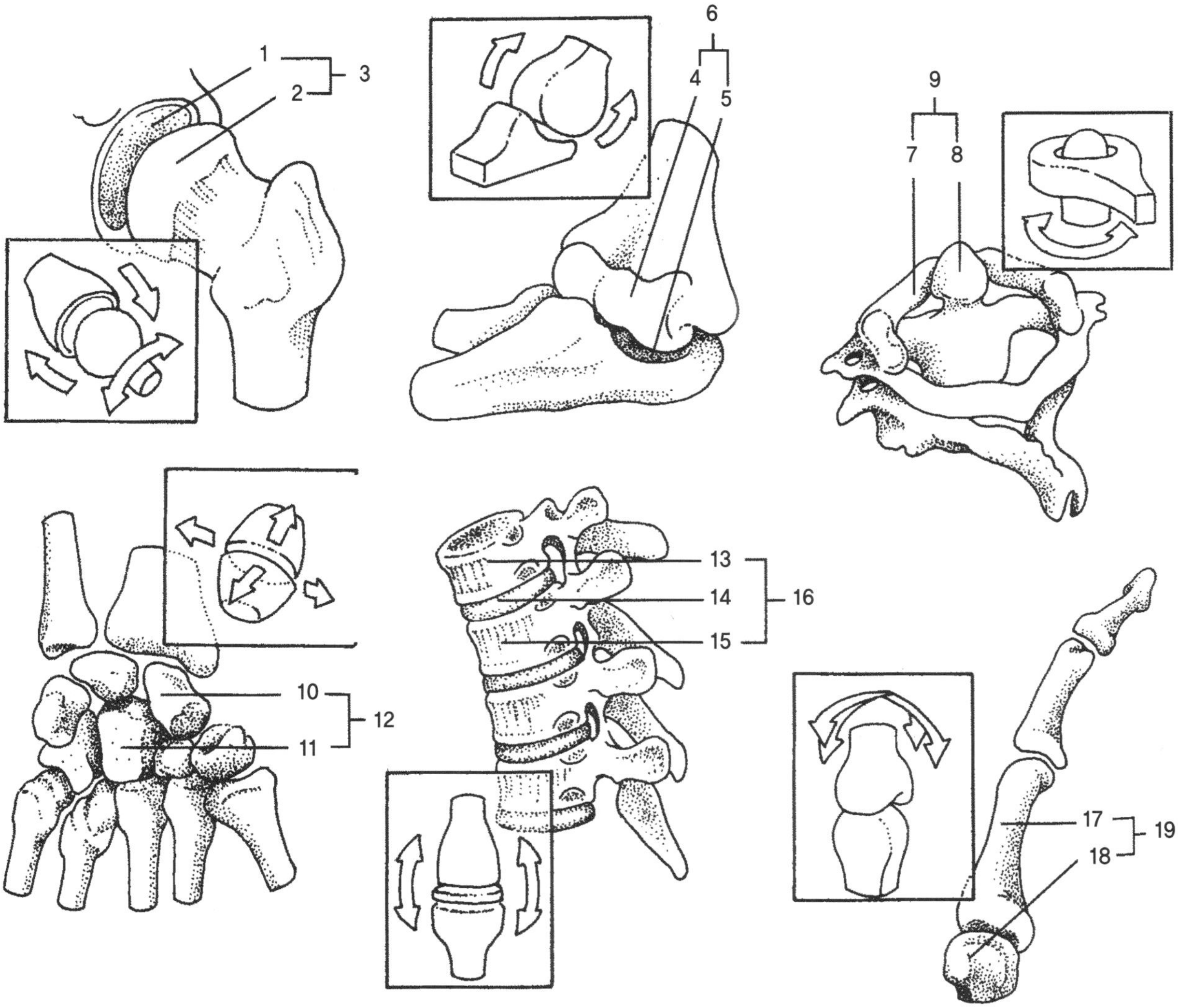

활막성 관절 구조(Synovial Joint Structure)

1. 활막성 관절에 관한 설명으로 옳은 답을 골라 ***알파벳으로 적어 넣으시오.***

   1) 관절연골(articular cartilage) ________________
   2) 관절주머니(관절낭, joint capsule) ________________
   3) 활액막(synovial membrane) ________________
   4) 활액(synovial fluid) ________________
   5) 활액낭(활액주머니, bursae) ________________

   A. 관절주머니의 내면을 싸며 활액을 분비한다.
   B. 관절강내 마찰을 방지한다.
   C. 섬유성 결합조직으로 구성되어 관절을 싼다.
   D. 활액의 주머니로서 건과 관절 사이의 마찰을 없앤다.
   E. 뼈의 관절표면에 부드러움을 제공한다.

2. 다음은 전형적인 활막성 관절에 관한 그림이다.

각 번호에 해당되는 내용을 한글과 영어로 쓰시오.

1) ______________________________

2) ______________________________

3) ______________________________

4) ______________________________

5) ______________________________

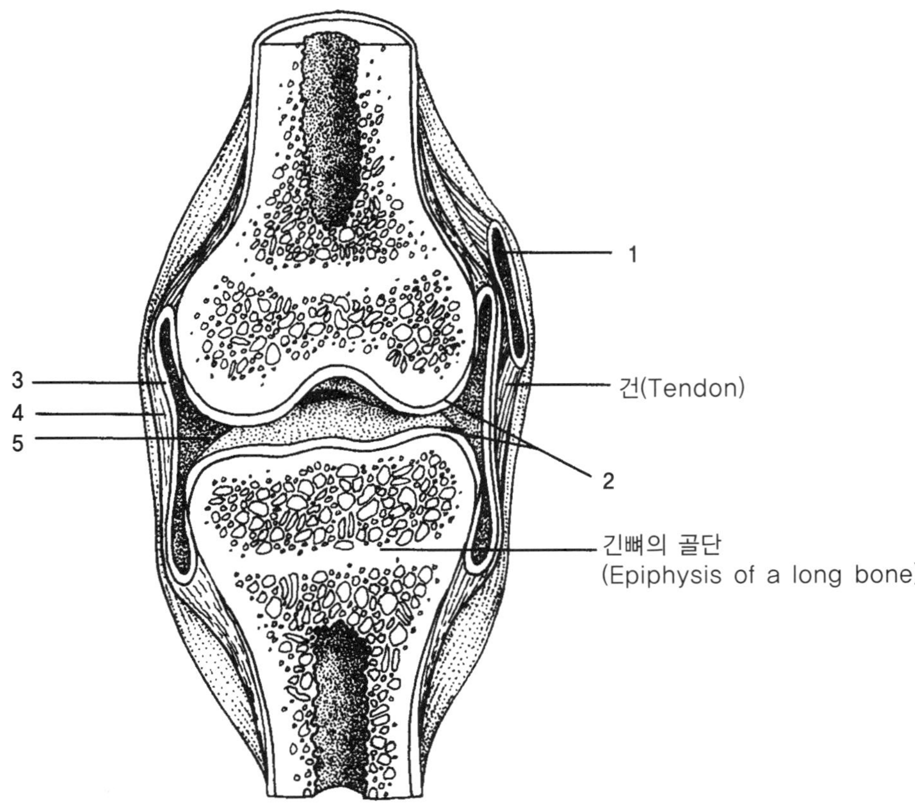

퍼즐문제(Crossword Puzzle)

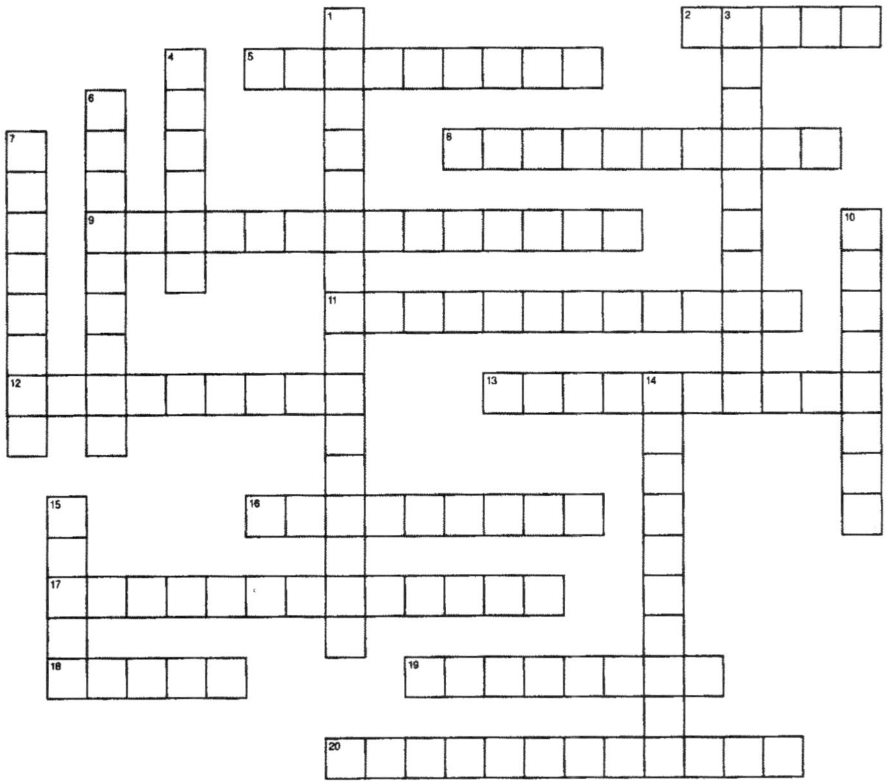

가로

2. 뼈가 만나는 곳
5. 장골의 축
8. 장골의 성장이 일어나는 뼈의 끝
9. 비강으로 열려있는 공동(두 단어)
11. 팔과 다리에서의 골격의 구분
12. 장골 끝
13. 건과 인대를 고정시켜 주는 막
16. 관절 표면에 있는 매끄러운 연골
17. 적혈구를 생산(세 단어)
18. 척추를 포함한 골격의 구분
19. 뼈가 움직일 때의 마찰을 예방하는 용액
20. 뼈를 형성

세로

1. 치밀뼈(치밀골)는 ________ 으로 만들어진다(두 단어).
3. 경골을 만드는 세포
4. 머리뼈(두개골) 사이의 고정된 관절
6. 두 뼈 사이가 섬유 연골에 의해 결합된 관절의 유형
7. 유아의 머리뼈에 있는 약한 봉합부위
10. 하나의 뼈에서 다른 뼈로 연결하는 것
14. 뼈조직을 재흡수하는 세포
15. 관절과 건 사이에 활액낭

임상적용(Clinical Applications)

1. a) 6세 된 소년이 위팔뼈(상완골) 원위부의 복합관절을 입었다. 복합골절은 부러진 뼈가 __________ 로 뚫고 나온 것을 의미한다.
   b) 의사가 골절된 부위의 감염예방을 위해 항생제를 처방하였는데, 그 이유는 __________ 이 감염되면 뼈가 성장이 정지되기 때문이다.
   c) 이 골절을 치유하기 위해 __________ 라 불리는 세포에 의해 새 뼈가 생길 것이다.

2. a) 76세 된 할머니가 아침에 침대에서 일어나면서 골절을 입었다. 이 골절을 외상을 받지 않은 상태에서 발생했으므로 __________ 이라고 부른다.
   b) 이 경우 뼈가 약해진 이유로 노화로 __________ 이 발생했기 때문이다.
   c) 대퇴골에서 가장 흔히 골절이 되는 부위는?
   ____

3. a) 8세 된 소녀가 척주가 옆으로 휘었다는 진단을 받았다.
   이것은 ______________ 이다.
   b) 위의 상태가 교정되지 않으면 골성 흉곽을 이동시키므로 __________을 압박하게 된다.

4. a) 박씨는 가구를 옮기다가 허리를 다쳐서 요통을 경험하였다. 의사는 ____________________ 을 의심하였다.
   b) 이 경우 통증을 느끼게 되는 이유를 설명하시오.
   ____

5. 환자의 의무기록에 의하면, 골절은 부러진 뼈의 해부학적 이름을 사용하여 표기하고 있다. 아래에 열거된 각 골절을 환자나 그 가족에게 어떻게 설명하겠는가?
   1) 관골의 골절 ____________________
   2) 뒤통수뼈(후두골)의 골절 ____________________
   3) 정강이뼈(경골) 말단의 골절 ____________________
   4) 무릎뼈(슬개골)의 골절 ____________________
   5) 빗장뼈(쇄골)와 복장뼈(흉골)의 골절 ____________________
   6) 아래턱뼈(하악골)의 골절 ____________________
   7) 지골(손)의 골절 ____________________

사지선다형 문제 1(Multiple Choice Test 1)

※ 다음 문제를 읽고 옳은 답을 적어 넣으시오.

1. 팔과 다리를 이루는 뼈 중 가장 큰 뼈는? _____
   a) 자뼈(척골)/종아리뼈(비골)
   b) 노뼈(요골)/넙다리뼈(대퇴골)
   c) 노뼈(요골)/정강이뼈(경골)
   d) 위팔뼈(상완골)/넙다리뼈(대퇴골)

2. 뼈바탕질(골기질)의 일부가 되는 영양소는? _____
   a) 칼슘과 비타민 C
   b) 칼슘과 인
   c) 인과 비타민 A
   d) 단백질과 비타민 D

3. 뼈바탕질을 생산하는 세포와 흡수하는 세포는? _____
   a) 파골세포/섬유아세포
   b) 조골세포/파골세포
   c) 섬유아세포/조골세포
   d) 조골세포/섬유아세포

4. 적골수가 위치하는 곳은? _____
   a) 긴뼈(장골)의 치밀뼈(치밀골)
   b) 긴뼈의 골수강
   c) 납작뼈를 덮는 치밀뼈
   d) 납작뼈와 불규칙뼈의 갯솜뼈(해면골)

5. 적골수가 생산하는 세포는? _____
   a) 적혈구
   b) 백혈구
   c) 혈소판
   d) a, b, c
   e) a와 b
   f) a와 c

6. 다음 뼈 중 불규칙뼈가 아닌 것은? _____
   a) 척추
   b) 협골
   c) 손허리뼈(중수골)
   d) 위턱뼈(상악골)

7. 망치뼈(추골), 모루뼈(침골), 등자뼈(등골)는 ________________ 속에 있으며 __________ 에 관여한다.
   a) 뒤통수뼈(후두골)/시력
   b) 관자뼈(측두골)/청력
   c) 위턱뼈/씹는 것
   d) 아래턱뼈(하악골)/미각

8. 봉합은 __________ 의 관절로 __________ 이 특징이다.
   a) 머리뼈(두개골)/부동
   b) 척추/치골결합
   c) 척추/부동
   d) 머리뼈/활주

9. 머리뼈의 숫구멍(천문)을 구성하는 것은? _____
   a) 섬유성 결합조직
   b) 뼈
   c) 연골
   d) 탄력성 결합조직

10. 작은창자(소장)에서 칼슘과 인의 효과적인 흡수에 필요한 비타민은? _____
   a) C
   b) D
   c) A
   d) B_{12}

11. 구상관절인 것은? ______
    a) 넙다리뼈(대퇴골)와 정강이뼈(경골)
    b) 어깨뼈(견갑골)와 자뼈(척골)
    c) 넙다리뼈(대퇴골)와 볼기뼈(관골)
    d) 정강이뼈와 종아리뼈

12. 뼈를 튼튼하게 하는 방법은? ______
    a) 피로할 때까지 운동한다.
    b) 체중부하 운동을 한다.
    c) 매일 8킬로미터씩 달린다.
    d) 단백질 섭취를 제한한다.

13. 다음 중 체간골격이 아닌 것은? ______
    a) 복장뼈(흉골)
    b) 머리뼈(두개골)
    c) 볼기뼈(관골)
    d) 엉치뼈(천골)

14. 배아기 때 팔, 다리를 구성하는 것은? ______
    a) 섬유성 결합조직
    b) 교원섬유
    c) 뼈
    d) 연골

15. 뇌를 보호하는 뼈가 아닌 것은? ______
    a) 아래턱뼈(하악골)
    b) 벌집뼈(사골)
    c) 나비뼈(접형골)
    d) 이마뼈(전두골)

16. 뼈의 유사분열을 촉진하는 것은? ______
    a) 갑상샘 호르몬
    b) 인슐린
    c) 성장 호르몬
    d) 부갑상샘 호르몬

17. 다음 중 부동관절은? ______
    a) 접번관절
    b) 치골관절
    c) 안상관절
    d) 차축관절

18. 아이의 긴뼈(장골)에서 성장을 유발시키는 곳은? ______
    a) 관절연골
    b) 골단판
    c) 골간
    d) 활액막

19. 혈액 내에서 칼슘 농도를 조절하는 호르몬은? ______
    a) 성장 호르몬과 갑상샘 호르몬
    b) 칼시토닌과 부갑상샘 호르몬
    c) 인슐린과 부갑상샘 호르몬
    d) 칼시토닌과 성장 호르몬

20. 활막성 관절의 기능에 직접 관여하지 않는 구조는? ______
    a) 활액막
    b) 골수관
    c) 관절낭
    d) 관절연골

21. 가장 크고 가장 강한 척추는? _____
    a) 목(경추)
    b) 가슴(흉추)
    c) 허리(요추)
    d) 꼬리(미추)

22. 다음 뼈 중 내부 장기를 보호하지 못하는 것은? _____
    a) 척추
    b) 갈비뼈
    c) 복장뼈
    d) 지골

23. 뼈들을 연결하는 인대는 어디에 붙어 있는가? _____
    a) 활액막
    b) 골막
    c) 골원(osteons)
    d) 세포간질(matrix)

24. 뇌하수체를 직접 보호해 주고 있는 것은? _____
    a) 나비뼈(접형골)
    b) 뒤통수뼈(후두골)
    c) 제1경추(atlas)
    d) 광대뼈(관골, zygomatic bone)

25. 추간판은 무엇으로 만들어졌나? _____
    a) 연골
    b) 지방조직
    c) 해면질의 뼈(spongy bone)
    d) 탄성조직

사지선다형 문제 2(Multiple Choice Test 2)

※ 다음 문제를 읽고 정답을 선택한 후 그 내용을 옳게 고쳐 쓰시오.

1. 골격계의 조직에 관한 설명 중 옳지 않은 것은?
    a) 뼈의 기질은 장력을 발생하며, 칼슘을 저장한다.
    b) 골막은 섬유성 결합조직으로 구성되며, 건과 인대가 부착된다.
    c) 혈구세포는 납작뼈의 황골수에서 형성된다.
    d) 인대는 섬유성 결합조직으로 구성되며, 뼈와 뼈를 연결한다.

    선택한 답을 올바르게 고쳐 쓰시오.

    ____

2. 호르몬과 뼈 성장에 관한 설명 중 옳지 않은 것은?
    a) 성장호르몬은 뼈에서 유사분열과 단백질 합성을 촉진시킨다.
    b) 갑상샘 호르몬은 단백질 합성과 음식물로부터 에너지생산을 증가시킨다.
    c) 부갑상샘 호르몬은 소장에서 칼슘흡수를 촉진시킨다.
    d) 칼시토닌은 뼈에서 칼슘의 재흡수를 촉진시킨다.

    선택한 답을 올바르게 고쳐 쓰시오.

    ____

3. 뼈의 성장에 대한 설명 중 옳지 않은 것은?
   a) 에스트로겐이나 테스토스테론은 장골의 성장을 멈추게 한다.
   b) 새로운 뼈기질은 파골세포에 의해 생긴다.
   c) 장골의 성장은 골단판에 의해 생긴 연골에 의한다.
   d) 비타민 A와 C는 뼈기질의 생산에 필요하다.
   선택한 답을 올바르게 고쳐 쓰시오.

   ____

4. 뼈의 성장에 필요한 영양소에 대한 설명 중 옳지 않은 것은?
   a) 비타민 C는 골화과정에 필요하다.
   b) 단백질은 뼈기질내 교원섬유의 합성에 필요하다.
   c) 칼슘과 인은 뼈기질에 필요하다.
   d) 비타민 D는 신장에서 칼슘을 흡수하는 데 필요하다.
   선택한 답을 올바르게 고쳐 쓰시오.

   ____

5. 뼈의 보호기능에 대한 설명 중 옳지 않은 것은?
   a) 척주는 척수를 보호한다.
   b) 골성흉곽은 소장과 대장을 보호한다.
   c) 머리뼈(두개골)는 뇌, 눈, 귀를 보호한다.
   d) 갯솜뼈(해면골)와 불규칙뼈는 적골수를 보호한다.
   선택한 답을 올바르게 고쳐 쓰시오.

   ____

6. 활액성 관절에 대한 설명 중 옳지 않은 것은?
   a) 관절의 표면은 관절연골 때문에 매끄럽다.
   b) 활액은 관절강내 마찰을 증가시킨다.
   c) 활액낭은 관절이 움직일 때 건이 쉽게 움직이도록 돕는다.
   d) 관절은 섬유성 결합조직에 의해 둘러싸인다.
   선택한 답을 올바르게 고쳐 쓰시오.

   ____

7. 관절의 형태에 대한 설명 중 옳지 않은 것은?
   a) 넙다리뼈(대퇴골)와 종아리뼈(비골) 사이의 접번관절은 무릎관절을 한 방향으로만 이동시킨다.
   b) 환추와 축추 사이의 차축관절은 목이 좌우로 방향을 바꿀 수 있게 한다.
   c) 어깨뼈(견갑골)와 위팔뼈(상완골) 사이의 구상관절은 어깨관절(견관절)의 회전운동을 시킨다.
   d) 제1수근 손허리관절(중수관절)은 안상관절로 회전운동이 가능하다.
   선택한 답을 올바르게 고쳐 쓰시오.

   ____

8. 머리뼈에 대한 설명 중 옳지 않은 것은?
   a) 봉합은 머리뼈와 얼굴뼈(안면골)에서 볼 수 있는 부동관절이다.
   b) 유일한 가동관절은 관자뼈(측두골)와 위턱뼈(상악골) 사이의 과상관절이다.
   c) 척수는 뒤통수뼈(후두골)의 큰구멍(대공)을 통과한다.
   d) 위턱뼈(상악골)와 아래턱뼈(하악골)에는 이가 위치한다.
   선택한 답을 올바르게 고쳐 쓰시오.

   ____

9. 척주에 관한 설명 중 옳지 않은 것은?
   a) 추간판은 충격을 흡수한다.
   b) 척주는 몸통(체간)과 머리를 지지한다.
   c) 흉추는 갈비뼈의 후측 말단부와 관절한다.
   d) 관골은 요추와 관절한다.
   선택한 답을 올바르게 고쳐 쓰시오.

   ____

10. 다리와 볼기부(둔부)의 뼈에 대한 설명 중 옳지 않은 것은?
   a) 넙다리뼈와 정강이뼈는 무릎에서 접번관절을 형성한다.
   b) 다리에서 체중을 부하하는 뼈는 종아리뼈이다.
   c) 발꿈치뼈(종골)는 발뒤꿈치뼈이므로 체중을 견딘다.
   d) 엉덩관절(고관절), 무릎관절(슬관절) 및 발목관절은 모두 체중부하 관절이다.
   선택한 답을 올바르게 고쳐 쓰시오.

   ____

11. 골성흉곽에 관한 설명 중 옳지 않은 것은?
   a) 7쌍의 참갈비뼈(진성늑골)는 흉추와 복장뼈(흉골)에 관절한다.
   b) 흡식 시 갈비뼈가 아래로 당겨져서 폐가 팽창된다.
   c) 갈비뼈는 심장과 간의 물리적 손상을 방지한다.
   d) 두 쌍의 뜬갈비뼈(부유늑골)는 오직 흉추와 관절한다.
   선택한 답을 올바르게 고쳐 쓰시오.

   ____

12. 팔과 어깨에 대한 설명 중 옳지 않은 것은?
   a) 지골간 관절은 접번관절이다.
   b) 위팔뼈(상완골)와 자뼈(척골)는 접번관절을 이룬다.
   c) 빗장뼈(쇄골)는 어깨뼈(견갑골)를 감싸 어깨관절의 안정성을 높인다.
   d) 손에는 6개의 손목뼈(수근골)와 16개의 지골이 있다.
   선택한 답을 올바르게 고쳐 쓰시오.

   ____

사지선다형 문제 3(Multiple Choice Test 3)

이번 장의 내용과 관련된 문제입니다. 주의 깊게 읽고 옳은 답을 모두 고르시오.

1. 중축골격에 대한 설명으로 옳은 것은?
   a) 흉곽은 흡기 시 아래로 당겨지고 바깥으로 돌출된다.
   b) 가장 큰 척추는 머리를 지지하는 경추이다.
   c) 뇌하수체는 이마뼈의 오목한 부위에 위치한다.
   d) 부비강은 머리뼈(두개골) 무게를 가볍게 한다.
   e) 척추관은 뇌수막과 척수를 포함한다.
   f) 이도는 마루뼈(두정골)로 들어가는 통로이다.
   g) 흉곽은 기계적 손상으로부터 간과 폐를 보호한다.
   h) 복장뼈(흉골)의 일부는 복장뼈자루(흉골병, manubrium), 몸체(body), 실로폰 돌기(xylophone process)이다.
   i) 눈은 눈확(안와)에 의해 보호받는다.
   j) 척수는 나비뼈(접형골)에 있는 큰구멍(대후두공)을 통해 머리뼈 속으로 들어간다.

2. 부속 골격에 대한 설명으로 옳은 것은?
   a) 노뼈(요골)는 자뼈(척골) 및 손바닥뼈와 연결되어 있다.
   b) 하나의 손에는 14개의 손가락뼈가 있고, 하나의 발에는 13개의 발가락뼈가 있다.
   c) 어깨뼈(견갑골)와 빗장뼈(쇄골)는 팔을 중축골격에 붙인다.
   d) 2개의 엉덩이뼈는 치골 중앙선에서 융합되어 있다.
   e) 정강이뼈(경골)와 종아리뼈(비골)는 다리이고 노뼈와 자뼈는 팔이다.
   f) 엉덩뼈(장골), 궁둥뼈(좌골), 엉치뼈(치골)은 모두 정강이뼈가 붙기 위해 관골구에 영향을 준다.
   g) 위팔뼈(상완골)와 넙다리뼈(대퇴골)는 근육 부착을 위한 돌기이다.
   h) 발은 8개의 손목뼈와 손목은 7개의 발목뼈가 있다.

3. 관절에 대한 설명으로 옳은 것은?
   a) 노뼈와 위팔뼈 사이에 있는 차축관절은 손바닥을 앞뒤로 뒤집을 수 있게 한다.
   b) 엉치엉덩관절(천장관절)은 섬유연골결합(symphysis)이다.
   c) 손목뼈 사이에 있는 활주관절은 손목이 움직이도록 한다.
   d) 머리뼈에서 유일하게 움직일 수 있는 관절은 아래턱뼈(하악골)와 2개의 위턱뼈 사이에 있다.
   e) 가장 잘 움직이는 관절은 구상관절이다.
   f) 팔꿈치와 무릎관절은 모두 경첩(접번)관절이다.
   g) 첫 번째와 두 번째 흉추 사이에 있는 회전관절은 머리가 좌우로 움직이도록 한다.
   h) 봉합선은 뼈들이 하나로 엉겨붙어서 움직일 수 없는 관절이다.
   i) 활액막은 관절주머니 안에서 막을 형성하고 연골을 생산한다.
   j) 관절주머니는 탄력성 결합조직으로 이루어져 있다.

제 7 장

근육계
(The Muscular System)

제7장에서는 근육계의 구조와 기능에 대해 다루게 된다. 먼저 육안적 해부학과 생리학이, 그리고 미시적 해부학과 근육수축에 대한 생화학이 다루어질 것이며 신체 주요 근골격들의 위치와 기능에 대해서도 다룰 것이다.

근육과 운동(Muscle And Movement)

1. 600개 이상의 골격근은 섬유성 결합조직인 ________________ 에 의해 ________________ 에 부착된다.

2. a) 근육계의 가장 중요한 기능을 서술하시오. ______________________
   b) 그 이외의 골격근의 기능을 서술하시오. ______________________

3. 다음 기능을 수행하는 기관계(system)를 적으시오.
   a) 대기와 혈액 사이에서 산소와 이산화탄소를 교환한다. _____________
   b) 근육의 수축을 통해 가동관절을 중심으로 운동을 한다. _____________
   c) 골격근의 흥분파를 보내 수축을 유발한다. _____________
   d) 골격근에 산소를 운반시키고 이산화탄소를 내보낸다. _____________

근 구조(Muscle Structure)

1. 하나의 근육은 수천 개의 근섬유로 구성되어 있다. 근섬유(muscle fiber)의 다른 이름은 ______________ 이다.

2. a) 근섬유가 수축하게 되면 그 길이가 어떻게 됩니까? ______________
   b) 근육에서 참여하는 근섬유의 수가 많아질수록 그 근육의 ______________ 은 더 커진다.

3. 건(tendon)은 섬유성 결합조직으로 근육을 뼈에 부착시키는 역할을 한다. 건을 이루고 있는 섬유성 결합조직의 한쪽 끝은 근육을 싸고 있는 근막과 합쳐지고 다른 한쪽 끝은 뼈를 사고 있는 뼈막과 합쳐진다.

4. a) 근육은 두 뼈에 부착하는 경우가 많으므로 이 경우 근육은 ______________을 지나 다른 뼈에 가서 끝나게 된다.
   b) 근육이 뼈에 부착되어 시작되며, 안정성이 있는 부위는 근육의 ______________ 라고 한다.
   c) 근육의 끝으로서 뼈에 붙으며, 이동성이 큰 부위를 근육의 ______________라고 한다.
   d) 근육이 수축하게 되면 근육은 ______________쪽으로 수축해 간다.

근 배열(Muscle Arrangements)

1. a) 길항근은 서로 ______________ 기능을 한다.
   b) 협력근은 서로 ______________ 기능을 한다.

2. a) 하나의 뼈에 길항근이 함께 존재하는 것이 필요한데, 그 이유는 근수축이 뼈를 ______________만 하기 때문이다.
   b) 수축했던 근육이 단지 이완하는 경우, 이는 움직였던 관절을 ______________ 복구시키지 못한다.
   c) 따라서 길항근이 수축했을 때에만 움직였던 관절이 다시 ______________ 복구된다.

3. 다음 관절운동에 대한 정의를 쓰고 반대말을 적으시오.
   1) 굽힘(굴곡, flexion) : ______________________________
      반대말 : ______________________________
   2) 벌림(외전, abduction) : ______________________________
      반대말 : ______________________________
   3) 엎침(회내, pronation) : ______________________________
      반대말 : ______________________________
   4) 발바닥굽힘(족저굴곡, plantar flexion) : ______________________________
      반대말 : ______________________________

4. a) 수의적 운동을 충동시키는 뇌의 부분은 ______________의 ______________이다.
   b) 수의적 운동을 조종해 주는 뇌의 부분은 ______________이다.

5. 다음은 위팔두갈래근(상완이두근, biceps brachii)과 위팔세갈래근(상완삼두근, triceps brachii)의 동작에 대한 그림이다.

각 번호에 해당되는 내용을 한글과 영어로 쓰시오.

1) ______________________ 7) ______________________
2) ______________________ 8) ______________________
3) ______________________ 9) ______________________
4) ______________________ 10) ______________________
5) ______________________ 11) ______________________
6) ______________________ 12) ______________________

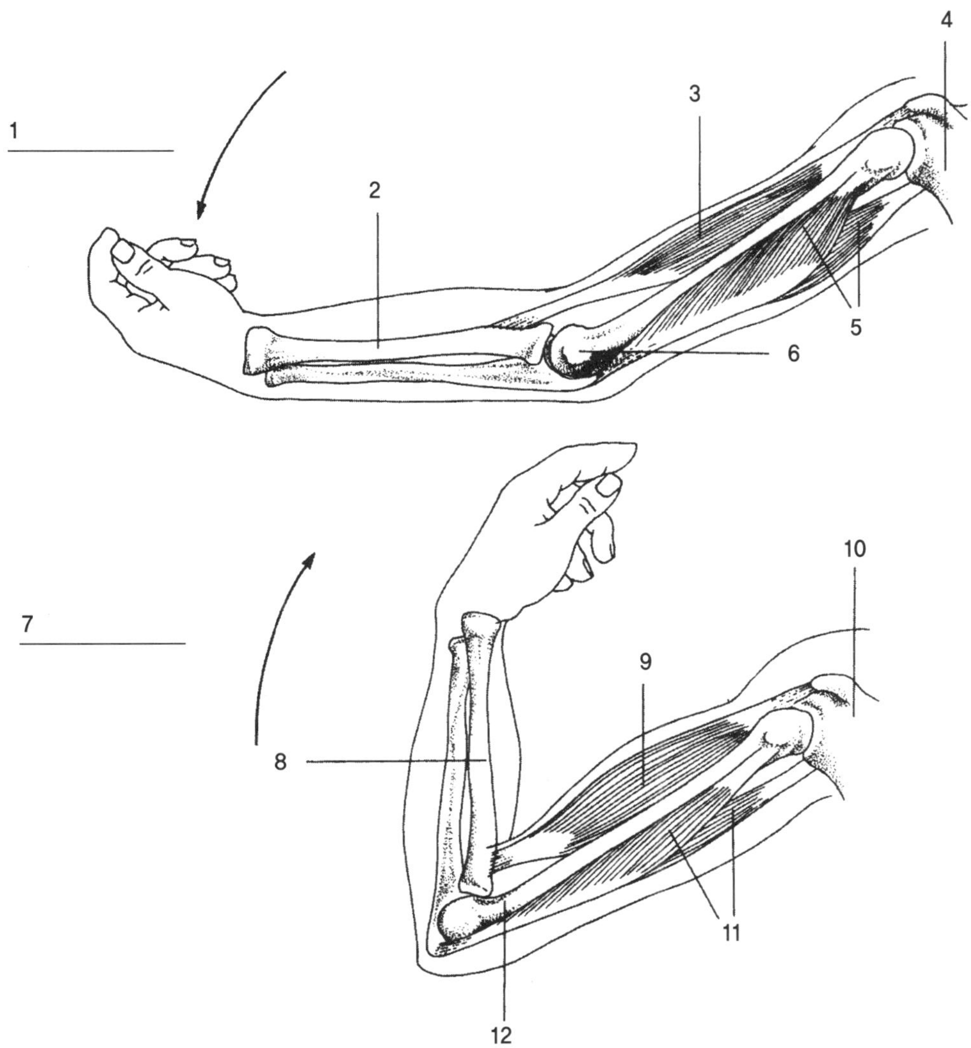

근 긴장과 운동(Muscle Tone and Exercise)

1. 근 긴장은 근육이 약간 ______________ 되어 있는 상태로 건강한 근육에서 볼 수 있다.

2. 근 긴장을 유지하려면 ATP가 필요하다. 세포내에서 ATP를 합성하는 과정에서 ______________이 생기며, 이는 ___________ 유지에 이용된다.

3. a) 등장성 운동(isotonic exercise)은 근 수축이 일어날 때 근육의 길이가 짧아지고, 신체의 ______________ 을 유발시킨다.
   b) 등척성 운동(isometric exercise)은 근 수축 시 근육의 길이에는 변화가 없고, 단지 ______________ 만이 발생한다.
   c) 근 긴장을 향상시키는 운동은 무엇입니까? ______________
   d) 위의 어느 운동이 호기성 운동입니까? ______________
   e) 호기성 운동은 골격근을 강화할 뿐만 아니라 ______________과 ______________를 강화시킨다.

4. 근 긴장도가 중요한 이유를 서술하시오.
   1) ____
   2) ____

근육감각(Muscle Sense)

1. 근육감각을 정의하시오.
   ____

2. 근육의 폄(신전)을 감지하는 감각수용체는 ______________________ 혹은 ______________________ 이다.

3. 위의 수용체로부터 들어오는 정보는 ______________로 가서 근육이 어디에 위치하는지 알려주게 된다.

4. a) 의식적인 근육 감각은 대뇌의 ______________에서 통합된다.
   b) 무의식적인 근육 감각은 ______________에서 통합되며 ______________ 을 의미한다.

5. 근육감각의 중요성을 설명하시오.
   ____

근 수축의 에너지원(Energy Sources for Muscle Contraction)

1. a) 근 수축에 이용되는 3가지 에너지원은
   ________________, ________________, ______________ 이다.
   b) 위의 내용 중 직접적인 에너지원은 _____________이다.
   c) 위의 내용 중 가장 인체에 많은 것은 _____________이다.

2. Creatine Phosphate는 이용된 후에 Creatine이 ________________ 으로 변화된 후_____________를 통해 배설된다.

3. 글리코겐은 _____________ 으로 구성된 탄수화물이다.

4. a) 다음 공식을 완성하시오.
   포도당 + ______________ → _____________ + H_2O + ______________ + ______________
   b) 근 수축에 이용되는 에너지원은 __________________ 이다.

5. a) 세포호흡을 위해 필요한 산소는 호흡에서 얻으며, 근육은 산소를 2가지 종류의 단백질에서 공급받는다. 근육내에 있으면서 산소를 저장하고 있는 단백질은 _____________ 이다.
   b) 적혈구에 있으면서 산소를 근육으로 이동시키는 단백질은 _____________ 이다.
   c) 위의 2가지 단백질이 갖고 있는 무기질은 _____________이다.

6. a) 근육이 산소가 부족한 상태를 ______________ 라 한다.
   b) 이 상태에서는 산소가 불완전하게 이용되므로 _____________이 형성되어 근육의 _____________를 유발시킨다.

7. 다시 산소가 충분히 공급되면 ___________에서 산소를 이용하여 젖산을 _____________으로 전환시킨다.

8. ATP 이외에 세포호흡의 다른 부산물들은 어떻게 되는지 또는 그 목적은 무엇인지 적으시오:
   a) 물(water): ____________________
   b) 열(heat): ______________________
   c) 이산화탄소: ____________________

근섬유-현미경(Muscle Fiber-Microscopic Structure)

1. 신경근 접합(neuromuscular junction)은 ______________ 과 ______________ 의 연결부위이다.

2. 신경근 접합부위에 대한 설명으로 옳은 답을 골라 ***알파벳으로 골라 적어 넣으시오.***
해답은 알파벳이 2개씩입니다.
   1) 근초(sarcolemma) ______________
   2) 축삭종말(axon terminal) ______________
   3) 연접(synapse) ______________

   A. 운동신경원과 근섬유 사이의 공간
   B. 근섬유의 세포막
   C. Cholinesterase의 억제제를 갖고 있다.
   D. 운동신경원의 종말 부위이다.
   E. Acetylcholine이란 신경전달 물질을 갖고 있다.
   F. Acetylcholine의 확산에 의해 흥분이전도된다.

3. 근 섬유의 내부 구조와 그 기능에 관한 설명으로 옳은 답을 골라 ***알파벳으로 적어 넣으시오.***
   1) 근절(sarcomeres) ______________
   2) 미오신과 엑틴 ______________
   3) 트로포닌과 트로포미오신 ______________
   4) 근형질 세망(sarcoplasmic reticulum) ______________

   A. 칼슘이온의 저장고이다.
   B. 근 섬유가 이완되어 있을 때 수축을 억제하는 단백질
   C. 근 섬유가 신경흥분을 받고 있을 때 수축하는 단백질
   D. 수축의 구조적 단위

4. 다음은 신경근 접합과 근절을 나타낸 그림이다.
각 번호에 해당되는 내용을 한글과 영어로 쓰시오.

1) ______________	2) ______________
3) ______________	4) ______________
5) ______________	6) ______________
7) ______________	8) ______________
9) ______________	10) ______________
11) ______________	12) ______________

(계속)

(계속)

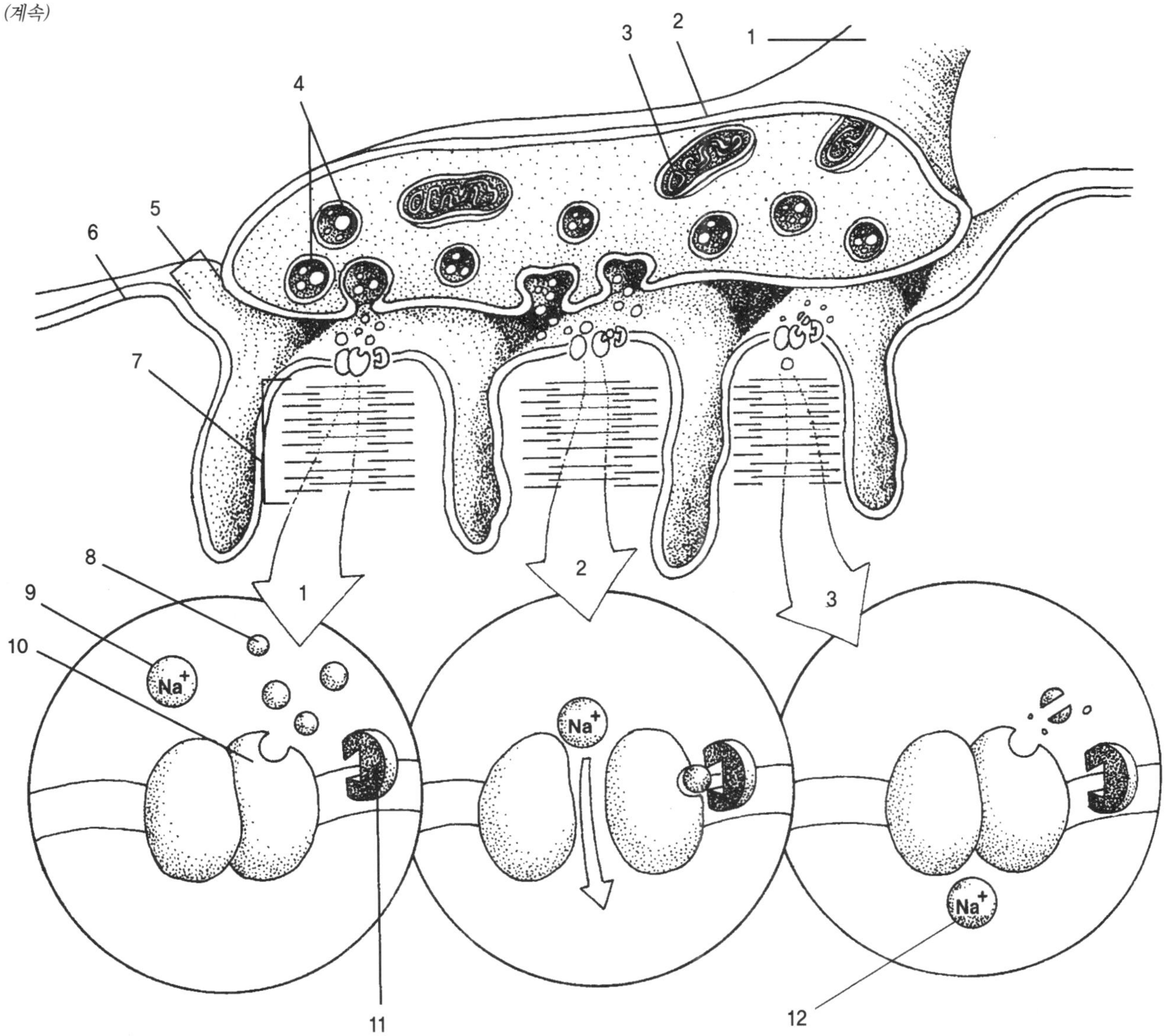

근초－전기적 현상(Sarcolemma－Electrical Events)

1. a) 근섬유가 이완되어 있는 경우 근초는 세포막 밖이 ____________ 이고 세포막 안이 ____________로 하전되어 있다.
   b) 이와 같은 상태에서는 Na^+는 세포 ____________에 많고, K^+는 세포 ____________에 많다.
   c) 이런 이온들의 농도는 ____________________ 에 의해 유지된다.

2. a) 신경흥분이 근섬유를 자극하는 경우 탈분극(depolarization)화 되어 ________________ 이 세포내로 유입된다.
   b) 이렇게 되면 근초의 세포막 밖이 ____________가 되고, 세포막 안이 ____________로 된다.
   c) 이와 같은 현상을 하전의 ____________이라고 한다.

3. 다음은 근초(sarcolemma)에서의 전기적 사건을 보여주는 그림이다. 중요한 이온들은 원과 타원으로 묘사하였다.

각 번호에 해당되는 내용을 쓰시오.

1) ______________________ 2) ______________________

3) ______________________ 4) ______________________

5) ______________________ 6) ______________________

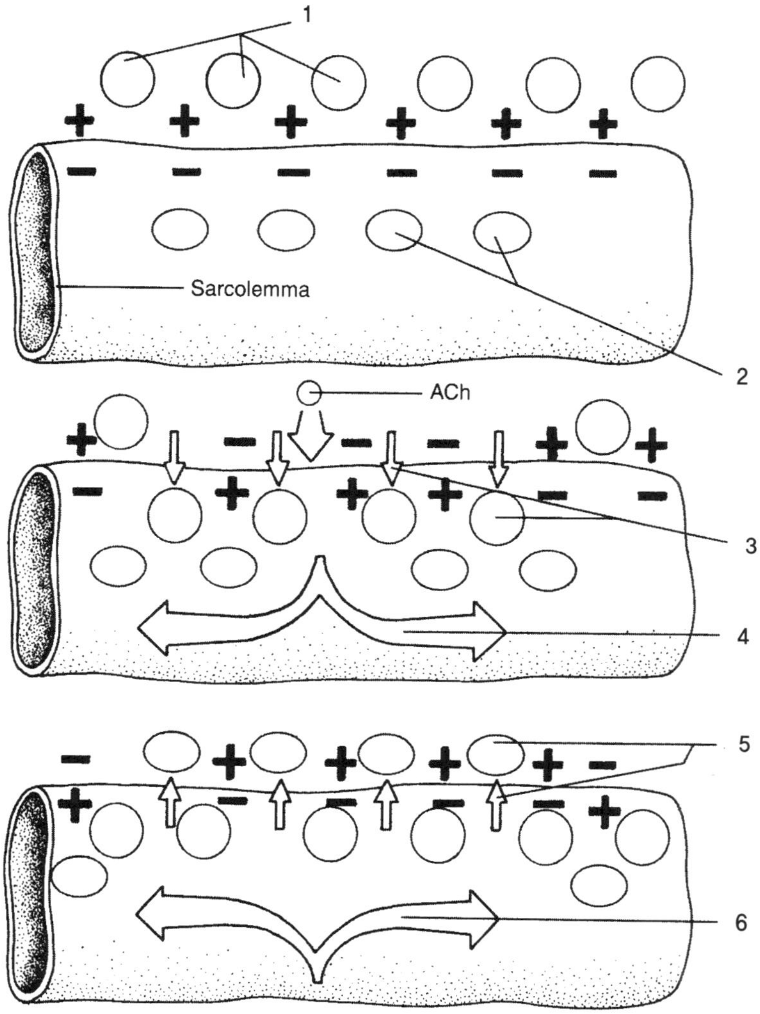

근 수축기전 – 이론(Contraction–Sliding Filament Mechanism)

1. 근 수축기전에 대한 설명으로 옳은 답을 골라 ***알파벳으로 적어 넣으시오.***

1) Acetylcholine ______________________

2) Cholinesterase ______________________

3) 근초(sarcolemma) ______________________

4) 근형질세망(sacroplasmic reticulum) __________

5) 미오신 ______________________

A. ATP로부터 에너지를 유리한 후 엑틴을 근절의 중심부로 끈다.

B. 안정상태에서는 세포내에 많다.

C. 근섬유가 이완되어 있을 때 엑틴과 미오신의 결합을 방해한다.

6) 엑틴 ____________________

7) 트로포닌과 트로포미오신 ____________________

8) Na ____________________

9) K ____________________

10) Ca ____________________

D. 근섬유의 세포막으로 하전을 운반한다.

E. 트로포닌과 결합하여 수축이 일어나게 한다.

F. 축삭 종말에서 유리되어 근초가 Na에 투과성이 높게 만든다.

G. 미오신에 의해 근절의 중심부로 이동한다.

H. 탈분극 때 세포내로 많이 유입된다.

I. 근초에 위치하면서 아세틸콜린을 비활성화시킨다.

J. 탈분극에 의해 자극되면 Ca^{++}을 유리시킨다.

2. 다음은 근절(sarcomeres)의 수축과 이완에 대한 그림이다.
각 번호에 해당되는 내용을 쓰시오,

1) ____________ 2) ____________

3) ____________ 4) ____________

5) ____________ 6) ____________

7) ____________ 8) ____________

9) ____________ 10) ____________

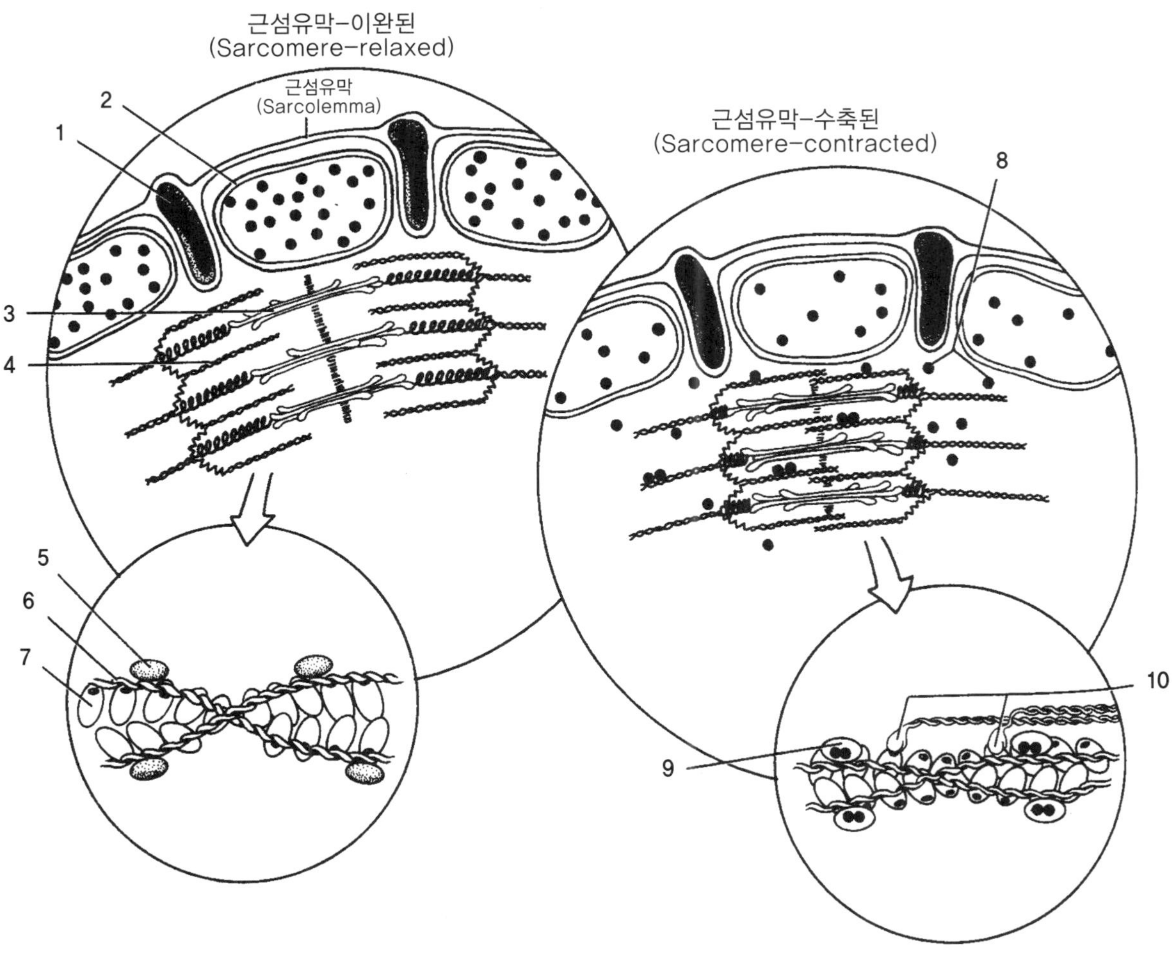

3. 지속적인 근 수축은 ____________________ 라고 한다.

4. 신경흥분과 강축(tetanus) 사이의 관계를 설명하시오.

____

5. 효과적인 움직임에 필요한 강축(tetanus)과 질병으로서의 강축(tetanus)의 차이를 설명하시오.
강축(움직임)____
강축(질병)____

운동-항상성(Exercise-Homeostasis)

1. 각 운동과 운동의 목적에 대한 설명으로 옳은 답을 골라 ***알파벳으로 적어 넣으시오.***
해답은 하나 또는 그 이상일 수 있습니다.

1) 심박동수의 증가 ____________________
2) 발한증가 ____________________
3) 호흡증가 ____________________
4) 세포내 대사 증가 ____________________
5) 근육의 혈관 확장 ____________________

A. 근 수축과정을 위해 더 많은 ATP를 생산한다.
B. 과량의 체열을 소실한다.
C. 산소를 더욱 빠르게 근육에 공급시킨다.
D. 더 많은 양의 산소가 혈액속으로 들어가게 한다.
E. CO_2를 더 빨리 혈액을 통해 폐로 이동시킨다.
F. CO_2를 더 빨리 대기로 배출케 한다.
G. 근육내 혈류를 빠르게 한다.

신체의 주요 근육(Major Muscles of the Body)

1. 다음은 신체 근육에 대한 그림이다.
각 번호에 해당되는 내용을 한글과 영어로 쓰시오.

a) 앞면

1) ____________________ 2) ____________________
3) ____________________ 4) ____________________
5) ____________________ 6) ____________________
7) ____________________ 8) ____________________
9) ____________________ 10) ____________________
11) ____________________ 12) ____________________
13) ____________________ 14) ____________________
15) ____________________ 16) ____________________

(계

(계속)

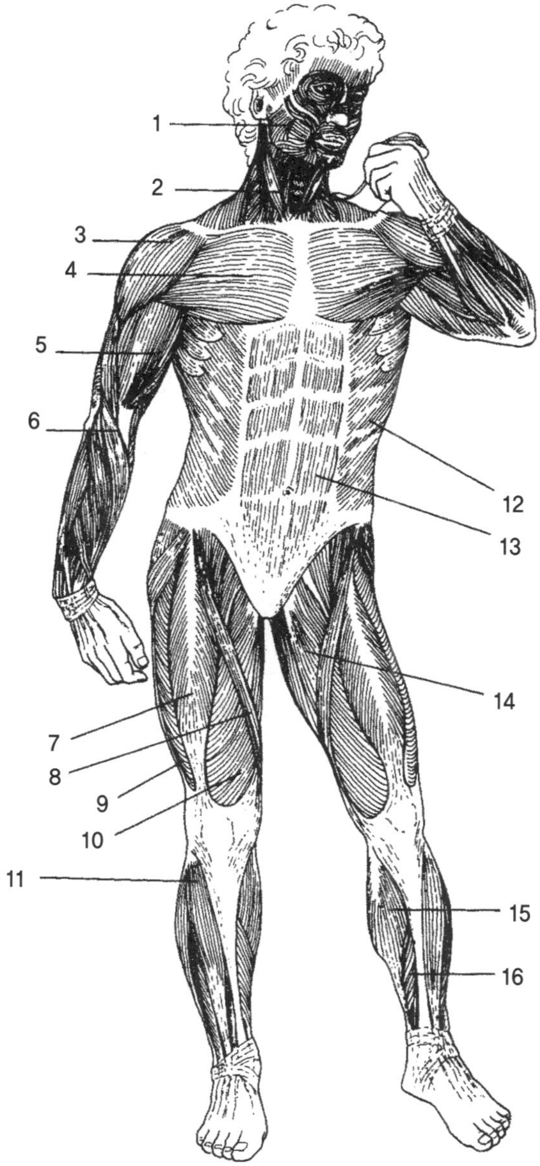

b) 뒷면

1) ______________________ 2) ______________________

3) ______________________ 4) ______________________

5) ______________________ 6) ______________________

7) ______________________ 8) ______________________

9) ______________________ 10) ______________________

11) ______________________ 12) ______________________

(계속)

(계속)

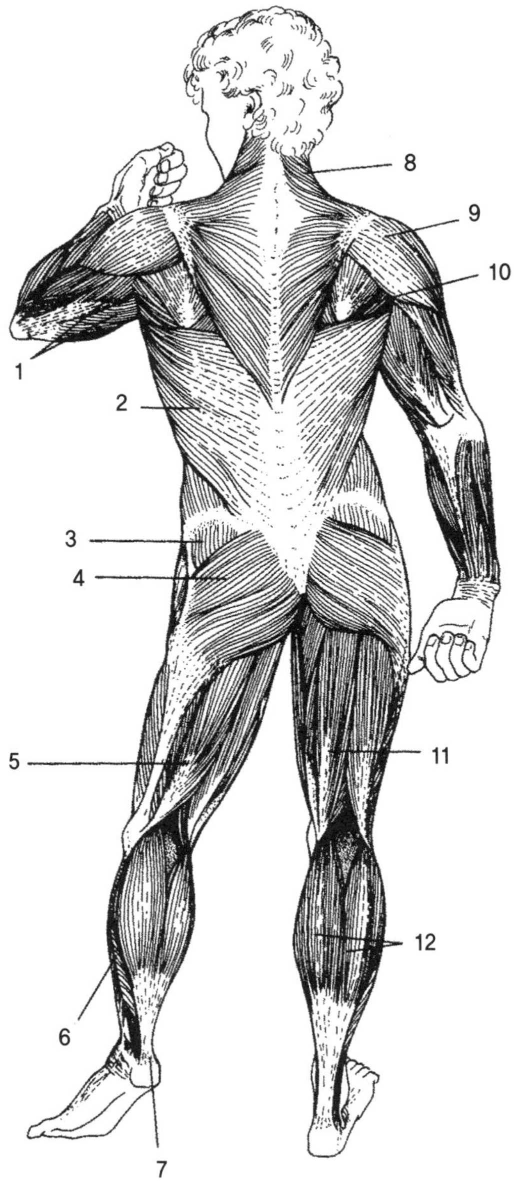

2. 앞의 그림에서 길항근을 3쌍 찾아 적으시오.

    1) ____

    2) ____

    3) ____

3. 근육주사에 흔히 사용하는 3가지 근육부위는?

    ______________, ______________, ______________

4. 다음은 근육의 움직임에 대한 그림이다.
   각 번호에 해당되는 내용을 한글과 영어로 쓰시오.

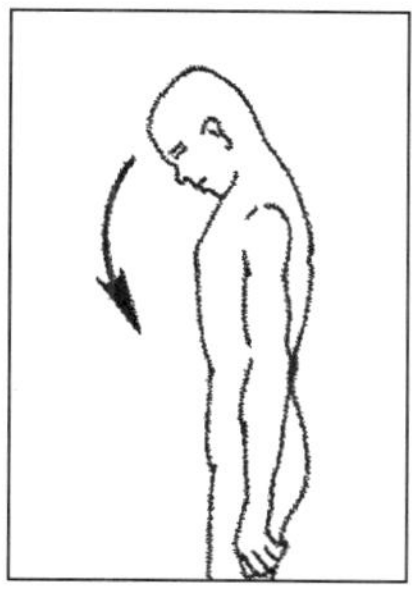

1) 머리의 굴곡 (flexion of head)

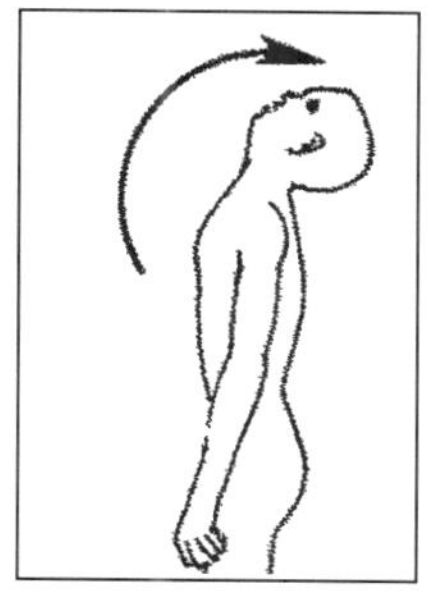

2)

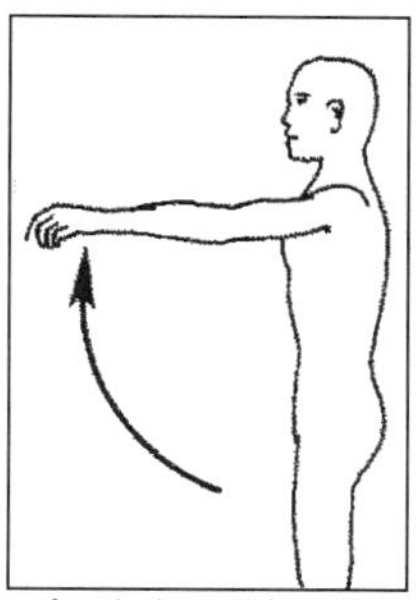

3) 팔의 굽힘(골곡) (flexion of arm)

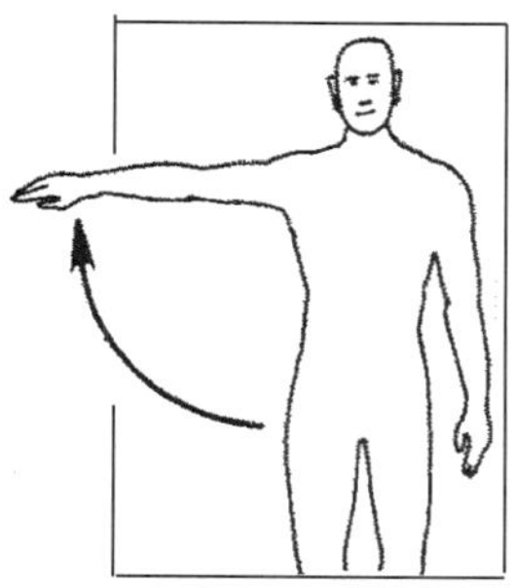

4)

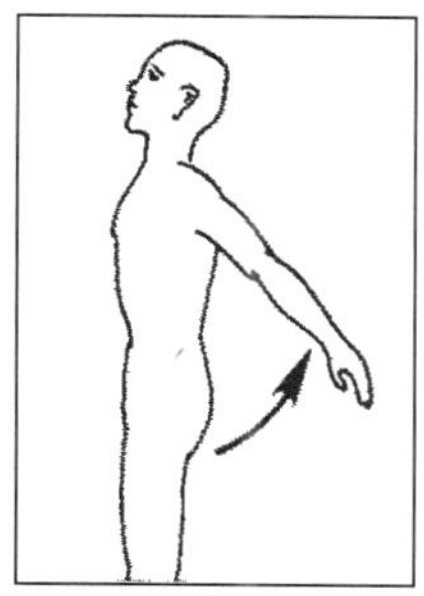

5)

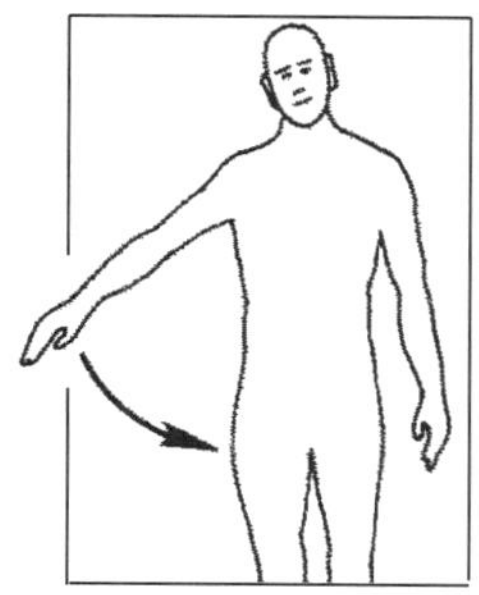

6)

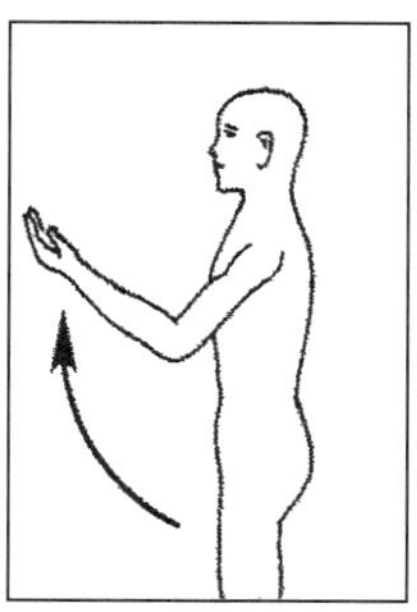

7)

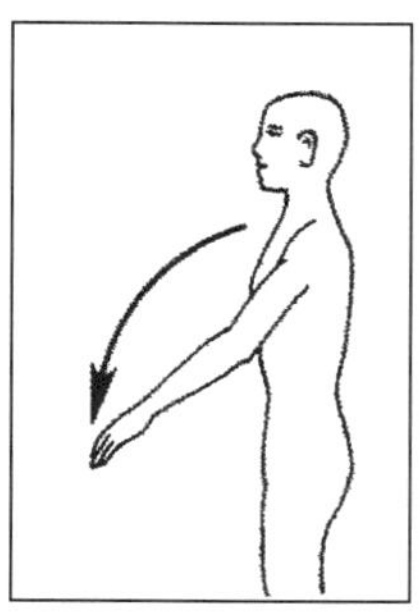

8) 아래팔의 신전 (extension of forearm)

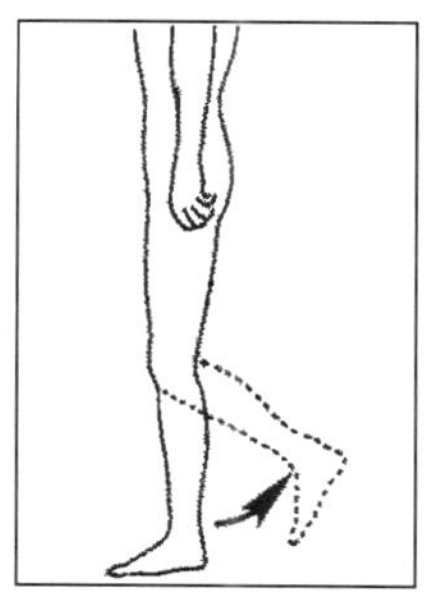

9)

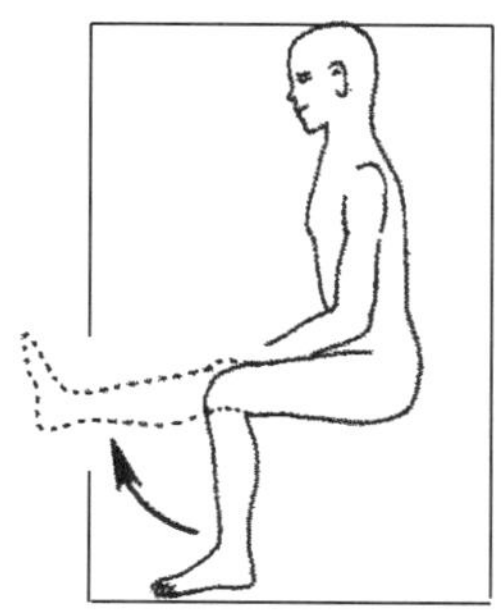

10)

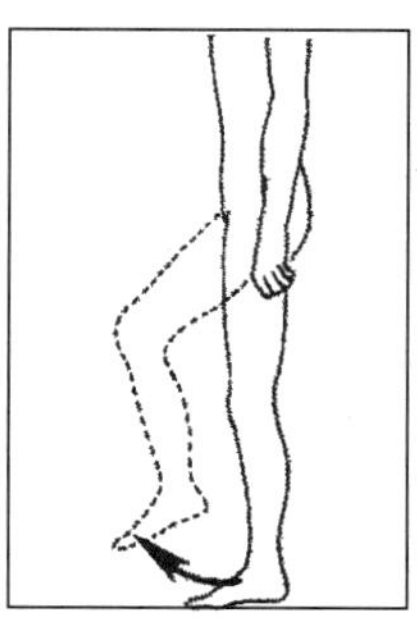

11)

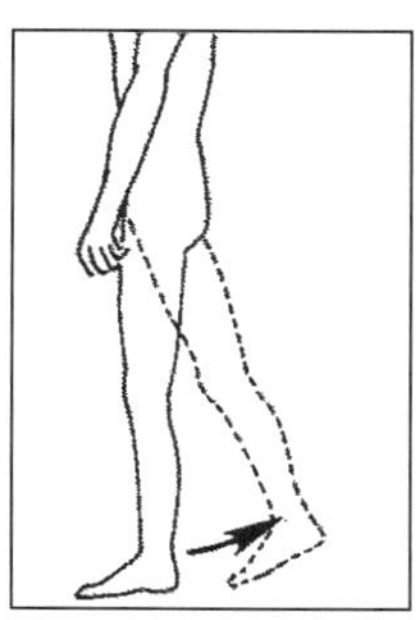

12)

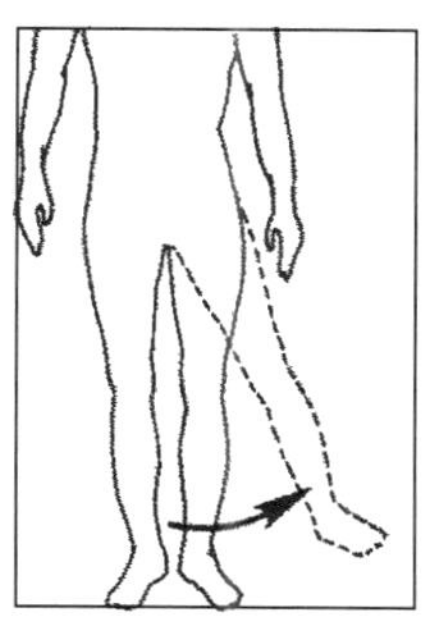

13) 넙다리 벌림 (abduction of thigh)

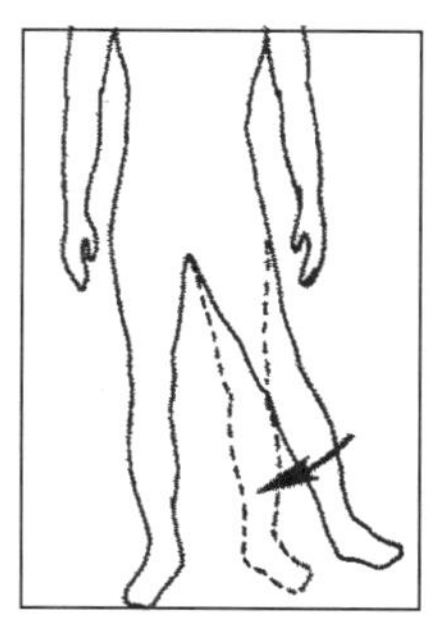

14)

퍼즐문제(Crossword Puzzle)

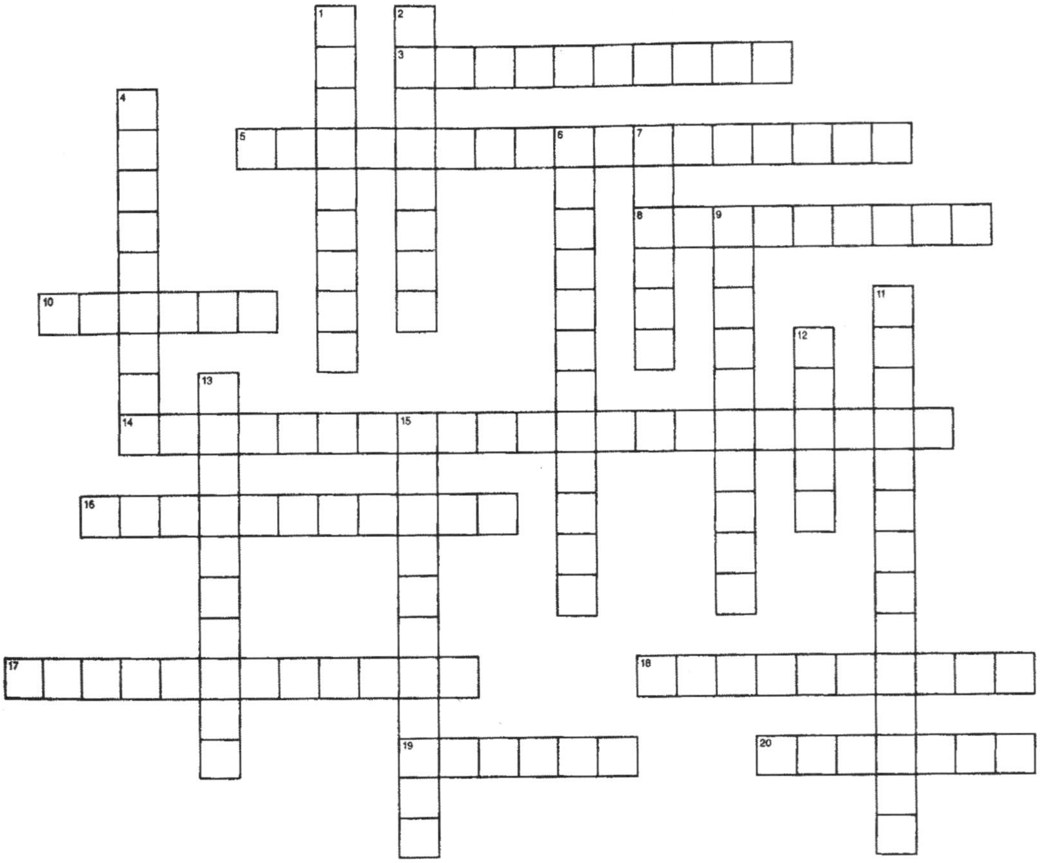

가로

3. 근섬유를 수축시키는 단위
5. 근육을 수축하는 이차 에너지원은 ______과 당원이다.
8. ______ 운동은 움직임없이 근육을 수축한다.
10. ATP로부터 에너지를 방출하는 근섬유분절에 있는 근수축 단백질
14. 근섬유에서 운동뉴런의 경계가 되는 곳(두 단어)
16. 근육이 어떠한지 보지 않고도 근육이 있는 것을 알 수 있는 곳(두 단어)
17. 반대되는 기능을 가진 근육(형용사)
18. 산소없이 포도당이 이것으로 변환된다(두 단어)
19. 뼈에 근육을 부착시키는 것
20. 근육의 ______는 젖산에 의해 유발된다.

세로

1. 근육의 부착부를 ______ 라 한다.
2. ______ 운동은 이동하면서 수축하는 것이다.
4. 산소를 저장하는 근섬유에 있는 단백질
6. 근섬유막이 외측은 + 전하, 내측은 − 전하로 대전된 상태
7. 근육의 ______ 는 근육을 부착하여 잇는 곳이다.
9. 근섬유가 산소가 부족하게 되는 현상(두 단어)
11. 근섬유막이 내측은 + 전하, 외측은 − 전하로 대전된 상태
12. 미오신에 활성을 주어 근육수축을 하는 단백질
13. 근육의 가벼운 수축 상태(두 단어)
15. 함께 작동하는 근육(형용사)

임상적용(Clinical Applications)

1. a) 이씨는 복합골절을 입어 발과 발가락을 움직일 수가 없다.
   이 경우 __________ 이 손상되었을 가능성이 높다고 볼 수 있다.
   b) 신경자극이 오지 않아 근육이 수축하지 못하는 경우 근육은 __________ 된 것이다.
   c) 마비된 근육은 그 크기가 어떻게 되는가? __________
   d) 이 현상을 무엇이라고 하는가? __________

2. a) 파상풍과 부틀리누스 중독증(botulism)은 어떤 미생물에 의한 신경독소에 기인하는가? __________
   b) 부틀리누스 중독증의 신경독소는 운동 뉴런에서 ____________ 의 유리를 차단시켜 ____________를 초래한다.
   c) 파상풍의 신경독소는 근육의 __________을 유발시켜 근육이 __________ 되지 못하게 한다.

3. a) 2세된 남아가 Duchenne씨 근위축증이라는 유전질환임이 진단되었다. 이 경우 부모 중 ____________ 에게서 유전인자를 물려받게 되는데, 그 이유는 유전인자가 __________ 염색체에 있기 때문이다.
   b) 이 아이의 근육은 ________________ 이나 _______________ 으로 대체되므로 수축력이 약화된다.

사지선다형 문제 1(Multiple Choice Test 1)

※ 다음 문제를 읽고 옳은 답을 적어 넣으시오.

1. 근 섬유내 수축 단백질은? _____
   a) 트로포닌과 트로포미오신
   b) 헤모글로빈과 마이오글로빈
   c) 미오신과 마이오글로빈
   d) 미오신과 엑틴

2. 근 수축 시 발생하는 일은? _____
   a) 근육의 길이가 짧아져 뼈를 민다.
   b) 근육의 길이가 길어져 뼈를 잡아당긴다.
   c) 근육의 길이가 짧아져 뼈를 밀거나 당긴다.
   d) 근육의 길이가 짧아져 뼈를 잡아당긴다.

3. 근육을 뼈에 부착시키는 것은? _____
   a) 인대　　b) 근막
   c) 다른 근육　　d) 건

4. 근 섬유내에서 산소와 결합하여 산소를 저장할 수 있는 단백질은? ______
   a) 미오신 b) 트로포닌
   c) 마이오글로빈 d) 헤모글로빈

5. 팔을 굽힘시키는 근육의 길항 작용은? ______
   a) 팔을 모음(내전)시킨다. b) 팔을 벌림(외전)시킨다.
   c) 팔을 폄(신전)시킨다. d) 팔을 돌림(회전)시킨다.

6. 운동신경의 축삭 종말에서 유리하는 것은? ______
   a) Na^+ b) Cholinesterase
   c) Acetylchoin d) K^+

7. 아세틸콜린이 근초에 작용하여 투과도를 높이는 이온은? ______
   a) O_2 b) Na^+
   c) K^+ d) Ca^{++}

8. 근 섬유내 가장 많은 에너지원은? ______
   a) 글리코겐 b) ATP
   c) 지방 d) Creatine Phosphate

9. 수의적 운동을 조정하는 뇌의 부위는? ______
   a) 이마엽(전두엽) b) 소뇌
   c) 마루엽(두정엽) d) 대뇌

10. 신경근 접합과 관련이 있는 것은? ______
   a) 축삭 종말, 근초, 근절
   b) 근초, 연접, 근절
   c) 연접, 근절, 운동 뉴런
   d) 축삭 종말, 연접, 근초

11. 무의식적 근 감각이 통합되는 곳은? ______
   a) 소뇌, 무의식 b) 마루엽, 의식
   c) 마루엽, 무의식 d) 소뇌, 의식

12. 근육이 뼈에 부착된 부위 중 움직임이 큰 곳은? ______
   a) 이는곳(기시부) b) 건
   c) 닿는곳(정지부, 중지부) d) 중심부

13. 근 긴장이 중요한 이유는? _____
    a) 강한 운동을 가능케 한다.
    b) CO_2를 제거한다.
    c) 근육을 보지 않고도 어디 있는지 알 수 있다.
    d) 자세를 유지시키고 열을 생성한다.

14. 근피로는 _______ 의 결핍과 _______ 의 생산의 결과이다.
    a) O_2/젖산
    b) 젖산/O_2
    c) 포도당/O_2
    d) O_2/포도당

15. 근 수축을 시작시키는 뇌의 특정부위는? _____
    a) 이마엽(전두엽)
    b) 소뇌
    c) 대뇌
    d) 마루엽(두정엽)

16. 운동 중 근육내 혈류를 증가시키는 것은? _____
    a) 혈관 수축
    b) 근육으로 가는 신경흥분량의 증가
    c) 호흡량의 증가
    d) 혈관확장

17. 세포내 대사결과 생산되는 노폐물은? _____
    a) 수분
    b) ATP
    c) CO_2
    d) 열

18. O_2를 근육에 공급하고 CO_2를 제거해 주는 기관계(system)는? _____
    a) 골격계
    b) 순환계
    c) 호흡기계
    d) 신경계

19. 근 섬유내에서 ATP의 에너지를 유리시키는 부위는? _____
    a) Ca^{++}
    b) 트로포닌
    c) 엑틴
    d) 미오신

20. 신경흥분이 오면 근초의 전기적 하전상태는 어떻게 변화되는가? _____
    a) 분극(polaritation)
    b) Na 펌프
    c) K 펌프
    d) 탈분극

21. 협력근(synergistic muscle)은 무엇이 같은 근육을 말하는가? _____
    a) 크기
    b) 모양
    c) 기능
    d) 기원(origin)

22. 등척성 수축은? ______
    a) 움직임이 있다
    b) 움직임이 없다
    c) myosin이 없다
    d) actin이 없다

23. 근섬유 안의 억제 단백질은? ______
    a) 트로포닌과 트로포미오신
    b) 헤모글로빈과 미오글로빈
    c) 미오신(myosin)과 미오글로빈(myoglobin)
    d) 미오신과 엑틴

24. 근 수축의 질소함유 노폐물은 무엇이며 그것은 어디로 배출되나? ______
    a) 요소/피부
    b) 크레아티닌/피부
    c) 요소/신장
    d) 크레아티닌/신장

25. 수축을 촉진하기 위해 근절(sarcomere)에서 방출되는 무기질은? ______
    a) 칼슘
    b) 철
    c) 구리
    d) 칼륨

사지선다형 문제 2(Multiple Choice Test 2)

※ 다음 문제를 읽고 정답을 선택한 후 그 내용을 옳게 고쳐 쓰시오.

1. 근육 기능에 대한 뇌의 역할에 대한 설명 중 옳지 않은 것은?
   a) 소뇌는 수의적 운동을 조정한다.
   b) 이마엽은 수의적 운동을 시작시킨다.
   c) 의식적 근 감각은 마루엽에 의해 통합된다.
   d) 무의식적 근 감각은 대뇌에 의해 통합된다.
   선택한 답을 올바르게 고쳐 쓰시오.

   ____

2. 근육과 뼈에 대한 설명 중 옳지 않은 것은?
   a) 근육이 뼈에 부착될 때 움직임이 적은 부위가 이는곳(기시부)이다.
   b) 근육이 수축하면 뼈를 잡아당긴다.
   c) 근육은 탄력성결합 조직인 건에 의해 뼈에 부착된다.
   d) 근육의 건은 골막에 연결된다.
   선택한 답을 올바르게 고쳐 쓰시오.

   ____

3. 근육의 위치와 기능에 대한 설명 중 옳지 않은 것은?
   a) 어깨세모근(삼각근)은 팔을 모음(내전)시키는 어깨근육이다.
   b) 넓적다리(대퇴)의 앞면에 위치하는 넙다리네갈래근(대퇴사두근)은 다리(하지)를 폄(신전)시킨다.
   c) 위팔세갈래근(상완삼두근)은 아래팔(전완)을 폄(신전)시키며 위팔두갈래근(상완이두근)의 길항근이다.
   d) 배곧은근(복직근)은 복부의 전면에 있으며 척주의 굽힘(굴곡)을 담당한다.
   선택한 답을 올바르게 고쳐 쓰시오.

   ____

4. 근육의 질환에 대한 설명 중 옳지 않은 것은?
   a) Duchenne씨 근위축은 성과 관련된 유전병이다.
   b) 근무력증 시 조금만 운동을 해도 심한 근약화를 경험한다.
   c) 마비가 된 근육은 위축이 되어 그 크기가 커진다.
   d) 보툴리누스 중독(botulism)시 근육이 마비된다.
   선택한 답을 올바르게 고쳐 쓰시오.

   ____

5. 근 긴장에 대한 설명 중 옳지 않은 것은?
   a) 근 긴장은 근육이 약간 수축한 상태이다.
   b) 근 긴장이 좋은 경우 조정력이 높아지고 자세 유지가 용이해진다.
   c) 소뇌는 근 긴장을 조절한다.
   d) 근 긴장은 근 섬유의 신경흥분과는 무관하다.
   선택한 답을 올바르게 고쳐 쓰시오.

   ____

6. 근 수축의 에너지원에 대한 설명 중 옳지 않은 것은?
   a) Creatine Phosphate가 에너지로 사용된 후 Creatine이 부산물로 생긴다.
   b) 수축의 직접적인 에너지원은 글리코겐이다.
   c) 글리코겐이 에너지원으로 이용될 때 1단계로 포도당이 된다.
   d) 포도당이 ATP로 전환될 때 산소가 필요하다.
   선택한 답을 올바르게 고쳐 쓰시오.

   ____

7. 신경근 접합에 대한 설명 중 옳지 않은 것은?
   a) 축삭 종말은 운동신경원의 끝부위이다.
   b) 아세틸콜린은 근초가 K^+에 투과도가 높게 만든다.
   c) 근초는 아세틸콜린을 분해하는 Cholinesterase를 갖고 있다.
   d) 연접(synapse)은 축삭 종말과 근초 사이의 작은 공간이다.
   선택한 답을 올바르게 고쳐 쓰시오.

   ____

8. 운동에 대한 설명 중 옳지 않은 것은?
   a) 산소를 조직에 더 빠르게 운반시키기 위해 심박동수를 증가시킨다.
   b) 등척성 운동은 움직임을 유발시키지 않는 수축이므로 호기성이다.
   c) 세포내 대사가 항진되면 열, ATP, CO_2가 많이 생성된다.
   d) 호흡이 증가되면 CO_2의 배출이 쉬워진다.
   선택한 답을 올바르게 고쳐 쓰시오.

   ____

9. 산소와 수축에 관한 설명 중 옳지 않은 것은?
   a) 산소는 적혈구내 헤모글로빈에 의해 근 섬유로 운반된다.
   b) 일부 산소는 미오신에 의해 근육내 저장된다.
   c) 포도당이 완전 분해되려면 산소가 필요하다.
   d) 산소가 없으면 젖산이 형성되어 피로를 유발시킨다.
   선택한 답을 올바르게 고쳐 쓰시오.

   ____

10. 근 수축기전에 대한 설명 중 옳지 않은 것은?
   a) 근 형질세망은 탈분극이 되었을 때 Ca^{++}을 유리시킨다.
   b) 미오신은 엑틴을 근절의 중앙부로 이동시킨다.
   c) 트로포닌과 트로포미오신은 근 수축을 억제하는 단백질이다.
   d) 탈분극 때 근초의 내부가 음극이 된다.
   선택한 답을 올바르게 고쳐 쓰시오.

   ____

사지선다형 문제 3(Multiple Choice Test 3)

※ 이번 장의 내용과 관련된 문제입니다. 주의 깊게 읽고 옳은 답을 모두 고르시오.

1. 근육 구조에 대한 설명으로 옳은 것은?
   a) 길항근육은 동일한 관절의 반대편에 있다.
   b) 힘줄은 관절을 가로질러 근육을 근육에 부착한다.
   c) 산소는 단백질 미오글로불린에 의해 근육섬유에 저장된다.
   d) 신경근접합부는 운동신경과 근육으로 구성되어 있다.
   e) 하나의 근육은 수천 개의 근육섬유로 이루어져 있다.
   f) 근소포체는 근육섬유의 세포막에 있다.
   g) 트로포닌과 트로포미오신은 근초(근섬유막)에서 발견된다.
   h) 시냅스연접은 축삭 말단과 가로세관 사이에 있다.

2. 근육의 생리에 대한 설명으로 옳은 것은?
   a) 근육섬유의 수축단위는 근절이다.
   b) 아세틸콜린은 골격근 신경근접합부의 신경전달물질이다.
   c) 근절에서 수축하는 단백질은 미오신과 엑틴이다.
   d) 파상풍은 하나의 근육섬유가 지속적으로 수축하는 상태이다.
   e) 근 긴장도는 근육의 약한 수축상태이다.
   f) 근 감각은 근육의 위치를 뇌에서 인지하고 있는 것이다.
   g) 아세틸콜린은 근초(근섬유막)의 탈분극을 야기한다.
   h) ATP 에너지는 단백질 미오신에 의해 방출된다.

3. 근육과 에너지 생산에 대한 설명으로 옳은 것은?
   a) 근육수축을 위한 직접적인 에너지원은 ATP이다.
   b) 에너지 생산의 노폐물은 이산화탄소이다.
   c) 등척성 수축은 움직임을 유발하지도 않고, 에너지를 필요로 하지도 않는다.
   d) ATP는 근육이 휴식을 취할 때에는 근육에 저장된다.
   e) 크레아틴 인산으로부터 얻은 에너지는 더 많은 글리코겐을 만드는 데 사용된다.
   f) 과격한 운동을 하는 동안 ATP 생성은 세포호흡의 과정을 위해 산소를 필요로 한다.

4. 근육수축에 대한 설명으로 옳은 것은?
   a) 수축을 위한 신경충동은 대뇌 마루엽에서 발생한다.
   b) 근 수축은 골격을 움직인다.
   c) 수의적인 움직임의 조정은 이마엽에 의해 조절된다.
   d) 근 수축은 순환계에 의한 산소 전달을 필요로 한다.
   e) 근 긴장은 추운 환경에서 증가한다.
   f) 협동근은 함께 움직인다.

5. 근육의 위치와 기능에 대한 설명으로 옳은 것은?
   a) 배곧은근(복직근)은 척주를 폄(신전)시킨다.
   b) 위팔세갈래근(상완삼두근)은 팔뚝을 굽힘(굴곡)시킨다.
   c) 넙다리네갈래근(대퇴사두근)은 넓적다리를 폄시킨다.
   d) 장딴지근(비복근) 발바닥은 발을 굽힘시킨다.
   e) 큰볼기근(대둔근)은 넓적다리를 폄시킨다.
   f) 어깨세모근(승모근)은 어깨를 들어올린다.
   g) 넓은등근(광배근)은 위팔을 굽힘시킨다.
   h) 깨물근(교근)은 아래턱을 닫는다.
   i) 목빗근(흉쇄유돌근)은 머리를 폄시킨다.
   j) 눈둘레근(안륜근)은 눈을 뜨게 한다.
   k) 가운데볼기근(중둔근)은 넓적다리를 벌림(외전)시킨다.
   l) 넙다리빗근(봉공근)은 아래다리(정강이)를 폄시킨다.

제 8 장

신경계
(The Nervous System)

제8장에서는 인체 기관들을 통합 조정하는 기관들 중의 하나인 신경계의 해부와 생리를 다룬다. 신경계의 일반적인 기능은 변화를 감지하고 감각을 느끼며, 변화에 대한 적절한 반응을 시작하며, 즉각적 또는 나중의 사용을 위해 그 정보들을 유기적으로 구성하는 것이다. 신경계의 이러한 기능들은 다른 기관들의 정상적인 생리와 전체적으로 신체의 항상성에 직접 관련된다.

신경계의 분류(Nervous Systeme Division)

1. 중추신경계는 ____________________ 와 __________________ 로 구성되어 있다.

2. 말초신경계는 ____________________ 과 __________________ 으로 구성되어 있다.

3. 자율신경계는 __________________ 의 분류의 일부이다.

신경조직(Nerve Tissue)

1. 신경세포는 ______________________________ 이라고도 불린다.

2. 신경원의 주요 구성요소 3가지는 다음과 같다.
   a) ____
   b) ____
   c) ____

3. 다음은 2가지 신경원의 그림이다.

a) 주요 근육과 그 고유의 기능을 서술하시오

1) ______________________ 2) ______________________

3) ______________________ 4) ______________________

5) ______________________ 6) ______________________

7) ______________________ 8) ______________________

9) ______________________ 10) ______________________

11) ______________________ 12) ______________________

13) ______________________ 14) ______________________

15) ______________________

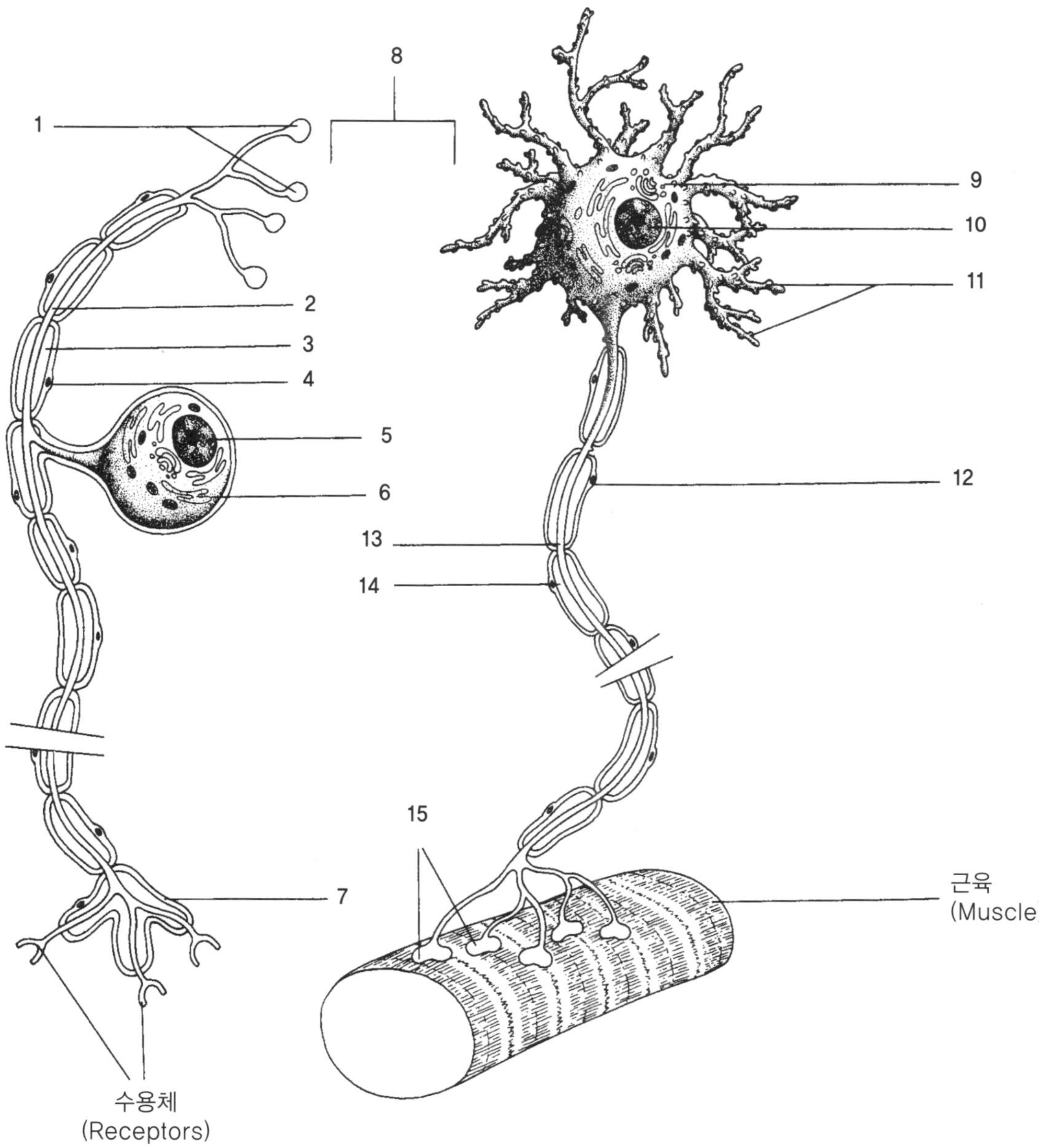

b) __________ 은 세포체의 전기적 자극을 외부로 전달한다.

c) __________ 는 신경원의 핵을 보유하고 있다.

d) __________ 는 외부의 전기적 자극을 세포체 쪽으로 전달한다.

e) 한 신경원의 축삭과 다른 신경원의 세포체의 가지돌기(수상돌기) 사이를 ________ 라고 한다.

f) 위 그림에 감각신경원과 운동신경원을 표시하시오.

4. a) 말초신경계에서, 말이집(수초, myelin)은 ____________________ 로 구성된다.

b) 중추신경계에서, 말이집(수초, myelin)은 ____________________ 로 구성된다.

c) 말이집(수초, myelin)의 기능을 서술하시오.

____

5. a) 말초신경계에서, 신경초는 ____________ 과 ____________로 구성된다.

b) 말초신경계에서, 신경초는 축삭의 ____________을 가능하게 한다.

6. a) 시냅스에서, 신경자극은 신경원 ____________의 시냅스 마디에서 분비되는 ____________에 의해 전달된다.

b) 시냅스 후 뉴런을 전달받은 신경원은 신경전달 매개물질을 비활성화하여 지속적인 자극이 발생하지 않도록 하기 위해 ____________________ 을 함유하고 있다.

c) 신경전달 매개물질인 Acetylcholine을 비활성화시키는 물질은 ______________________ 이다.

7. 다음은 시냅스 그림이다.

각 번호에 해당하는 부분의 내용을 쓰시오.

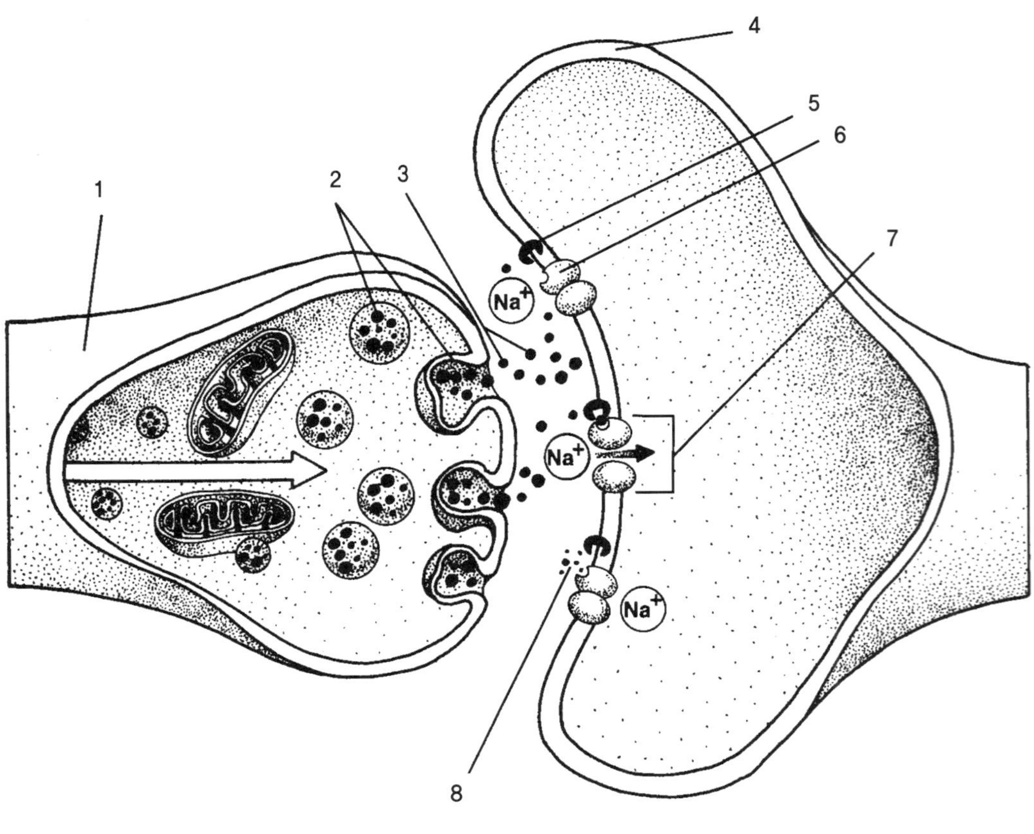

(계속)

(계속)

1) ________________	2) ________________
3) ________________	4) ________________
5) ________________	6) ________________
7) ________________	8) ________________

신경원, 신경, 신경로(Neurons Nerves, and Nerve Tracts)

1. 각 신경원, 신경, 신경로에 대한 설명으로 옳은 답을 골라 ***알파벳으로 적어 넣으시오.***
   1) 감각신경원 ________________
   2) 운동신경원 ________________
   3) 개재신경원 ________________
   4) 혼합신경 ________________
   5) 신경로 ________________

   A. 중추신경계내에서 전적으로 발견되는 신경원이다.
   B. 수용기로부터 중추 신경계로 자극을 전달한다.
   C. 원심성 신경원이라고도 불린다.
   D. 구심성 신경원이라고도 불린다.
   E. 중추신경계내에서 기능적으로 관계 있는 신경원의 집합이다.
   F. 중추신경계로부터 효과기로 자극을 전달한다.
   G. 감각신경원과 운동신경원으로 구성된다.

신경충동(The nerve Impulse)

1. a) 신경원이 자극을 전달하지 않을 때 세포막의 내부는 ____________ 전기를 띠고 있으며, 세포막의 외부는 ____________ 전기를 띠고 있다.
   b) 세포 외부에 많은 전해질은 ____________ 이온이다.
   c) 세포 내부에 많은 전해질은 ____________ 이온과 ____________ 이온이다.
   d) 위와 같은 이온분포상태를 ____________ 이라고 한다.

2. a) 신경자극은 탈분극을 가져오며 이것은 신경세포막의 ____________ 이온의 투과도를 증가시켜 이 이온이 세포 ____________ 으로 이동하게 한다.
   b) 이러한 결과로 바깥쪽은 ____________전기가 되고, 안쪽은 ____________ 전기가 된다.

3. a) 탈분극 후 곧바로 신경세포막은 ____________ 이온의 투과도가 증가되어 이 이온이 세포 ____________ 으로 이동하게 된다.
   b) 위와 같은 현상을 ____________ 이라고 한다.
   c) b)의 결과로, 세포막의 외부는 ____________ 전기를 띠게 되고 세포막의 내부는 ____________ 전기를 띠게 된다.
   d) Na^+과 K^+은 ____________에 의해 원래 자리로 되돌아오게 된다.

척수와 척수신경(The Spinal Cord and Spinal Nerves)

1. 척수의 2가지 기능을 기술하시오.
   1) ____________________
   2) ____________________

2. a) 척수는 __________ 에 의해 기계적 손상으로부터 보호된다.
   b) 척수는 머리뼈(두개골)의 __________ 에서부터 __________ 까지 뻗어 있다.

3. a) 다음은 척수와 척수 신경근의 횡단면 그림이다.
   각 번호에 해당하는 내용은 한글과 영어로 쓰시오.

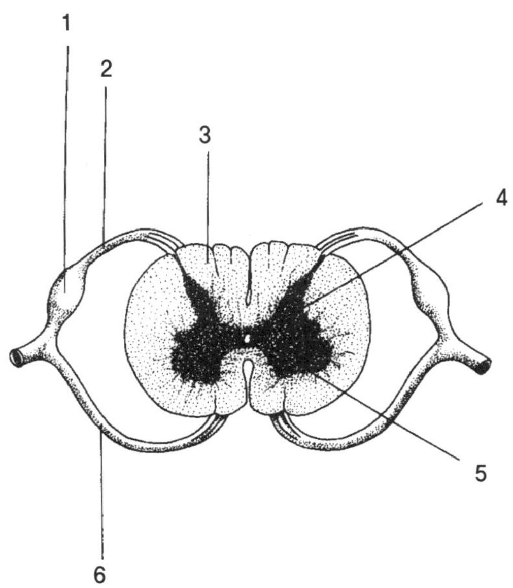

1) ____________
2) ____________
3) ____________
4) ____________
5) ____________
6) ____________

b) 운동신경원과 개재 신경원의 세포체는 __________ 에 위치해 있다.
c) 감각신경원의 세포체는 __________에 위치해 있다.
d) 뒤뿌리근(후근)은 또한 __________ 근이라고도 부르는데, __________ 신경원으로 구성되어 있기 때문이다.
e) 앞뿌리근(전근)은 또한 __________ 근이라고도 부르는데, __________ 신경원으로 구성되어 있기 때문이다.
f) 척수의 오름신경(상행신경) 전달로와 내림신경(하행신경) 전달로는 __________에 위치해 있다.
g) 오름전도로는 __________라고 부른다.
h) 내림전도로는 __________라고 부른다.
i) 뇌척수액은 __________ 안에 있다.

4. 척수신경은 31쌍이 있는데 위치에 따라 명명된다. 각 쌍의 수를 쓰시오.
   1) 목신경(경신경, cervical spinal nerves) ________________
   2) 가슴신경(흉신경, thoracic spinal nerves) ________________
   3) 허리신경(요신경, lumbar spinal nerves) ________________
   4) 엉치신경(천골신경, sacral spinal nerves) ________________
   5) 꼬리신경(미골신경, coccygeal spinal nerves) ________________

5. 신체 각 부분에 공급되는 척수신경근의 이름을 쓰시오.
   1) 몸통 ________________________________
   2) 볼기(둔부), 다리(하지), 골반강 ________________________
   3) 목, 어깨, 팔 ________________________
   4) 횡격막(diaphragm) ________________________

척수 반사(Spinal Cord Reflexes)

1. 반사의 정의를 쓰시오.

   ____

2. 반사활(반사궁)은 반사동안 신경충동이 지나는 길이다.
   반사활에 대한 다음 부분들을 적절한 순서로 번호를 적어 넣으시오.

   ____1____ 변화를 발견하고 충동을 유발하는 수용체
   ________ 효과기로서 반사행동을 실행한다.
   ________ 대뇌신경계에서 효과기로 충동을 전달하는 운동신경원
   ________ 하나 또는 그 이상의 시냅스를 가진 대뇌신경계
   ________ 수용체에서 대뇌 신경체로 충동을 전달하는 감각신경원

3. 다음은 무릎뼈(슬개골, patellar) 반사활 그림이다.
각 번호에 해당하는 내용을 한글과 영어로 쓰시오.

1) ____________________ 2) ____________________
3) ____________________ 4) ____________________
5) ____________________ 6) ____________________
7) ____________________ 8) ____________________
9) ____________________ 10) ____________________

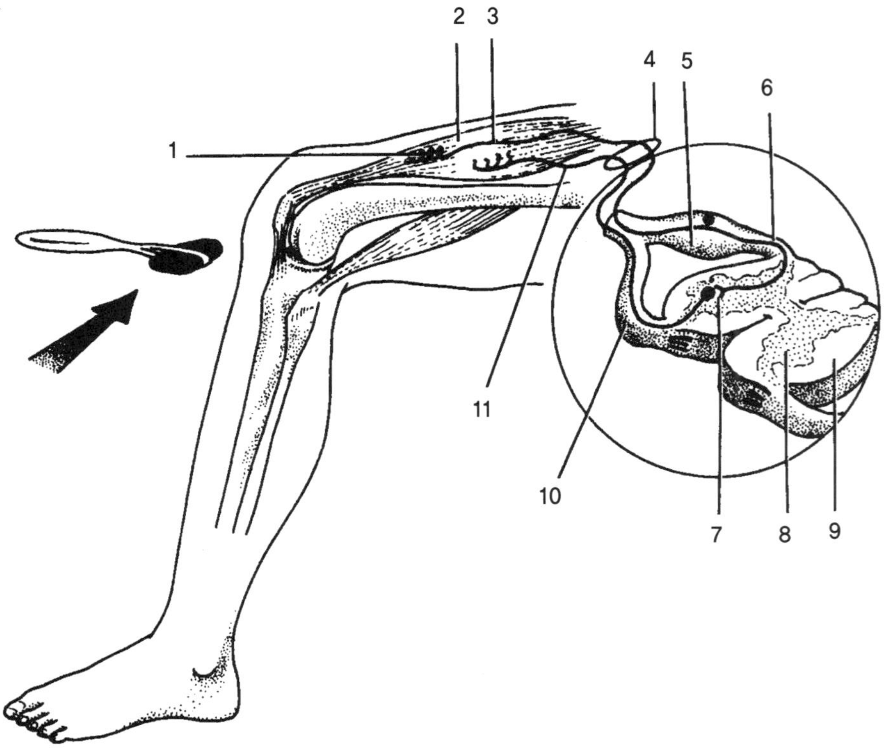

11) ____________________

4. 무릎뼈 반사(patellar reflex)는 신전반사의 한 예이며, 이것은 자극이 ________________ 이고, 반응은 ________________ 임을 의미한다.

5. a) 폄(신전, stretch)반사의 일상적 중요성을 설명하라.

____

b) 굽힘(굴곡, flexor)반사의 일상적 중요성을 설명하라.

____

c) 뇌에 직접적으로 의존하지 않는 척수반사들이 왜 중요한지를 설명하라.

뇌(The Brain)

1. 뇌의 각 부분에 대한 기능으로 옳은 답을 골라 ***알파벳으로 적어 넣으시오.***
해답은 한 개 또는 그 이상일 수 있습니다.

1) 뇌실 ____________________
2) 숨뇌(연수) ____________________
3) 다리(교) ____________________
4) 중뇌 ____________________
5) 소뇌 ____________________
6) 뇌하수체 ____________________
7) 시상 ____________________
8) 바닥핵(기저핵) ____________________
9) 뇌들보(뇌량) ____________________
10) 대뇌 ____________________

A. 시각과 청각 반사를 조절한다.
B. 심박동률과 호흡을 조절한다.
C. 수의적 운동을 조정한다.
D. 사고와 기억을 관장한다.
E. 항이뇨 호르몬과 Oxytocin을 생산한다.
F. 대뇌 반구를 연결한다.
G. Accessory Movement를 조절한다.
H. 뇌 안에 있는 4개의 강
I. 체온과 음식섭취를 조절한다.
J. 근육긴장도와 평형을 조절한다.
K. 연수 앞쪽에 위치하며 호흡조절을 한다.
L. 재채기와 연하(삼키기)를 조절한다.
M. 감각이 대뇌피질에 전달되기 전에 감각을 통합한다.
N. 뇌척수액을 형성하는 맥락얼기(맥락총)가 있다.
O. 혈압을 조절한다.
P. 대뇌수도 주위를 둘러싸고 평형유지를 돕는다.
Q. 자율신경계의 기능을 통합한다.
R. 불필요한 감각을 억제한다.
S. 뇌하수체 전엽의 분비를 조절한다.
T. 신체의 일상리듬을 위한 생물학적 시계

2. 대뇌피질엽(대뇌겉질엽)에 대한 기능으로 옳은 답을 골라 ***알파벳으로 적어 넣으시오.***
해답은 한 개 또는 2개일 수 있습니다.

1) 이마엽(전두엽) ____________________
2) 마루엽(두정엽) ____________________
3) 관자엽(측두엽) ____________________
4) 뒤통수엽(후두엽) ____________________

A. 피부감각의 일반적 감각영역
B. 관자엽(측두엽)과 중복되는 미각영역
C. 수의적 운동을 시작하는 운동영역
D. 시각영역
E. 운동 언어영역(좌측엽만)
G. 후각영역

3. 다음은 뇌의 정중시상면 그림이다.
   각 번호에 해당하는 명칭을 한글과 영어로 쓰시오.

1) ______________________ 2) ______________________
3) ______________________ 4) ______________________
5) ______________________ 6) ______________________
7) ______________________ 8) ______________________
9) ______________________ 10) ______________________
11) ______________________ 12) ______________________
13) ______________________ 14) ______________________

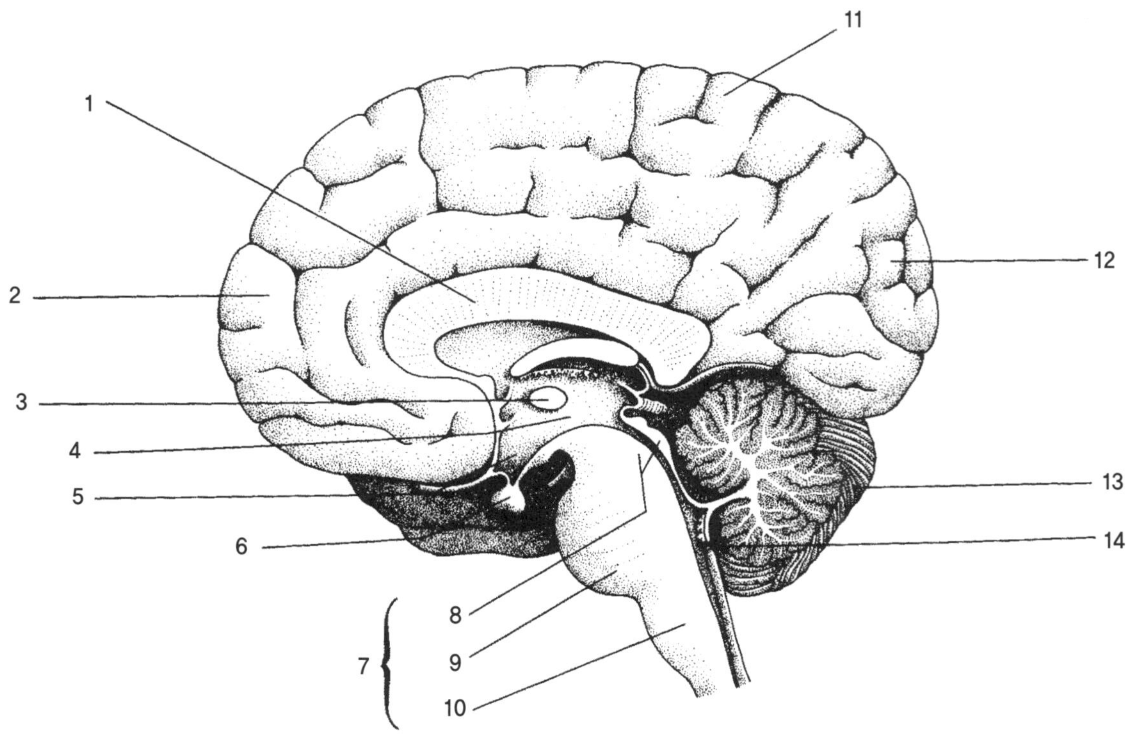

○뇌실(Ventricles)
○숨뇌(연수, Medulla)
○교(후뇌)(Pons)
○시상하부(Hypothalamus)
○시상(Thalamus)
○중뇌(Midbrain)
○뇌하수체(Pituitary gland)
○뇌들보(뇌량, Corpus callosum)

4. 다음은 좌측에서 본 뇌의 그림이다.
   각 번호에 해당하는 명칭을 한글과 영어로 쓰시오.

1) ______________________ 2) ______________________
3) ______________________ 4) ______________________
5) ______________________ 6) ______________________
7) ______________________

(계속)

(계속)

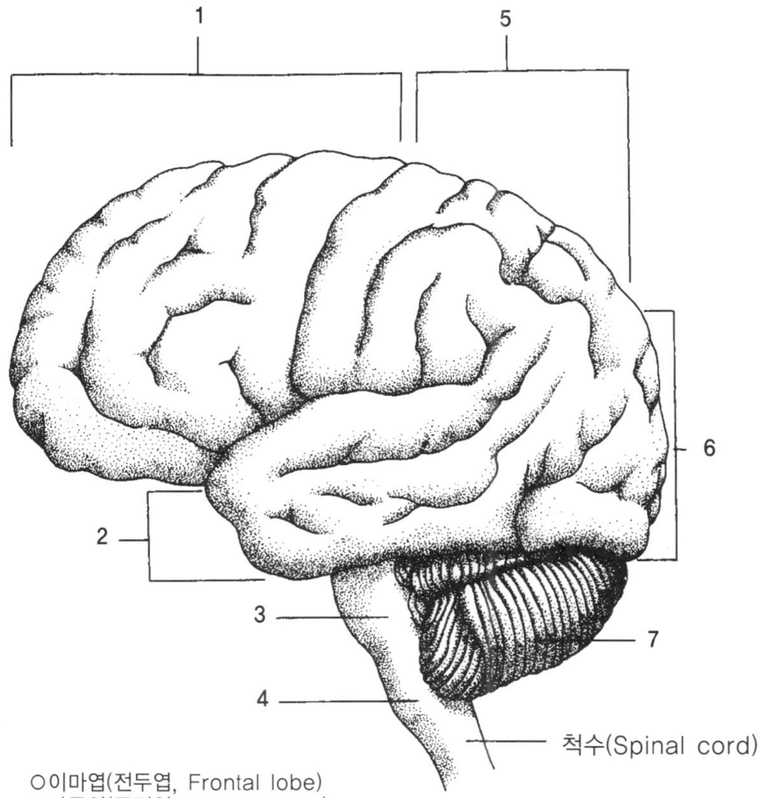

○이마엽(전두엽, Frontal lobe)
○마루엽(두정엽, Parietal lobe)
○관자엽(측두엽, Temporal lobe)
○뒤통수엽(후두엽, Occipital lobe)

5. 뇌반구 표면의 회백질은 ____________ 이라고 부르며, ____________ 로 구성되어 있다.

6. a) 뇌반구 내에는 2개의 뇌실이 있으며 ____________ 뇌실이라고 부른다.
   b) 소뇌와 숨뇌(연수)－다리뇌(교) 사이에 뇌실이 있는데 ____________ 뇌실이라고 부른다.
   c) 시상하부와 시상내에 있는 뇌실은 ____________ 뇌실이라고 부른다.
   d) 중뇌를 통과하는 통로는 3번째 뇌실과 4번째 뇌실을 연결하므로 ____________ 라고 부른다.

7. 다음은 이마단면의 뇌 그림이다.
   각 번호에 해당하는 명칭을 한글과 영어로 쓰시오.
   1) ______________________ 2) ______________________
   3) ______________________ 4) ______________________
   5) ______________________ 6) ______________________
   7) ______________________ 8) ______________________
   9) ______________________ 10) ______________________

(계속)

(계속)

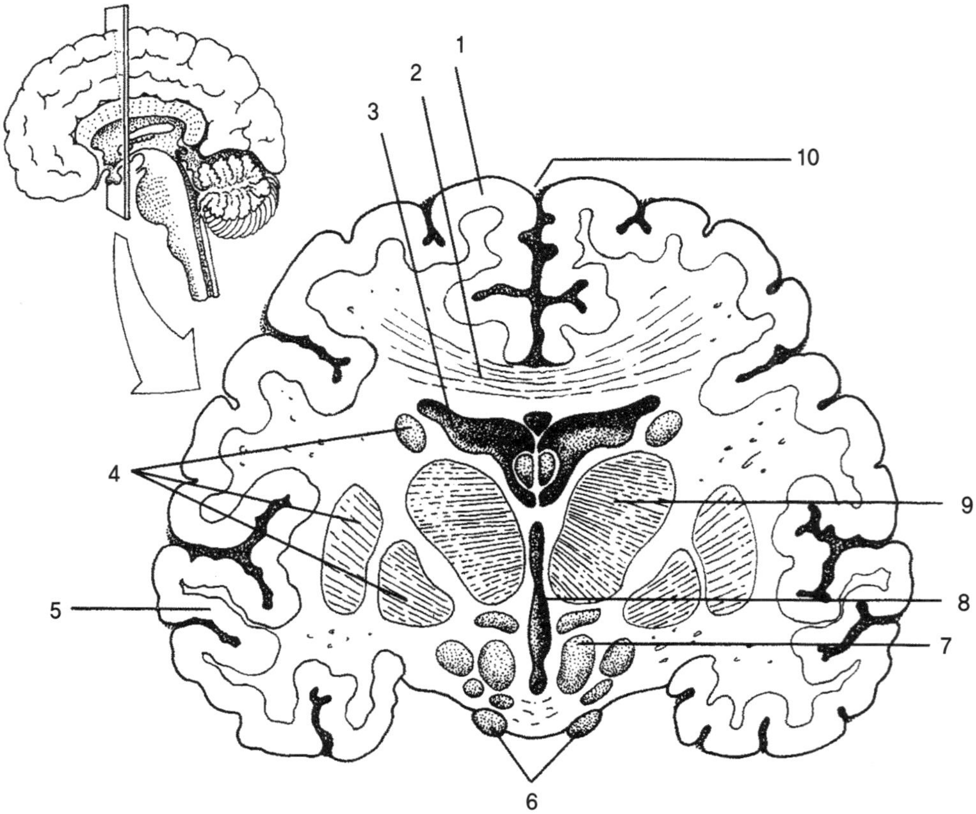

뇌(척수)막과 뇌척수액(Meninges and Cerebrospinal Fluid)

1. 뇌(척수)막은 몇 개의 결합조직 층으로 구성되어 있는가?

 ____

2. a) 막의 가장 외부층은 ____________ 이라고 부른다.
 b) 이 층은 ____________ 과 ____________ 사이에 위치한다.
 c) 중간층은 ____________ 이라고 부른다.
 d) 가장 안쪽에 있는 층은 ____________ 이며, ____________ 와 ____________ 의 표면에 위치한다.

3. 지주막하강은 ______________ 과 ______________ 사이에 있으며, ____________을 가지고 있다.

4. 뇌척수액은 뇌의 __________ 내에서 발견되는 __________ 이라고 불리는 모세혈관망(capillary networks)에 의해 혈장에서 형성된다.

5. 뇌척수액은 대뇌 신경계를 순환하는 조직액(tissue fluid)이다. 각 위치는?
 1) 뇌 안에 있는 ______________________________
 2) 뇌 주위에 있는 ______________________________
 3) 척수 내에 있는 ______________________________
 4) 척수 주위에 있는 ______________________________

6. 뇌척수액의 2가지 기능을 쓰시오.
   1) ____
   2) ____

7. a) 뇌척수액은 2개의 지주막하강에서 흡수되어 ____________를 통하여 ____________ 에 있는 혈액으로 흐르게 된다.
   b) 정상적으로 흡수율 : 생성률은 ____________ (1:2, 1:1, 2:1)이다.

8. 다음은 척수와 뇌막에 대한 그림이다.
   각 번호에 해당되는 명칭을 한글과 영어로 쓰시오.

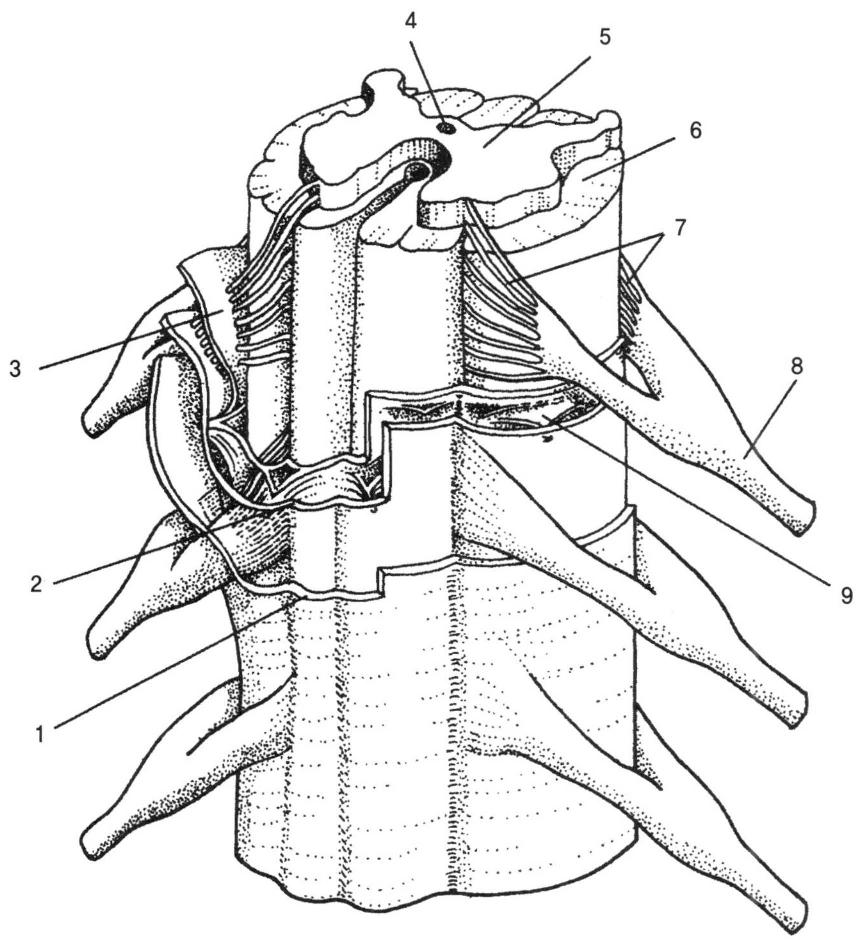

1) ____________________
2) ____________________
3) ____________________
4) ____________________
5) ____________________
6) ____________________
7) ____________________
8) ____________________
9) ____________________

9. 다음은 뇌척수액의 형성, 순환, 재흡수를 보여주는 그림이다.
각 번호에 해당하는 답을 한글과 영어로 쓰시오.

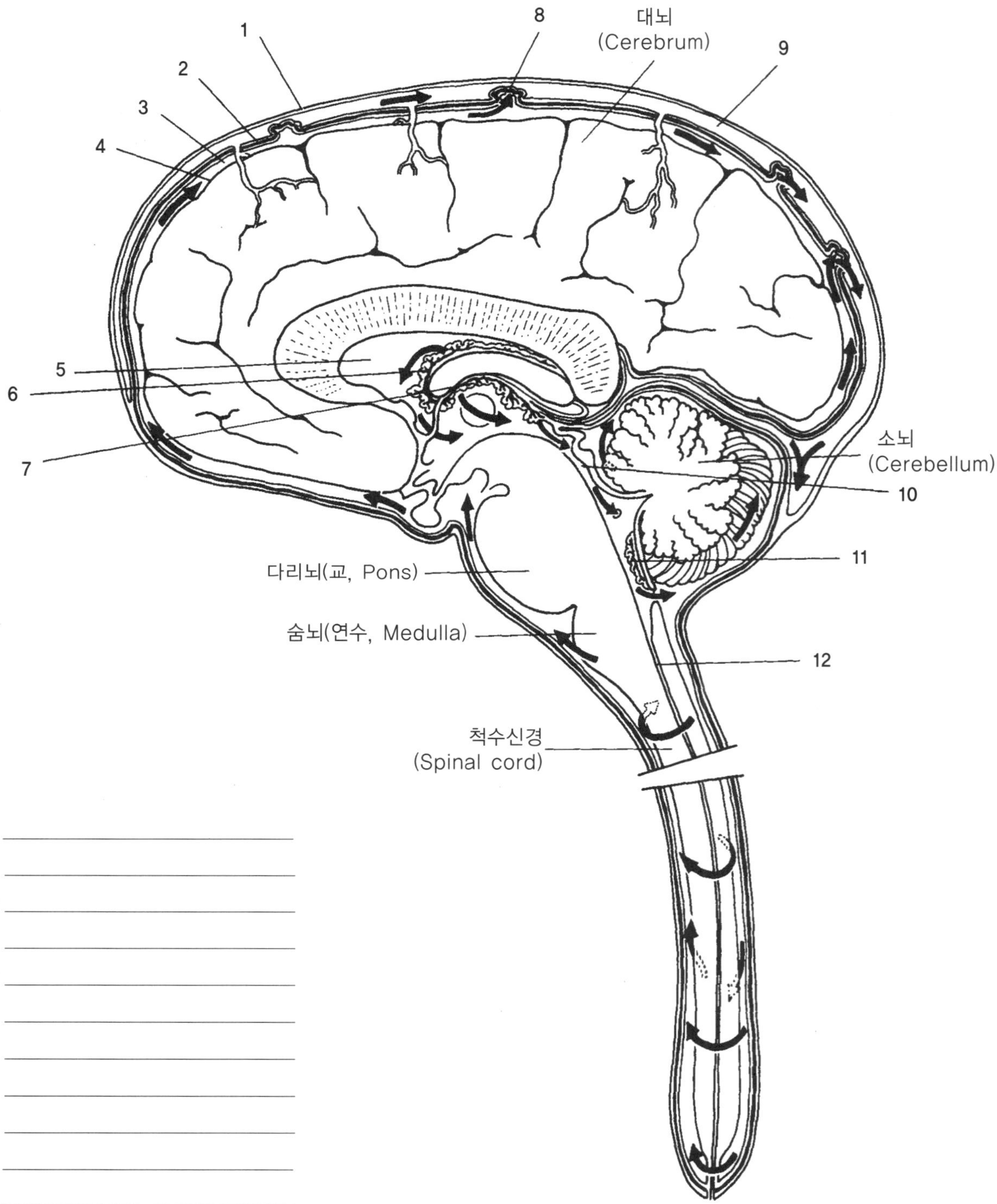

1) ____________________
2) ____________________
3) ____________________
4) ____________________
5) ____________________
6) ____________________
7) ____________________
8) ____________________
9) ____________________
10) ____________________
11) ____________________
12) ____________________

뇌신경(Cranial Nerves)

다음은 뇌신경의 이름을 순서대로 암기하는 데 도움이 되는 전통적인 연상기법이다; On Old Olympus Tiny Top A Finn And German Viewed A Hop(올림푸스산의 작은 정상 위에서 한 핀란드 사람과 독일사람이 한 홉열매를 바라보았다; 홉열매는 맥주는 만드는 데 사용되는 꽃이 있는 덩굴이다).

더욱 단시간에 암기를 돕는 방법이 있다: On One Onion, Tiny Tomatoes Acquired For A Guest Vegetarian Are Heaped(하나의 양파 위에 채식주의자인 한 손님을 위해 수확한 작은 토마토들이 쌓여 있다).

자신만의 연상기법을 만들어보자. 재미있게 만들수록 더욱 기억에 남을 것이다.

O ________ O ________ O ________ T ________ T ________ A ________ F ________

A ________ G ________ V ________ A ________ H ________ __

1. 다음 기능을 가진 뇌신경의 이름을 보기에서 골라 적어 넣으시오.

보기

갓돌림신경(외전신경, abducens)	혀인두신경(설인신경, glossopharyngeal)	시신경(optic)
더부신경(부신경, accessory)	혀밑신경(설하신경, hypoglossal)	삼차신경(trigeminal)
청신경(acoustic)	눈돌림신경(동안신경, oculomotor)	도르래신경(활차신경, trochlear)
얼굴신경(안면신경, facial)	후각신경(olfactory)	미주신경(vagus)

1) 시각 ________________
2) 청각 ________________
3) 미각 ________________, ________________
4) 후각 ________________
5) 평형감각 ________________
6) 침(타액)의 분비 ________________, ________________
7) 눈(안구)운동 ________________, ________________, ________________
8) 장의 연동 운동 ________________
9) 심박동수 감소 ________________
10) 말하기(후두) ________________, ________________
11) 혀의 운동 ________________
12) 어깨근의 수축 ________________
13) 동공 수축 ________________
14) 심장과 호흡반사에서의 감각 ________________, ________________
15) 얼굴(안면)과 치아의 감각 ________________
16) 얼굴근육의 수축 ________________
17) 씹기근(저작근)의 수축 ________________

2. 다음은 뇌 신경의 번호와 기능이 나타나는 곳을 나타낸 그림이다.
각 번호에 해당되는 내용을 한글과 영어로 쓰시오.

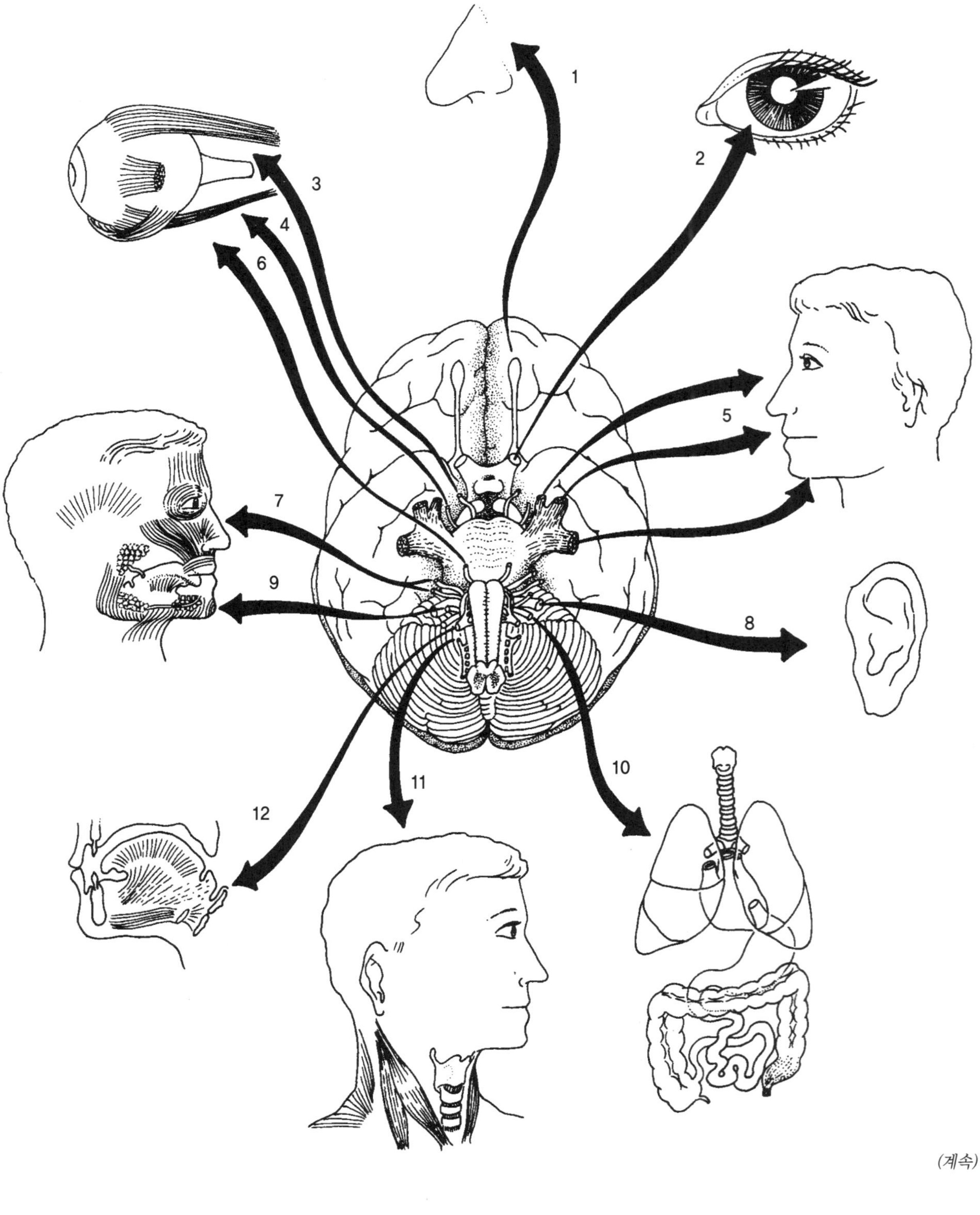

(계속)

(계속)

1) ______________________	2) ______________________
3) ______________________	4) ______________________
5) ______________________	6) ______________________
7) ______________________	8) ______________________
9) ______________________	10) ______________________
11) ______________________	12) ______________________

자율신경[The Automic Nervous Systems(ANS)]

1. 자율신경계는 내장효과기까지 운동 신경원으로 구성되어 있는데 ______________, ______________, ______________ 이다.

2. 자율신경계의 기능을 통합하는 뇌의 부분은 __________ 이다.

3. 자율신경계는 다음 2가지 부분으로 나뉠 수 있다.
   a) ____________ 신경이며 ____________ 상황에 활성화된다.
   b) ____________ 신경이며 ____________ 상황에 활성화된다.

4. 아래의 각 문장은 자율신경계의 한 측면에 대하여 언급한 것이다.
   교감신경계에 해당되면 "교", 부교감신경계에 해당되면 "부"를 각 빈 칸에 쓰시오.
   1) ____________절전신경원 세포체는 뇌와 엉치뼈(천골)의 척수에 있다.
   2) ____________ 절전신경원 세포체는 흉수와 요수에 있다.
   3) ____________ 대부분의 신경절은 척추관 외측의 두 고리(chains)에 위치해 있다.
   4) ____________신경절은 내장효과기 근처나 내에 위치한다.
   5) ____________ 단지 몇 개의 신경절후신경을 가진 하나의 신경절전 신경 시냅스는 모두 하나의 효과기로 간다.
   6) ____________ 하나의 절전신경원 뉴런이 많은 신경절후 신경원과 시냅스를 이루며 이는 많은 효과기로 간다.
   7) ____________ 모든 신경원은 신경전달물질인 아세틸콜린(acetylcholine)을 분비한다.
   8) ____________ 신경전달물질인 아세틸콜린(acetylcholine)과 노르에피네프린(norepinephrine)을 분비한다.

5. 다음은 자율신경계 전달로를 나타내는 그림이다.
각 번호에 해당되는 명칭을 쓰시오.

1) ______________________ 2) ______________________
3) ______________________ 4) ______________________
5) ______________________ 6) ______________________
7) ______________________ 8) ______________________
9) ______________________ 10) ______________________

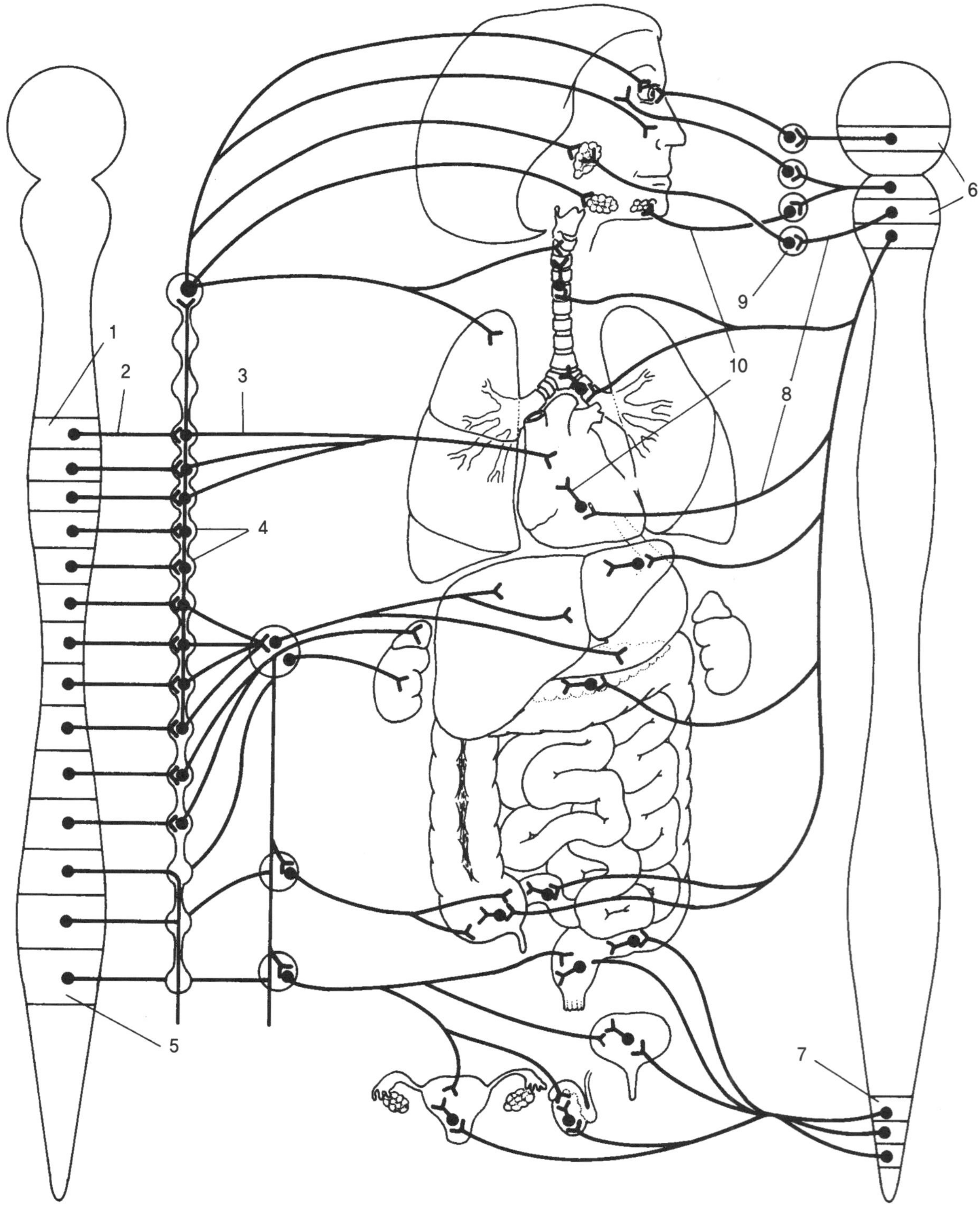

6. 각 내장 효과기에 적절한 교감, 부교감 반응을 완성하시오.

효과기	부교감 반응	교감 반응
1) 위와 장(샘)		
2) 위와 장(민무늬근)		느린 연동운동
3) 심장		
4) 홍채		
5) 방광	수축	
6) 기관지		
7) 침샘		분비 감소
8) 골격근의 혈관	없음	
9) 피부와 장기의 혈관		
10) 땀샘		
11) 간	없음	

퍼즐문제(Crossword Puzzle)

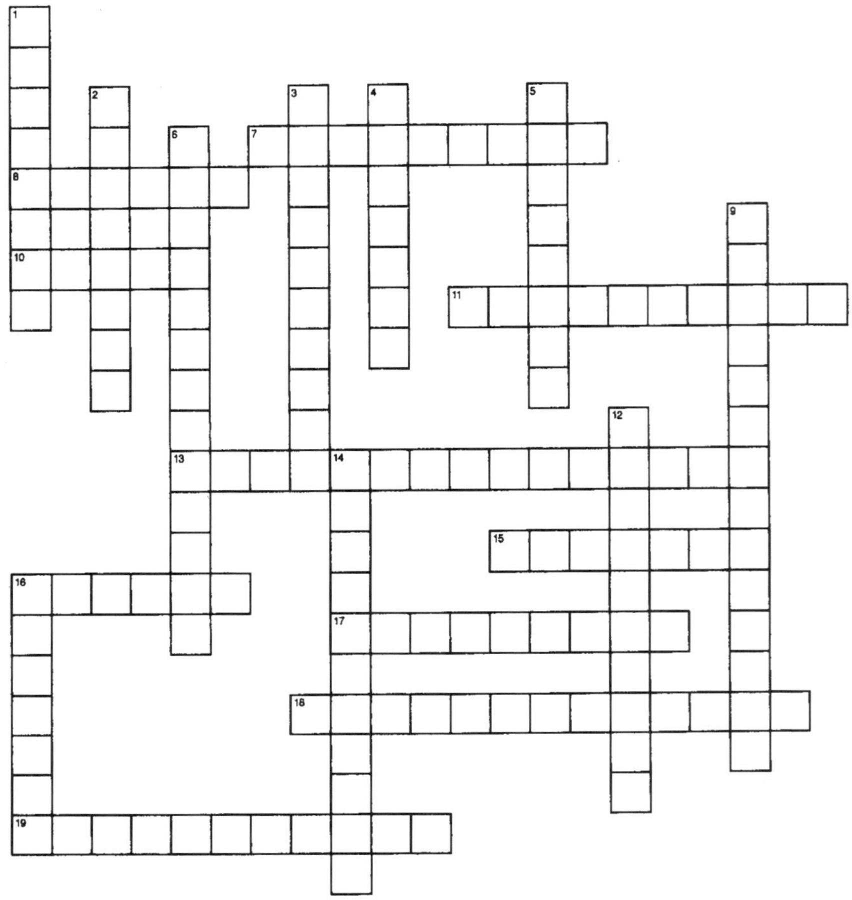

가로

7. 뇌와 척수의 내부에서 작용하는 세포
8. 자극에 불수의적인 반응
10. 수많은 뉴런의 가지돌기(수상돌기)와 축삭 집단
11. ___________ 신경계는 뇌신경과 척수신경으로 구성된다.
13. 이완 상태에서 우세한 자율신경계
15. ___________ 신경계는 뇌와 척수로 구성된다.
16. ___________ 신경은 31쌍이 있다.
17. ___________ 신경계는 내장을 작동시키는 운동 뉴런으로 구성된다.
18. 각 뇌실에 있는 모세관 연결망(두 단어)
19. 말꼬리와 같이 생긴 척추 신경(두 단어)

세로

1. 운동 또는 ___________ 신경(동의어)
2. 감각 또는 ___________ 신경(동의어)
3. ___________ 을 형성하는 슈반세포(schwann cell)의 신경핵과 세포질
4. ___________ 신경은 뇌로부터 나온 12쌍의 신경이다.
5. 내장에 있는 수용체로부터 나온 감각 신경원
6. 중추신경계 조직
9. 뇌의 좌우를 연결하는 부위(두 단어)
12. 뇌안의 4개의 공간
14. 스트레스 상황에서 우세한 자율신경계
16. 피부, 골격근, 관절의 수용체로부터 나온 감각신경원

임상적용(Clinical Applications)

1. a) 최씨부인은 고열과 심한 두통을 호소하는 5세된 아들을 데리고 병원으로 갔다. 의사는 이러한 증상은 __________ 이라고 하는 뇌척수막의 박테리아 감염에 의해 유발되었다고 의심하였다.
   b) 의사는 요추천자를 지시하였다. 이 과정은 수막낭에서부터 _________을 얻는 것이다.
   c) 뇌막염이 맞다면 뇌척수액은 외관상 ____________ 할 것이며 검사와 배양 시 __________ 와 __________ 가 있을 것이다.

2. a) 한씨는 70세된 노인으로 뇌졸중환자이다. 그는 오른팔을 움직일 수 없으며 머리를 오른쪽으로 굽힐 수도 없다.
   이것은 뇌졸중이 뇌의 __________ 측에 있는 __________ 에 있음을 나타낸다.
   b) 한씨는 그에게 말하는 모든 것을 이해하지만 질문에 답하기가 아주 어렵다. 이것은 _______________ 이 부분적으로 손상되었음을 의미한다.

3. a) 정양은 자동차 사고를 당하였으며 척수가 12번째 흉추 수준에서 절단되었다. 무릎뼈반사(슬개골반사) 같은 이 수준 이하의 척수 반사는 일어나지 않는다. 이것을 _________________ 라고 부른다.
   b) 정양은 손상수준 이하의 __________ 상실을 경험하게 될 것인데 자극이 신체하부에서 뇌로 갈 수 없기 때문이다.
   c) 다른 가능한 결과는 무엇인가? ______________________________
   d) 이유를 설명하시오.

   ____

4. a) 원씨는 낙상물에 머리(두부) 뒤편을 맞은 후 병원으로 온 건축업자이다. 의식은 명료하며 지남력이 있다. 다음의 사정은 뇌손상이 일어났는지를 알아보기 위하여 실행되었다. 맥박, 혈압, 호흡수는 정상 범주에 속하였다.
   이것은 __________ 가 적절히 기능하고 있음을 의미한다.
   b) 시각은 정상이다. 이것은 __________ 이 손상받지 않았음을 의미한다.
   c) 조정기능(coordination)은 좋으며 원씨는 요구 시 그의 코와 귀를 만질 수 있다. 이것은 ___________ 가 정상적으로 기능함을 의미한다.

사지선다형 문제 1(Multiple Choice Test 1)

※ 다음 문제를 읽고 옳은 답을 적어 넣으시오.

1. 수의적 운동을 시작하는 뇌의 구조는? _____
   a) 소뇌　　b) 마루엽(두정엽)
   c) 이마엽(전두엽)　　d) 시상하부

2. 수용기에서 중추 신경계로 충동(또는 자극)을 전달하는 신경원은? _____
   a) 감각
   b) 혼합
   c) 운동
   d) 원심성

3. 심박동수를 감소시키는 뇌신경은? _____
   a) 미주신경
   b) 갓돌림신경(외전신경)
   c) 더부신경(부신경)
   d) 혀밑신경(설하신경)

4. 심박동수와 혈압을 조절하는 뇌의 구조는? _____
   a) 대뇌
   b) 시상하부
   c) 소뇌
   d) 숨뇌(연수)

5. 뇌척수액은 다음에 의해 형성된다. _____
   a) 경막
   b) 맥락얼기
   c) 소뇌
   d) 숨뇌

6. 대뇌반구의 표면에 있는 회백질은? _____
   a) 대뇌겉질(대뇌피질)
   b) 개재신경원
   c) 지주막하강
   d) 연막

7. 신경원은 전기적으로 _________에 의해 절연되어 있다.
   a) 백질
   b) 말이집(수초, myelin)
   c) 신경교성상세포
   d) 개재신경원

8. 체온과 자율신경계를 조절하는 뇌 구조는? _____
   a) 시상
   b) 대뇌
   c) 숨뇌(연수)
   d) 시상하부

9. 신경원의 탈분극화 동안 Sodium 이온은? _____
   a) 세포밖에 머문다.
   b) 세포밖으로 나간다.
   c) 세포내에 머문다.
   d) 세포내로 들어온다.

10. 감각신경원으로 구성된 척수근은? _____
    a) 내근
    b) 외근
    c) 복근(전근, ventral root)
    d) 뒤뿌리근(후근, dorsal root)

11. 세포체로부터 충동을 전달하는 신경원은? _____
    a) 말이집(수초, myelin)
    b) 가지돌기(수상돌기)
    c) 축삭
    d) 슈반세포

12. 시냅스에서 신경충동은 다음에 의해 전달된다. ______
    a) 탈분극
    b) 말이집(수초, myelin)
    c) 신경전달체
    d) 재분극

13. 교감반응이 아닌 것은? ______
    a) 감소된 연동운동
    b) 감소된 심박동수
    c) 기관지 확장
    d) 동공 확대

14. 피부감각을 가지고 있는 대뇌겉질엽은? ______
    a) 이마엽(전두엽)
    b) 마루엽(두정엽)
    c) 관자엽(측두엽)
    d) 뒤통수엽(후두엽)

15. 척수내에서 운동신경원의 세포체는 ______ 내부에 포함되어 있다.
    a) 뒤뿌리근신경절(후근신경절, dorsal root ganglion)
    b) 백질
    c) 복근
    d) 회백질

16. 반사는? ______
    a) 자극에 대한 불수의적 반응
    b) 항상성을 유지하기 위한 의식적 결정
    c) 해석된 감각
    d) 느껴진 자극

17. 몸을 똑바로 유지하는 것은 ____________ 으로 이루어진다.
    a) 뇌반사
    b) 폄반사(신전반사)
    c) 굽힘반사(굴곡반사)
    d) 대뇌반사

18. 2개의 대뇌반구를 연결하는 것은? ______
    a) 이마엽
    b) 뇌들보(뇌량)
    c) 시상하부
    d) 숨뇌

19. 수막층의 위치를 바르게 기술한 것은? ______
    a) 중간-경막
    b) 내부-연막
    c) 외곽-지주막
    d) 중간-연막

20. 근육 긴장도와 조정기능을 조절하는 뇌의 구조는? ______
    a) 이마엽
    b) 숨뇌
    c) 소뇌
    d) 시상하부

21. 청각과 평형을 담당하는 뇌신경은? _____
  a) 갓돌림신경(외전신경)
  b) 도르래신경(활차신경)
  c) 청신경
  d) 미주신경

22. 다음 부교감 반응이 아닌 것은? _____
  a) 감소된 연동운동
  b) 동공 수축
  c) 방광 수축
  d) 증가된 타액분비

23. 척수군이 올바른 번호와 연결된 것은? _____
  a) 경수-7
  b) 흉수-5
  c) 요수-5
  d) 천수-12

24. 척수의 하행로는? _____
  a) 백질로 구성되어 있으며 뇌로부터 충동을 전달한다.
  b) 백질로 구성되어 있으며 뇌로 충동을 전달한다.
  c) 회백질로 구성되어 있으며 뇌로부터 충동을 전달한다.
  d) 회백질로 구성되어 있으며 뇌로 충동을 전달한다.

25. 대뇌겉질은 다음 중 어느 것과 같은 신경원으로 만들어졌는가? _____
  a) 척수의 백질(white matter)
  b) 척수의 회백질(gray matter)
  c) 뇌들보(뇌량, corpus callosum)
  d) 척수신경의 복근(ventral roots)

26. 해로운 자극에 오래 접하는 것을 막아주는 기능을 가진 것은? _____
  a) 대뇌
  b) 신장 반사(stretch reflexes)
  c) 소뇌
  d) 굽힘 반사

27. 혈액-뇌 방어벽(blood-brain barrier)을 형성하는 해부학적 특징은? ____
  a) 뇌 모세혈관과 성상교질세포(astrocyte)
  b) 뇌막과 뇌척수액
  c) 미세교질 세포(microglia)와 두개정맥동(cranial venous sinuses)
  d) 지주막하 공간과 맥락막총(choroid plexus)

28. 중추신경계 신경원의 수초(myelin sheath)는 무엇으로 만들어졌나? _____
  a) 성상교질 세포
  b) 슈반 세포(Schwann cells)
  c) oligodendrocytes
  d) 미세교질세포(microglia)

29. 뇌의 시각 부위(visual area)는 어디에 있는가? _____
    a) 이마엽
    b) 마루엽
    c) 관자엽
    d) 뒤통수엽

30. 말할 때의 몸짓과 같은 부수적인 움직임을 조절하는 뇌의 부분은? _____
    a) 자율신경절(autonomic ganglia)
    b) 대뇌바닥핵(대뇌기저핵, basal ganglia)
    c) 이마엽
    d) 관자엽

사지선다형 문제 2(Multiple Choice Test 2)

※ 다음 문제를 읽고 정답을 선택한 후 그 내용을 옳게 고쳐 쓰시오.

1. 다음 뇌척수액에 대한 문항 중 옳지 않은 것은?
    a) 뇌척수액은 뇌실에 있는 맥락얼기에 의해 생성된다.
    b) 뇌척수액은 중추신경계와 혈액 사이에서 영양물질과 노폐물을 교환한다.
    c) 뇌척수액은 대뇌동맥에 있는 혈액으로 재흡수된다.
    d) 뇌척수액은 뇌와 척수의 충격완충 작용을 한다.
    선택한 답을 올바르게 고쳐 쓰시오.

    ____

2. 다음 문항 중 뇌의 구조와 기능이 일치하지 않는 것은?
    a) 다리뇌(교)–호흡조절을 돕는다.
    b) 시상–불필요한 감각을 억제한다.
    c) 바닥핵(기저핵)–운동보조(accessory movement) 기능을 조절한다.
    d) 소뇌–수의적 운동을 시작한다.
    선택한 답을 올바르게 고쳐 쓰시오.

    ____

3. 말초신경과 신경핵에 대한 문항 중 옳지 않은 것은?
    a) 운동신경원은 CNS에서 효과기로 충동을 전달한다
    b) 혼합신경은 감각과 운동신경원 모두를 포함한다.
    c) 말초신경은 팔, 다리, 몸체에 있다.
    d) 감각신경원은 원심성 신경원이라고도 한다.
    선택한 답을 올바르게 고쳐 쓰시오.

    ____

4. 대뇌겉질엽과 담당기능이 일치하지 않는 문항은?
   a) 이마엽-수의적 운동을 시작한다.
   b) 마루엽-피부 감각 영역
   c) 뒤통수엽-청각 영역
   d) 관자엽-후각 영역
   선택한 답을 올바르게 고쳐 쓰시오.

   ____

5. 반사활에 관한 문항 중 옳지 않은 것은?
   a) 효과기는 반응하여 반사행동을 수행한다.
   b) 자극은 운동신경원에 의해 감지된다.
   c) 중추신경계는 하나 이상의 시냅스를 가지고 있다.
   d) 감각신경원은 수용체로부터 중추신경계에 충동을 전달한다.
   선택한 답을 올바르게 고쳐 쓰시오.

   ____

6. 뇌의 각 구조와 기능이 옳지 않은 것은?
   a) 중뇌–미각과 후각 반사
   b) 사상하부–뇌하수체 전엽의 분비를 조절한다.
   c) 숨뇌–호흡과 심박동수를 조절한다.
   d) 소뇌-–조정과 근육긴장도를 조절한다.
   선택한 답을 올바르게 고쳐 쓰시오.

   ____

7. 척수에 관한 문항 중 옳지 않은 것은?
   a) 회백질은 "H" 자 모양이며 운동 신경원과 개재신경원이 있다.
   b) 백질은 오름(상행) 및 내림(하행) 신경전달로를 형성하는 수초뉴런으로 구성되어 있다.
   c) 척수는 큰구멍(대후두공)에서 시작되어 제 1, 2 엉치뼈(천골) 사이의 활까지 뻗어 있다.
   d) 척수는 척추와 뇌척수액에 의해 물리적 손상으로부터 보호받는다.
   선택한 답을 올바르게 고쳐 쓰시오.

   ____

8. 척수신경에 관한 설명 중 옳지 않은 것은?
   a) 12쌍의 흉신경과 8쌍의 경신경이 있다.
   b) 각 척수신경은 2개의 신경근을 가지고 있다. 뒤뿌리근(후근), 앞뿌리근(전근) 또는 감각근
   c) 마미총(cauda equina)은 척수하단 아래로 뻗어져 있는 허리신경(요신경) 및 엉치신경(천골신경)이다.
   d) 목부(경부), 어깨, 팔에는 목신경이 분포한다.
   선택한 답을 올바르게 고쳐 쓰시오.

   ____

9. 신경원 구조에 대한 문항 중 옳지 않은 것은?
   a) 수초는 신경원의 전기적 절연장치이다.
   b) 축삭은 세포체에서부터 충동을 전달한다.
   c) 신경핵은 축삭말단 내에 위치한다.
   d) 말초신경의 신경초는 슈반세포에 의해 형성되며 손상된 축삭과 가지돌기(수상돌기)의 재생에 필요하다.
   선택한 답을 올바르게 고쳐 쓰시오.

   ____

10. 뇌척수막에 대한 설명 중 옳지 않은 것은?
    a) 대뇌의 경막은 2개의 층으로 되어 있고 대뇌정맥굴이 2개층 사이에 있다.
    b) 연막은 가장 외곽층이며 뇌와 척수의 표면에 있다.
    c) 지주막하강은 지주막과 연막 사이에 있으며 뇌척수액을 가지고 있다.
    d) 지주막융모는 재흡수된 뇌척수액이 혈액으로 들어가는 경로이다.
    선택한 답을 올바르게 고쳐 쓰시오.

    ____

11. 대뇌기능에 관한 문항 중 옳지 않은 것은?
    a) 미주신경–연동운동 증가와 심박동수 감소
    b) 얼굴신경(안면신경)과 혀인두신경(설인신경)–침 분비
    c) 혀밑신경(설하신경)–혀의 운동
    d) 후각신경–미각
    선택한 답을 올바르게 고쳐 쓰시오.

    ____

12. 자율신경계에 관한 문항 중 옳지 않은 것은?
    a) 교감신경은 긴장상태에서 활성화된다.
    b) 부교감신경은 기관지를 수축시키고 연동운동을 억제시킨다.
    c) 교감신경은 간에서 글리코겐을 포도당으로 전환하게 된다.
    d) 부교감신경은 4쌍의 대뇌신경에 있다.
    선택한 답을 올바르게 고쳐 쓰시오.

    ____

13. 자율신경계에 관한 문항 중 옳지 않은 것은?
    a) 교감신경은 심박동수를 증가시킨다.
    b) 부교감신경은 이완상태에서 활성화된다.
    c) 교감신경은 미주신경을 포함한다.
    d) 부교감신경절은 효과기(visceral effectors) 근처나 안에 위치한다.
    선택한 답을 올바르게 고쳐 쓰시오.

    ____

14. 신경충동에 관한 문항 중 옳지 않은 것은?
   a) 충동을 전달하지 않을 때 신경원 막은 외부가 양극이고 내부가 음극이다.
   b) 탈분극 동안 K^+은 세포내로 전격 이동한다.
   c) 탈분극 동안 신경원 막은 외부가 음극이고 내부가 양극이다.
   d) 재분극 동안 K^+은 세포밖으로 빠져나간다.
   선택한 답을 올바르게 고쳐 쓰시오.

   ____

사지선다형 문제 3(Multiple Choice Test 3)

※ 이번 장의 내용과 관련된 문제입니다. 주의 깊게 읽고 옳은 답을 모두 고르시오.

1. 신경과 신경충동에 대한 설명으로 옳은 것은?
   a) 탈분극은 신경세포에서 칼륨이온이 방출되면서 일어난다.
   b) 말초신경은 많은 신경세포와 슈반세포로 구성되어 있다.
   c) 신경충동은 신경세포막을 따라 이동할 때 전기적인 성질을 갖는다.
   d) 신경충동은 시냅스에서 화학적으로 전달된다.
   e) 혼합신경은 구심성 신경세포와 연합 신경세포를 포함한다.
   f) 활동전위는 이동하는 나트륨 이온을 위한 잠재적인 에너지이다.

2. 척수와 척수반사에 대한 설명으로 옳은 것은?
   a) 척수신경은 감각신경과 운동신경이 함께 있는 혼합신경이다.
   b) 운동신경세포체는 척수의 회색질에 있다.
   c) 척수의 상부 말단은 큰구멍(대후두공)에 있다.
   d) 뇌는 굽힘반사(굴곡반사)가 빠르게 일어나도록 한다.
   e) 10쌍의 목신경(경추신경)은 머리와 목으로 뻗어있다.
   f) 척수신경의 운동근은 뒤뿌리근(배근,후근)이다.
   g) 반사는 감각신경세포와 운동신경세포를 모두 필요로 한다.
   h) 신전반사는 날카로운 물체로부터 우리를 보호한다.

3. 뇌에 대한 설명으로 옳은 것은?
   a) 호흡중추는 시상하부에 있다.
   b) 시상은 체온을 조절한다.
   c) 시각영역은 눈 바로 뒤에 있는 이마엽(전두엽)에 있다.
   d) 수의적 움직임의 조정은 중뇌에 의해 조절된다.
   e) 뇌들보(뇌량)는 소뇌의 반구를 연결한다.
   f) 식욕과 수분의 균형은 연수에 의해 조절된다.
   g) 바닥핵(기저핵)은 수의적 움직임을 개시한다.
   h) 청각영역은 뒤통수엽(후두엽)에 있다.

i) 이마엽은 피부감각 영역을 포함한다.
j) 관자엽(측두엽)은 후각과 미각 영역을 포함한다.

4. 뇌신경에 대한 설명으로 옳은 것은?
a) 미각은 혀밑신경(설하신경)의 기능이다.
b) 미주신경은 장의 연동운동을 증가시킨다.
c) 안구의 움직임은 갓돌림신경(외전신경)과 시신경의 기능이다.
d) 치아의 감각은 삼차신경의 기능이다.
e) 어깨근육은 도르래신경(활차신경)에 의해 움직인다.
f) 청각과 평형감각 모두 청신경의 기능이다.
g) 후각은 상부 구강에 있는 후신경을 필요로 한다.
h) 혀의 움직임은 혀인두신경(설인신경)의 기능이다.

5. 뇌척수막과 뇌척수액에 대한 설명으로 옳은 것은?
a) 지주막하공간은 지주막과 연막 사이에 있다.
b) 모든 3개의 뇌막은 섬유성결합조직으로 이루어져 있다.
c) 뇌척수액(CSF)은 뇌실에서 생산된다.
d) 머리(두개)의 뇌척수액은 순환하지만 척수의 뇌척수액은 정체되어 있다.
e) 뇌척수액은 사실상 중추신경계의 조직액이다.
f) 뇌척수막은 매우 두껍기 때문에 중추신경계를 보호하는 충격흡수제이다.
g) 뇌척수액의 재흡수는 생산률을 맞추기 위해서이다.
h) 요추천자의 부위는 흉추의 뇌막낭이다.

6. 자율신경계에 대한 설명으로 옳은 것은?
a) 부교감신경영역은 심장박동수를 증가시킨다.
b) 교감신경영역은 2개의 신경전달물질(노르에피네프린, 에피네프린)이 있다.
c) 원심성 효과기 주위 신경절은 교감신경이다.
d) 부교감신경영역은 머리엉치(두개천골, craniosacral) 영역이다.
e) 교감신경영역은 소화를 늦춘다.
f) 미주신경은 교감신경영역의 일부이다.
g) 동공확대는 부교감신경반응이다.
h) 기관지확장은 교감신경반응이다.

제 9 장

감 각
(The Senses)

제9장에서는 감각수용기를 포함하고 있는 장기와 감각에 있어서 신경계의 역할을 다루고자 한다. 감각은 우리에게 내 · 외 환경의 변화에 대한 정보를 지속적으로 제공한다.

감각통로(Sensory Pathway)

※ 빈칸에 옳은 답은 적어 넣으시오.

1. 감각통로의 4가지 구성 요소를 기술하시오.
   1) ______________________________
   2) ______________________________
   3) ______________________________
   4) ______________________________

2. 수용체의 기능은 ____________를 찾아내어 ____________을 발생시키는 것이다.

3. 감각신경원은 ____________ 에서부터 ____________ 까지 충동을 전달한다.

4. 감각로는 감각충동을 ____________________ 의 특수영역까지 전달하는 ____________ 에 있는 백질로 구성되어 있다.

5. 대부분의 감각영역은 뇌의 ______________________ 부분에 위치한다. 이 부분은 감각을 느끼고 투사하고, 해석한다.

감각의 특성(Characteristics of Sensations)

1. 감각의 특성에 대한 설명으로 옳은 답을 ***알파벳으로 적어 넣으시오.***
   1) 투사(projection) ______________________________
   2) 강도(intensity)______________________________
   3) 대조(contrast)______________________________
   4) 적응(adaptation) ______________________________
   5) 잔상(after-image) ______________________________

   A. 일부 감각은 다른 감각보다 더 강하게 느껴진다.
   B. 현재의 감각은 뇌에서 이전의 감각과 비교할 때 과장되게 느껴질 수 있다.
   C. 자극이 계속 있으나 그 자극을 인식하지 못하게 된다.
   D. 감각은 수용기가 자극되어진 부위로부터 발생한다.
   E. 자극이 멈춰도, 우리는 계속 감각을 인식한다.

피부감각(Cutaneous Senses)

1. a) 피부감각을 느끼는 수용체는 피부의 어디에 위치하는가?
   ____
   b) 이 수용기는 _______________에 대한 정보를 우리에게 제공한다.

2. a) _______________ , _______________ , _______________ , _______________ 수용체는 자유신경 말단(free nerve ending)에 위치한다.
   b) _______________ , _______________ 수용체는 피낭성 신경 말단(encapsulated nerve ending)에 위치한다.

3. 피부감각의 감각영역은 대뇌의 ________________ 엽에 위치한다.

4. 연관통증(관련통, referred pain)은 _______________에서 시작된 통증이 ______________에서 느껴지는 것을 말한다.

5. 연관통증(관련통, referred pain)의 예를 드시오.
   통증이 시작된 부위 _______________ , 통증이 느껴지는 부위 _______________
   통증이 시작된 부위 _______________ , 통증이 느껴지는 부위 _______________

근육감각(Muscle Sense)

1. 근육감각의 수용체는 ________________ 라고 부르며, 이 수용체는 근육의 ________________ 을 수용한다.

2. a) 의식이 되는 근육감각의 감각영역은 대뇌겉질(대뇌피질)의 _______________엽에 위치한다.
   b) 의식이 되지 않은 근육감각을 이용하여 수의적 움직임을 조정하는 뇌는 _______________ 이다.

3. 근육감각의 중요성을 간단히 설명하시오.

____

____

배고픔과 목마름(Hunger and Thirst)

1. 내장감각의 특성에 대한 설명으로 옳은 답을 ***알파벳으로 적어 넣으시오. 해답은 3개씩입니다.***

   1) 배고픔(hunger) ______________________

   2) 목마름(thirst) ______________________

   A. 인체내 수분 함량의 변화를 수용하는 시상하부의 수용체
   B. 혈액내 영양소의 변화를 수용하는 시상하부의 수용체
   C. 위에 투사(projection)된다.
   D. 입과 인두에 투사된다.
   E. 적응된다.
   F. 적응되지 않는다.

미각과 후각(Taste and Smell)

1. 미각과 후각의 특성에 대한 설명으로 옳은 답을 ***알파벳으로 적어 넣으시오. 해답은 4개인 것과 6개인 것이 있습니다.***

   1) 미각 ______________________

   2) 후각 ______________________

   A 비강 상부에 있는 화학수용체이다.
   B. 혀의 맛봉오리(미뢰, taste buds)에 있는 화학수용체이다.
   C. 충동이 관자엽(측두엽)의 감각영역에서만 해석된다.
   D. 충동이 관자엽과 마루엽(두정엽)이 겹쳐지는 감각영역에서 해석된다.
   E. 안면신경에서 감지된다.
   F. 후신경에서 감지된다.
   G. 혀인두신경(설인신경)에서 감지된다.
   H. 이 수용기는 침에 용해된 화학물질을 감지한다.
   I. 이 수용기는 기화된 화학물질을 감지한다.
   J. 이 감각으로 생각되는 것의 많은 부분이 실제로는 다른 감각이다.

2. 다음은 두부의 정중 시상면 그림이다.
각 번호에 해당하는 명칭을 한글과 영어로 쓰시오.

1) ____________________ 2) ____________________
3) ____________________ 4) ____________________
5) ____________________

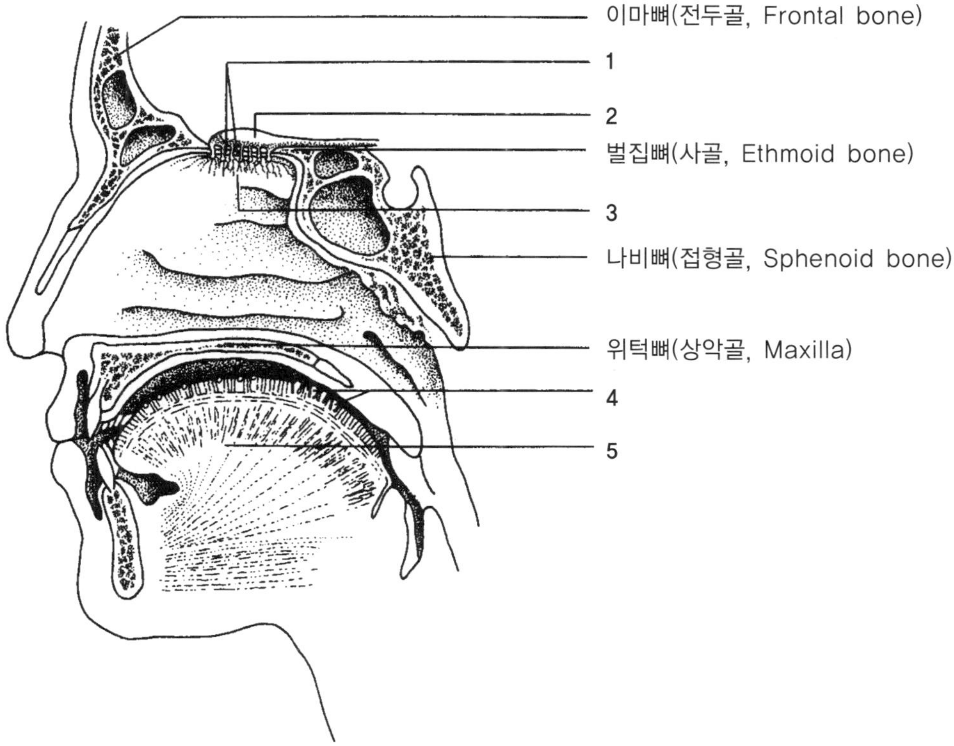

안구 외부구조(The Eye-Structures Outside the Eyeball)

1. 각 안구 외부구조에 대한 설명으로 옳은 답을 ***알파벳으로 적어 넣으시오.***

1) 눈물샘(누선, lacrimal glands) ____________
2) 안검(eyelids) ____________
3) 결막(conjunctiva) ____________
4) 눈썹(eyelashes) ____________
5) 코눈물관(비루관, nasolacrimal duct) ____________
6) 용해체(lysozyme) ____________
7) 눈물(tears) ____________

A. 비강으로 눈물을 받아들인다.
B. 대부분이 수분으로 구성되어 있으며, 안구의 전면을 적시고 있다.
C. 먼지가 눈으로 들어오는 것을 막아 주는 작은 털
D. 안구안에 위치하며, 눈물을 분비한다.
E. 안구 전면에 세균의 증식을 방지하는 효소
F. 안검 내부와 안구의 흰 부분을 덮고 있는 얇은 막
G. 골격근을 포함하고 있으며, 안구 전면에 눈물이 퍼지도록 한다.

2. 다음은 안구의 전면 그림이다.
   각 번호에 해당되는 명칭을 한글과 영어로 쓰시오.
   1) ______________________ 2) ______________________
   3) ______________________ 4) ______________________
   5) ______________________ 6) ______________________

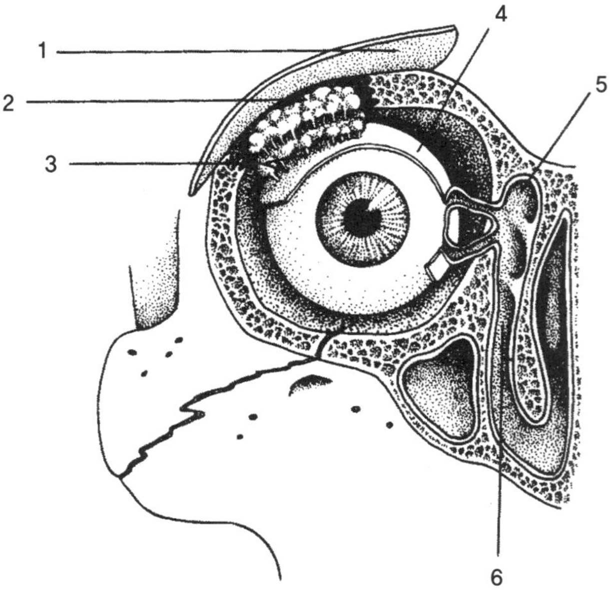

3. a) 안구 외부는 외안근(extrinsic muscle)이 있다. 이들은 안구의 표면과 ____________ 에 부착되어 있다.
   b) 외안근은 몇 개 있습니까? ______________
   c) 외안근의 기능은 무엇입니까? ______________

4. 안구의 움직임을 담당하는 뇌신경의 이름을 쓰시오.

   ________________ , ________________ , ________________

안구(The Eye–Eyeball)

1. a) 안구는 3개의 층으로 되어 있다. 외막은 ____________ 으로 구성되어 있으며 이것은 ______________ 조직이다.
   b) 중막은 ____________ 이다.
   c) 내막은 신경조직으로 구성되어 있는 ____________ 이다.

2. 안구의 각 구조나 물질에 대한 설명으로 옳은 답을 ***알파벳으로 적어 넣으시오.***

1) 시신경(optic nerve) ______
2) 간상체(rods) ______
3) 추상체(cones) ______
4) 유두(optic disc) ______
5) 맥락막층(choroid layer) ______
6) 모양체(ciliary body) ______
7) 각막(cornea) ______
8) 외안근(extrinsic muscles) ______
9) 홍채(iris) ______
10) 수정체(lens) ______
11) 망막중심오목(중심와, fovea)(fovea) ______
12) 후방(posterior cavity) ______
13) 전방(anterior cavity) ______
14) 안방수(aqueous humor) ______
15) 유리체액(초자체, vitreous humor) (vitreous humor) ______
16) 공막(sclera) ______
17) 망막(retina) ______
18) 슐렘관(canal of schelemn) ______

A. 빛을 흡수하는 색소를 포함하고 있으며 안구 내에서 수명(눈부심)을 예방한다.
B. 빛의 굴절을 조정한다.
C. 색깔을 감지하는 수용기이다.
D. 추체만 있는 망막의 부분이다.
E. 동공의 크기를 조절한다.
F. 망막으로부터 뇌로 충동을 전도하는 신경이다.
G. 각막과 수정체 사이에 위치하며, 안방수를 포함한다.
H. 빛을 굴절하는 공막의 투명한 부분이다.
I. 시각 수용체를 가지는 안구의 층이다.
J. 안방수를 재흡수하는 소정맥이다.
K. 수정체와 망막 사이에 위치하며, 유리체액(초자체, vitreous humor)를 포함하고 있다.
L. 시신경이 통과하는 망막의 부분, 이 부위에는 간상체와 추상체가 없다.
M. 망막이 제 위치에 위치하도록 지지한다.
N. 안구의 흰 부분이다.
O. 안구의 조직액, 수정체와 각막에 영양공급을 한다.
P. 안구를 위로, 아래로, 옆으로 움직인다.
Q. 수정체의 모양을 변화시키기 위해 수축한다.
R. 로돕신(rhodopsin)을 가지며, 빛을 감지한다.

3. 다음은 안구 종단면의 그림이다.
각 번호에 해당되는 명칭을 한글과 영어로 쓰시오.

1) ______ 2) ______
3) ______ 4) ______
5) ______ 6) ______
7) ______ 8) ______
9) ______ 10) ______
11) ______ 12) ______
13) ______ 14) ______
15) ______ 16) ______
17) ______ 18) ______
19) ______ 20) ______
21) ______

(계속)

(계속)

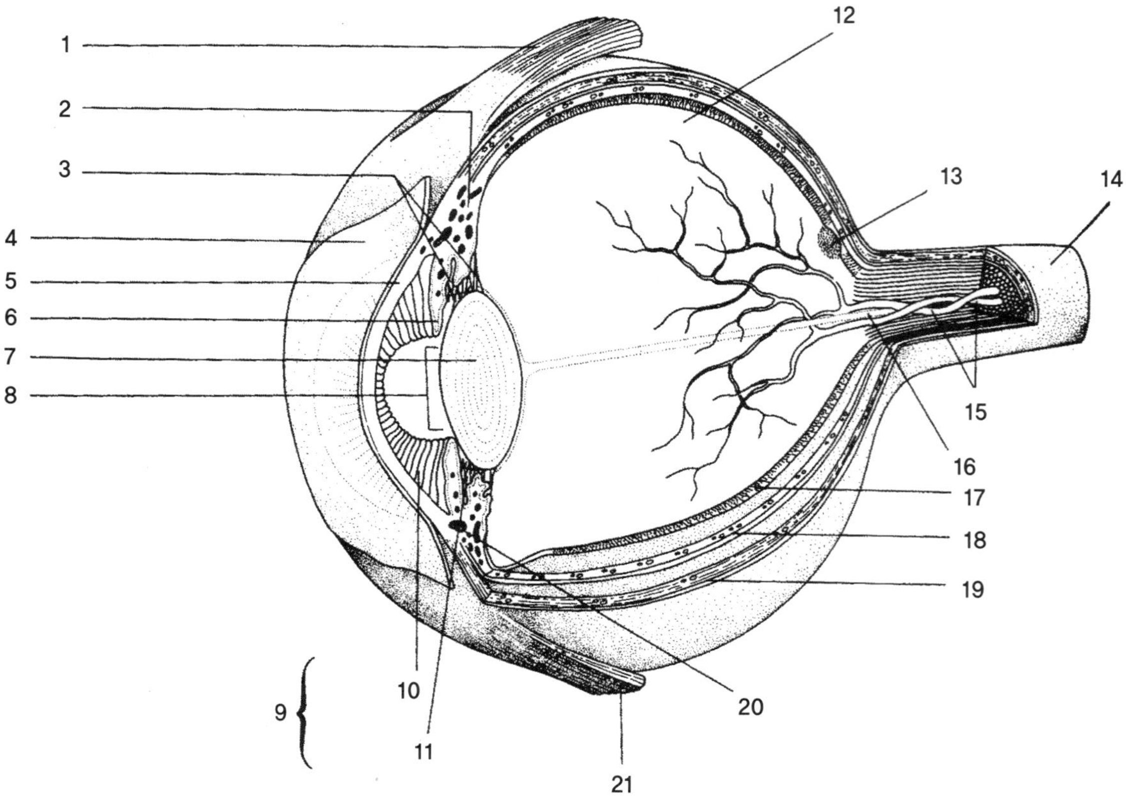

4. 시각에 관여하는 신경의 이름을 쓰시오.
   1) 시각을 담당하는 신경은 ______________ 이다.
   2) 동공을 수축시키는 뇌신경은 ______________ 이다.
   3) 동공을 이완시키는 신경은 ______________ 이다.

5. a) 시각영역은 대뇌겉질의 ______________ 엽에 있다.
   b) 시각영역은 양쪽 눈에서 받아들여진 약간 다른 상(image)을 하나의 상으로 병합시킨다.
   이를 _____________라 한다.
   c) 망막에서는 상이 거꾸로 맺혀지므로, 시각영역에서는 이 상을 다시 _____________에 맺히게 한다.

시력의 요약(Summary of Vision)

1. 시각에 관여하는 기관에서 발생하는 시각경로의 번호를 넣으시오.

광선 → ____1____ 각막(cornea)
________ 유리체액(초자체, vitreous humor)(vitreous humor)
________ 시신경(optic nerve)
________ 안방수(aqueous humor)
________ 뒤통수엽(후두엽, occipital lobe)
________ 수정체(lens)
________ 망막(retina)

귀(The Ear)

1. 귀는 ________ 감각과 ________ 감각의 수용체를 가지고 있다.

2. 귀를 구성하는 3가지 주요 부분의 이름을 쓰시오.

________________,
________________,
____

외이(Outer Ear)

1. a) 귀바퀴(이개, auricle, pinna)는 ________ 에 의해 지지되는 피부로 구성되어 있다.
   b) 귀바퀴는 주요 기능을 담당하는가?

   ____

   그 이유를 쓰시오.

   ____

2. a) 이도(ear canal)는 ________ 골 내에서 터널을 형성한다.
   b) 이도의 진피(dermis)에서 발견되는 샘(선, gland)의 이름을 쓰시오.

   ____

   c) 이 샘(선, gland)에서는 무엇이 분비되는가?

   ____

가운데귀(Middle Ear)

1. 가운데귀(중이)는________________ 로 채워져 있는 ________________ 골 내의 강(cavity)이다.

2. 가운데귀에 대한 설명으로 옳은 답을 ***알파벳으로 적어 넣으시오.***

 1) 고막(eardrum) ____________________
 2) 망치뼈(추골, malleus) ____________________
 3) 이관(Eustachian tube) ____________________
 4) 등자뼈(등골, stapes) ____________________
 5) 모루뼈(침골, incus) ____________________

 A. 고막 양측의 압력을 균일하게 유지시키기 위해 공기가 중이강으로 들어오거나 나가는 것을 가능하게 한다.
 B. 이도의 끝 부분으로 음파에 의해 진동한다.
 C. 모루뼈(incus)로부터 내이의 타원창(난원창, oval window)까지 진동을 전달한다.
 D. 망치뼈로부터 등자뼈까지 진동을 전달한다.
 E. 고막으로부터 모루뼈까지 진동을 전달한다.

3. 다음은 귀의 그림이다.
 각 번호에 해당되는 명칭을 한글과 영어로 쓰시오.

 1) ____________________ 2) ____________________
 3) ____________________ 4) ____________________
 5) ____________________ 6) ____________________
 7) ____________________ 8) ____________________
 9) ____________________ 10) ____________________
 11) ____________________ 12) ____________________

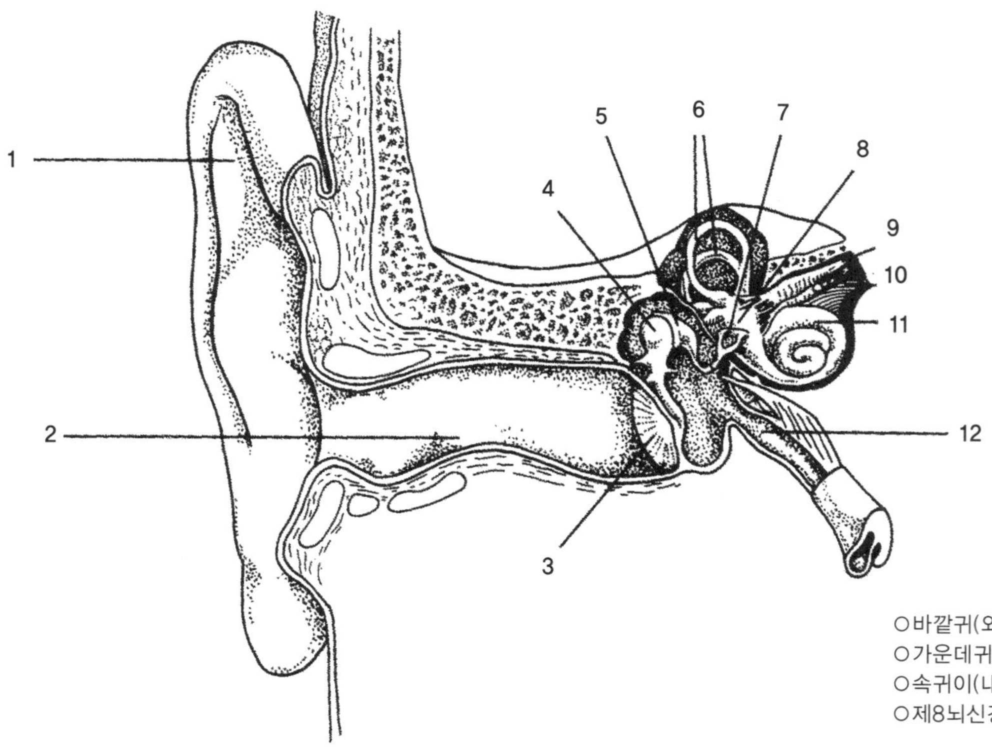

○바깥귀(외이, Outer Ear)
○가운데귀(중이, Middle Ear)
○속귀이(내이, Inner Ear)
○제8뇌신경(8th Cranial nerve)

속귀(Inner Ear)

1. 속귀(내이)는 ________________ 을 함유하며 ________________ 에 싸여 있는 _______________ 골 내의 강(cavity)이다.

2. 속귀 안에는 청각과 평형감각을 담당하는 수용체가 있다. 이들 구조의 이름을 쓰시오.
   1) ____________________ 운동 균형을 위한 수용체 포함
   2) ____________________ 청각을 위한 수용체 포함
   3) ____________________ 체위 균형을 위한 수용체 포함

3. a) 이들 수용체는 모두 유모세포(hair cells)라 부른다. 각각의 청각세포 집단은 다른 종류의 자극에 반응하고 __________________를 생성한다.
   b) 이들 충격을 뇌로 전달하는 뇌신경 이름은?
   ____

4. a) 달팽이관에서 청각세포는 ______________ 의 일부이다.
   b) 달팽이관 안에 있는 ______________가 진동하여 유모세포가 구부러지면 신경 충격이 생성된다.
   c) 제8뇌신경은 이들 충격을 대뇌의 ______________엽에 있는 청각부위로 전달한다.

5. a) 속귀의 타원주머니(난형낭, utricle)와 둥근주머니(구형낭, saccule)는 __________라 부르는 곳에 위치한 2개의 막성주머니이다.
   b) 그들의 유모세포는 ______________라 부르는 크리스탈을 포함하고 있는 젤라틴막 안에 자리잡는다.
   c) 그들의 유모세포는 ______________를 변화시키는 위치로 ___________가 끌어당겨짐으로서 구부러진다.

6. a) 각각의 속귀 안에는 ______________개의 반고리뼈관(반규관, semicircular canals)이 있다.
   b) 그들의 유모세포는 ______________에 대한 반응으로 구부러진다.

7. a) 타원주머니와 둥근주머니 그리고 반고리뼈관(반규관, semicircular canals)으로 부터의 신경충격은 뇌의 _____________와 ______________ 부위로 전달되어 잠재의식 수준에서도 평형을 유지하게 해 준다.
   b) 그리고 ______________로 전달되어 체위 변화나 움직임을 알아차리게 해준다.

8. 다음은 내이의 그림이다.
각 번호에 해당되는 명칭을 한글과 영어로 쓰시오.

1) ____________________ 2) ____________________
3) ____________________ 4) ____________________
5) ____________________ 6) ____________________
7) ____________________ 8) ____________________
9) ____________________ 10) ____________________
11) ____________________ 12) ____________________
13) ____________________ 14) ____________________
15) ____________________ 16) ____________________

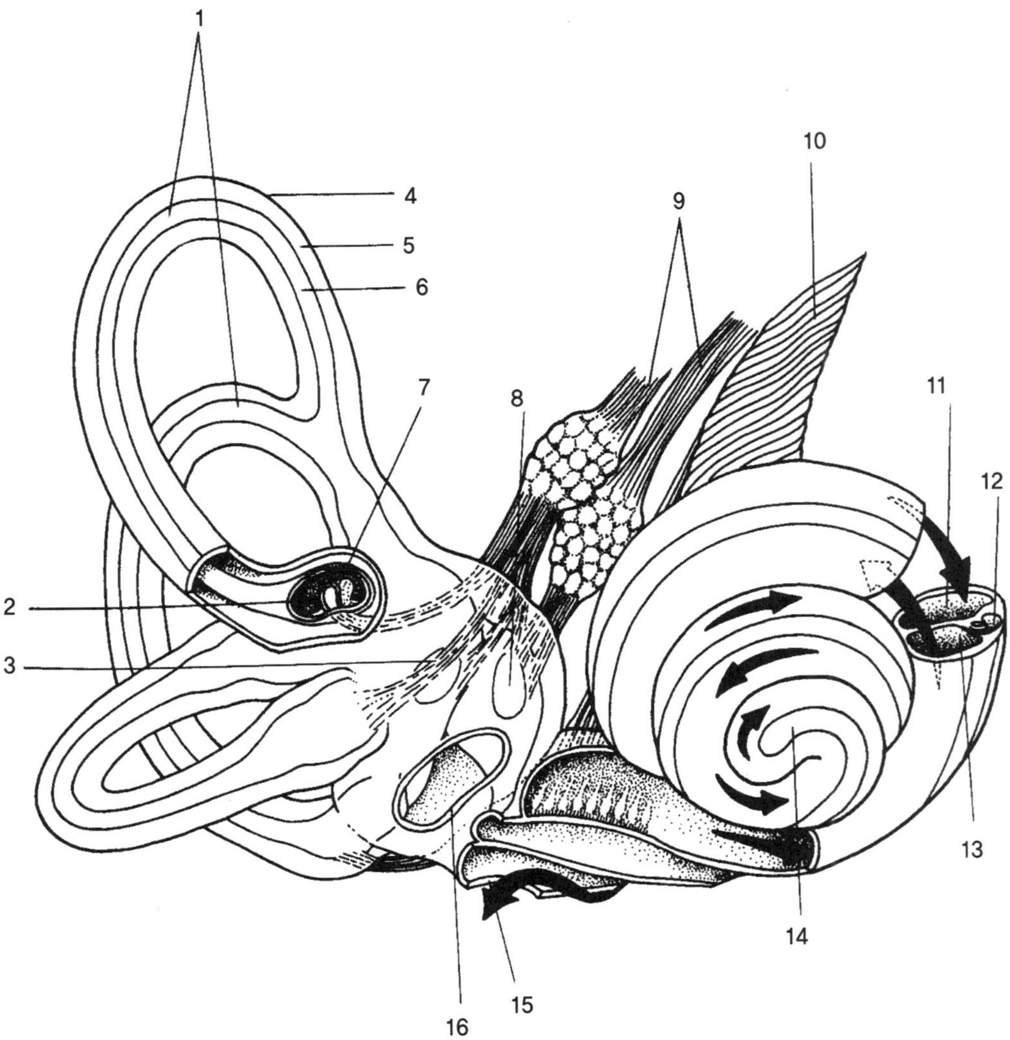

9. 다음은 평형에 관여하는 속귀(내이)의 그림이다.
각 번호에 해당하는 내용을 한글과 영어로 쓰시오.

1) ______________ 2) ______________
3) ______________ 4) ______________
5) ______________ 6) ______________
7) ______________ 8) ______________

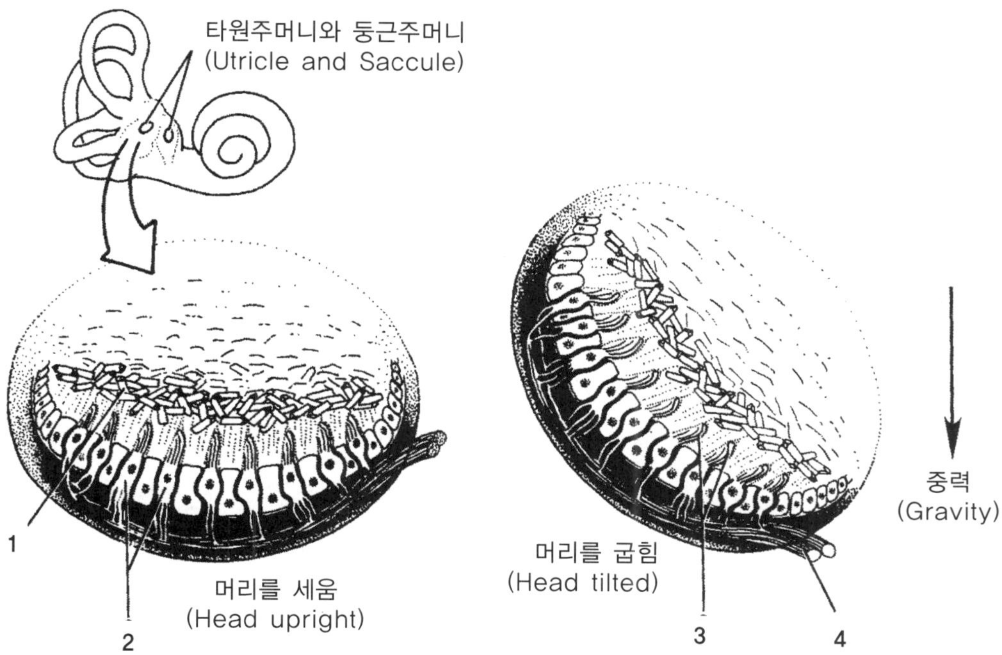

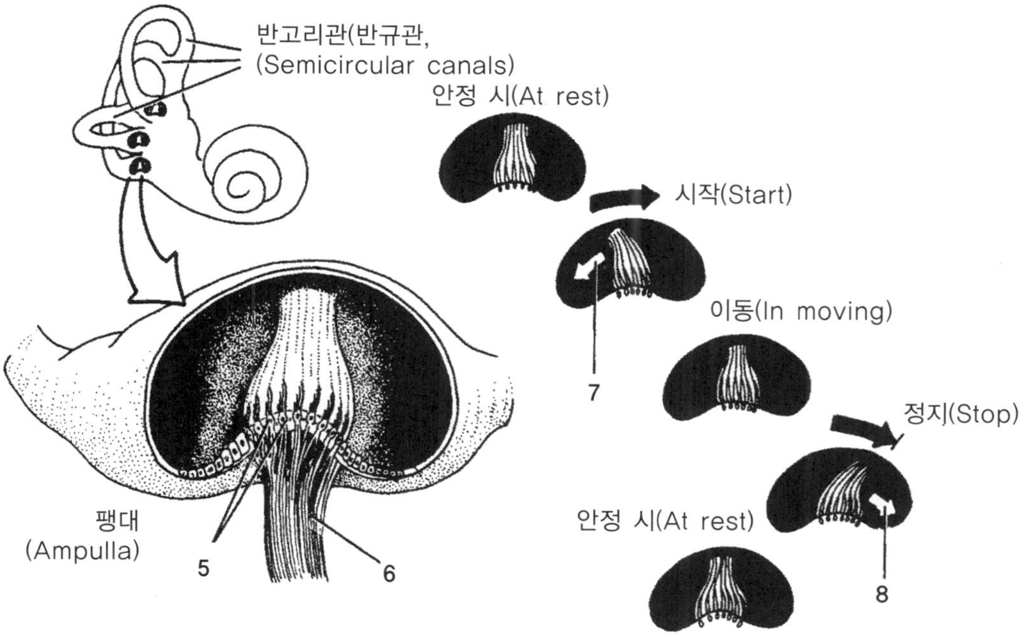

청각의 요약(Summary of Hearing)

1. 청각에 관여하는 기관에서 발생하는 청각 경로의 번호를 넣으시오.

음파 → ____1____ 고막(ear drum)
________ 타원창(oval window)
________ 모루뼈(침골, incus)
________ 제8뇌신경(8th cranial nerve)
________ 망치뼈(추골, malleus)
________ 등자뼈(등골, stapes)
________ 달팽이(와우, cochlea)내의 액체
________ 코르티기관(organ of corti)내의 유모세포(hair cells)
________ 관자엽(측두엽, temporal lobes)

2. 등자뼈(등골)가 타원창(난원창) 안에서 압박을 받으면, ________는 청각세포의 손상을 예방하기 위해 부풀어오른다.

동맥수용체(Arterial Receptors)

1. 동맥혈압의 변화를 감지하는 수용체는 ________ 과 ________에 있다.

2. ________ 의 변화를 감지하는 화학수용체는 ________와 ________에 혈액 안에 있다.

3. a) 이들 수용체들이 충격을 변화하고 생성할 때 우리는 감각을 느끼지 못하지만 이 정보는 ________ 또는 ________ 를 변화시키는 데 사용되곤 한다.
   b) 뇌의 어떤 부분이 이들 중요 기능을 조절하는가?
   ____

퍼즐문제(Crossword Puzzle)

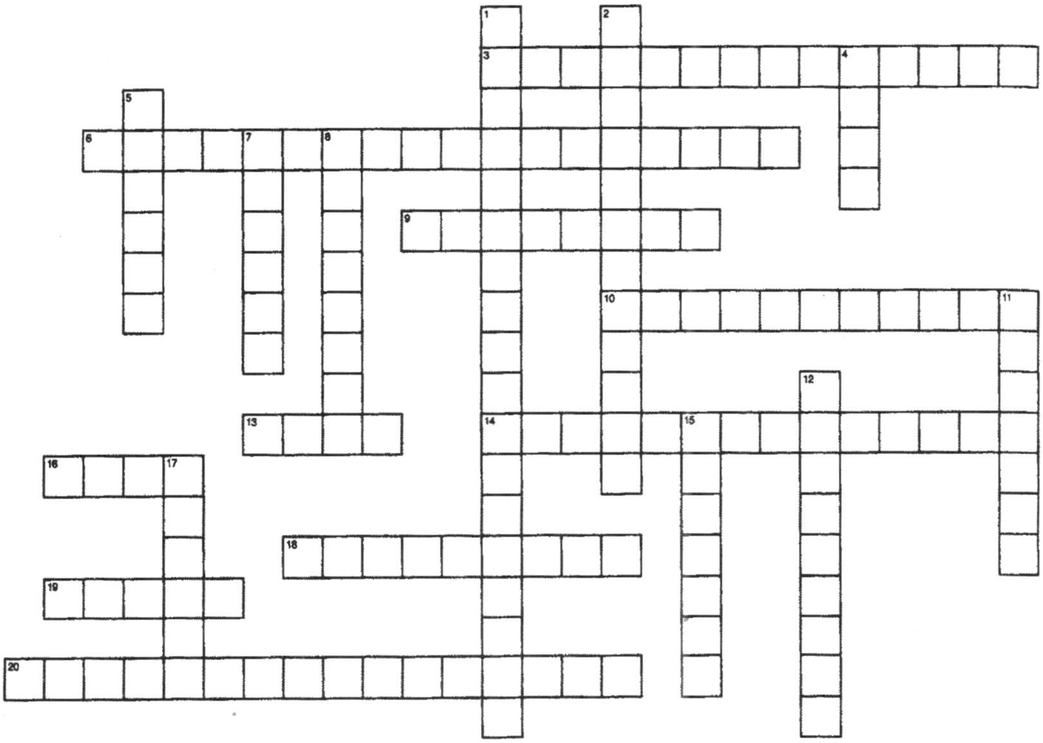

가로

3. 눈물을 생성하는 곳(두 단어)
6. 움직임을 감지하는 수용체를 가진 곳
9. ___________액은 수정체와 망막 사이의 공간을 채운다.
10. 안검의 경계부
13. 빛을 감지하는 수용체
14. 중이강에 공기가 들어가거나 나오게 하는 것(두 단어)
16. 눈에 색이 있는 부분
18. 간상세포의 ___________ 화학물은 빛에 반응하여 전기적 자극을 일으킨다.
19. 색을 감지하는 수용체
20. 고막(두 단어)

세로

1. 냄새 분자의 자극을 받으면 충격을 생성(두 단어)
2. 청각 수용체가 있는 기관
4. 빛에 초점을 맞추도록 작동하는 눈의 부분
5. 간상세포와 원추세포가 있는 곳
7. 공막의 앞부분으로 투명한 곳
8. ___________ 통증은 기관으로부터 나온 통증이지만 피부에서 느낀다.
11. ___________ 액은 수정체와 각막에 영향을 준다.
12. 맛을 보는 수용체가 있는 곳(두 단어)
15. 코르티 기관이 있는 곳으로 달팽이 같은 모양을 한다.
17. 안구의 바깥면을 싸고 있는 막

임상적용(Clinical Applications)

1. a) 58세된 김씨는 새로 안경을 맞추기 위해 안과 외래에 왔다. 의사는 김씨에게 안압이 비정상적임을 알리고 다른 검사를 처방했다. 안압이 올라간 상태는 __________ 이라고 하는데, 이는 전방(anterior chamber)에 안방수가 과잉 형성되어 초래되는 것이다.
   b) 안압이 상승되는 경우 적시에 치료하지 않는다면 ______________ 에 손상을 일으켜 실명될 수도 있다.

2. a) 63세된 민씨 부인은 평상시와는 달리 듣는 데 어려움을 겪게 되었다. 의사는 보청기를 하면 듣는 데 문제가 없을 것이라고 말했다. 민씨 부인의 청각장애의 유형을 무엇이라고 생각되는가? __________
   b) 민씨 부인의 청각장애는 어느 부분의 손상에 기인된 것이라고 생각되는가?
   __________________ 또는 ____________________

3. 8세된 정아는 눈이 충혈되고, 눈물이 많이 흐르고, 가려워서 안과 외래에 왔다. 의사는 안검의 내측과 안구의 흰부분을 덮고 있는 점막이 세균감염되었다고 진단을 했다. 이 점막의 이름은 __________ 이며, 이 점막의 염증은 __________ 이라고 한다.

4. a) 60세된 이씨는 안경을 써도 글자가 뿌옇게 보이므로 새 안경을 맞추기로 했다. 먼 거리에 있는 물체는 잘 보이나 가까운 거리에 있는 물체가 잘 안보인다면 노안이므로 __________ 안경을 맞추어야 한다.
   b) 이씨를 진찰한 의사는 새 안경은 필요없다고 했으며 이씨가 잘 안보이는 이유는 백내장(cataracts)때문이라고 했다. 백내장이란 __________ 가 혼탁해진 상태이다.

5. 박씨는 적록색에 색맹이다. 이들 부부는 그들의 아이들도 모두 색맹이 될지를 의사에게 질문하고 있다. 부인의 가족 중에는 색맹의 병력이 없다. 의사는 그들에게 부인은 색맹의 유전인자를 가지고 있지 않은 듯 보이며 박씨는 한 개의 유전인자를 가지고 있어 딸에게만 전달될 수 있다고 말해 주었다.

   1) 아들이 색맹이 될 확률은 얼마인가? _____
      a) 0%　　b) 25%
      c) 50%　　d) 75%
      e) 100%
   2) 딸이 색맹이 될 확률은 얼마인가? _____
      a) 0%　　b) 25%
      c) 50%　　d) 75%
      e) 100%
   3) 그러나, 딸이 색맹의 유전인자를 물려받을 경우 그녀는 ___________ 로 불릴 수 있다.

사지선다형 문제 1(Multiple Choice Test 1)

※ 다음 문제를 읽고 옳은 답을 적어 넣으시오.

1. 시각수용기는 눈의 어느 부분에 있는가? ______
   a) 각막
   b) 수정체
   c) 홍채
   d) 망막

2. 청각과 평형감각의 수용기는 어느 부분에 있는가? ______
   a) 외이
   b) 고막
   c) 중이
   d) 내이

3. 촉각, 압각의 수용기는 어느 부분에 있는가? ______
   a) 표피내에 있는 신전수용기
   b) 진피내에 있는 유리신경말단
   c) 진피내에 있는 피낭으로 덮인 신경말단
   d) 표피내에 있는 자유신경말단

4. 연필을 잡을 때, 손안에 연필이 있는 것을 느끼는 것은 무슨 현상인가? ____
   a) 대조(contrast)
   b) 후상(after-image)
   c) 투사(projection)
   d) 적응(adaptation)

5. 안구 전면의 세균 증식은 무엇에 의해 억제되는가? ______
   a) 각막을 덮고 있는 안방수(aqueous humor)
   b) 눈물속의 용해제(lysozyme)
   c) 수정체속의 용해제(lysozyme)
   d) 눈물속의 안방수(aqueous humor)

6. 수정체와 각막에는 모세혈관이 없으나 ______ 에 의해 영양을 공급받는다.
   a) 눈물
   b) 안방수
   c) 유리체액(초자체, vitreous humor)
   d) 세포내액

7. 기화된 화학물질을 감지하는 화학수용체는 무엇인가? ______
   a) 비강 상부에 있는 후각수용체
   b) 혀의 맛봉오리(미뢰, taste buds)에 있는 미각수용체
   c) 혀의 맛봉오리(미뢰, taste buds)에 있는 후각수용체
   d) 비강 상부에 있는 미각수용체

8. 변화를 감지하는 신경통로(sensory pathway)는 무엇인가? _____
   a) 수용체
   b) 감각신경원
   c) 감각로
   d) 뇌의 감각영역

9. 수정체의 모양은_____ 에 의해 변한다.
   a) 망막
   b) 각막
   c) 홍채
   d) 모양체근

10. 협심증의 통증은 왼쪽 어깨 부위에서 느껴진다. 이런 통증을 무엇이라고 하는가? _____
    a) 내장통(visceral pain)
    b) 연관통증(관련통, referred pain)
    c) 적응통(adaptation pain)
    d) 후상통(after-image pain)

11. 안구의 움직임에 관여하지 않는 뇌신경은 무엇인가? _____
    a) 시신경(optic nerve)
    b) 눈돌림신경(동안신경, oculomotor)
    c) 갓돌림신경(외전신경, abducens nerve)
    d) 도르래신경(활차신경, trochlear nerve)

12. 지속되는 감각을 인식하지 못하는 현상은 무엇인가? _____
    a) 후상(after-image)
    b) 적응(adaptation)
    c) 대조(contrast)
    d) 투사(projection)

13. 신체의 움직임을 감지하는 수용체는 어디에 위치하는가? _____
    a) 안뜰(전정, vestibule)
    b) 코르티기관(organ of corti)
    c) 반고리뼈관(반규관, semicircular canals)
    d) 가운데귀(중이, middle ear)

14. 청각수용기는 __________ 안에 있는 __________ 이다.
    a) 등자뼈(등골)/달팽이(와우, cochlea)
    b) 달팽이(와우, cochlea)/가운데귀
    c) 코르티기관/가운데귀
    d) 코르티기관/달팽이(와우, cochlea)

15. 색깔을 감지하는 시각수용체는 ______________ 이다.
   a) 로돕신(rhodopsins)
   b) 시신경판(optic disc)
   c) 추상체(cones)
   d) 간상체(rods)

16. 광선을 굴절시키는 첫 부분은 ______________ 이다.
   a) 수정체
   b) 망막
   c) 안방수
   d) 각막

17. 근육운동 감각수용체는 __________ 이고, 이는 __________를 감지한다.
   a) 자유(유리)신경말단/ 수축
   b) 고유수용체/폄(신전)
   c) 고유수용체/수축
   d) 자유(유리)신경말단/폄

18. 목마름은 _________ 에 의해 감지되며 갈증수용체는 _________ 에 있다.
   a) 입/침의 변화
   b) 시상하부/체내 수분의 변화
   c) 시상하부/침의 변화
   d) 입/체내 수분의 변화

19. 망막은 __________ 에 의해 제 위치에 고정된다.
   a) 공막(sclera)
   b) 외안근(extrinsic muscles)
   c) 유리체액(초자체, vitreous humor)액(vitreous humor)
   d) 안방수(aqueous humor)

20. 안구 전면의 먼지를 씻어내리는 것은 __________ 의 기능이다.
   a) 눈물과 수정체
   b) 결막과 안방수
   c) 공막과 안검
   d) 안검과 속눈썹

21. 동공의 크기를 조절하는 것은? _____
   a) 홍채
   b) 수정체
   c) 결막
   d) 모양체근(ciliary muscle)

22. 빛의 굴절경로를 조절하는 부위는? _____
   a) 수정체
   b) 각막
   c) 홍채
   d) 안방수

23. 감각을 느끼는 감각통로의 부위는? _____
    a) 수용체
    b) 대뇌겉질(대뇌피질)
    c) 감각로(sensory tract)
    d) 감각신경원

24. 음파에 진동하는 귀의 첫 부위는? _____
    a) 망치뼈
    b) 귓바퀴
    c) 등자뼈
    d) 고막

25. 중력에 의해 끌어당겨져 유모세포를 구부리는 평형사(otoliths)이 발견되는 곳은? _____
    a) 달팽이관
    b) 타원주머니와 둥근주머니
    c) 등자뼈
    d) 가운데귀

26. 눈꺼풀은 무엇을 따라 정렬되는가? _____
    a) 맥락막
    b) 홍채
    c) 각막
    d) 결막

27. 무의식적인 근육 감각은 근육운동의 협조를 조절하기 위해 ________에 의해 이용된다.
    a) 이마엽(전두엽)
    b) 숨뇌(연수)
    c) 소뇌
    d) 관자엽(측두엽)

28. 추상체(cones)만을 포함하고 있는 망막의 부위는? _____
    a) 양극성 판(bipolar disc)
    b) 유두층
    c) 유두(optic disc)
    d) 망막중심오목(중심와, fovea)(fovea)

29. 안방수가 재흡수되는 곳은? _____
    a) 슐렘관(canal of Schlemm)
    b) 홍채
    c) 수정체 강(lens cavity)
    d) 유리체액 강(초자체, vitreous cavity)

30. 시신경은 무엇으로 만들어지나? _____
    a) 간상체(rod)
    b) 추상체(cones)
    c) 간상체와 추상체
    d) 신경절 신경원(ganglion neurons)

사지선다형 문제 2(Multiple Choice Test 2)

※ 다음 문제를 읽고 정답을 선택한 후 그 내용을 옳게 고쳐 쓰시오.

1. 귀의 구조에 관한 설명 중 옳지 않은 것은?
   a) 가운데귀와 속귀(내이)의 구조는 관자뼈(측두골)내에 위치한다.
   b) 귀에 있는 골은 망치뼈, 모루뼈, 등자뼈이다.
   c) 고막은 반고리뼈관(반규관, semicircular canals)의 끝에 위치한다.
   d) 외이는 사람의 청각에 중요한 기능을 하지는 않는다.
   선택한 답을 올바르게 고쳐 쓰시오.

   ____

2. 뇌와 지각에 관한 설명 중 옳지 않은 것은?
   a) 시각영역은 뒤통수엽내에 있다.
   b) 청각영역은 이마엽내에 있다.
   c) 잠재의식의 평형은 소뇌와 중뇌에 의해 통합된다.
   d) 후각영역은 관자엽내에 있다.
   선택한 답을 올바르게 고쳐 쓰시오.

   ____

3. 시각의 생리기능에 관한 설명 중 옳지 않은 것은?
   a) 빛은 각막, 안방수, 수정체, 그리고 유리체액(초자체, vitreous humor)액에 의해서 망막에 초점이 모인다.
   b) 시각수용기는 망막내의 간상체와 추상체이다.
   c) 만약 눈에 너무 많은 빛이 들어올 경우, 홍채는 동공을 확장시킬 것이다.
   d) 초점기 전에서 유일하게 조절 가능한 부분은 수정체이다.
   선택한 답을 올바르게 고쳐 쓰시오.

   ____

4. 청각의 생리에 관한 설명 중 옳지 않은 것은?
   a) 등자뼈는 진동을 속귀의 타원창으로 전달한다.
   b) 달팽이각내 액체의 진동은 코르티층기관에 있는 유모세포들을 구부러지게 한다.
   c) 고막은 망치뼈(추골), 모루뼈(침골), 그리고 타원창으로 진동을 전달한다.
   d) 청각에 관여하는 대뇌신경은 청각신경, 즉 제8신경이다.
   선택한 답을 올바르게 고쳐 쓰시오.

   ____

5. 미각과 후각에 관한 설명 중 옳지 않은 것은?
   a) 우리가 맛보는 것들의 대부분은 후각의 기여 때문이다.
   b) 미각 수용기들은 타액내에 용해되어 있는 화학물질들을 감지하는 화학수용기들이다.
   c) 미각에 관여하는 뇌신경은 얼굴신경과 혀인두신경(설인신경)이다.
   d) 후각에 관여하는 뇌신경은 비신경이다.
   선택한 답을 올바르게 고쳐 쓰시오.

   ____

6. 촉각에 관한 설명 중 옳지 않은 것은?
   a) 통각수용기는 표피에 있는 자율신경의 말단이다.
   b) 감각통로는 척수의 백질에 있다.
   c) 압각과 촉각수용체는 진피에 있는 피낭성 신경말단이다.
   d) 감각영역은 대뇌의 이마엽(전두엽)내에 있다.
   선택한 답을 올바르게 고쳐 쓰시오.

   ____

7. 감각의 특징들에 관한 설명 중 옳지 않은 것은?
   a) 감각이 느껴지는 정도를 강도라고 한다.
   b) 후상은 자극이 멈춘 후에 계속되는 감각이다.
   c) 현재 감각에 대한 이전 감각의 효과를 순응이라고 한다.
   d) 투사는 뇌의 기능이며 그 감각은 수용체들이 자극된 부분에서부터 오는 것처럼 보인다.
   선택한 답을 올바르게 고쳐 쓰시오.

   ____

8. 눈의 구조에 관한 설명 중 옳지 않은 것은?
   a) 후방수는 망막이 제 위치에 있도록 돕는다.
   b) 공막은 안구의 가장 바깥층이다.
   c) 안방수는 슐렘관에서 혈액으로 재흡수된다.
   d) 안구는 내안근에 의해서 좌우로 또는 옆으로 움직인다.
   선택한 답을 올바르게 고쳐 쓰시오.

   ____

9. 평형상태에 관한 설명 중 옳지 않은 것은?
   a) 타원주머니와 둥근주머니는 머리의 위치의 변화를 알아내는 수용체를 포함하고 있다.
   b) 소뇌와 숨뇌(연수)는 신체가 직립하는 반사들을 조절한다.
   c) 반고리뼈관(반규관, semicircular canals)은 움직임을 알아내는 수용체들을 포함한다.
   d) 평형에 관여하는 신경은 청신경 또는 제8뇌신경이다.
   선택한 답을 올바르게 고쳐 쓰시오.

   ____

10. 내장감각에 대한 설명 중 옳지 않은 것은?
   a) 목동맥(경동맥)과 대동맥굴(대동맥동)에 있는 압수용체들은 혈압의 변화를 알아낸다.
   b) 시상하부는 배고픔과 목마름에 대한 수용기를 포함한다.
   c) 순응은 공복감각 시에는 발생하나 갈증감각 시에는 발생하지 않는다.
   d) 대동맥과 목동맥체 내의 화학수용체들은 영양물질 등의 혈중 수치 변화를 알아낸다.
   선택한 답을 올바르게 고쳐 쓰시오.

   ____

사지선다형 문제 3(Multiple Choice Test 3)

※ 이번 장의 내용과 관련된 문제입니다. 주의 깊게 읽고 옳은 답을 모두 고르시오.

1. 감각에 대한 설명으로 옳은 것은?
   a) 대조는 이전의 감각에 대한 비교이다.
   b) 투사는 감각이 신체 안쪽과 신체 위쪽에서 느껴지는 것이다.
   c) 수용체는 특정한 종류의 변화들을 감지하기 위해 특화되어 있다.
   d) 감각은 주로 대뇌겉질에 의해 해석된다.
   e) 감각통로: 수용체 → 감각신경세포 → 감각통로 → 감각영역
   f) 수용체는 신경충동 에너지를 자극 에너지로 바꾼다.

2. 귀와 청각에 대한 설명으로 옳은 것은?
   a) 코르티기관의 유모세포는 머리의 경사를 감지한다.
   b) 청신경은 제7뇌신경이다.
   c) 청각을 위한 수용체는 가운데귀(중이)에 있고, 평형을 위한 수용체는 내이에 있다.
   d) 달팽이(와우, cochlea)에서 정원창은 유모세포의 압력손상을 예방한다.
   e) 등자뼈를 타원창에서 내이로 진동을 보낸다.
   f) 이관은 중이의 기압을 조절한다.
   g) 타원주머니와 둥근주머니에는 이석이라고 불리는 작은 결정체가 있다.
   h) 청각영역은 이마엽에 있다.

3. 눈과 시력에 대한 설명으로 옳은 것은?
   a) 결막은 안검을 덮고 각막의 내벽을 덮는다.
   b) 외직근은 안구를 코 쪽으로 잡아당긴다.
   c) 광선을 굴절시키는 가장 첫 번째 구조는 각막이다.
   d) 홍채의 원형 근육섬유는 동공을 수축시킨다.
   e) 모양체는 수정체 모양을 변화시킨다.
   f) 맥락막층은 안구 내에서 섬광을 예방한다.
   g) 안방수는 눈깜빡임을 위해 안구를 매끄럽게 한다.
   h) 맹점은 시신경이 안구를 통과하는 부위이다.

i) 색체를 위한 가장 좋은 수용체는 망막중심오목(중심와, fovea)의 간상체이다.
j) 수정체는 다른 거리에서 오는 빛을 집중하기 위해 조절한다.

4. 피부감각과 근육감각에 대한 설명으로 옳은 것은?
a) 촉감과 압력을 위한 수용체는 신경말단에 싸여있다.
b) 의식적인 근육감각과 피부감각은 이마엽에서 해석된다.
c) 신전수용체는 고유수용체라고 불리고, 주로 진피에서 발견된다.
d) 제곱인치 당 수용체 수는 피부의 민감성을 결정한다.
e) 대조와 적응은 둘 다 피부감각의 인지에 중요하다.
f) 무의식적 근육감각은 수의적 움직임을 조정하는 데 필요하다.

5. 미각과 후각에 대한 설명으로 옳은 것은?
a) 후각을 담당하는 뇌신경은 얼굴신경(안면신경)이다.
b) 혀의 유두종에 있는 맛봉오리(미뢰, taste buds)는 음식의 화학물질을 위한 수용체를 포함한다.
c) 만약 화학제품이 기화(증발)되지 않는다면, 우리는 그 냄새 맡을 수 없다.
d) 미각은 후각에 매우 의존적이다.
e) 후각수용체는 특정 분자모양에 특이적이다.
f) 미각을 담당하는 뇌신경은 얼굴신경과 삼차신경이다.

제 10 장

내분비계
(The Endocrine System)

제10장에서는 내분비샘과 각 호르몬의 기능을 기술한 것이다. 각 호르몬은 항상성을 위해 특정한 부분에 있어 역할을 담당하고, 내분비계는 신체의 조절기관 중의 하나이다.

내분비샘(Endocrine Glands)

1. a) 내분비샘의 분비물을 ____________이라 부르며 그것들은 모세혈관으로 들어가 ______________에서 순환한다.
   b) 어떤 호르몬이 특정한 효과를 나타내는 세포(기관)를 ____________ 세포라 한다.
   c) 이들 세포는 특정한 호르몬에 반응하는데 이는 세포막에 이들 호르몬의 ____________가 존재하기 때문이다.

2. 호르몬은 화학적 구조에 따라 3가지로 분류된다.
   ____,
   ____,
   ____

3. a) 뇌하수체는 ____________뼈에 싸여 있어 보호된다.
   b) 갑상샘(갑상선)은 ____________ 아래, 기관의 앞쪽에 위치한다.
   c) 부갑상샘(부갑상선)은 ____________ 엽의 뒤쪽에 위치한다.
   d) 췌장은 ____________과 ____________ 사이의 상부 복강에 위치한다.
   e) 부신은 ____________ 의 위쪽에 위치한다.
   f) 난소는 ____________ 의 양쪽 골반강에 위치한다.
   g) 고환은 복강 외측의 ____________에 위치한다.

4. 다음은 신체의 내분비샘(내분비선)의 그림이다.
각 번호에 해당되는 명칭을 한글과 영어로 쓰시오.

1) ______________________ 2) ______________________
3) ______________________ 4) ______________________
5) ______________________ 6) ______________________
7) ______________________ 8) ______________________
9) ______________________ 10) ______________________
11) ______________________

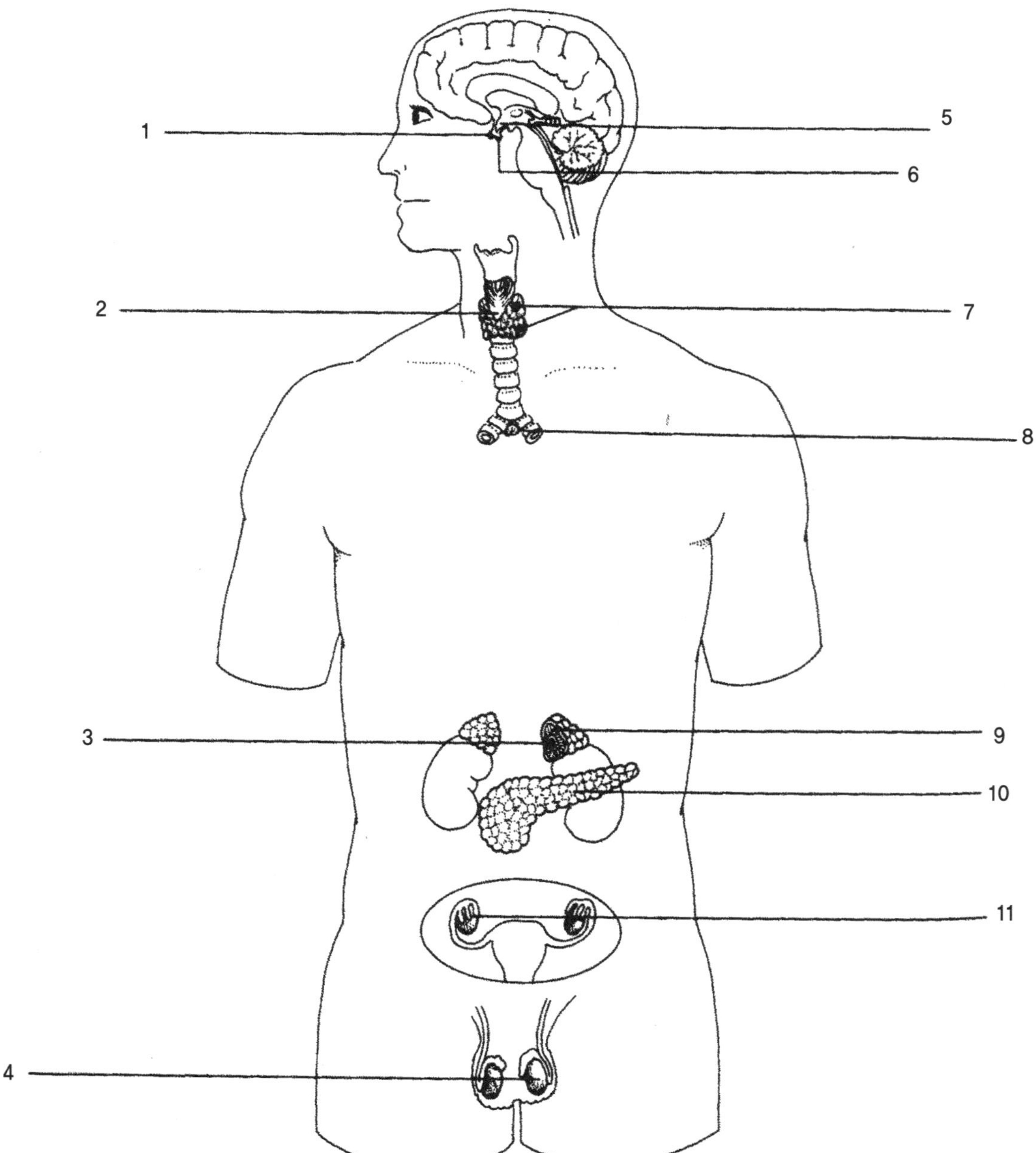

뇌하수체(The Pituitary Gland)

1. 뇌하수체 양쪽 부분은 ____________ 과 ____________이다.

2. a) 뇌하수체 후엽에는 실제로 ____________에서 생성된 2가지 호르몬이 저장된다.
   b) 뇌하수체 전엽은 ____________로부터 ____________호르몬에 반응하는 호르몬을 분비한다.

뇌하수체 후엽(Posterior Pituitary Gland)

1. **항이뇨 호르몬(ADH)**은 다른 말로 ____________라 하며, 표적기관은 ____________이다.

2. a) 항이뇨 호르몬의 기능은 신장에서 ____________의 재흡수를 ____________시키는 것이다.
   b) 이런 기능에 따라서 소변량은 ____________하고 혈액량은 ____________한다. 이는 혈압을 유지하는 데 도움이 된다.

3. 항이뇨 호르몬의 분비를 자극하는 것은 신체내에서의 수분의 ____________이다.

4. a) **옥시토신**의 표적기관은 ____________과 ____________이다.
   b) 자궁과 관련되어 옥시토신은 ____________ 와 ____________ 의 분만을 위해 ____________의 수축을 일으킨다.
   c) 젖샘(유선)과 관련되어 옥시토신은 ____________ 분비를 일으킨다.
   d) 옥시토신의 분비를 자극하는 것은 분만 동안이나 아기 양육 시 ____________로부터의 신경자극이다.

뇌하수체 전엽(Anterior Pituitary Gland)

1. **성장 호르몬(GH)**은 표적기관과 조직이 많다.
   a) 기능 :
      1) ____________의 합성과 세포로의 ____________의 이동을 증가시킨다.
      2) ____________율을 증가시켜 그 결과 세포수가 증가되어 기관을 성장시킨다.
      3) 지방조직으로부터의 지방분해를 증가시킴으로서 에너지를 위한 __________ 의 사용을 증가시킨다.
   b) 성장 호르몬의 분비를 자극하는 것은 시상하부로부터의 ____________이다.
   c) 성장 호르몬의 분비는 시상하부로부터의 ____________에 의해 억제된다.

d) 다음은 성장 호르몬의 기능을 묘사하는 그림이다.
각 번호에 해당하는 내용을 쓰시오.

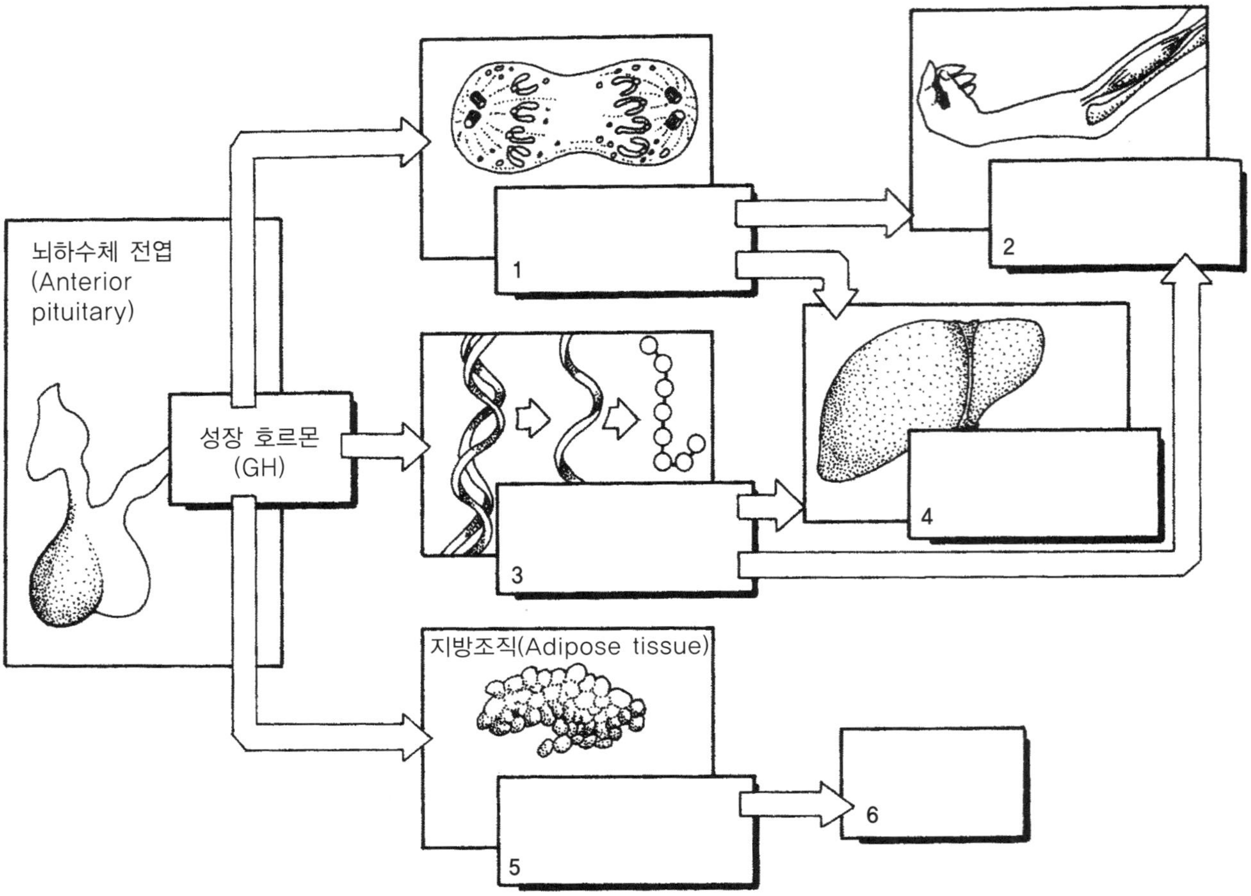

2. a) **갑상샘자극 호르몬(TSH)**의 표적기관은 ____________________ 이다.
   b) 기능 :
   갑상샘을 자극하여 ___________ 과 ___________을 분비한다.
   c) 갑상샘자극 호르몬의 분비를 자극하는 것은 시상하부의 ______________________________ 이다.

3. a) **부신피질자극 호르몬(ACTH)**의 표적기관은 ________________ 이다.
   b) 기능 :
   부신피질을 자극하여 ___________을 분비한다.
   c) 부신피질자극 호르몬의 분비를 자극하는 것은 시상하부의 ____________이다.

4. a) **황체자극 호르몬**의 표적기관은 ____________이다.
   b) 기능 :
   젖샘(유선)에서 ____________의 생성을 일으킨다.
   c) 황체자극 호르몬의 분비는 __________ 로부터의 PRF와 PRIF에 의해 조절된다.

5. a) **여포(난포)자극 호르몬(FSH)**의 표적기관은 여성에서는 ________이며, 남성에서는 __________이다.
   b) 여성에서의 기능 :
   난포에 있는 ____________의 발달을 초래하며, 난포세포에서 ____________ 의 분비를 증가시킨다.
   c) 남성에서의 기능 :
   고환에서 ____________ 생성을 초래한다.
   d) 여포자극 호르몬의 분비를 자극하는 것은 시상하부로부터의 ____________ 이다.

6. a) **황체형성 호르몬(LH)**의 표적기관은 여성에서는 ____________ 이며, 남성에서는 ___________ 이다.
   b) 여성에서의 기능 :
   1) ____________을 일으키는데, 이는 난포에서 성숙난포를 배출시킨다.
   2) 여포가 파열되어 ____________이 되며, 에스트로겐과 ____________ 호르몬을 분비한다.
   c) 남성에서의 기능 :
   . 고환을 자극하여 ____________________ 호르몬을 분비시킨다.
   d) 황체화 호르몬의 분비를 자극하는 것은 시상하부의 ____________ 이다.
   e) 여포자극 호르몬과 황체화 호르몬은 난소와 고환에서 작용하므로 이 둘을____________이라고 부른다.

갑상샘 호르몬(Thyroid Gland)

1. **티록신(T_4)**과 **T_3**은 표적기관과 조직이 많다.
   a) 기능 :
   1) 세포내에서 ____________의 합성을 증가시킨다.
   2) ATP와 열을 생성하기 위해 ____________, ____________, ____________ 의 세포호흡률을 증가시킨다.
   3) 이들의 기능은 ____________ 성장과 ____________ 성장을 위해서 기본적인 것이다.
   b) 티록신과 T_3의 합성을 위해 필수적인 무기물은 ____________ 이다.
   c) 티록신과 T_3의 분비를 자극하는 것은 ________________ 으로부터의 ____________ 이다.

d) 다음 그림은 티록신(thyroxine)의 기능을 묘사하고 있다.

각 번호에 해당하는 내용을 적어 넣으시오.

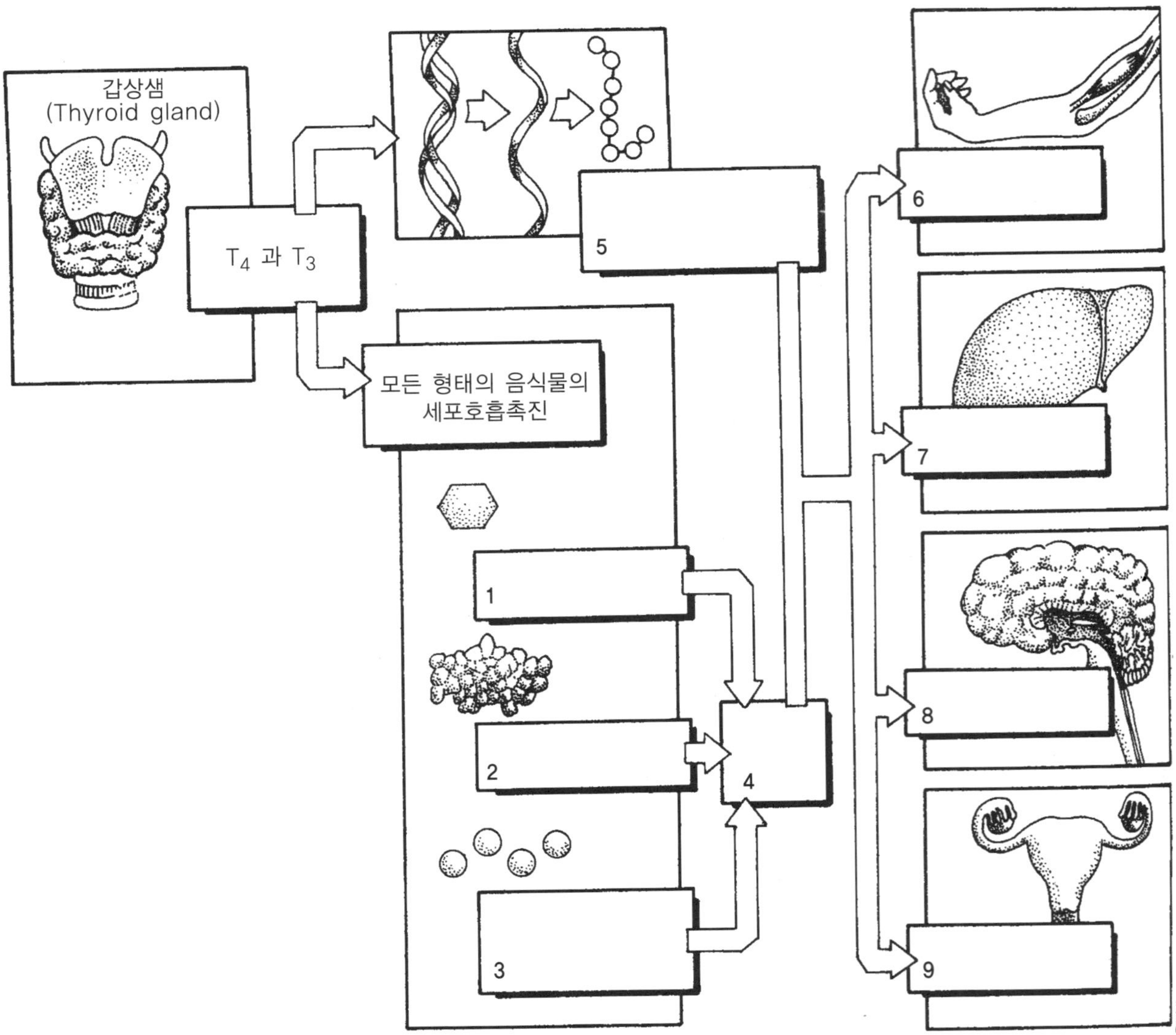

2. a) **칼시토닌**의 표적기관은 ____________ 이다.

   b) 기능 :

   뼈로부터 ____________, ____________ 의 재흡수를 감소시킨다.

   c) 이런 기능으로 인해 혈액내 칼슘과 인의 수준은 ____________ 된다.

   d) 부갑상샘 호르몬의 분비를 자극하는 것은 ____________ 이다.

부갑상샘 호르몬(Parathyroid Gland)

1. a) **부갑상샘 호르몬(PTH)**의 표적기관은 ____________ , ____________ 이다.
   b) 기능 :
      1) 뼈에서 혈액으로 ____________과 ____________ 의 재흡수를 증가시킨다.
      2) 음식에서 ____________으로 칼슘과 인의 흡수를 증가시킨다.
      3) 신장에 의한 ____________의 재흡수를 증가시킨다.
      4) 비타민 ____________을 활성화하기 위해 신장을 자극한다.
   c) 이러한 기능의 결과 혈중 칼슘 농도는 ____________ 하고 혈중 인 농도는 ____________한다.
   d) 부갑상샘 호르몬의 분비를 자극하는 것은 ____________ 이고, 억제하는 것은 ____________ 이다.

2. 다음은 부갑상샘 호르몬과 칼시토닌의 기능을 묘사한 그림이다.
   각 번호에 해당되는 내용을 쓰시오.

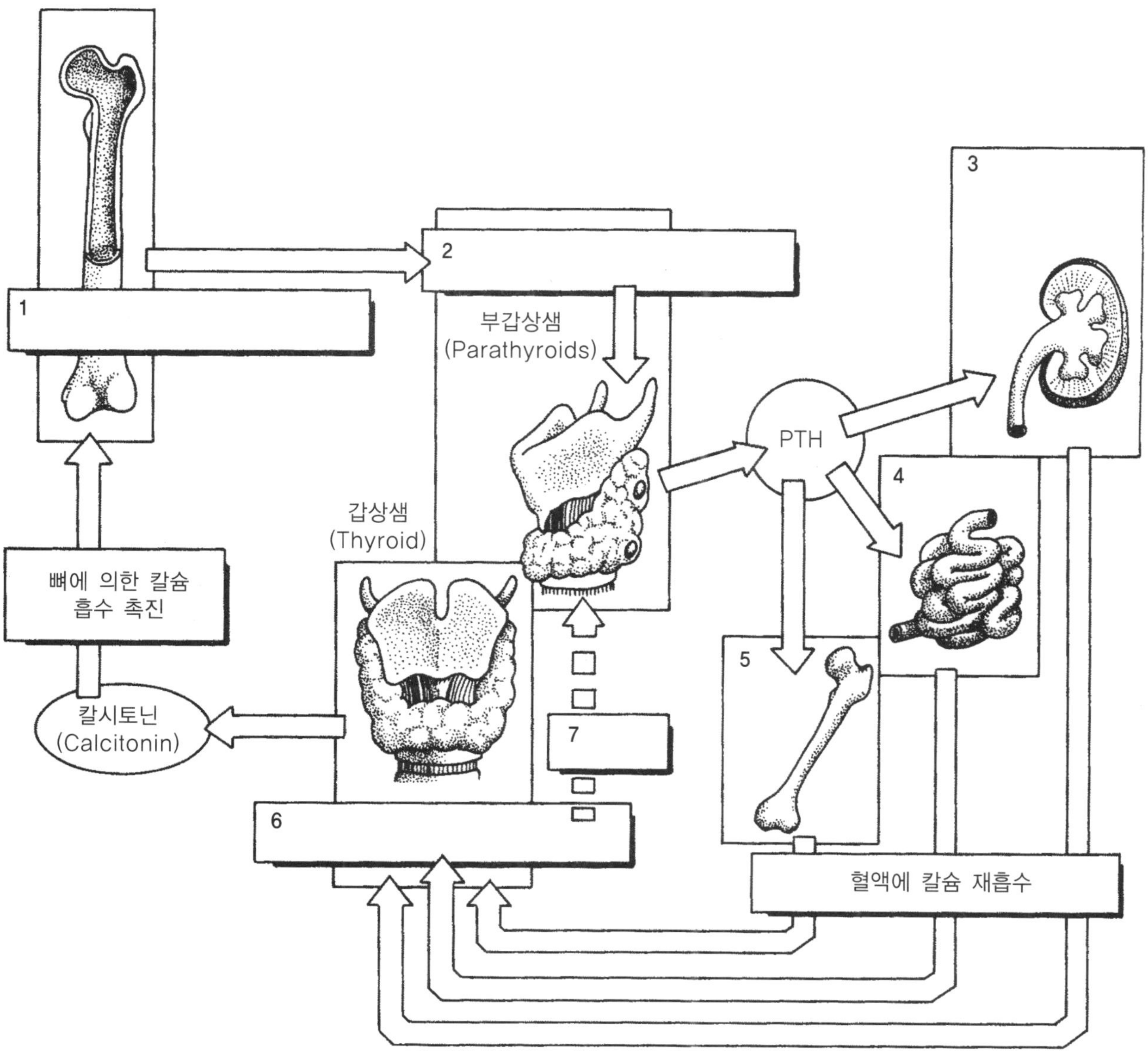

췌장(Pancreas)

1. a) 췌장의 내분비샘을 ______________ 이라 하며, 이는 α세포와 β세포를 포함한다.
   b) α세포에서는 ______________을 생성하며, β세포에서는 ______________을 생성한다.

2. a) **글루카곤**의 일차적인 표적기관은 ______________ 이다.
   b) 기능 :
      1) 간에 저장된 ______________을 에너지 생성을 위해 포도당으로 전환한다.
      2) 에너지 생성을 위해 ______________과 ______________의 이용을 증가시킨다.
   c) 이런 기능으로 인해 혈당은 ___________ 되며, 3가지 ___________ 형태는 ATP생성을 위해 이용된다.
   d) 글루카곤의 분비를 자극하는 것은 ______________ 이다.

3. **인슐린**은 표적기관과 조직이 많다.
   a) 기능 :
      1) 간에서 저장된 글리코겐을 ______________로 바꾼다.
      2) 글리코겐은 ______________ 근육에 저장된다.
      3) 다른 세포에서 ______________ 생성을 위해 혈액으로부터 ______________을 취한다.
      4) 세포에서의 ____________과 ___________ 의 섭취를 증가시키며 ______________과 ____________ 의 합성을 위해 사용된다.
   b) 이런 기능의 결과로서 혈당은 ______________ 한다.
   c) 인슐린의 분비를 자극하는 것은 ______________이다.

4. 다음은 인슐린과 글루카곤의 기능을 묘사한 그림이다.
각 번호에 해당되는 내용을 쓰시오.

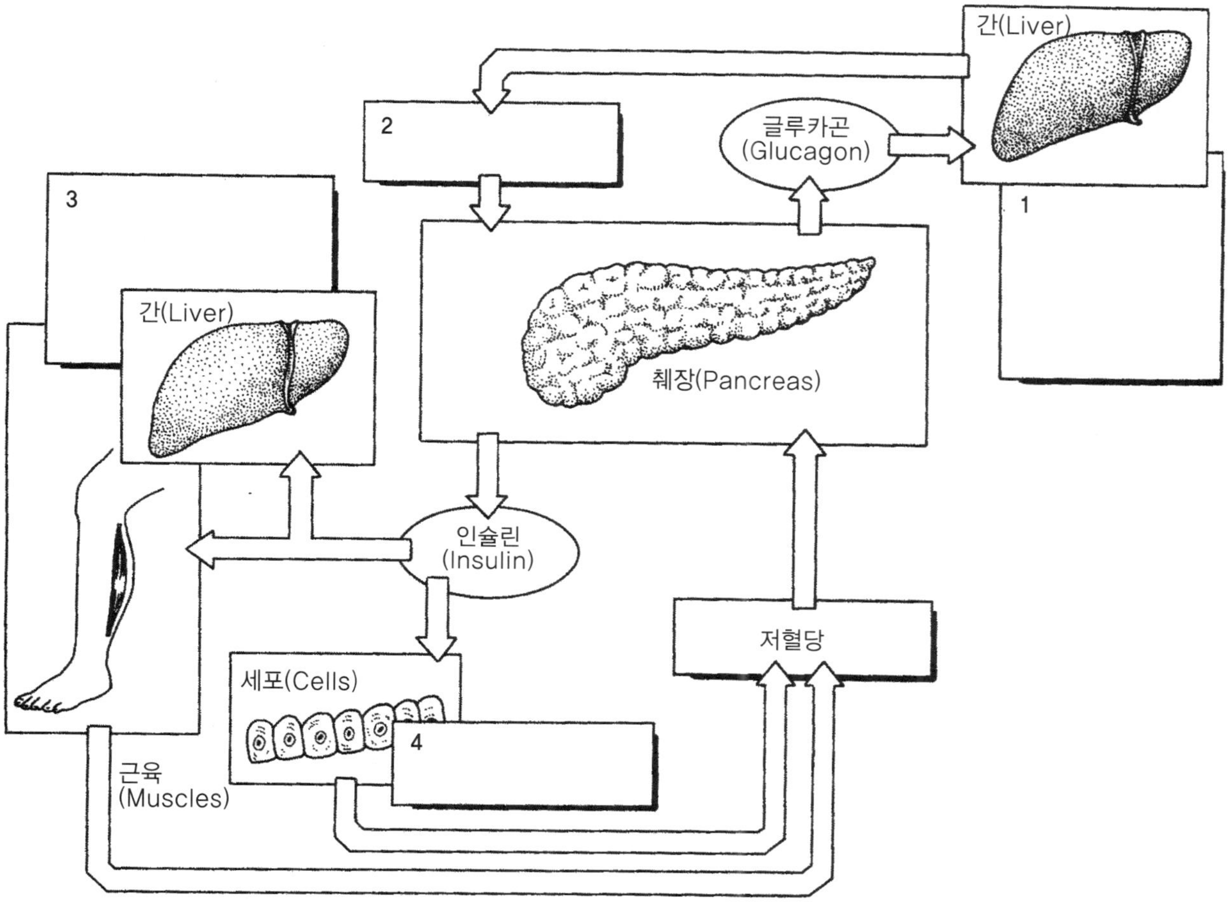

부신(Adrenal Glands)

1. 부신의 2가지 부분은 ______________ 과 ______________ 이다.

2. 카테콜라민이란 말은 ____________ 과 ____________ 의 집합적인 용어로서 이는 부신의 __________ 에서 분비된다.

3. 부신의 ____________에서는 염류코티코이드로 불리는 호르몬군을 분비하며 이 중 ____________이 가장 중요하다.

4. 부신의 ____________에서는 당류코티코이드로 불리는 호르몬군을 분비하며 이 중 ____________이 가장 중요하다.

부신수질(Adrenal Medulla)

1. a) **노르에피네프린**의 일차적인 표적기관은 ________________ 이다.
   b) 기능 :
      1) 신체전반에 걸쳐 ____________을 일으키며 이로 인해 혈압이 상승한다.

2. **에피네프린**은 표적기관과 조직이 많다.
   a) 기능 :
      1) 심장에 대한 영향 ____________________
      2) 골격근에서 혈관에 대한 영향 ____________________
      3) 피부와 내장에 있어 혈관에 대한 영향 ____________________
      4) 장(intestines)에 대한 영향 ____________________
      5) 기관지에 대한 영향 ____________________
      6) 간에 대한 영향 ____________________
      7) 에너지를 위한 지방이용에 대한 영향 ____________________
   b) 많은 이런 기능들은 자율신경계의 ____________영역 기능과 유사하다.
   c) 노르에피네프린과 에피네프린이 분비를 자극하는 것은 ____________ 상황에서 시상하부로부터 __________ 의 자극인 것이다.

3. 다음은 에피네프린과 노르에피네프린의 기능을 묘사한 그림이다.
각 번호에 해당되는 내용을 쓰시오.

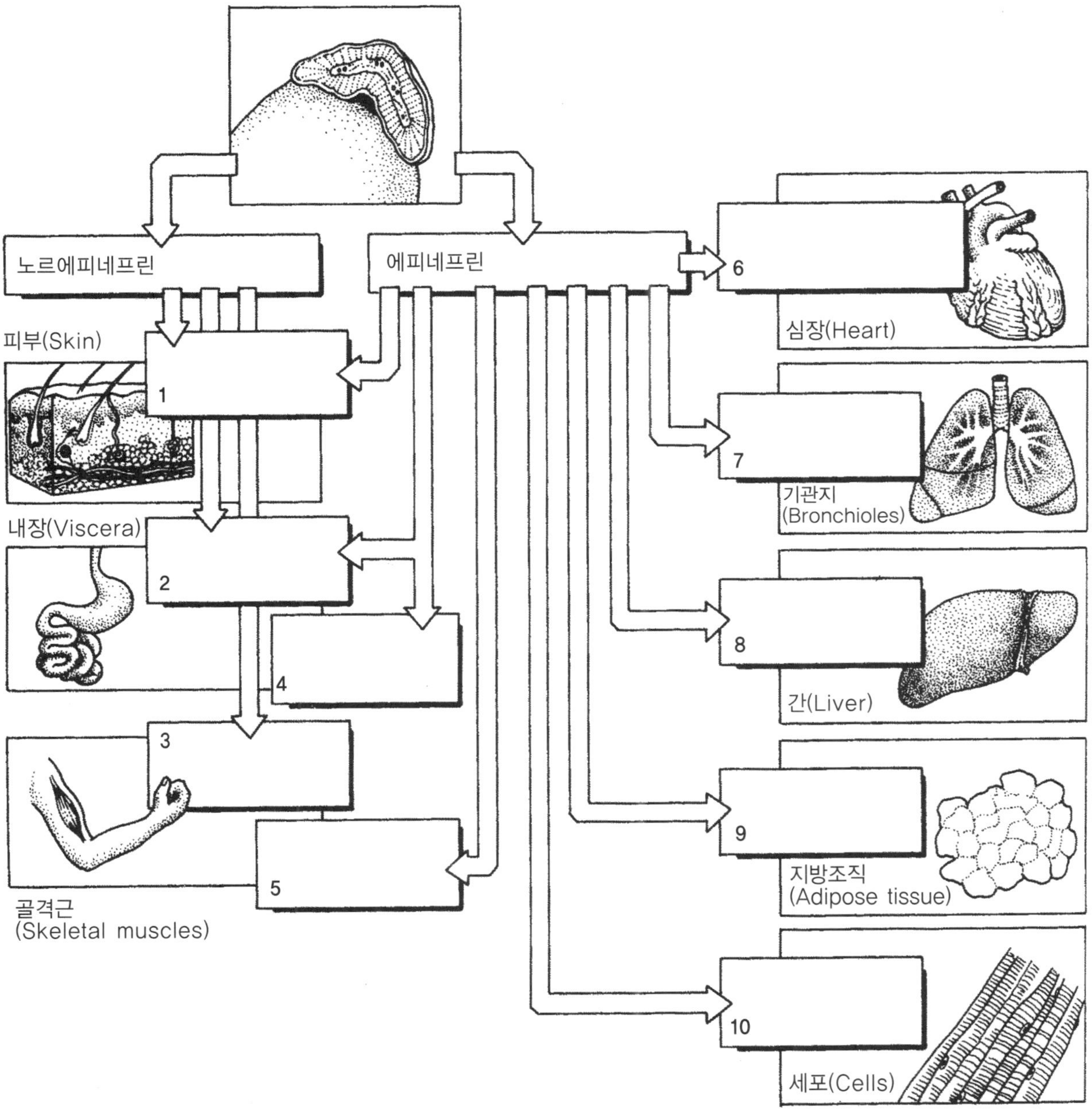

부신피질(Adrenal Cortex)

1. a) **알도스테론**의 표적기관은 ____________이다.
   b) 기능 :
      1) 신장에서 ____________이온의 재흡수와 ____________이온의 분비를 증가시킨다.
   c) 이런 기능의 결과로서,
      1) ____________________ 이온은 요로 배설된다.
      2) ____________ 이온과 ____________ 이온은 혈액내로 재흡수된다.
      3) ____________ 은 나트륨 이온의 재흡수에 따른 삼투현상에 의해 혈액내로 되돌아간다.
   d) 알도스테론은 정상혈액량과 ____________을 유지하는 데 도움이 된다.
   e) 알도스테론의 분비를 자극하는 것은 혈액내의 ____________이온의 수준이 감소되거나 __________ 이온의 수준이 증가하거나 __________ 의 감소인 것이다.
   f) 다음은 알도스테론의 기능을 묘사한 그림이다.

각 번호에 해당되는 내용을 쓰시오.

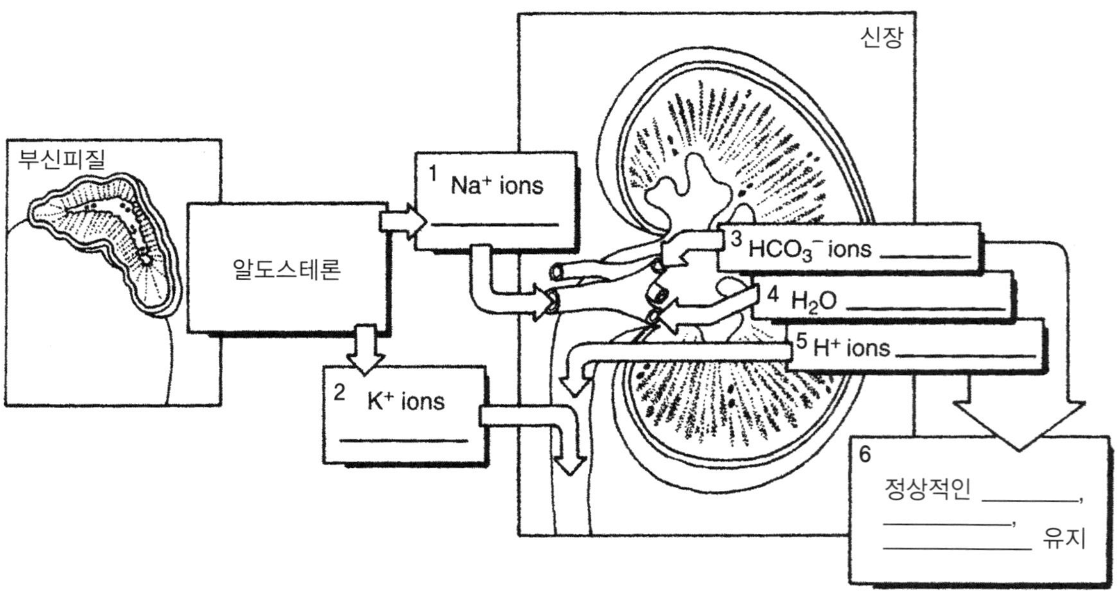

2. **코르티솔**(코티졸, cortisol)은 표적기관과 조직이 많다.

   a) 기능 :

      1) 에너지 생성을 위해 ____________ 과 ____________ 사용을 증가시킨다.

      2) 뇌세포에서 에너지원으로 이용하기 위해 에너지를 위한 ____________ 의 이용을 감소한다.

      3) ____________ 효과가 있어 손상을 입었을 때 지나친 조직파괴를 예방한다.

   b) 코르티솔(코티졸, cortisol)의 분비를 자극하는 것은 생리적인 스트레스 상황에서 ________________ 으로부터 ________________ 이다.

   c) 다음은 코르티솔(코티졸, cortisol)의 기능을 묘사한 그림이다.

   각 번호에 해당되는 내용을 쓰시오.

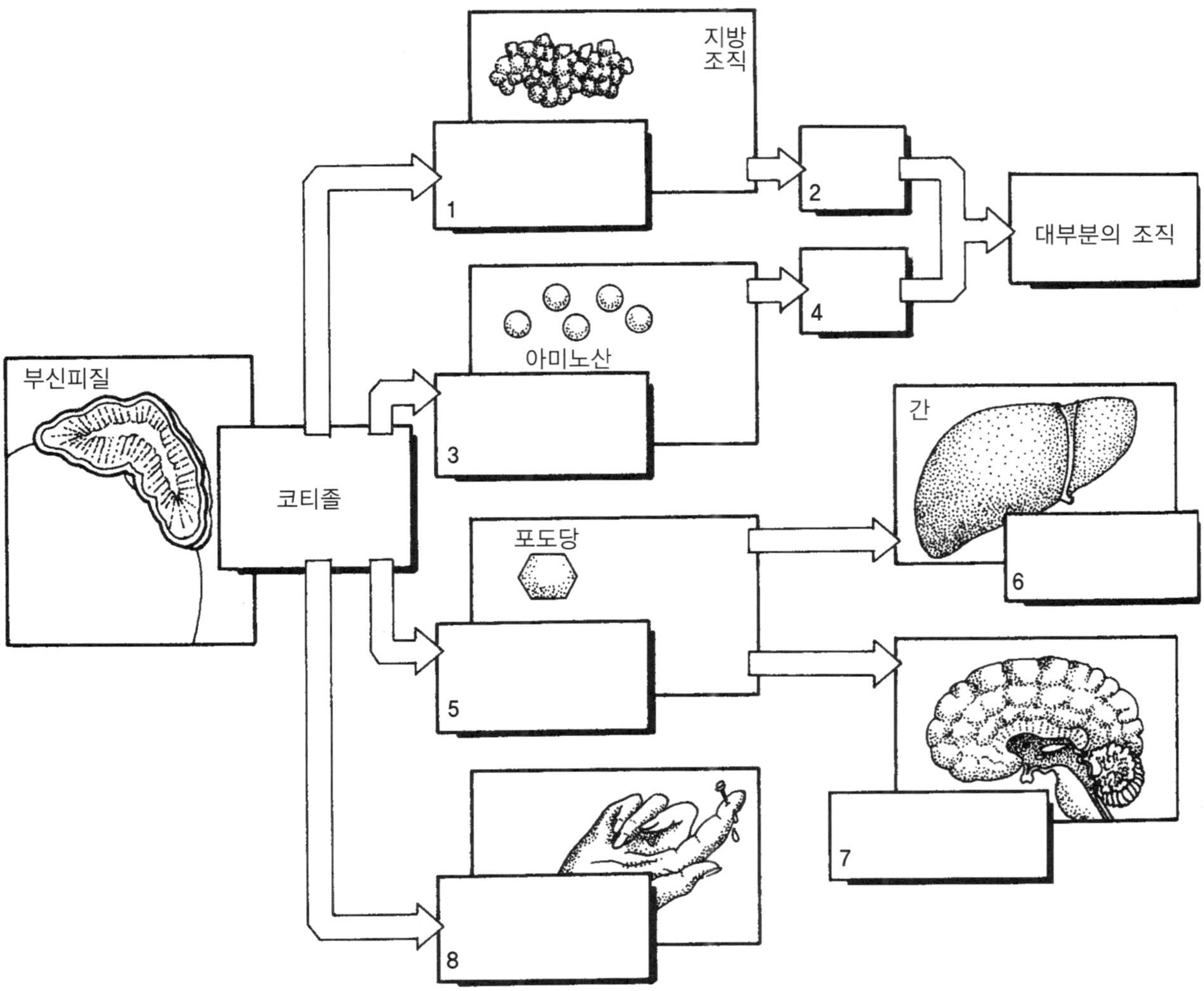

난소(Ovaries)

1. a) **에스트로겐** 표적기관에는 ____________ 과 ____________ 이다.
   b) 기능 :
      1) 난포에서 _________ 성장을 촉진하다.
      2) 수정란을 위해 자궁의 ___________ 에 있는 혈관의 성장을 촉진한다.
      3) 여성의 2차 성징 즉, __________________을 포함한 2차 성징의 발달을 촉진한다.
      4) 긴뼈(장골, long bone)에서 ___________를 촉진시킴으로써 신장(height)의 성장을 멈추게 한다.
   c) 에스트로겐의 분비를 자극하는 것은 _________________ 로부터의 ___________ 이다.

2. a) **황체 호르몬(progesterone)**의 표적기관은 ___________ 과 ___________ 이다.
   b) 기능 :
      1) 자궁내막에 있는 ___________ 의 성장을 증가시키고 ___________의 저장을 증가시킨다.
      2) 젖샘(유선)의 ___________의 성장을 촉진한다.
   c) 황체 호르몬의 분비를 자극하는 것을 _______________ 으로부터의 ______________ 이다.

3. a) **인히빈(inhibin)**의 표적기관은 ___________ 와 ___________이다.
   b) 기능 : ___________와 ___________의 분비를 감소시킨다.

고환(Testes)

1. a) **남성 호르몬(testosterone)** 표적기관은 ___________과 ___________이다.
   b) 기능 :
      1) 고환에 있는 ___________의 성숙을 촉진한다.
      2) ___________을 포함한 남성의 2차 성징의 발달을 촉진한다.
      3) 긴뼈(장골)에서 ___________을 촉진함으로써 키의 성장을 멈추게 한다.
   c) 남성 호르몬의 분비를 자극하는 것은 _________________ 로부터의 ___________이다.

2. a) **인히빈(inhibin)**의 표적기관은 __________________ 이다.
   b) 기능 : _____________ 의 분비를 감소시키며, 이는 일정한 비율로 _____________ 을 유지하도록 돕는다.
   c) 인히빈의 분비를 자극하는 것은 __________________ 이다.

기타 호르몬(Other Hormons)

1. a) **멜라토닌**은 ____________에 의해 생산된다.
   b) 인체에서 멜라토닌은 ____________을 유발한다.

2. a) **프로스타글란딘**은 세포막의 ____________로부터 만들어진 호르몬 비슷한 물질이다.
   b) 호르몬과는 달리 그 작용부위는 생성부위로부터 멀리 떨어져 있으며 보통 ____________ 효과를 발휘한다.

3. 프로스타글란딘은 많은 기능을 수행한다. 프로스타글란딘의 기능 3가지를 기술하시오.
   1) ____
   2) ____
   3) ____

호르몬 작용의 기전(Mechanisms of Hormone Action)

1. a) 세포는 어떤 호르몬에는 반응하나 다른 호르몬에는 반응을 하지 않는데 이는 세포막이나 세포내에 특정한 호르몬에 대한 ____________가 있기 때문이다.
   b) 세포가 특정 호르몬에 대한 수용체를 가질 때, 그 세포는 그 호르몬에 대한 ____________ 세포라고 부른다.

2. **두 메신저 기전-단백질 호르몬(the two-messenger mechanism-protein hormones)**
   1) 이 이론에 따르면, 첫째 전달자(messenger)는 ____________이다.
   2) 호르몬과 수용체의 결합은 세포 내에서의 ____________의 형성을 자극하며 이는 두 번째 전달자(messenger)이다.
   3) 그 후 Cyclic AMP는 호르몬에 대한 세포반응에 따라 세포내에서 ____________를 활성화시킨다.
   4) 호르몬에 대한 세포내 반응의 일반적인 2가지 형태를 기술하시오.
   ____________________ 와 ____________________

3. **스테로이드 호르몬**
   1) 스테로이드 호르몬은 세포내로 확산되는데 이는 세포막의 ____________에 용해될 수 있기 때문이다.
   2) 스테로이드 호르몬은 세포의 세포질에 있는 ____________와 결합한 후 세포의 ____________으로 들어간다.
   3) 핵내에서 스테로이드 단백질 복합체는 ____________의 과정을 시작하기 위해 특정한 ____________을 활성화한다.
   4) 호르몬에 대한 세포의 반응은 생성된 ____________에 의해 이루어진다.

내분비장애(Endocrine Disorders)

과다분비 장애(Hypersecretion Disorders)

1. 각 과다분비 장애에 대한 호르몬과 설명으로 옳은 답을 골라 ***알파벳과 숫자로 적어 넣으시오.***

1) 거인증(giantism) ____________________
2) 갑상샘종(graves disease) ____________________
3) 쿠씽 증후군(Cushing syndrome) ____________________
4) 말단 비대증(acromegaly) ____________________

과잉 분비 호르몬

A. 아동기에 있어 성장 호르몬
B. 코르티솔(코티졸, cortisol)
C. 성인기에 있어 성장 호르몬
D. 티록신(thyroxme)

설명

1. 빠른 심박동수, 지나친 열생성과 체중손실
2. 뼈와 피부가 약해지고 지방이 신체의 몸통(체간에 침작됨.
3. 긴뼈(장골)의 지나친 성장
4. 손, 발과 얼굴의 뼈의 지나친 성장

과소분비 장애(Hyposecretion Disorders)

1. 각 과소분비 장애에 대한 호르몬 부족과 설명으로 옳은 답을 골라 ***알파벳과 숫자로 적어 넣으시오.***

1) 점액수종(myxedema) ____________________
2) 크레틴병(Cretinism) ____________________
3) 왜소증(dwarfism) ____________________
4) 에디슨씨병(Addison' s disease) ____________________
5) 당뇨병(diabetes mellitus) ____________________

호르몬 부족

A. 아동기에 있어 성장 호르몬
B. 인슐린
C. 영아기 때의 티록신
D. 성인기 때의 티록신
E. 코르티솔(코티졸, cortisol)과 알도스테론(aldosterone)

설명

1. 긴뼈의 최소한의 성장, 매우 단신임.
2. 세포가 에너지원으로 포도당을 이용할 수 없다. 혈당 수준이 증가한다.
3. 심한 탈수와 저혈당증
4. 근육이 쇠약, 느린 심박동수, 체중증가
5. 심한 정신적, 신체적 발달 지연

분비자극 요약(Stimulus for Secretion–Summary)

1. 각 호르몬에 대한 적절한 자극원으로 옳은 답을 ***알파벳으로 적어 넣으시오.***

1) 항이뇨 호르몬 ______	A. 혈액내에서 Na^{+}(sodium ion) 농도의 감소
2) 알도스테론 ______	B. GHRH
3) 칼시토닌 ______	C. 분만이나 양육 시 시상하부로부터 자극
4) 코르티솔(코티졸, cortisol) ______	D. ACTH
5) 에스트로겐 ______	E. 신체의 수분을 감소
6) 에피네프린과 노르에피네프린 ______	F. FSH
7) 여포자극 호르몬 ______	G. 스트레스 상황 시 시상하부로부터 교감신경 자극
8) 글루카곤 ______	H. 고혈당증
9) 성장 호르몬 ______	I. 저혈당증
10) 인슐린 ______	J. 고칼슘혈증
11) 황체형성 호르몬 ______	K. 저칼슘혈증
12) 옥시토신 ______	L. LH
13) 부갑상샘 호르몬 ______	M. GnRH
14) 프로게스테론 ______	N. TSH
15) 티록신과 T_3 ______	
16) 테스토스테론 ______	

퍼즐문제(Crossword Puzzle)

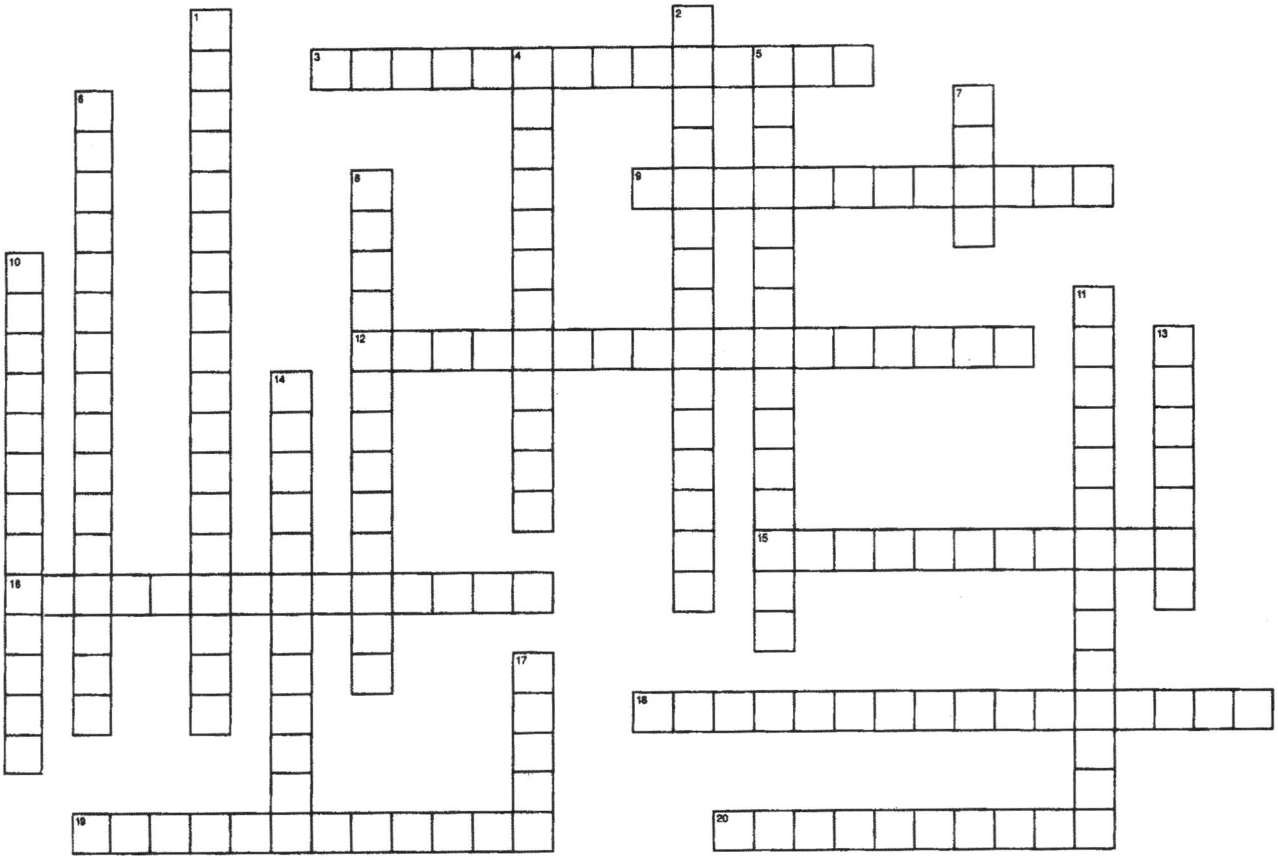

가로

3. 글리코겐이 포도당으로 전환
9. 난자가 방출하여 난포가 되는 것(두 단어)
12. ________________ – ________________ 기전은 안지오텐신 II를 형성하는 과정
15. 호르몬이 영향을 미치는 기관(두 단어)
16. 에피네프린과 노르에피네프린
18. __________ 기전은 호르몬의 분비를 감소시키는 효과이다(두 단어)
19. 낮은 혈중 칼슘치
20. 뇌하수체

세로

1. 췌장의 호르몬 생성 세포(세 단어)
2. 아미노산을 탄수화물로 전환하는 과정
4. 포도당이 글리코겐으로 전환
5. 자율신경계의 교감신경충동과 유사한 작용을 하는 약물
6. 뇌하수체 전엽에서 호르몬 분비를 조정한다 (두 단어)
7. ____________ 세포는 인슐린을 생산한다.
8. 고혈당치
10. 고칼슘혈치
11. 세포막의 인지질에 의해 생산된다
13. 내분비에서 분비하는 화학물
14. 저혈당치
17. ____________ 세포는 글루카곤을 생산한다.

임상적용(Clinical Applications)

1. a) 안씨는 49세 남자로서 13.6kg가 과체중이다. 그는 의사를 찾아가 항상 피곤하다고 말하였다. 또 항상 갈증을 호소하고 자주 배뇨를 한다고 호소하였다. 의사는 안씨 가족(부모, 조부모, 형제, 자매)에 관해 질문하였다. 여러분이 생각하기에 이 질문은 무엇이겠는가?

   ____

   b) 혈액과 소변검사를 포함한 임상검사는 안씨가 ____________ 이라는 의사의 진단을 확증한다.

   c) 어떤 유형인가?

   ____

   d) 안씨는 췌장이 생산한 인슐린을 효과적으로 사용하기 위해 약물을 투여받게 될 것이다. 그밖에 그의 질환을 조절하기 위해 도움이 되는 것은 무엇인가?

   ____

2. 채씨는 35세 여자로 의사에게 다음의 증상들을 호소하였다(피로, 체중 증가, 항상 춥다는 느낌). 의사는 점액수종을 의심하였는데 이는 어떤 호르몬의 과소분비인가?

   ____

3. 민씨는 29세 여자로 손목이 골절되었다. 그녀는 어떤 격렬한 운동도 하지 않았는데 손목이 부러졌다고 말하였다. 의사가 지시한 검사 중 하나는 혈액내 칼슘치를 조사하는 것인데 그 결과 비정상적으로 높게 나타났다. 의사는 민씨가 __________ 호르몬의 과다분비를 초래한 ____________ 샘의 종양이 있음을 의심하였다. 이는 빠르게 뼈로부터 칼슘이 빠져 나오게 한다.

4. a) 강씨는 45세 남자로 에디슨씨병을 진단받았다. 그의 증상들은 ___________ 샘에서 분비되는 호르몬의 과소분비와 관련된다.

   b) 강씨의 저혈압은 불충분한 ________ 의 결과이며 근육쇠약은 불충분한 __________ 의 결과이다.

사지선다형 문제 1(Multiple Choice Test 1)

※ 다음 문제를 읽고 옳은 답을 적어 넣으시오.

1. 세포로 하여금 포도당을 섭취함으로써 혈당을 낮추는 호르몬은? _____

   a) 글루카곤 b) 코르티솔(코티졸, cortisol)
   c) 인슐린 d) 성장 호르몬

2. 세포분열률을 증가시키는 호르몬은? _____

   a) 티록신 b) 칼시토닌
   c) 인슐린 d) 성장 호르몬

3. 혈액내 칼슘 수준을 조절하는 2가지 호르몬은? _____
   a) 인슐린과 글루카곤
   b) 부갑상샘 호르몬과 칼시토닌
   c) 칼시토닌과 성장 호르몬
   d) 부갑상샘 호르몬과 티록신

4. 난자나 정자의 생성을 시작하게 하는 호르몬은? _____
   a) FSH b) LH
   c) 에스트로겐 d) 테스토스테론

5. 남성에게 있어 정자의 성숙에 필요한 호르몬은? _____
   a) 테스토스테론 b) FSH
   c) LH d) 알도스테론

6. 여성에게 있어 배란을 일으키는 호르몬은? _____
   a) FSH b) LH
   c) 에스트로겐 d) 프로게스테론

7. 간에서 글리코겐을 포도당으로 전환시키는 2가지 호르몬은? _____
   a) 인슐린과 코르티솔(코티졸, cortisol)
   b) 글루카곤과 에피네프린
   c) 티록신과 인슐린
   d) 인슐린과 에피네프린

8. 단백질합성과 에너지를 위해 3가지 식품형태의 활용을 증가시키는 호르몬은? _______
   a) 인슐린 b) 글루카곤
   c) 성장 호르몬 d) 티록신

9. 연동운동을 느리게 하고 기관지를 확장하게 하는 호르몬은? _____
   a) 글루카곤 b) 코르티솔(코티졸, cortisol)
   c) 에피네프린 d) 티록신

10. 항염효과가 있는 호르몬은? _____
    a) 에피네프린 b) 알도스테론
    c) 코르티솔(코티졸, cortisol) d) 칼시토닌

11. 신장에 의한 물의 재흡수를 증가시키는 호르몬은? _____
a) PTH
b) 옥시토신
c) 티록신
d) ADH

12. 신장에 의한 칼슘의 재흡수를 증가시키는 호르몬은? _____
a) 알도스테론
b) ADH
c) 칼스토닌
d) PTH

13. 신장에 의한 나트륨의 재흡수를 증가시키는 호르몬은? _____
a) 알도스테론
b) ADH
c) PTH
d) 코르티솔(코티졸, cortisol)

14. 여성에 있어 자궁내막에서의 혈관의 성장을 증가시키는 2가지 호르몬은?_______
a) FSH와 에스트로겐
b) 에스트로겐과 프로게스테론
c) LH와 프로게스테론
d) FSH와 LH

15. 여성에 있어 황체의 성장을 증가시키는 호르몬은? _____
a) 프로게스테론
b) 에스트로겐
c) LH
d) FSH

16. 젖샘(유선)에서의 유즙 생성을 자극하는 호르몬은? _____
a) 옥시토신
b) 에스트로겐
c) 프로게스테론
d) 프로락틴

17. 분만 시 강한 자궁수축을 일으키는 호르몬은? _____
a) 에스트로겐
b) 프로락틴
c) 옥시토닌
d) 프로게스테론

18. 뇌에서 여분의 포도당 이용 시 에너지를 위해 지방과 여분의 아미노산 이용을 증가시키는 호르몬은? _____
a) 에피네프린
b) 코르티솔(코티졸, cortisol)
c) 티록신
d) 인슐린

19. 정상적인 혈액용적을 유지함으로써 정상 혈압을 유지하는 데 도움이 되는 2가지 호르몬은? _____
a) ADH와 알도스테론
b) 알도스테론과 티록신
c) 인슐린과 코르티솔(코티졸, cortisol)
d) ADH와 옥시토신

20. 세포막의 인지질로부터 합성된 국소 호르몬은? _____
a) 스테로이드
b) 아민(amines)
c) 프로스타글란딘
d) 단백질

21. 스테로이드는 다음 중 무엇의 합성을 자극함으로써 그들의 효과를 발휘할 수 있는가? _____
a) 지방
b) 글리코겐
c) 단백질
d) 세포분열을 위한 DNA

22. 호르몬 작용 중 Two-Messenger 이론은 다음 어느 것의 작용에 대한 것인가? _____
a) 스테로이드계 호르몬
b) 프로스타글란딘
c) 지질호르몬
d) 단백질 호르몬

23. 여포자극 호르몬(FSH)의 분비를 억제하는 난소 또는 정소에서 생산되는 호르몬은? _____
a) 에스트로겐
b) 인히빈(inhibin)
c) 테스토스테론
d) 프로게스테론

24. 잠이 오게 하는 호르몬은? _____
a) 멜라토닌
b) 에피네프린
c) 인슐린
d) 코르티솔(코티졸, cortisol)

25. 신장에서의 칼륨 배출을 증가하는 호르몬은? _____
a) ADH
b) 알도스테론
c) 코르티솔(코티졸, cortisol)
d) PTH

26. 변동이 심한 혈당수준에 반응하여 나타나는 인슐린의 분비는? _____
a) 양성회환기전
b) 항회환기전(antifeedback mechanism)
c) 음성회환기전
d) 선상회환기전(linear feedback mechanism)

27. 뇌하수체 전엽 호르몬의 분비는 무엇에 의해 조절되는가? _____
a) 시상하부
b) 뇌하수체 후엽
c) 대뇌
d) 갑상샘

28. 글루카곤의 분비를 자극하는 것은? _____
    a) 고혈당
    b) 고칼슘혈증
    c) 저칼슘혈증
    d) 저혈당

29. 에피네프린의 기능은 다음 중 어느 것의 기능과 가장 유사한가? _____
    a) 티록신(thyroxine)
    b) 교감신경계
    c) 부교감신경계
    d) 성장 호르몬

30. 알도스테론 분비를 자극하는 것은? _____
    a) 혈액의 낮은 나트륨수준
    b) 혈액의 낮은 칼륨수준
    c) 혈액의 높은 나트륨수준
    d) 혈액의 높은 칼슘수준

사지선다형 문제 2(Multiple Choice Test 2)

※ 다음 문제를 읽고 정답을 선택한 후 그 내용을 옳게 고쳐 쓰시오.

1. 간에 대한 호르몬의 영향에 관한 설명 중 옳지 않은 것은?
   a) 인슐린은 간에서 글리코겐을 포도당으로 전환시킨다.
   b) 코르티솔(코티졸, cortisol)은 간에서 포도당을 글리코겐으로 저장한다.
   c) 글루카곤은 간에서 글리코겐을 포도당으로 전환시킨다.
   d) 에피네프린은 간에서 글리코겐을 포도당으로 전환시킨다.
   선택한 답을 올바르게 고쳐 쓰시오.

   ____

2. 뼈에 대한 호르몬의 영향에 관한 설명 중 옳지 않은 것은?
   a) 성장호르몬은 뼈의 성장에 있어 세포분열을 감소시킨다.
   b) 부갑상샘 호르몬은 뼈로부터 칼슘의 재흡수를 증가시킨다.
   c) 칼시토닌은 뼈로부터 칼슘의 재흡수를 증가시킨다.
   d) 성장 호르몬과 티록신은 뼈의 성장에 있어 단백질 합성률을 증가시킨다.
   선택한 답을 올바르게 고쳐 쓰시오.

   ____

3. 뇌하수체 전엽의 호르몬에 대한 설명 중 옳지 않은 것은?
   a) 갑상샘자극 호르몬은 티록신과 T_3를 분비하기 위해 갑상샘을 자극한다.
   b) 부신피질자극 호르몬은 코르티솔(코티졸, cortisol)을 분비하기 위해 부신피질을 자극한다.
   c) 이런 호르몬은 시상하부로부터 유리 호르몬에 대한 반응으로 분비된다.
   d) 여포자극 호르몬과 황체형성 호르몬은 표적기관이 신장이기 때문에 성선자극 호르몬이다.
   선택한 답을 올바르게 고쳐 쓰시오.

   ____

4. 호르몬과 그 분비를 위한 정확한 자극의 연결이 옳지 않은 것은?
   a) 칼시토닌-고칼슘혈증
   b) 인슐린-저혈당증
   c) 부갑상샘 호르몬-저칼슘혈증
   d) 글루카곤-저혈당증
   선택한 답을 올바르게 고쳐 쓰시오.

   ___

5. 스트레스 상황 시 호르몬의 기능 중 옳지 않은 것은?
   a) 코티졸은 항염효과가 있다.
   b) 노르에피네프린은 신체에서 혈관수축을 일으켜 혈압을 상승시킨다.
   c) 에피네프린은 심박동수를 증가시키고 연동운동을 감소시킨다.
   d) 에피네프린은 간에서 포도당을 글리코겐으로 전환시킨다.
   선택한 답을 올바르게 고쳐 쓰시오.

   ___

6. 신장에 대한 호르몬의 영향에 대한 설명 중 옳지 않은 것은?
   a) 부갑상샘 호르몬은 칼슘이온의 재흡수를 증가시킨다.
   b) 항이뇨 호르몬은 물의 재흡수를 증가시킨다.
   c) 알도스테론은 나트륨이온의 재흡수를 감소시킨다.
   d) 알도스테론은 칼슘이온의 재흡수를 증가시킨다.
   선택한 답을 올바르게 고쳐 쓰시오.

   ___

7. 뇌하수체 후엽 호르몬에 대한 설명 중 옳지 않은 것은?
   a) 항이뇨 호르몬은 탈수 시 분비된다.
   b) 옥시토신은 젖샘으로부터 유즙분비를 일으킨다.
   c) 항이뇨 호르몬의 표적기관은 신장이다.
   d) 이들 호르몬은 실제로 시상에 의해 생성된다.
   선택한 답을 올바르게 고쳐 쓰시오.

   ___

8. 내분비샘에 대한 설명 중 옳지 않은 것은?
   a) 췌장은 십이지장과 지라(비장) 사이에 위치한다.
   b) 갑상샘은 기관의 전면, 인후보다 위쪽에 위치한다.
   c) 부신은 신장보다 위쪽에 있다.
   d) 뇌하수체는 시상하부의 줄기에 달려 있다.
   선택한 답을 올바르게 고쳐 쓰시오.

   ___

9. 재생식에 대한 호르몬의 영향에 관한 설명 중 옳지 않은 것은?
   a) 여포자극 호르몬은 난자나 정자세포의 생성을 일으킨다.
   b) 황체형성 호르몬은 여성에 있어 배란을 일으킨다.
   c) 황체형성 호르몬은 남성에 있어 테스토스테론의 분비를 일으킨다.
   d) 남성이나 여성에 있어 2차 성징은 각각 테스토스테론과 프로게스테론에 의해 조절된다.
   선택한 답을 올바르게 고쳐 쓰시오.

   ____

10. 호르몬의 작용기전에 대한 설명 중 옳지 않은 것은?
   a) 특정한 수용체의 존재는 세포가 반응하게 될 호르몬을 결정한다.
   b) 스테로이드 호르몬은 세포분열 과정을 증가시킴으로써 효과를 발휘한다.
   c) Two-Messenger 이론에 있어, 첫 번째 Messenger는 호르몬이다.
   d) Two-Messenger 이론에 있어. 두 번째 Messenger는 세포 효소를 활성화시키는 C-AMP이다.
   선택한 답을 올바르게 고쳐 쓰시오.

   ____

사지선다형 문제 3(Multiple Choice Test 3)

※ 이번 장의 내용과 관련된 문제입니다. 주의 깊게 읽고 옳은 답을 모두 고르시오.

1. 호르몬 분비 조절에 대한 설명으로 옳은 것은?
   a) 음성되먹임기전은 스스로 멈추는 순환과정이다.
   b) 몇몇 호르몬의 분비는 영양소의 혈중 수치를 변화시킴으로써 조절된다.
   c) 인슐린 분비를 조절하는 양성되먹임기전은 혈당수치가 너무 낮아지는 것을 방지한다.
   d) 수분이나 염분의 손실은 몇몇 호르몬의 분비를 자극한다.
   e) 다른 호르몬들의 분비를 유발하는 호르몬에는 TSH, FSH, PTH, LH, GH가 있다.
   f) 몇몇 호르몬들은 신체의 화학조성을 조절하기 위해서 길항적으로 작용한다.

2. 뇌하수체에 대한 설명으로 옳은 것은?
   a) 뇌하수체 후엽은 시상하부에서 호르몬을 분비함으로써 조절된다.
   b) GH는 세포분열 속도를 증가시키고, 단백질 합성 속도를 감소시킨다.
   c) ADH는 신장에 의해 재흡수된 수분을 감소시킴으로써 소변양을 감소시킨다.
   d) ACTH는 부신수질에 의해 코르티솔(코티졸, cortisol) 분비를 자극한다.
   e) TSH는 T_4 분비를 증가시키고, T_3 분비를 감소시킨다.
   f) 프로락틴은 젖샘에서 유즙을 분비하도록 한다.

3. 갑상샘과 부갑상샘에 대한 설명으로 옳은 것은?
   a) 갑상샘에서 칼시토닌은 부갑상샘 호르몬의 상승제이다.
   b) 티록신 분자는 4개의 요오드 원자를 포함한다.
   c) PTH는 소장에서 음식에 있는 칼슘이온의 흡수를 증가시킨다.
   d) PTH는 혈중 칼슘을 낮춤으로써 혈중 칼슘을 조절한다.
   e) 티록신과 T_3은 모든 음식 종류에서 에너지 생산을 증가시킨다.
   f) 티록신과 T_3은 (특히, 성장하는 뼈에서) 유사분열 속도를 증가시킨다.

4. 췌장과 부신에 대한 설명으로 옳은 것은?
   a) 인슐린은 세포의 포도당 섭취를 증가시키면서 혈당 수치를 낮춘다.
   a) 코르티솔(코티졸, cortisol)은 에너지 생성을 위해 아미노산과 지방의 사용을 증가시킨다.
   b) 에피네프린은 심장박동수를 증가시키고, 골격근의 혈관을 확장시킨다.
   c) 글루카곤은 간에서 글리코겐을 포도당으로의 전환을 증가시킨다.
   d) 노르에피네프린은 피부와 내장의 혈관을 확장시킨다.
   e) 알도스테론은 신장이 나트륨이온을 배설하고 칼륨이온을 재흡수하도록 한다.

제 11 장

혈 액
(Blood)

제11장은 혈액성분과 그 기능에 대하여 설명한 것이다. 혈액은 혈장과 적혈구, 백혈구, 혈소판 등의 혈액세포들로 구성되어 있고, 혈액순환을 통해 각 성분은 항상성에 필수적인 특별한 기능을 수행한다.

혈액의 일반적인 기능(General Functions of Blood)

1. 각 항의 적당한 예와 혈액의 기능을 골라 ***알파벳으로 적어 넣으시오. 해답은 2개 또는 그 이상입니다.***
   1) 운반 ______________________
   2) 조절 ______________________
   3) 보호 ______________________

   A. 산-염기 균형
   B. 혈액응고
   C. 병인물질 파괴
   D. 영양과 노폐물들
   E. 체온
   F. 수분과 전해질 균형
   G. 가스와 호르몬들

혈액의 특성(Characteristics of Blood)

1. 신체의 혈액량은 개체의 크기에 따라 다양하다. 이 양은 ____________ 리터 범위 안에 있다.

2. a) 혈액세포는 전체 혈액의 ____________% 와 ____________% 사이에 있다.
   b) 혈장은 전체 혈액의 ____________% 와 ____________% 사이에 있다.

3. a) 혈액의 정상 pH는 ____________에서 ____________ 까지이다.
   b) 이 pH는 약간 ____________이다.

4. a) 혈액의 점성도는 ____________ 에 의한다.
   b) ____________ 와 ____________ 때문에 혈액은 물보다 더 점성이 있다.

혈장(Blood Plasma)

1. 혈장은 대략 ____________%가 수분이다.

2. a) 혈장의 수분은 물질이 수분에 ____________ 되어 이동되는 용해력이 있다.
   b) 혈장에 녹아 운반되는 물질의 2가지 형태는 ____________과 ____________이다.

3. a) 이산화탄소(carbon dioxide)는 ________________ 이온의 형태로 혈장에서 운반된다.
   b) 이 이온의 화학적 방정식을 쓰시오. ________________

4. 각 혈장단백질에 대한 설명으로 옳은 답을 골라 ***알파벳으로 적어 넣으시오.***
   해답은 3 개씩입니다.
   1) 알부민 ______________________________
   2) 응고요소들 ______________________________
   3) 글로불린 ______________________________

   A. 오직 간에 의해 합성된다.
   B. 간이나 림프구에 의해 합성된다.
   C. 피브리노겐과 프로트롬빈을 포함한다.
   D. 혈액량을 유지하기 위해 모세혈관 안으로 조직액을 끌어들인다.
   E. 항체를 포함한다.
   F. 혈장단백질이 가장 많다.
   G. 혈관파열 시 혈액소실의 예방을 돕는다.
   H. 혈액에서 지방을 위한 운반체들을 가지고 있다.

조혈 조직(Hemopoietic Tissue)

1. 혈액조성 조직은 ____________를 형성하는 조직이라는 의미이다.

2. 1차 조혈조직은 ____________하고 ____________한 뼈에서 발견되는 ____________이다.

3. a) 적골수에서, 모든 혈액세포의 전구세포는 ____________라고 불린다.
   b) 이들 세포들은 연속적으로 새로운 세포를 생산하기 위해 ____________ 과정을 거치는데, 대부분은 적혈구가 된다.
   c) 적골수에서 만들어지는 세포의 종류 이름은 ____________, ____________, 그리고 ____________이다.

4. a) 림프 조직은 ___________ , ____________ , 그리고 ___________와 같은 림프기관에서 발견된다.
   b) 림프조직의 줄기세포는 ____________라 불리는 백혈구를 생산한다.

5. 다음은 조혈조직의 그림이다.
   각 번호에 해당되는 명칭은 한글과 영어로 쓰시오.
   1) ____________________ 2) ____________________
   3) ____________________ 4) ____________________
   5) ____________________

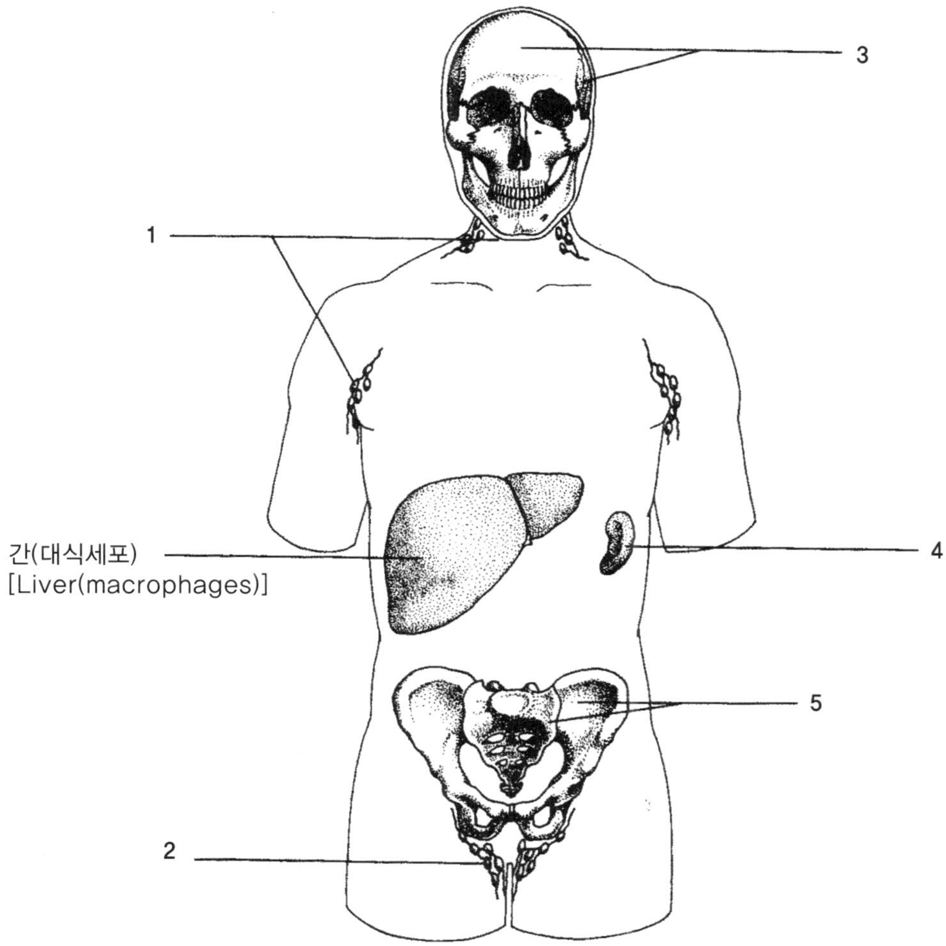

적혈구(Red Blood Cells)

1. a) 적혈구(RBCs)는 또한 ____________ 라고 불리며, ____________에서 생성된다.
   b) 성숙한 적혈구에는 없는 중요한 세포 구조물은 무엇인가? ____________
   c) RBCs의 모양을 설명하시오. ______________________________

2. a) 적혈구에서 산소를 운반하는 단백질은 ____________ 이다.
   b) 헤모글로빈에서 산소를 운반하는 광물질은 ____________ 이다.

3. a) 적혈구는 ____________ 에 있는 모세혈관을 통해 순환할 때 산소를 붙잡는다. 이 헤모글로빈을 ________________ 이라 부른다.
   b) 적혈구는 ____________모세혈관에서 산소를 방출한다. 그리고 이들의 헤모글로빈을 ____________ 헤모글로빈이라 부른다.

4. 다음은 혈액세포의 유형에 대한 그림이다.
   각 번호에 해당되는 명칭을 한글과 영어로 쓰시오.
   1) ______________________ 2) ______________________
   3) ______________________ 4) ______________________

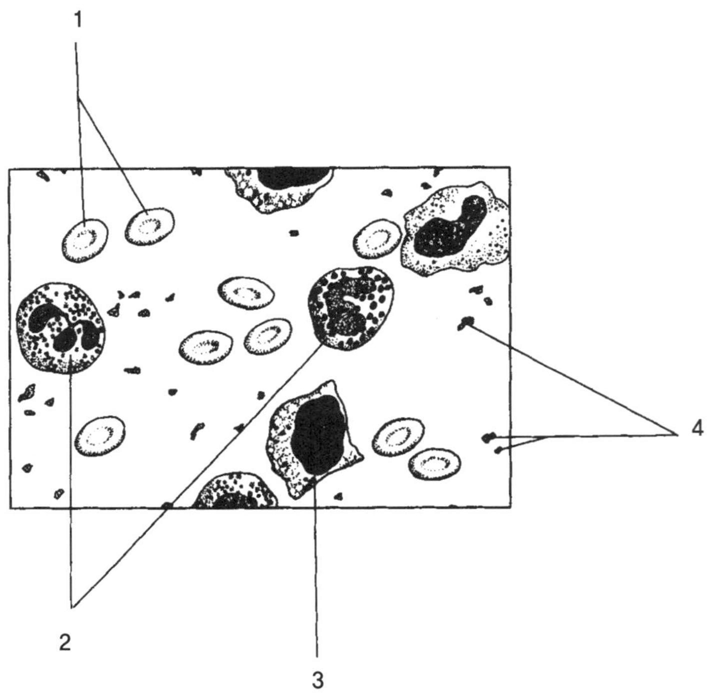

5. a) 적혈구를 생산하기 위한 주요 조절요소는 혈액과 조직에서의 ____________량이다.
   b) "저산소증" 이란 용어는 ____________________을 말한다.
   c) 저산소증이 발생했을 때, 신장은 ____________율을 증가시키기 위해서 적골수를 자극하는 ________________ 라 불리는 호르몬을 생성한다.

6. a) 적혈구형성에서 핵이 있는 마지막 단계를 ___________ 라고 부른다.
   b) 세포질그물(내형질세망, endoplasmic reticulum)의 분열이 나타나는 단계는 ________________라고 부른다.
   c) 순환혈액량에 미성숙한 다량의 적혈구가 존재할 때, 이는 신체 전체적으로 ______________의 이동이 충분하지 못한 것을 의미하는 것이다.

7. a) 적혈구를 생성하기 위해 필요한 영양소는 헤모글로빈 분자의 부분이 되는 ______________ 과 ___________ 이다.
   b) 외인성 요소는 적골수에 있는 간세포에 의해 ___________ 합성을 위해 필요로 되는 ___________ 이다.
   c) 내인성 요소는 ______________ 내벽이다.
   d) 내인성 요소의 기능은 ______________의 소화를 예방하고 소장에서의 흡수를 증진시킨다.

8. a) 적혈구의 수명은 대략 ______________ 일이다.
   b) 노화된 적혈구의 식작용을 하는 조직 대식세포계에 해당하는 기관은 _______________, _______________, _______________ 이다.
   c) 노화된 적혈구에 있는 철은 새로운 ______________의 합성을 위해 적골수로 이동되거나 ______________ 에 저장된다.
   d) 헤모글로빈의 글로빈 부분은 ______________로 소화되며, _____________ 과정에 이용되어진다.

9. a) 노화된 적혈구의 헤모글로빈의 heme 부분은 대식구에 의해서 ______________으로 전환된다.
   b) 빌리루빈은 노폐물로써 유용하지 않다. ______________ (기관)에 의해 순환되어 제거되고 ________________을 통해 배설된다.
   c) 장은 ______________을 통해 빌리루빈을 제거한다.

10. a) 혈중내 빌리루빈의 수치가 상승되면 간질환 때문이며, ______________가 노랗게 될 것이다.
    b) 이를 ____________________ 이라고 부른다.

11. 다음은 적혈구의 생애주기를 묘사한 그림이다.
각 번호에 해당되는 내용을 쓰시오.

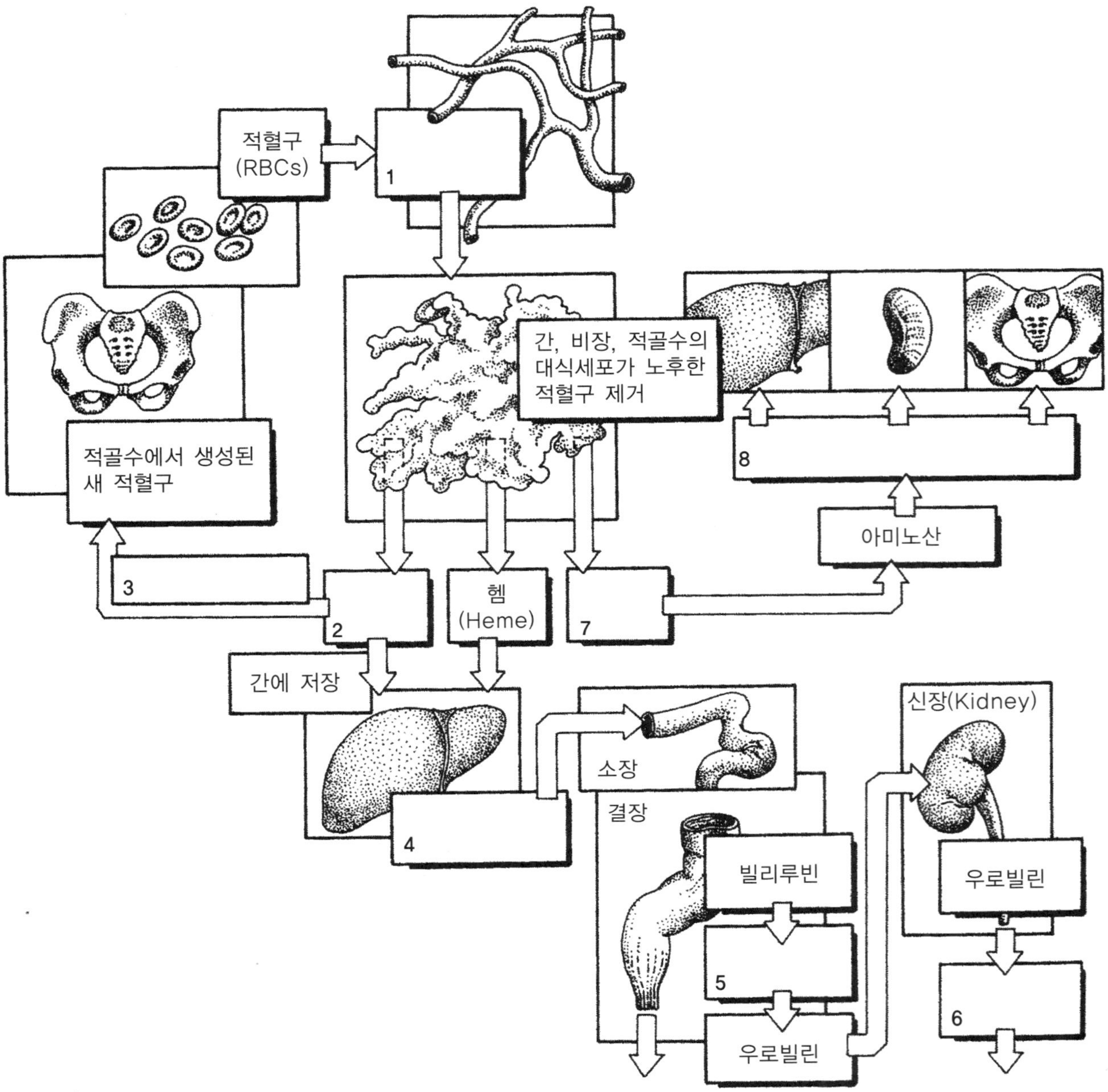

12. CBC 수치들은?

1) 정상적인 적혈구 범위는 ______________ - ______________ cells/μL 이다.

2) 정상적인 Hct 범위는 ______________ - ______________% 이다.

3) 정상적인 Hb 범위는 ______________ - ______________ g /100mL이다.

적혈구의 형태(Red Blood Cell Types)

1. 적혈구의 가장 중요한 2가지 형태는 ____________ 군과 ____________ 요소이다.

2. ABO군은 __________, __________, __________, __________ 형의 4가지 혈액형을 가지고 있다.

3. 혈액형의 4가지 ABO군에 따른 적혈구의 항원과 혈장의 항체로 다음 도표를 완성하시오.

	A형	B형	AB형	O형
적혈구에 있는 항원들				
혈장에 있는 항체들				

4. 다음은 적혈구의 그림으로 위의 각 혈액형을 나타낸 그림이다.
각 항원과 항체의 명칭을 한글과 영어로 쓰시오.

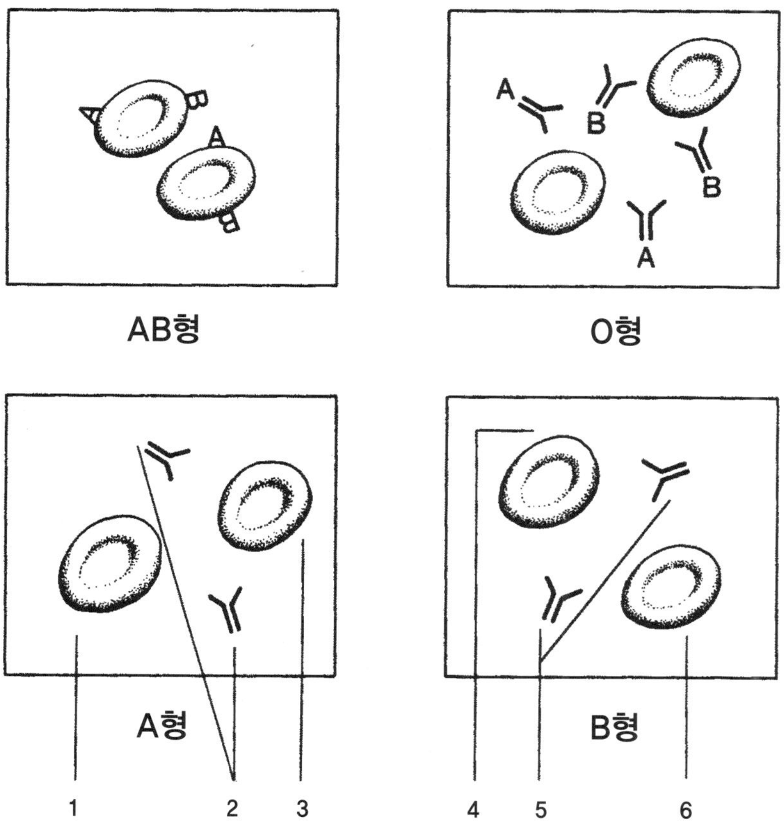

1) ______________________
2) ______________________
3) ______________________
4) ______________________
5) ______________________
6) ______________________

5. a) RBC의 또 하나 항원은 Rh인자이다. 때로 이를 D라고 부른다.
____________ Rh을 가진 사람은 RBCs 항원을 가진다.
____________ Rh을 가진 사람은 RBCs 항원을 가지고 있지 않은 것이다.
b) Rh음성인 사람의 혈장에는 본래 anti-Rh항체가 있는가? ____________

c) 언제 그와 같은 항체가 형성되는가? ___________________________

6. a) 만약 환자에게 맞지 않는 혈액이 수혈됐다면 적혈구는 파열될 것이다. 이를 ____________이라고 한다.
   b) 이와 같은 수혈반응의 가장 심각한 부작용은 ____________ (기관)에서 일어난다. 파열된 적혈구에 기인한 ______________________ 에 의해 모세혈관은 막히게 된다.

백혈구(White Blood Cells)

1. a) 백혈구는 또한 _____________________ 라고도 부른다.
   b) 백혈구의 5가지 종류에는 _____________ 과 ____________라 부르는 2개의 군이 있다.

2. a) 과립성 백혈구는 ____________, ____________, ____________ 이다.
   b) band cell은 무엇인가?

   ____

   c) 무과립 백혈구는 ________________ 과 ________________ 이다.

3. 외관상으로 모두 성숙한 백혈구는 ____________을 가지고 있다는 점에서 적혈구와 차이가 있다.

4. 백혈구의 일반적인 기능은 신체를 _____________ 으로부터 보호하고 어떤 감염성질환에 ____________을 제공한다.

5. 각 백혈구의 적당한 기능에 대한 설명으로 옳은 답을 ***알파벳으로 적어 넣으시오. 해답은 한 개 또는 2개일 수 있습니다.***

   1) 호중구 ________________________________
   2) 단핵구 __________________________________
   3) T 림프구 ________________________________
   4) B 림프구 ________________________________
   5) 호산구 _________________________________
   6) 호염기구 ________________________________

   A. 가장 많은 거식구이다.
   B. 병독균이나 손상된 세포를 잡아먹는 식세포가 된다.
   C. 비정상적 혈액응고를 예방하기 위한 헤파린을 포함한다.
   D. 이종단백질의 독성을 없앤다.
   E. 외부항원의 인식을 돕는다.
   F. 항체를 생산하는 혈장세포가 된다.
   G. 염증에 관여하는 히스타민을 포함하고 있다.
   H. 알레르기 반응과 기생충 감염에서 중요하다.

6. CBC 수치는?
   1) 정상적인 백혈구 수의 범위는 _____________ - _____________ cells/mm^3이다.
   2) 백혈구 수치가 높은 경우를 _______________________ 이라 부르며, 때로 _____________을 알리는 것이 된다.

3) 백혈구 수치가 낮은 경우를 ____________________ 라고 부른다. 이에 대한 원인을 하나 쓰시오.
____

4) 분별계수로 나타난 백혈구의 종류별 정상범위를 말하시오.
   a) 중성구 ________________
   b) 림프구 ________________
   c) 단핵구 ________________
   d) 호산구 ________________
   e) 호염기구 ________________

7. a) HLA는 백혈구에서 발견되는 항원으로 ____________________에서 발견되는 항원을 상징한다.
   b) HLA의 정상적인 목적은 ____________________ 항원들을 인식하기 위해 면역계를 비교하도록 제공하기 위한 것이다.
   c) HLA는 또한 기관을 이식할 때 중요하다. 만약 조직형이 수혜자의 조직형과 하나 또는 그 이상 이식할 기관이 보인다면 수혜자의 면역계에 의한 이식된 기관의 ____________반응이 거의 없는 것이다.

혈소판(Platelets)

1. 혈소판(platelets)은 또한 ______________ 라고도 부르며 __________에서 형성된다.

2. 혈소판은 ____________라고 부르는 큰 골수세포들의 분절들이다. 그리고 간에 의해서 생성되는 ____________은 혈소판 형성 속도를 증가시킨다.

3. a) 혈소판의 기능은 ____________________을 의미하는 지혈이다.
   b) 지혈의 3가지 기전은 ____________, ____________, ____________ 이다.

4. 혈관수축은 파열되거나 절단된 큰 혈관에서 필수적인 지혈기전이다.
   a) 어느 조직이 동맥과 정맥에서 수축을 하게 하는가? ____________
   b) 이 조직은 혈관파열로 인한 ____________ 이나 혈소판에 의해 유리되는 ____________ 에 대한 반응으로 수축된다.
   c) 그 결과로 혈관의 직경은 ______________ 되고 ____________ 에 의해 덮어지게 된다.

5. a) 혈소판 마개는 단지 __________ (혈관의 종류)의 파열을 위한 지혈기전으로 효과적이다.
   b) 파열된 모세혈관의 거친 표면은 혈소판이 __________________ 하는 원인이 되고 개구에 기계적인 장벽을 형성한다.

6. 정상적인 혈소판 수치의 범위는 ____________- ____________ cells/mm^3 이다.

7. 혈소판 수치가 낮은 경우를 ____________ 이라 부른다.

화학적 혈액응고(Chemical Blood Clotting)

1. 화학적 응고의 자극원은 ____________ 표면을 야기하는 혈관의 파괴나 혈관 자체의 ____________ 표면이다.

2. 프로트롬빈과 피브리노겐과 같은 응고요인들은 ____________에 의해 합성되고, 응고기전에서 활성화될 때까지 ____________에서 순환한다.

3. a) 프로트롬빈의 합성을 위해 필요한 비타민은 ____________이다.
   b) 이 비타민의 흔한 공급은 자신의 ____________에서 ____________에 의한 생성이다.

4. 화학적 응고를 위한 필수적인 광물질은 신체가 ____________에서 저장하고 있는 ____________이다.

5. a) 응고의 1단계는 ____________으로부터 다른 화학물질들과 ____________에 의해 유리되는 화학적 요소들을 포함한다.
   b) 1단계의 결과는 ____________________ 의 형성이다.
   c) 2단계 ____________________ 는 프로트롬빈을 ____________으로 전환한다.
   d) 3단계 __________ 은 피브리노겐을 ____________으로 전환한다.
   e) 혈관에서 파괴된 덩어리를 형성하는 응괴자체는 ____________으로 구성된다.

6. a) __________ 응고 과정은 혈관과 함께 파괴되는 끝부분을 끌어당긴다. 그것은 그 부위를 더 쉽게 __________ 시킨다.
   b) 응고는 자체기능을 수행하고 ____________ 라고 부르는 과정에서 용해된다.

7. 혈관 안의 비정상적인 응고는 몇 가지 방법으로 예방된다.
   a) 혈관세포에 있는 ____________ 상피는 매우 부드럽고 혈소판을 없애 버린다.
   b) 호중구에 의해 생성되는 항응고물질은 ____________ 이다.
   c) __________ 에 의해 생성되는 항트롬빈은 과다한 _____________을 불활성화시킨다.
   d) 과다한 트롬빈인 활성화될 경우, 응고는 외적 제동을 요하는 ____________ 기전이기 때문에 해로운 응고의 __________ 사이클이 될 수 있다.

8. a) 완전한 혈관에서 비정상적인 응괴를 ____________ 이라고 한다.
   b) 다른 혈관에 돌아다니고 떼어진 응괴를 ____________ 이라고 한다.

9. 다음은 혈액응고과정에 대한 그림이다.
각 번호에 해당되는 명칭을 한글과 영어로 쓰시오.

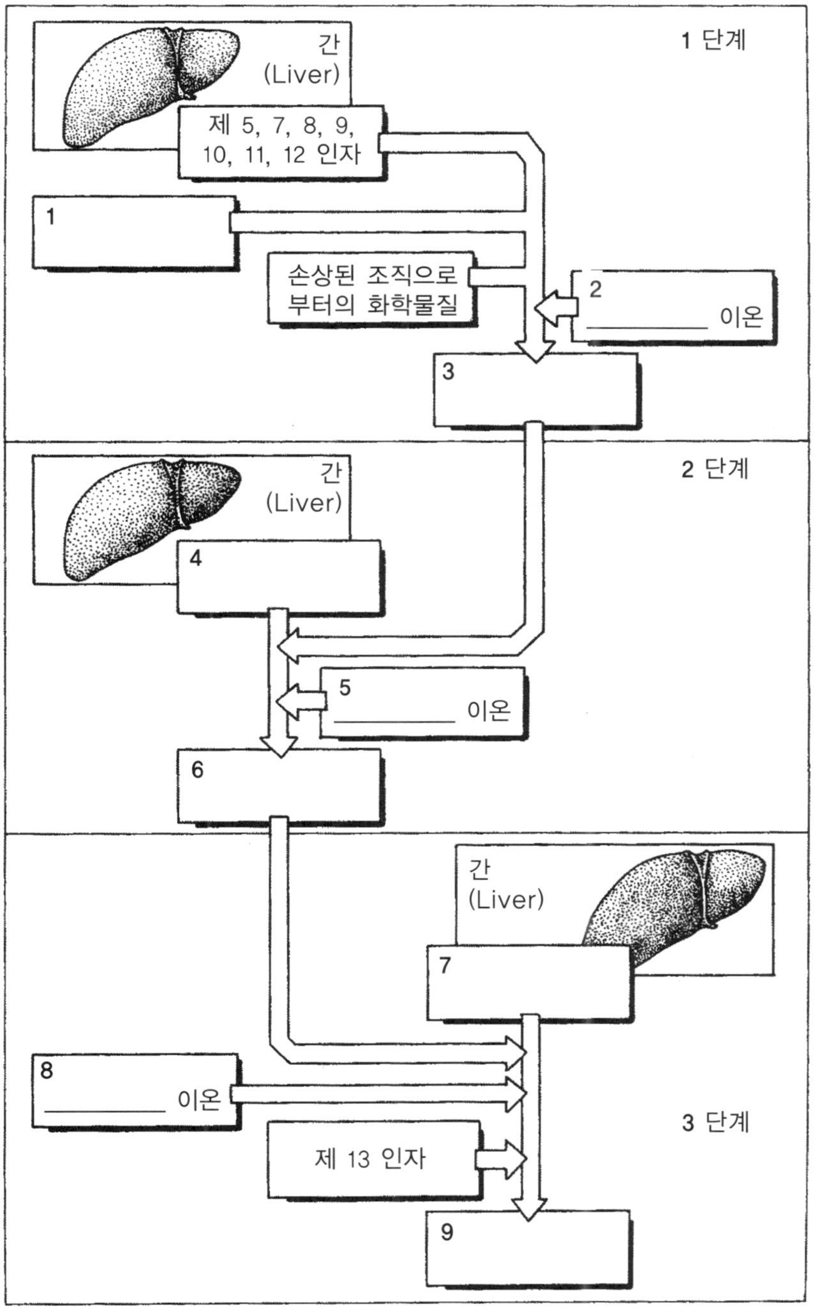

퍼즐문제(Crossword Puzzle)

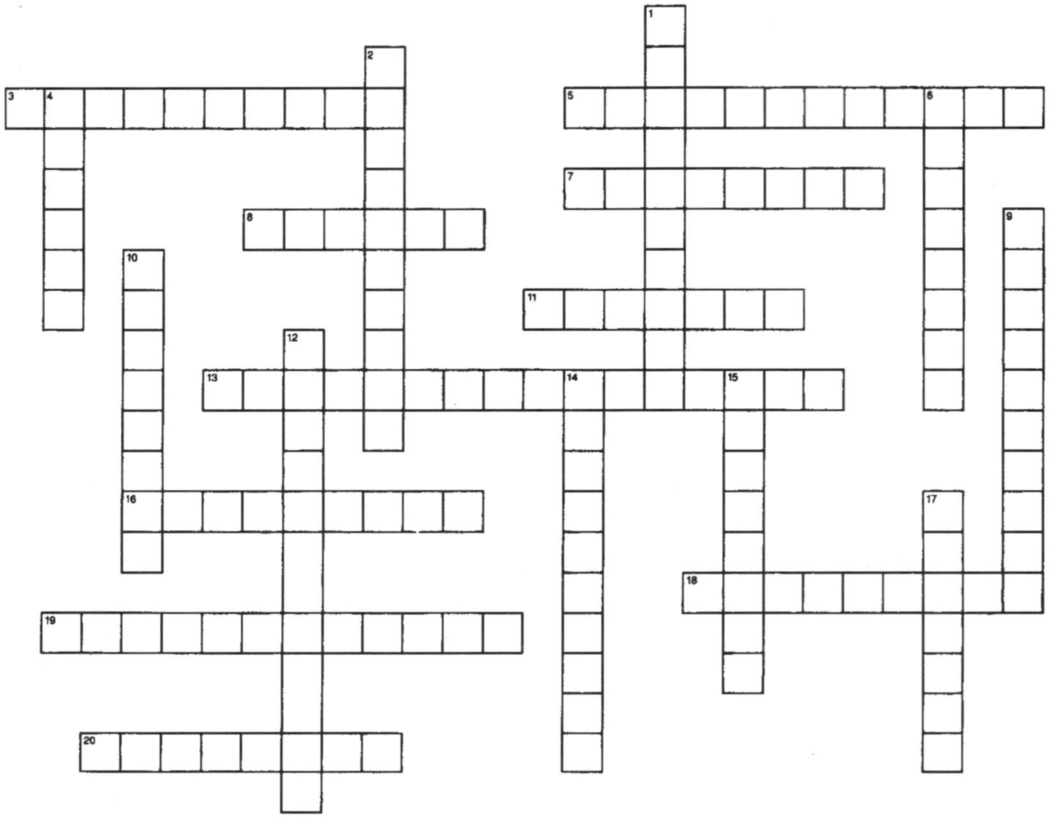

가로

3. 가장 효과적인 식균 세포
5. 혈소판
7. 4가지 혈액형(두 단어)
8. 혈액의 용액 부분
11. 호혐기성 세포에 의해 생산되는 것으로 혈관내의 비정상적인 응고를 예방한다.
13. 지혈을 하는 화학물
16. 모든 혈액 세포를 생산하기 위한 미분화 세포 (두 단어)
18. 담즙색소로 heme에서 전환된 것
19. 적혈구
20. 적혈구의 다른 항원으로 양성 또는 음성이 있다 (두 단어)

세로

1. 적혈구 발달의 마지막 단계
2. 혈액 손실을 예방
4. 적혈구 결핍
6. 비정상적인 응고를 부르는 말
9. 산소를 운반할 수 있는 것으로 적혈구에 주어진 것
10. 혈관 내에 모여서 혈관을 막아버리는 상태
12. 소포체의 파편(적혈구 단계)
14. 백혈구
15. 앞으로의 질병을 예방
17. 가장 풍부한 혈장 단백질

임상적용(Clinical Applications)

1. 임상결과에서 CBC수치가 다음과 같은 환자가 있다.

RBCs – 4.9million/μL	WBCs – 23,000/μL
Hct – 42%	Platelets – 190,000/μL
Hb – 14 g/100mL	

이 수치를 기초로 이 환자는 ________ 일 것이다(1가지 답을 선택하시오).

a) 빈혈
b) 감염
c) 좌상과 출혈
d) 정상범위에 있으므로 좋은 건강상태일 것이다.

2. a) 나씨와 그 부인의 첫 아이는 혈우병 A라는 진단을 받았다. 부모는 아이의 장기간 적출혈에 대한 경험에 매우 걱정하고 있었으나 혈우병이 조절 가능하다는 의사의 말에 확신을 가지게 되었다. 어떤 응고 요소가 아이에게 부족한 것인가? __________
b) 현재 아이는 무엇을 받을 것인가? __________
c) 이 아이는 여아인가, 남아인가? __________ 당신의 답을 설명하시오.

____

____

3. a) 최씨는 둘째 아이를 막 출산하였는데 아이에게 심한 황달이 있다. 그녀는 아이가 또한 ______________ 이라고 부르는 신생아 Rh질환이라고 말했다.
b) 이 정보를 기초하여 당신은 현재 최씨가 Rh __________ 이고, 그녀의 남편이 Rh ____________ 이고, 둘째 아이는 Rh ______________ 이며, 첫째 아이는 Rh __________ 라고 말할 수 있다.
c) 최씨가 만약 첫 번째 임신이라면 그녀는 다음 임신 시 이러한 현상을 예방하기 위해 RhoGam을 받아야만 했었다. RhoGam의 작용을 쓰시오.

____

4. a) 15살인 준식이는 신장이식이 필요한데 그의 6살 위인 형과 누나가 적합한 제공자인지 확인하기 위해 검사할 것이다. 그들이 행할 단순한 절차를 조직유형이라고 부른다. 이들 유형을 무엇이라고 부르는가?

____

b) 준식이 누나들 중 한 명은 그와 공통인 3가지 조직형을 가지고 있음이 발견되었다. 만약 그녀가 준식이에게 신장을 준다면 이것은 어떤 특별한 이점을 제공할 것인가?

____

c) 조직형의 ____________ 특성 때문에 적당한 신장 제공자를 찾는 것은 준식이 가족에서 시작되었다.

사지선다형 문제 1(Multiple Choice Test 1)

※ 다음 문제를 읽고 옳은 답을 적어 넣으시오.

1. 간상핵세포(band cell)란? _____
   a) 미성숙한 적혈구
   b) 미성숙한 백혈구
   c) 미성숙한 혈소판
   d) 미성숙한 줄기세포

2. AB형인 사람은 다음을 가지고 있다. _____
   a) 적혈구에 A와 B항원을 가지며, 혈장에 anti-A와 anti-B는 없다.
   b) 적혈구에 A항원을 가지며, 혈장에 anti-B 항체를 가진다.
   c) 적혈구에 B항원을 가지며, 혈장에 anti-A 항체를 가진다.
   d) 적혈구에 A와 B항체를 가지며, 혈장에는 항원이 없다.

3. 조직액을 모세혈관으로 이동하게 함으로써 혈액량의 유지를 돕는 혈장단백질은? _____
   a) 프로트롬빈
   b) 알부민
   c) 감마 글로불린(γ-globulm)
   d) 헤모글로빈

4. 이종항원을 인식하고 항체를 생성하는 백혈구는? _____
   a) 단핵구
   b) 호중성구
   c) 림프구
   d) 호염기성구

5. 노화된 적혈구가 파괴될 때 생성되는 노폐물은 _____________이고 이는 __________ 에 의해 배출된다.
   a) 철/신장, 요
   b) 헤모글로빈/간, 담즙
   c) 빌리루빈/간, 담즙
   d) 빌리루빈/신장, 요

6. 적골수가 생산하는 것은? _____
   a) 적혈구만
   b) 적혈구와 백혈구만
   c) 적혈구와 혈소판만
   d) 모든 종류의 혈액세포들

7. 모든 종류의 혈액세포들을 생산하기 위해 유사분열을 수행하는 조혈조직에서의 세포들 다음과 같이 부른다. ______
   a) 정상모세포 b) 간세포들
   c) 세망내피세포 d) 거식세포

8. 혈장은 전체 혈액의 __________ %를 차지한다. 그리고 혈장의 _________ %는 수분이다.
   a) 52% ~ 62% / 91% b) 91% ~ 92% / 55%
   c) 65% ~ 75% / 80% d) 50% ~ 60% / 50%

9. 적골수에서 DNA의 합성을 위해 필요한 외인성 요소는? ______
   a) 칼슘 b) 비타민 B_{12}
   c) 비타민 K d) 철

10. 저산소증 시 Erythropoietin을 생성하는 기관은? ______
   a) 간 b) 적골수
   c) 지라(비장) d) 신장

11. 적혈구의 산소운반 단백질은? ______
   a) 프로트롬빈 b) 헤모글로빈
   c) 마이오글로빈 d) Erythropoietin

12. 혈액응고는 다음에 의해 만들어진다. ______
   a) 트롬빈 b) 피브리노겐
   c) 피브린 d) 프로트롬빈 활성제

13. 화학적 응고에 필요한 광물질은? ______
   a) 염분 b) 칼슘
   c) 철 d) 칼륨

14. 혈액의 정상적인 산도는? ______
   a) 7.15~7.25, 약간 염기 b) 7.00~7.15, 중성
   c) 7.35~7.45, 약간 염기 d) 7.45~7.55, 약간 산성

15. 큰 혈관의 절단 시 다음을 포함하고 있기 때문에 혈관수축이 가능하다: ______
   a) 민무늬근(평활근) b) 혈액
   c) 탄력성결합 조직 d) 단순 편평상피

16. 혈액응고와 혈소판 전색 형성의 자극원은? ______
    a) 거친 표면
    b) 매우 부드러운 표면
    c) 부드러운 표면
    d) 완전한 혈관연결

17. 림프조직은 다음을 제외한 모든 곳에서 발견된다. ______
    a) 림프절
    b) 흉선
    c) 간
    d) 지라(비장)

18. 헤마토크릿은 다음의 측정이다. ______
    a) 전혈에서의 백혈구의 %
    b) 전혈에서 혈장의 %
    c) 체액에서 혈액의 %
    d) 전혈에서 적혈구의 %

19. 완전한 혈관의 거친 표면에서 형성되는 비정상적인 응괴는? ________
    a) 혈전(thrombus)
    b) 색전(embolism)
    c) 혈소판 마개
    d) 감염

20. Rh인자는 다음에서 발견되는 항원이다. ______
    a) Rh음성인 사람의 백혈구
    b) Rh양성인 사람의 백혈구
    c) Rh음성인 사람의 적혈구
    d) Rh양성인 사람의 적혈구

21. 외인성 인자를 흡수하는 데 필요한 내인성 인자는 어느 장기의 세포에서 생산되는가?______
    a) 간
    b) 위
    c) 소장
    d) 적골수

22. 화학적 응고에서 피브리노겐은 무엇에 의해 피브린으로 분해되는가?______
    a) 프로트롬빈 활성제(activator)
    b) 프로트롬빈
    c) 트롬빈
    d) 제 8 인자

23. 병원체에 대한 식균작용을 대부분 수행하고 있는 백혈구는? ______
    a) 중성구와 호염기구
    b) 호염기구와 단핵구
    c) 단핵구와 림프구
    d) 단핵구와 중성구

24. RBC 생산에서 마지막 미성숙 단계(immature stage)는?_____
   a) 순환혈에서는 절대 발견되지 않는 망상적혈구이다
   b) 순환혈에서 발견될 수 있는 적혈모구(normoblast)이다
   c) 순환혈에서는 절대 발견되지 않는 적혈모구(normoblast)이다
   d) 순환혈에서 발견될 수 있는 망상적혈구이다

25. 에리트로포이에틴(erythropoietin)의 기능은?_____
   a) 적혈구 생산 감소
   b) 적혈구 생산 증가
   c) 모든 혈액세포 생산 감소
   d) 모든 혈액세포 생산 증가

사지선다형 문제 2(Multiple Choice Test 2)

※ 다음 문제를 읽고 정답을 선택한 후 그 내용을 옳게 고쳐 쓰시오.

1. 혈장에 의해 운반되는 것이 아닌 것은?
   a) 탄산가스　　b) 영양분
   c) 호르몬　　d) 산소
   선택한 답을 올바르게 고쳐 쓰시오.

   ___

2. 백혈구의 기능으로 옳지 않은 것은?
   a) 림프구는 항체를 생산한다.
   b) 중성구는 이종 단백질의 독성중화를 돕는다.
   c) 단핵구는 병독균을 잡아먹는 거식구가 된다.
   d) 호산구는 헤파린과 히스타민을 포함하고 있다.
   선택한 답을 올바르게 고쳐 쓰시오.

   ___

3. 적혈구의 형성에 관한 설명 중 옳지 않은 것은?
   a) 적골수는 불규칙뼈와 납작뼈(편평골)에서 발견된다.
   b) 철과 단백질은 헤모글로빈의 부분이 되는 데 필요한 영양소이다.
   c) 내인성 요인은 비타민 B_{12}의 소화를 예방하기 위해 간에서 생성된다.
   d) Erythropoietin는 적골수에서 적혈구 생산률을 증가시킨다.
   선택한 답을 올바르게 고쳐 쓰시오.

   ___

4. 화학적 혈액응고에 관해 설명 중 옳지 않은 것은?
   a) 필수적인 광물질은 칼슘이다.
   b) 프로트롬빈, 피브리노겐, 그리고 다른 응고 요인들은 비장에서 합성된다.
   c) 응고의 두 번째 단계는 트롬빈의 형성이다.
   d) 혈괴자체는 피브린에 의해 만들어진다.
   선택한 답을 올바르게 고쳐 쓰시오.

   ____

5. ABO형에 대한 설명 중 옳지 않은 것은?
   a) O형은 적혈구에 A와 B항원이 모두 없다.
   b) 혈장에 항원에 대한 항체가 있는 사람은 적혈구에는 없다.
   c) B형은 적혈구에 A항원이 있다.
   d) 혈액형은 유전적인 특성이다.
   선택한 답을 올바르게 고쳐 쓰시오.

   ____

6. CBC수치가 정상이 아닌 것은?
   a) RBCs – 5.1million/μL
   b) Hb – 8grams/100mL
   c) WBCs – 9,000/μL
   d) Platelets – 210,000/μL
   선택한 답을 올바르게 고쳐 쓰시오.

   ____

7. 노화된 적혈구의 파괴에 대한 설명 중 옳지 않은 것은?
   a) 적혈구의 수명은 90일이다.
   b) RE세포를 포함하는 기관은 간, 비장, 그리고 적골수이다.
   c) 철은 적골수로 되돌려지거나, 간에 저장된다.
   d) 빌리루빈은 간에 의해 담즙으로 배출된다.
   선택한 답을 올바르게 고쳐 쓰시오.

   ____

8. 혈장단백질의 설명 중 옳지 않은 것은?
   a) 혈장에서 알부민은 혈액량을 유지하도록 한다.
   b) 감마 글로불린과 항체는 호산구에 의해 생성된다.
   c) 알파와 베타 글로불린은 지방과 같은 분자의 운반체이다.
   d) 피브리노겐과 프로트롬빈은 간에서 합성되는 응고요소들이다.
   선택한 답을 올바르게 고쳐 쓰시오.

   ____

9. 적혈구형성에 대한 설명 중 옳지 않은 것은?
   a) 적혈모구는 세포막의 마지막 단계이다.
   b) 소량의 세망내피 세포가 가끔 순환되는 혈액에서 발견된다.
   c) 전구세포들은 간세포들이다.
   d) 비타민 B_{12}는 외인성 요소로 불린다.
   선택한 답을 올바르게 고쳐 쓰시오.

   ____

10. 비정상적인 응고의 예방에 대한 설명 중 옳지 않은 것은?
    a) 항트롬빈은 지나친 트롬빈을 불활성화시킨다.
    b) 헤파린은 화학적 응고를 막는 자연적인 항응고제이다.
    c) 혈관에 있는 단순 편평상피는 비정상적인 응고의 예방을 위해 부드럽다.
    d) 헤파린은 단핵구에 의해 생성된다.
    선택한 답을 올바르게 고쳐 쓰시오.

    ____

11. 파열된 혈관에서 혈액손실을 예방하는 설명으로 옳지 않은 것은?
    a) 큰 혈관에서의 혈관수축은 파열된 곳의 크기를 작게 만들 것이다.
    b) 혈소판 마개는 중간 크기의 혈관에만 유용하다.
    c) 화학적 응고는 혈관의 손상에 의해 자극된다.
    d) 만약 큰 혈관이 처음에 수축하지 않는다면 응괴의 형성은 혈류에 의해 씻길 것이다.
    선택한 답을 올바르게 고쳐 쓰시오.

    ____

12. 용어에 대한 정확한 의미가 바르게 연결되지 않은 것은?
    a) 백혈구 증가증-증가된 백혈구 수치
    b) 색전-비정상적인 혈액응괴
    c) 혈소판 감소증-감소된 혈소판 수치
    d) 빈혈-증가된 적혈구 수치
    선택한 답을 올바르게 고쳐 쓰시오.

    ____

사지선다형 문제 3(Multiple Choice Test 3)

※ 이번 장의 내용과 관련된 문제입니다. 주의 깊게 읽고 옳은 답을 모두 고르시오.

1. 혈액세포에 대한 설명으로 옳은 것은?
   a) 거핵세포는 혈소판을 부수는 커다란 세포이다.
   b) 호염기구는 병원균을 식균작용 하는 대식세포이다.
   c) B림프구는 혈장을 생산하는 혈장세포가 된다.
   d) 오래된 적혈구는 결장의 대식세포에 의해 잡아먹힌다.
   e) 적골수는 모든 종류의 혈액세포를 생산한다.
   f) 감염 시 백혈구는 적혈구보다 훨씬 수가 늘어난다.
   g) 망상적혈구는 미성숙한 호중구이고 대개 적골수에서 발견된다.
   h) 적혈구는 헤모글로빈에서 철과 결합되는 산소를 운반한다.

2. 지혈에 대한 설명으로 옳은 것은?
   a) 피브리노겐과 같은 응고인자는 적골수의 줄기세포에 의해 형성된다.
   b) 모세혈관 파열은 보통 혈소판 마개에 의해 차단된다.
   c) 민무늬근(평활근)에 있는 모든 혈관은 손상에 대한 반응으로 혈관을 수축시킬 수 있다.
   d) 혈소판은 혈관의 모든 거친 표면을 찌를 수 있다.
   e) 혈관에 심한 손상은 응고가 시작하는 것을 막는다.
   f) 화학적 응고반응은 마그네슘을 필요로 한다.
   g) 응고의 두 번째 단계의 결과는 피브린이다.
   h) 응고의 첫 번째 단계의 결과는 트롬빈 형성이다.

3. 혈액에 대한 설명으로 옳은 것은?
   a) 혈액의 정상 pH는 7.5~8.5이다.
   b) 적혈구의 O(+)형은 가장 흔한 혈액형이고 또한 보편적인 기부자, 현혈자, 기증자이다.
   c) 적혈구의 AB형은 알파와 베타 사슬 모두 헤모글로빈에 존재한다는 것을 의미한다.
   d) 혈장은 골격근과 같은 따뜻한 기관에서 더 시원한 신체부위로 열을 분배한다.
   e) HLA형은 자신을 인식하고 외부물질로부터 구별하는 면역계의 능력에 기여한다.
   f) 알부민은 비장과 적골수에 의해 만들어진 혈장단백질이다.
   g) 헤모글로빈의 정상범위는 38~48g/100mL이다.
   h) A(−)형인 사람은 O(+)형인 사람에게 혈액을 줄 수 없다.
   i) 헤마토크릿의 정상범위는 12~18%이다.
   j) 림프조직은 림프구를 생성하며 간에서 발견된다.
   k) 6,000/μL 백혈구 수는 약간 높은 정상으로 간주된다.
   l) 엽산과 비타민 B_{12} 모두 적골수에서 적혈구 생산을 위해 필요하다.

제 12 장

심 장
(The Heart)

제12장은 순환기계 중에서 펌프 기능을 담당하는 심장에 대한 설명이다. 심장의 해부는 심장과 심실, 여러 혈관들과 관상동맥을 포함한다. 심장의 생리는 심장박동의 생성과 조절, 심박출량과 신체기능 간의 관계를 포함한다.

기능과 위치(Function and Location)

1. 심장의 기능은 ____________을 ____________ 하는 것이다.

2. a) 심장은 가슴세로칸(종격동, mediastinum)에 위치하며 가슴세로칸은 ____________와 ____________ 사이를 말한다.
   b) 심장 아래에 직접 닿아 있는 기관의 이름은? ____________

심막(Pericardial Membranes)

1. 심장을 둘러싸고 있는 심막은 몇 층으로 되어 있는가? ____________

2. 가장 바깥막의 명칭은 ____________ 심낭이며, ____________ 조직으로 구성되어 있다.

3. a) 섬유성 심막의 안쪽을 덮고 있는 장액성 막은 ____________ 심낭이라고 한다.
   b) 심근의 겉 표면을 덮고 있는 장액성 막은 ____________심낭 혹은 ____________막이라고 한다.

4. 장막층에서 생성되는 장액의 기능은 심장이 박동할 때 ____________ 기능을 한다.

심방과 심실(Chambers of the Heart)

1. 심장은 몇 개의 방과 실로 되어 있는가? ____________________

2. 이러한 방과 실을 구성하는 조직의 이름은? __________________

3. a) 단순 편평상피 모양인 ____________은 심방 및 심실의 안을 대고 있으며 또한 심장의 ____________ 도 감싸고 있다.
   b) 심내막의 가장 중요한 신체적 특징은 ______________이며, 심장의 방이나 실에서의 비정상적 ______________를 막는다.

4. a) 심방과 심실 중에서 더 두꺼운 것은? ____________________
   b) 심방 사이의 심근벽을 무엇이라고 하는가? ____________________
   c) 심실 사이의 심근벽을 무엇이라고 하는가? ____________________

심방과 심실의 혈관과 판막(Chambers–Vessels and Valves)

1. 심방과 심실의 혈관과 기능을 골라 ***알파벳과 숫자로 적어 넣으시오.***

   1) 우심방 ________________________________
   2) 좌심방 ________________________________
   3) 우심실 ________________________________
   4) 좌심실 ________________________________

   혈관
   A. 폐정맥
   B. 폐동맥
   C. 대동맥
   D. 위대정맥(상대정맥)과 아래대정맥(하대정맥)

   기능
   1. 혈액을 신체로부터 받는다.
   2. 혈액을 신체로 내보낸다.
   3. 혈액을 폐로 내보낸다.
   4. 혈액을 신체로부터 받는다.

2. 다음은 심장의 겉을 앞면에서 본 그림이다.
   각 번호에 해당하는 명칭을 한글과 영어로 쓰시오.

   1) ______________________ 2) ______________________
   3) ______________________ 4) ______________________
   5) ______________________ 6) ______________________
   7) ______________________ 8) ______________________
   9) ______________________ 10) ______________________
   11) ______________________ 12) ______________________

(계속)

(계속)

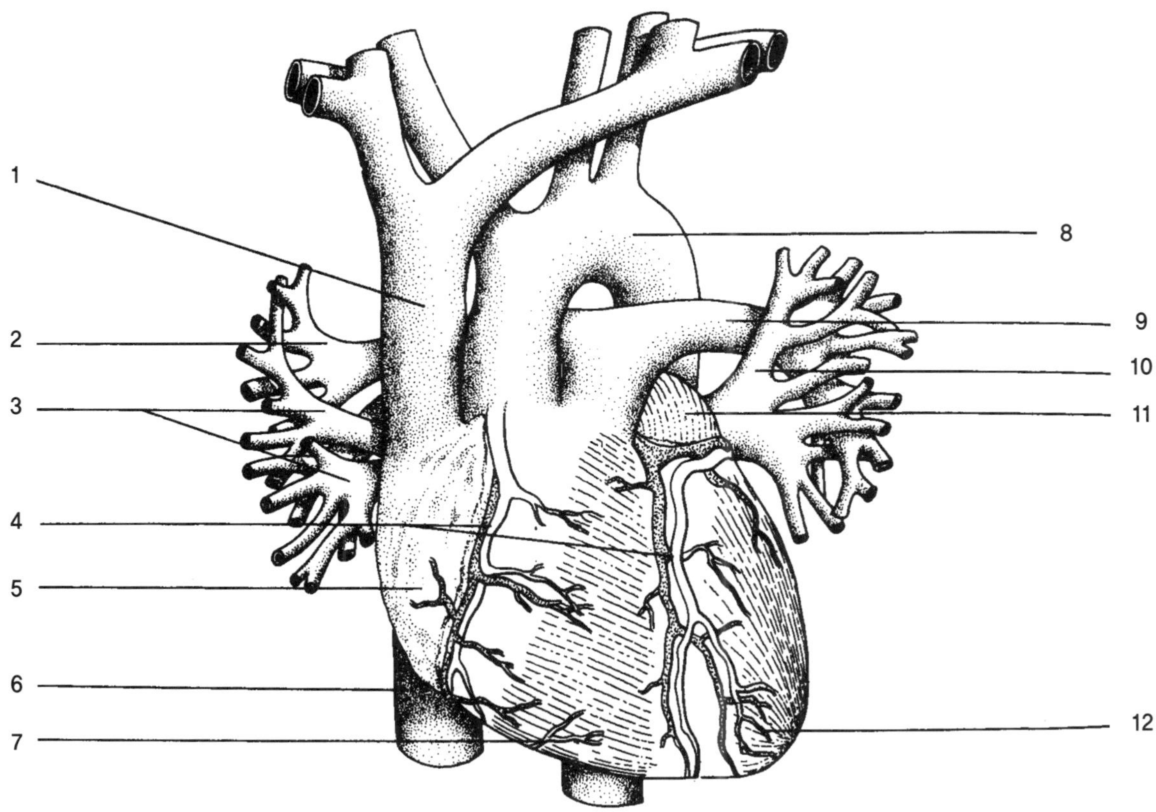

3. 각 판막의 위치와 기능을 연결하여 ***알파벳과 숫자로 적어 넣으시오.***

1) 삼첨판 ______________________
2) 승모판 ______________________
3) 폐반월판 ______________________
4) 대동맥 반월판 ______________________

위치

A. 우심실과 폐동맥 연결부위
B. 좌심방과 좌심실 사이
C. 우심방과 우심실 사이
D. 좌심실과 대동맥 연결부위

기능

1. 심실이 이완할 때 혈액이 좌심실로 역류되는 것을 막는다.
2. 좌심실이 수축할 때 혈액이 좌심방으로 역류되는 것을 막는다.
3. 우심실이 수축할 때 혈액이 우심방으로 역류되는 것을 막는다.
4. 심실이 이완할 때 혈액이 우심실로 역류되는 것을 막는다.

4. 다음은 심장의 안쪽을 나타낸 그림이다.
각 번호에 해당되는 명칭을 쓰시오.

1) ________ 2) ________
3) ________ 4) ________
5) ________ 6) ________
7) ________ 8) ________
9) ________ 10) ________
11) ________ 12) ________
13) ________ 14) ________
15) ________ 16) ________
17) ________ 18) ________
19) ________ 20) ________

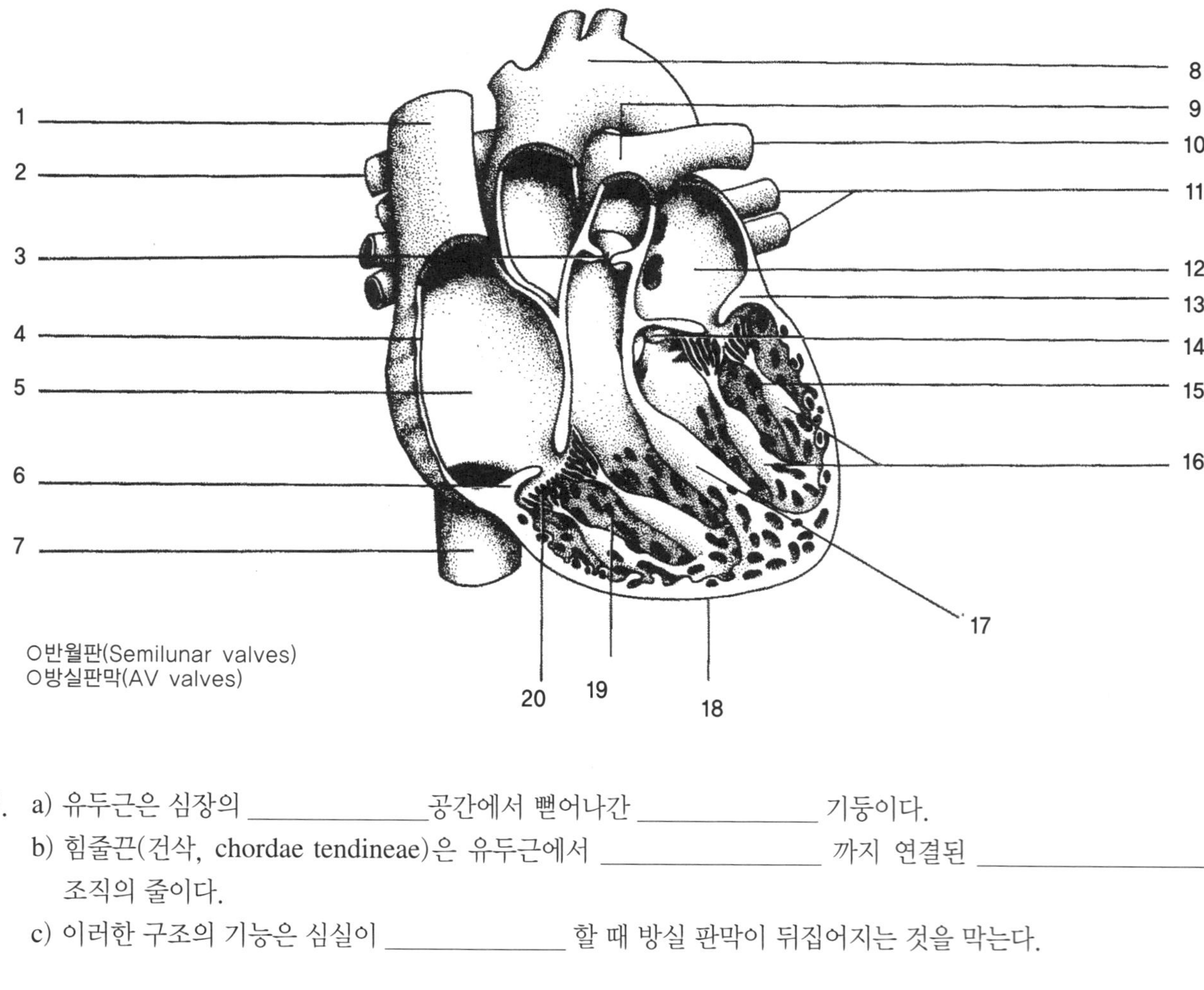

5. a) 유두근은 심장의 ________공간에서 뻗어나간 ________ 기둥이다.
b) 힘줄끈(건삭, chordae tendineae)은 유두근에서 ________ 까지 연결된 ________ 조직의 줄이다.
c) 이러한 구조의 기능은 심실이 ________ 할 때 방실 판막이 뒤집어지는 것을 막는다.

6. a) 심방에서 분비되는 호르몬의 이름은? ________ 이 호르몬은 혈액 부피나 혈압이 어떠할 때 분비되는가?________
b) ANP는 ________에서 나트륨과 수분의 배설을 촉진하며, 따라서 혈압을 ________ 시킨다.

심장을 통한 순환(Circulation Through the Heart)

1. a) 심장은 원래 이중펌프이며 2개의 펌프는 동시에 일을 한다. 심장의 왼쪽은 ____________ 혈액을 받으며 혈액을 ____________ 으로 내보낸다.
   b) 심장의 오른편은 ____________에서 혈액을 받으며 혈액을 ____________로 내보낸다.

2. 혈액이 심장에서 전신으로 돌아오는 순환과정을 순서대로 번호를 쓰시오.
   좌심방에서 시작

1	좌심방	________	좌심실
________	우심방	________	우심실
________	전신	________	폐
________	폐동맥	________	폐정맥
________	대동맥	________	위대정맥, 아래대정맥

관상혈관(Coronary Vessels)

1. a) 관상혈관의 목적은 혈액을 ____________에 공급하는 것이다.
   b) 혈액의 가장 중요한 물질은 ____________ 이다.

2. a) 좌 · 우 관상동맥은 ____________의 가지이다.
   b) 관상정맥동(관상정맥굴)은 관상정맥의 결합에 의해서 형성되며 혈액을 심근으로부터 ____________ 로 되돌린다.

3. a) 혈액공급이 부족한 심장에서 무슨 일이 일어나는가?
   ____
   b) 이러한 일이 일어날 수 있는 가능한 원인을 한 가지 써 보시오.
   ____

심장주기와 심음(Cardiac Cycle and Heart Sounds)

1. 심장 주기는 하나의 ____________이 연속해서 일어나는 것을 말한다.

2. a) "*Systole*" 란 무엇을 의미하는가? ____________
   b) "*Diastole*" 란 무엇을 의미하는가? ____________

3. 심장 주기에서 심방이 수축기일 때 심실은 ____________이며, 심방이 이완기일 때 심실은 ____________ 이다.

4. 심장 주기가 일어나는 순서대로 번호를 쓰시오. 번호를 써 놓은 곳에서 시작하시오.
   1) ____1____ 양쪽 심방으로 혈액이 계속 흐른다.
   2) ________ 심방 혈액의 3분의 2가 심실로 수동적으로 흐른다.
   3) ________ 좌 · 우방실 판막이 닫히고 대동맥과 폐동맥의 반월판이 열린다.
   4) ________ 들어오는 혈액의 압력이 좌 · 우방실 판막을 연다.
   5) ________ 심방에 남아 있는 혈액을 심실에 보내기 위하여 수축한다.
   6) ________ 심실 수축이 혈액을 동맥으로 펌프 한다.
   7) ____5____ 심방이 이완하고 심실이 수축을 시작한다.
   8) ________ 심실이 이완하고 반월 판막이 닫히기 시작한다.

5. 심방에서 심실까지 대부분 혈액은 ____________ 흐른다.

6. 심실에서 동맥으로 모든 혈액은 ________된다.

7. a) 정상적으로 심장 주기는 ________개의 심음을 만든다.
   b) 처음 심음은 ________ 판막이 닫힐 때 들린다.
   c) 두 번째 심음은 ________ 판막이 닫힐 때 들린다.
   d) 심장 주기 동안 그 외의 들리는 심음은 ________ 이라고 한다.

심장전도(Cardiac Conduction Pathway)

1. a) 심장전도는 각 심장박동 동안 심장을 통해서 흐르는 전기적 ________ 이다.
   b) 대부분의 심장은 수축을 일으키기 위해서 신경자극을 받는가? ________
   c) 신경자극은 수축의 ________ 만을 조절한다.

2. 다음 각 위치에서의 심장전도로의 명칭을 쓰시오.
   1) ___동방결절___ 우심방의 벽
   2) ________ 심방중격 아래 부분
   3) ________ 심실중격 윗부분
   4) ________ 실실중격을 통해서 확대됨
   5) ________ 심실의 심근이 휴식하기 위하여

3. 다음은 심장전도로를 나타내는 그림이다.
   각 번호에 해당하는 명칭을 한글과 영어로 쓰시오.

   1) ______________________　　2) ______________________
   3) ______________________　　4) ______________________
   5) ______________________

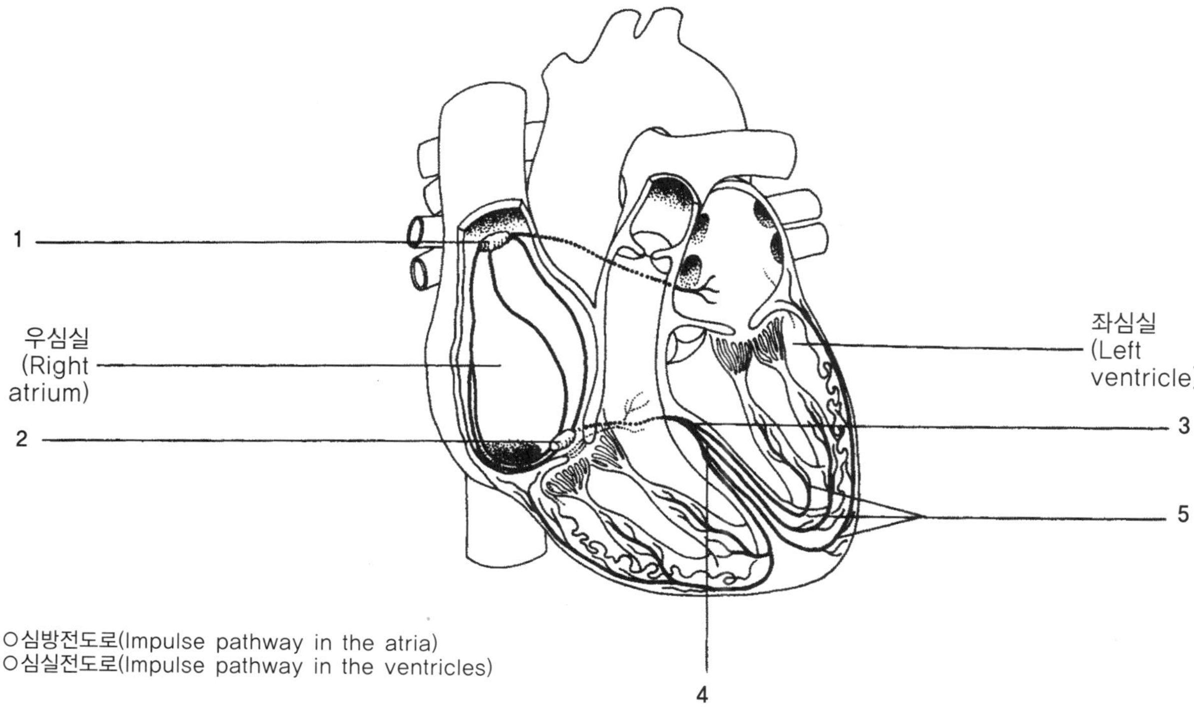

4. a) 동방결절은 대부분의 수축을 ______________ 하기 때문에 심장박동을 시작시킨다.
   b) 이것은 동방결절의 세포가 대부분 ______________ 이온에 대하여 투과도가 있어서 다른 심근 세포보다 빨리 ______________ 하기 때문이다.

5. 심방 수축을 일으키는 전도로의 명칭을 쓰시오.

   ____

6. 심실 수축을 일으키는 전도로의 명칭을 쓰시오.

   ____

7. a) 심장의 전기적 활동이 기록되는 그림을 ______________ 라고 부른다.
   b) 불규칙한 맥박을 ______________ 이라고 한다.
   c) 가장 심각한 부정맥은 ______________ 이라고 하며, 매우 빠르고 통합이 안 되는 맥박이다.

심장박동 수(Heart Rate)

1. a) 휴식상태에서 건강한 성인의 삼장박동 수의 정상범위는? ______________
   b) 심장박동 수를 측정하는 혈력징후의 이름은? ______________

2. 어린이와 유아는 보통 성인보다 심박수가 더 ______________ (많다, 적다). 그 이유는 어린이가 어른보다 ______________ 때문이다.

3. 신체조건이 좋은 운동선수들은 다른 성인들보다 심박수가 더 ______________ (많다, 적다).

심박출량(Cardiac Output)

1. 심박출량은 ______________ 동안 심실에서 내보내는 혈액의 총량을 말한다.

2. 심박출량은 ______________ 유지에 중요하며 조직으로 ______________ 의 이동을 제공한다.

3. a) 1회 심박출량은______________ 동안 좌심실에서 내보내는 혈액의 양을 말한다.
   b) 휴식 시의 1회 심박출량의 정상범위는 ______________이다.

4. 심박출량을 계산하는 공식을 쓰시오.
   심박출량 = ______________ × ______________

5. 맥박이 60회이고 1회 심박출량이 75mL이면 심박출량은 얼마인가?
   ____

6. 운동선수는 휴식 시에 1분당 심박출량이 6000mL이다. 1회 심박출량이 100mL이면 심박동수는 몇 번 인가?
   ____

7. 운동하는 동안에 맥박이 120번(분)이고 1회 심박출량이 100mL이다. 심박출량은 얼마인가?
   ____

8. 휴식 시의 심박출량이 6L이고 운동 시 최대 심박출량이 16 L일 경우 심장예비능력(cardiac reserve)은 얼마인가?
   ____

심장박동의 조절(Regulation of Heart Rate)

1. a) 심장의 조절중추는 뇌의 ____________ 에 위치한다.
   b) 2가지 중추의 이름을 쓰시오.
   ______________________ , ______________________

2. a) 심장에서 교감신경은 심장박동과 수축력을 ____________ 하는 충격을 전달한다.
   b) 심장에서 부교감신경은 ____________신경이며 심장박동을 ____________ 하는 충격을 전달한다.

3. 심장박동의 변화를 가져오기 위해서 연수는 감각정보를 받아야 한다.
   a) 혈압의 변화를 탐지하는 수용기는 ____________ 수용기이며 ____________ 동, ____________ 동에 있다.
   b) 혈액의 산소변화를 탐지하는 수용기는 ____________수용기이며 ____________ 구, ____________ 체에 있다.

4. a) 목동맥굴(경동맥동) 수용기를 위한 감각신경은 ____________ 신경이다.
   b) 대동맥굴(대동맥동, aortic sinus) 수용기를 위한 감각신경은 ____________ 신경이다.

5. 심장조절은 감각정보에 의해 자극되는 자율적 운동반응으로 반응적이다. 혈압이 감소했을 때 시작되는 반사활(반사궁, reflex arch)에 대하여 답하시오.
   1) 뇌로 가는 혈압이 감소되면 목동맥(경동맥) ____________ 에 위치한 __________ 에 의해서 탐지된다.
   2) 감각정보는 ____________ 신경을 따라서 숨뇌(연수)로 올라간다.
   3) __________ 중추가 자극되며 ____________ 신경을 통해서 심장으로 충격을 보낸다.
   4) 이 충격은 심박수를 ____________ 시키고, 혈압을 정상으로 하기 위하여 수축력을 ____________ 시킨다.

6. 스트레스 상황에서 심장의 박동수와 수축력을 증가시키는 호르몬은 ____________에서 분비되는 ________________ 이다.

7. 다음은 심장박동을 조절하는 신경계를 나타낸 그림이다.
각 번호에 해당되는 명칭을 한글과 영어로 쓰시오.

1) ______________________________
2) ______________________________
3) ______________________________
4) ______________________________
5) ______________________________
6) ______________________________
7) ______________________________

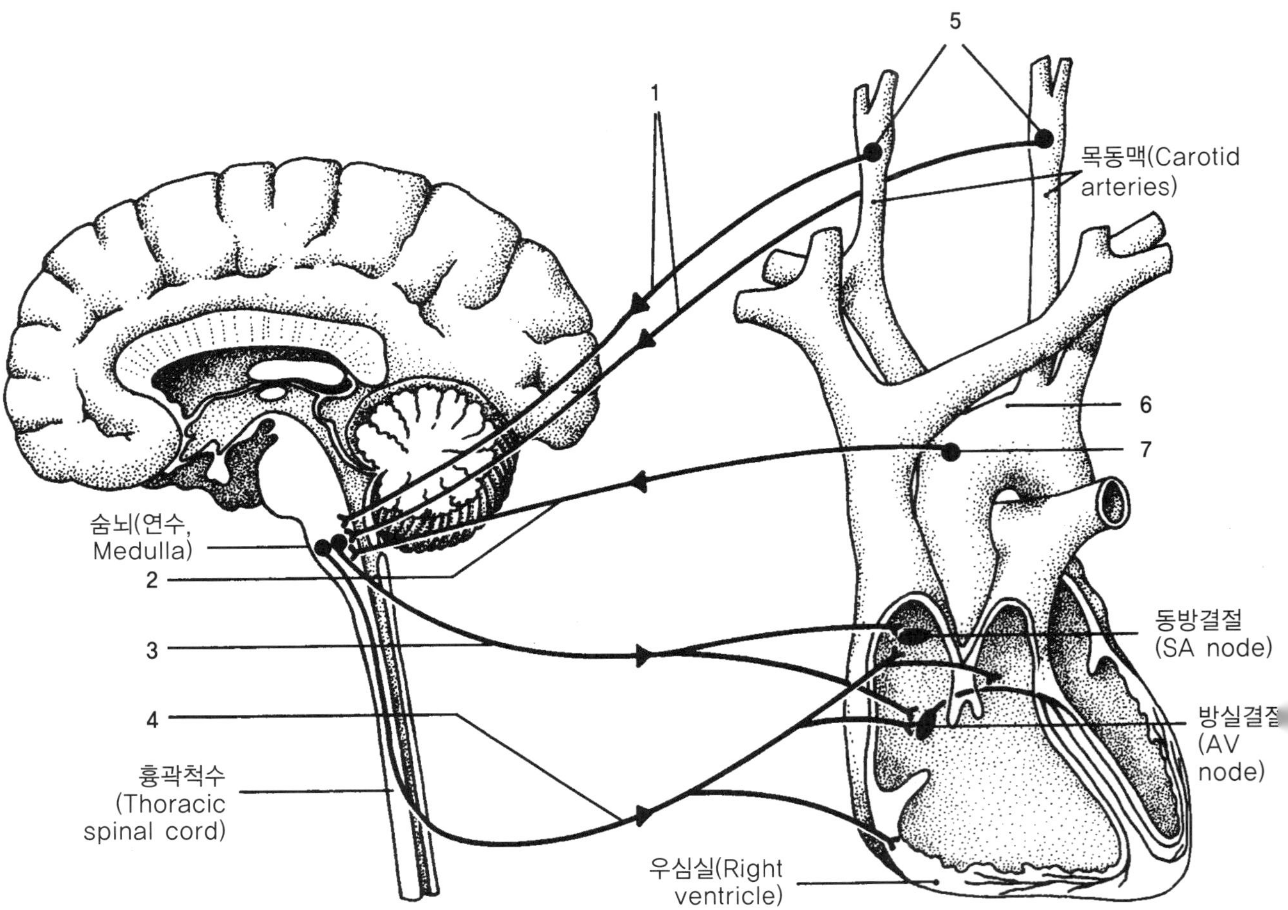

퍼즐문제(Crossword Puzzle)

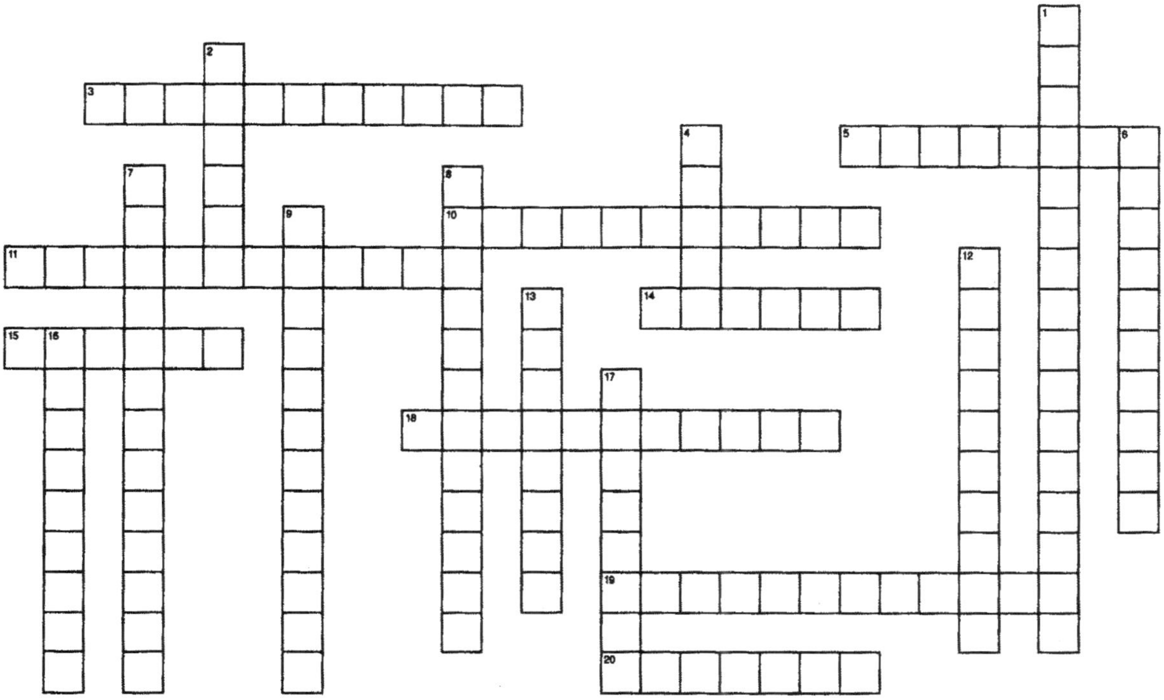

가로

3. 폐 사이의 흉강내의 구역
5. 심장의 방들이 이완
10. 심장을 싸고 있는 막
11. 매우 빠르고 무질서하게 불규칙적으로 심실이 뛰는 것
14. 심장의 선천적인 심장박동조절기
15. 심장의 상부 공간
18. 불규칙한 심장박동
19. 일 분당 심실 박동에 의해 배출되는 혈액량 (두 단어)
20. 심장의 방들이 수축

세로

1. 오름대동맥(상행대동맥)의 첫 번째 가지(두 단어)
2. ____________ 판막은 좌심실에서 좌심방으로 가는 혈액의 역류를 막는다.
4. 신체에서 가장 큰 동맥
6. 장측 심막
7. 일 분동안 심실에 의해 배출되는 혈액량(두 단어)
8. 심장으로 되돌아오는 혈액량(두 단어)
9. 하나의 심장박동이 시작하여 다음 심장박동이 시작할 때까지의 기간
12. 심근 섬유
13. 심근의 부분에 혈액공급이 안되면 ____________ 상태가 된다.
16. ______________ 판막은 우심실에서 우심방으로 가는 혈액의 역류를 막는다.
17. 판막이 좁아지는 것

임상적용(Clinical Applications)

1. a) 박씨는 43세이며 그의 아버지가 40세에 심장마비로 돌아 가셨다. 박씨가 가장 좋아하는 음식은 고기와 버터로 구운 감자이다. 그는 매일 1갑의 담배를 피우며 운동할 기회가 없다고 한다. 이런 상황에서 박씨에게 발생할 위험이 높은 질병은 무엇인가?

   ____

   b) 박씨의 3가지 위험요인을 쓰시오.

   1) ______________________________

   2) ______________________________

   3) ______________________________

2. a) 김양은 약한 심장마비로 병원에 입원하였다. 그녀의 심전도 검사에서 심실세동이 탐지되었다. 이것의 의미는? ______________________________

   b) 심실세동은 내과적 응급이다. 만일 심실이 세동하고 있으며 혈액이 __________ 되지 않아서 심박출량이 __________ 된다.

3. a) 오씨는 55세로 심장에 인공심박조절기를 심으려고 입원하였다. 오씨가 적절하게 기능을 못하는 심박조절기는 어느 것인가?

   ____

   b) 정상 심박동을 유지하기 위해서 인공심박조절기 없이도 박씨의 심장은 더 __________ (빠른, 느린) 속도에서 박동을 계속해야 한다.

   c) 박씨의 심박출량은 어떻게 되는가?

   ____

4. 다음의 진술에서 설명하는 심장 이상을 쓰시오.

   1) 심장 주기동안 비정상적인 심음소리가 들린다. ______________

   2) 산소부족 때문에 심근이 죽었다. ______________________

   3) 관상동맥 내에 지질이 축적되었다. ______________________

사지선다형 문제 1(Multiple Choice Test 1)

※ 다음 문제를 읽고 옳은 답을 적어 넣으시오.

1. 심장 주기는? ______
   a) 먼저 심방 수축을 하고 심실 수축이 뒤따른다.
   b) 먼저 심실 수축을 하고 심방 수축이 뒤따른다.
   c) 심방, 심실 수축이 동시에 일어난다.
   d) 수축의 특별한 형태가 없다.

2. 심실에서 심방으로 혈액이 역류되지 않도록 하는 판막은? ______
   a) 대동맥, 폐동맥 반월판막
   b) 삼첨판, 폐동맥 반월판막
   c) 승모판, 대동맥 반월판막
   d) 승모판, 삼첨판 판막

3. 심막의 가장 바깥막의 이름은? ______
   a) 장액성 심낭
   b) 섬유성 심낭
   c) 벽측심낭
   d) 심외낭

4. 심장박동은 무엇에 의해서 시작되는가? ______
   a) 방실결절
   b) 히스다발(히스속, His bundle)
   c) 동방결절
   d) 심실

5. 동맥에서 심실로 혈액이 역류되지 않도록 하는 판막은? ______
   a) 대동맥, 폐동맥 반월판막
   b) 승모판, 대동맥 반월판막
   c) 삼첨판, 폐동맥 반월판막
   d) 승모판, 대동맥 판막

6. 좌심실에서 혈액이 나가는 혈관은? ______
   a) 위대정맥(상대정맥)
   b) 폐동맥
   c) 아래대정맥(하대정맥)
   d) 대동맥

7. 우심방으로 들어오는 혈관은? ______
   a) 흉부정맥
   b) 위대정맥, 아래대정맥
   c) 폐정맥
   d) 장정맥

8. 심장의 위치는? ______
   a) 폐의 외측과 횡격막의 상부
   b) 폐의 내측과 횡격막의 하부
   c) 폐의 내측과 횡격막의 상부
   d) 폐의 외측과 횡격막의 하부

9. 심낭막의 장액의 기능은? ______
   a) 심장이 박동을 할 때 마찰을 막는다.
   b) 심장 방에서 비정상적인 응집을 막는다.
   c) 혈액이 심장을 통해서 흐르도록 한다.
   d) 심근에 영양분을 준다.

10. "*Systole*" 이란? ______
   a) 빠른 심박동
   b) 느린 심박동
   c) 이완기
   d) 수축기

11. 관상혈관의 목적은? ______
   a) 혈액을 뇌에 공급
   b) 혈액을 심장에 공급
   c) 혈액을 폐에 공급
   d) 혈액을 신체에 공급

12. 건강한 성인의 분당 정상 심박수는? ______
   a) 90 ~ 100
   b) 70 ~ 100
   c) 60 ~ 80
   d) 50 ~ 60

13. 정맥으로부터 혈액을 받는 심장(chamber)의 이름은? ______
   a) 좌 · 우심실
   b) 좌 · 우심방
   c) 우심방 · 심실
   d) 좌심방 · 심실

14. 심장방(chamber)의 내면을 덮고 있는 내막의 기능은? _____
 a) 심장이 뛸 때 마찰을 예방한다.
 b) 심장내에 비정상 응고를 예방하기 위하여 부드럽다.
 c) 혈액의 역류를 예방한다.
 d) 혈액의 펌프를 돕는다.

15. 심장박동을 조절하는 중추는 어디에 있는가? _____
 a) 숨뇌(연수)
 b) 목동맥굴(경동맥동)
 c) 대뇌피질(대뇌겉질)
 d) 우심방벽

16. 심장박동을 감소시키는 충격을 전달하는 신경은? _____
 a) 교감신경
 b) 관상신경
 c) 혀인두신경(설인신경)
 d) 미주신경

17. 심장의 전기활동이 그려진 것을 나타내는 것은? _____
 a) EEG
 b) EGG
 c) ECG
 d) ECC

18. 1분간 심장에서 박출되는 혈액의 양을 나타내는 것은? _____
 a) 1회 심박출량
 b) 맥박
 c) 관상동맥 혈류
 d) 심박출량

19. 정상 심음이 생기는 원인은? _____
 a) 심방의 이완
 b) 심실의 이완
 c) 판막의 개구
 d) 판막의 닫힘

20. 혈압의 변화를 탐지하는 곳은? _____
 a) 목동맥(경동맥)과 대동맥굴(대동맥동)의 압수용체
 b) 심실의 압수용기
 c) 숨뇌(연수)의 압수용기
 d) 숨뇌의 혈관

21. ANH는 혈액량과 혈압을 감소시키기 위해서 소변에 있는 _____ 의 배출을 증가시킨다.
 a) 칼슘이온
 b) 나트륨이온과 수분
 c) 칼륨이온
 d) 수분만

22. 분당 60회 이하의 심박수를 무엇이라 하는가? ______
    a) 심잡음
    b) 서맥
    c) 빈맥
    d) 갤럽 리듬(galloping)

23. 관상정맥동은 혈액을 어디로부터 직접 받아들이는가? ______
    a) 관상정맥
    b) 관상동맥
    c) 대동맥
    d) 폐정맥

24. 심실에 있는 심전도 경로의 첫 부분은? ______
    a) 히스다발(히스속, His bundle)
    b) 방실결절
    c) 방실다발갈래(속지, bundle branch)
    d) 퓨르킨제섬유(Purkinje fiber)

25. 휴식 시 심박출량과 운동 시 최대 심박출량간의 차이를 무엇이라 하는가?
    a) cardiac override
    b) cardiac limit
    c) cardiac reserve
    d) cardiac extra

사지선다형 문제 2(Multiple Choice Test 2)

※ 다음 문제를 읽고 정답을 선택한 후 그 내용을 옳게 고쳐 쓰시오.

1. 심막에 대한 설명 중 옳지 않은 것은?
    a) 장액은 심장이 박동할 때 장막 사이의 마찰을 줄인다.
    b) 섬유성막이 두껍고 가장 바깥 막이다.
    c) 벽측 심낭이 섬유성 심낭을 덮고 있다.
    d) 장측 심낭을 심내막이라고도 부른다.
    선택한 답을 올바르게 고쳐 쓰시오.

    ____

2. 심방과 심실 혈관에 대한 설명 중 옳지 않은 것은?
    a) 양쪽 심실이 동맥으로 혈액을 내보낸다.
    b) 좌심실이 폐동맥으로 혈액을 내보낸다.
    c) 좌심방이 폐정맥으로부터 혈액을 받는다.
    d) 우심방이 위대정맥과 아래대정맥으로부터 혈액을 받는다.
    선택한 답을 올바르게 고쳐 쓰시오.

    ____

3. 심장판막에 대한 설명 중 옳지 않은 것은?
   a) 승모판은 우심실에서 우심방으로 혈액이 역류하지 못하도록 한다.
   b) 좌 · 우방실 판막은 유두근과 힘줄끈(건삭, chordae tendineae)에 의해 움직여진다.
   c) 반월판막은 동맥에서 정맥으로 혈액이 역류되는 것을 막는다.
   d) 판막은 결체조직에 의해서 강화된 심내막으로 구성된다.
   선택한 답을 올바르게 고쳐 쓰시오.

   ____

4. 심장 주기에 대한 설명 중 옳지 않은 것은?
   a) 심방에서 심실로 혈액이 수동적으로 흐른다.
   b) 심실에서 동맥으로 흐르는 혈액은 능동적으로 내보내진다.
   c) 먼저 심방을 수축하고 그 다음 심실을 수축한다.
   d) 심실이 이완하였을 때 심방도 이완한다.
   선택한 답을 올바르게 고쳐 쓰시오.

   ____

5. 심장전도에 대한 설명 중 옳지 않은 것은?
   a) 퓨르킨제섬유(Purkinje fiber)는 심실심근에 충격을 전달한다.
   b) 히스다발(히스속, His bundle)은 심실중격 사이 위쪽에 위치한다.
   c) 방실결절이 각 심장박동을 시작한다.
   d) 동방결절과 방실결절은 심방의 수축을 촉진한다.
   선택한 답을 올바르게 고쳐 쓰시오.

   ____

6. 심박출량에 대한 설명 중 옳지 않은 것은?
   a) 심박출량은 한 번 박동으로 심실에서 나가는 혈액의 양이다.
   b) 정상 심박출량은 정상 혈압을 유지하는 데 필요하다.
   c) 심박출량은 일박출량과 심박수를 곱한 것이다.
   d) 정상 심박출량은 조직에 산소를 공급하는 데 필요하다.
   선택한 답을 올바르게 고쳐 쓰시오.

   ____

7. 심장박동 조절에 대한 설명 중 옳지 않은 것은?
   a) 심장중추는 숨뇌(연수)에 위치한다.
   b) 심장에 대한 교감신경의 충격은 심박동수를 감소시킨다.
   c) 압수용기는 감각정보를 연수에 전달하기 위하여 혈압의 변화를 탐지한다.
   d) 심장의 부교감신경은 미주신경이다.
   선택한 답을 올바르게 고쳐 쓰시오.

   ____

8. 운동에 대한 심장의 반응에 대한 설명 중 옳지 않은 것은?
   a) Starling의 법칙은 증가된 정맥귀환량에 대해 심장이 좀 더 힘있는 수축을 하게 한다.
   b) 심박동수는 부교감신경에 대한 반응으로 증가한다.
   c) 1회 심박출량은 심장이 운동하는 동안에 좀 더 힘있게 수축하므로 증가한다.
   d) 심박출량은 신체에 산소공급을 더 많이 하기 위해서 증가한다.
   선택한 답을 올바르게 고쳐 쓰시오.

   ____

9. 관상혈관에 대한 설명 중 옳지 않은 것은?
   a) 2개의 큰 관상혈관은 대동맥의 가지이다.
   b) 관상동은 심근에서 좌심방으로 혈액을 비워준다.
   c) 심근에 대해 혈액의 가장 중요한 물질은 산소이다.
   d) 심근에 산소공급이 되지 못하는 것을 허혈이라고 한다.
   선택한 답을 올바르게 고쳐 쓰시오.

   ____

10. 심박동 수에 대한 설명 중 옳지 않은 것은?
   a) 건강한 성인의 정상 심박수는 1분에 60 ~ 80번 사이이다.
   b) 유아의 심박수는 1분에 120번이다
   c) 운동선수의 심박수는 1분에 40 ~ 60번이다.
   d) 운동선수는 1회 심박출량이 더 적기 때문에 심박수가 적다.
   선택한 답을 올바르게 고쳐 쓰시오.

   ____

사지선다형 문제 3(Multiple Choice Test 3)

※ 이번 장의 내용과 관련된 문제입니다. 주의 깊게 읽고 옳은 답을 모두 고르시오.

1. 심장의 해부에 대한 설명으로 옳은 것은?
   a) 힘줄끈(건삭, chordae tendineae)과 유두근은 방실판막의 자유변에 단단히 고정되어 있다.
   b) 심장의 섬유성 골격의 기능은 심방이 항상 열려 있는 상태를 유지하도록 한다.
   c) 심외막은 심장을 감싸고, 심장 내에서 혈액응고를 방지한다.
   d) 우심방은 하체와 상체로부터 혈액을 받는다.
   e) 혈액은 대동맥으로 들어가는 좌심실에 의해 펌프질된다.
   f) 6개의 폐정맥은 좌심방 속으로 들어간다.
   g) 관상동맥은 심근에 혈액을 공급한다.
   h) 폐는 심장의 외측에, 횡격막은 하부에 있다.
   i) 섬유성 심낭은 심막의 가장 안쪽에 있다.
   j) 히스다발(히스속, His bundle)은 상부 심방중격에 위치한다.

2. 심장의 생리에 대한 설명으로 옳은 것은?
   a) 심장박출량은 맥박으로 나눈 1회 박출량과 같다.
   b) 심장은 이중펌프이며 동시에 작용한다.
   c) 심근을 통해서 활동전위는 심방의 기계적 수축을 자극한다.
   d) 심실에서 동맥으로 흐르는 혈류의 절반이 펌프질된다.
   e) 심방에서 심실로 흐르는 모든 혈액은 펌프질되어야 한다.
   f) ANP는 높은 혈량에 반응하여 심방에 의해 분비된다.
   g) 미주신경을 따라 충동은 심장박동수를 늦춘다.
   h) 심실수축은 동맥의 반월판막을 닫는다.
   i) 중추신경계의 심장중추는 시상하부에 위치한다.
   j) 방실결절은 탈분극 속도가 가장 빠르다.

제 13 장

맥 관
(The Vascular System)

제13장은 순환통로인 혈관과 혈압 조절의 중요성에 대해 서술하고 있다. 맥관계는 혈액을 전신으로 운반하는 동맥, 모세혈관, 정맥으로 구성된다.

혈관 구조와 기능(Blood Vessels–Structure and Functions)

1. a) 세동맥에서 세정맥으로 혈액을 운반하는 혈관은 ____________ 혈관이다.
   b) 심장에서 모세혈관으로 혈액을 운반하는 혈관은 ____________ 혈관이다.
   c) 모세혈관에서 심장으로 혈액을 운반하는 혈관은 ____________ 혈관이다.

2. a) 혈관내막은 동맥과 정맥의 ________________________ 층이며, ________________________ 조직으로 구성된다.
   b) 이 조직은 매우 부드럽다. 기능은 무엇인가?

   ____

3. a) 혈관 중간막은 동맥과 정맥의 중간층으로 ____________ 근과 ____________ 조직으로 구성된다.
   b) 이 조직의 기능은 무엇인가?

   ____

4. a) 혈관외막은 동맥과 정맥의 ____________ 층이며, ____________ 조직으로 구성된다.
   b) 이 조직의 기능은 무엇인가?

   ____

5. 각 혈관에 대한 설명으로 옳은 답을 골라 ***알파벳으로 적어 넣으시오. 해답은 3개씩입니다.***

1) 동맥 ______________________

2) 정맥 ______________________

A. 덮고 있는 막이 판막 안으로 접혀 있지 않다.

B. 바깥막이 얇고 혈압이 낮다.

C. 덮고 있는 막이 판막 안으로 접혀져 있어서 혈액이 역류되는 것을 막는다.

D. 중간층이 얇고 이 혈관은 혈압의 유지에 중요하지 않다.

E. 중간층이 두껍고 이 혈관은 혈압의 유지에 중요하다.

F. 바깥막이 두껍고 고혈압으로 혈관이 터지는 것을 막는다.

6. a) 동맥혈관 사이 또는 정맥혈관 사이가 직접 연결되어 있는 것을 ____________ 이라고 부른다.

b) 이것의 목적은 한 혈관이 폐쇄된 경우에는 혈액의 흐름이 유지되지 위한 ____________ 통로를 제공하는 것이다.

7. a) 모세혈관은 무슨 조직으로 구성되었는가?

____

b) 비정상 응고를 예방하기 위해 부드러운 것 외에 혈관과 주위의 조직과 물질의 ____________ 이 일어날 수 있도록 하기 위하여 얇게 이루어져 있다.

8. a) 모세혈관망을 통한 혈액의 흐름은 각 망(network)의 입구에 있는 ______________ 이라고 불리는 민무늬근(평활근)에 의해서 조절된다.

b) 전모세혈관 조임근(괄약근)은 신경에 의해서 조절되는 것이 아니고 조직의 요구에 의해서 조절된다. 능동적 조직에서의 조임근은 조직에 좀 더 ____________ 를 가진 혈액을 공급하기 위하여 혈액의 흐름을 ____________ 시키기 위하여 ____________ 한다.

9. a) 크고, 투과력이 매우 높은 모세혈관을 ______________ 혈관이라고 부른다.

b) 단백질과 혈구는 동양혈관(sinusoids)을 통과할 수 있으며, ____________, ____________, ____________ 기관(조직)에서 볼 수 있다.

10. 다음은 3가지 종류의 혈관을 나타낸 그림이다.
각 번호에 해당되는 명칭을 한글과 영어로 쓰시오.

1) ________________ 2) ________________

3) ________________ 4) ________________

5) ________________ 6) ________________

7) ________________ 8) ________________

9) ________________

(계속)

(계속)

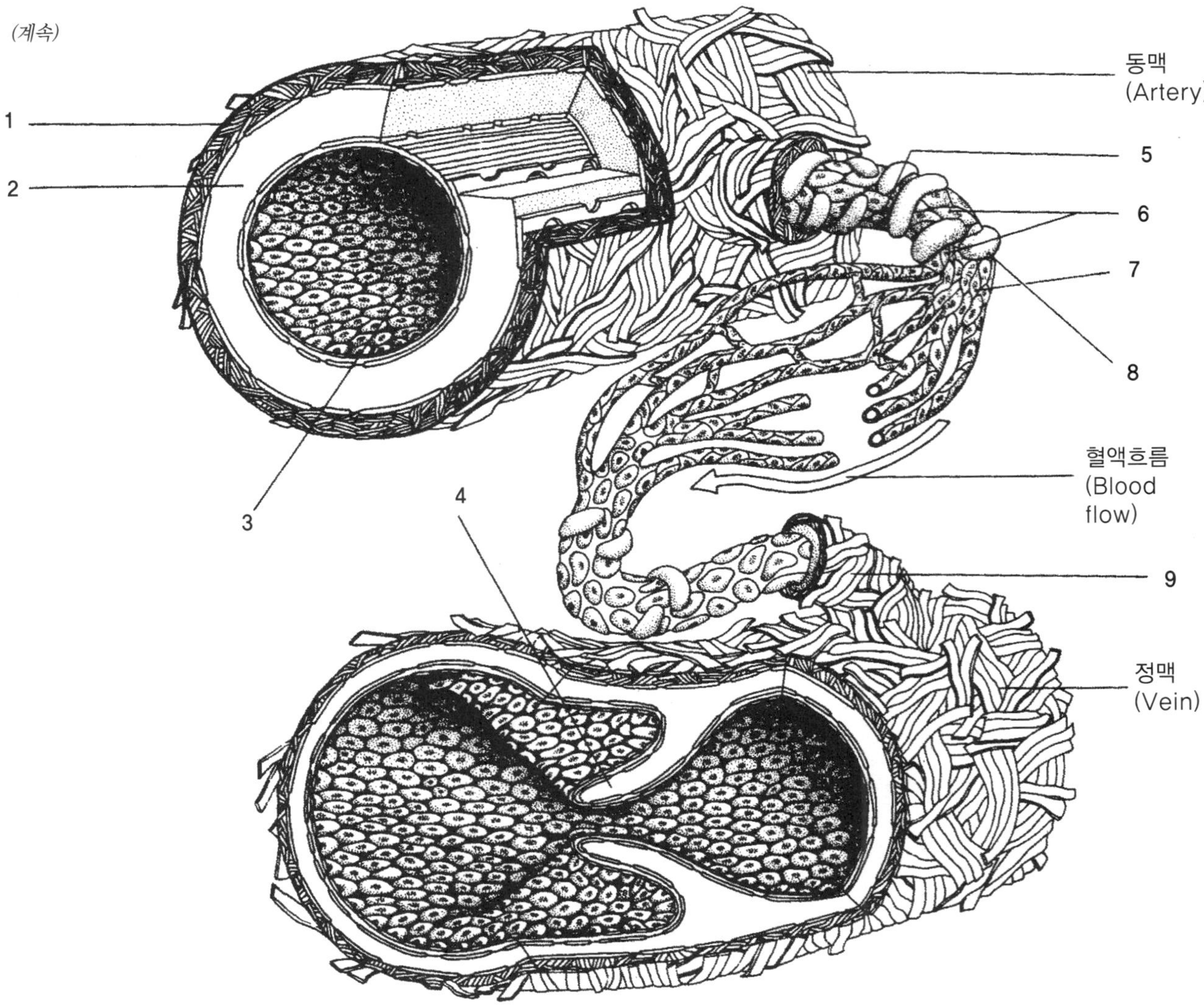

모세혈관에서의 교환(Exchanges in Capillaries)

1. 모세혈관에서 일어나는 물질의 교환방법에 대한 설명으로 옳은 답을 골라 ***알파벳으로 적어 넣으시오. 해답은 2개 또는 3개입니다.***

   1) 확산 ________________

   2) 여과 ________________

   3) 삼투 ________________

   A. 분자들이 더 높은 농도의 영역에서 더 낮은 농도의 영역으로 옮겨진다.

   B. 혈액의 알부민이 물과 용해된 물질을 밀기 위해 교질성 삼투압을 형성한다.

   C. 모세혈관과 붙은 동맥 끝의 높은 압은 혈장을 모세혈관 밖으로 밀어낸다.

   D. 영양물질이 혈액에서 조직액으로 움직인다.

   E. 이산화탄소가 조직에서 혈액으로 움직인다.

   F. 노폐물이 조직에서 혈액으로 움직인다.

   G. 산소가 혈액에서 조직액으로 움직인다.

2. 다음은 조직에서의 모세혈관 그림이다.
화살표의 방향으로 움직이는 물질의 이름을 쓰시오.

a) ______________ b) 1) __________ 2) __________

c) ______________ d) 1) __________ 2) __________

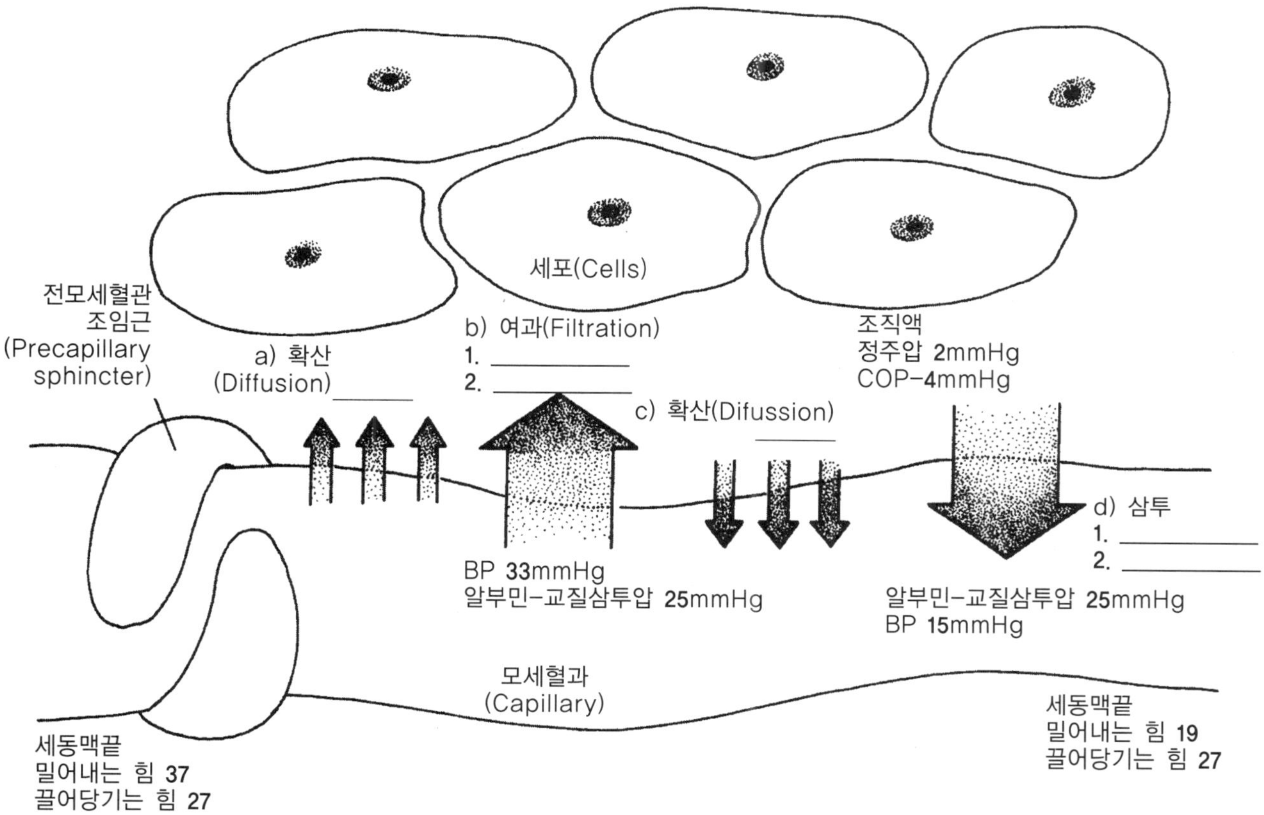

순환과정(Pathways of Circulation)

폐순환(Pathway-pulmonary circulation)

1. a) 폐순환은 ____________ 실에서 시작하며 폐동맥을 통해서 혈액을 ____________ 로 내보낸다.
   b) 폐정맥의 혈액은 ____________ 방으로 들어온다.

2. 폐순환의 목적은 ____________________ 를 폐 ____________ 혈관에서의 혈액과 폐의 __________ 에 있는 공기 사이에서의 교환이다.

체순환(Pathway-systemic circulation)

1. a) 체순환은 ____________실에서 시작하여 혈액을 대동맥을 통해서 ____________ 으로 내보낸다.
   b) 위대정맥, 아래대정맥의 혈액은 ____________ 방으로 들어간다.

2. 체순환의 목적은 신체를 돌면서 ____________ 와 ____________ 의 혈액 사이에서 물질을 교환한다.

3. 대동맥의 부분은 위치에 따라 명칭이 달라진다. 각 부분에서 부르는 명칭을 쓰시오.
   1) 횡격막 아래 부분 ______________________
   2) 좌심실에서 나가는 부분 ______________________
   3) 흉곽에서 횡격막 사이 부분 ______________________
   4) 심장 위의 휘어진 부분 ______________________

4. 다음 동맥에 의해서 혈액이 공급되는 신체 부위를 쓰시오.
   1) 관상동맥 ______________________
   2) 넙다리동맥(대퇴동맥) ______________
   3) 위팔동맥(상완동맥) ______________
   4) 기관동맥 ______________________
   5) 손목동맥 ______________________
   6) 콩팥동맥(신장동맥)______________
   7) 간동맥 ______________________
   8) 갈비뼈사이동맥(늑골사이동맥) __________
   9) 앞정강동맥(전경골동맥) ______________
   10) 빗장밑동맥(쇄골하동맥) ______________
   11) 노뼈동맥(요골동맥) ______________
   12) 위창자사이막동맥(상장간막동맥) __________
   13) 식도동맥 ______________________
   14) 척추동맥 ______________________
   15) 복강(celiac) 동맥 ______________
   16) 오금동맥(슬와동맥) ______________
   17) 온엉덩동맥(총장골동맥)______________
   18) 발다닥활(족저궁) ______________

5. 다음은 신체 전면의 그림이다.
   각 번호에 해당하는 동맥의 이름을 쓰시오.
   1) ______________ 2) ______________
   3) ______________ 4) ______________
   5) ______________ 6) ______________
   7) ______________ 8) ______________
   9) ______________ 10) ______________
   11) ______________ 12) ______________
   13) ______________ 14) ______________
   15) ______________ 16) ______________
   17) ______________ 18) ______________
   19) ______________ 20) ______________
   21) ______________ 22) ______________
   23) ______________ 24) ______________
   25) ______________ 26) ______________
   27) ______________ 28) ______________
   29) ______________ 30) ______________
   31) ______________ 32) ______________
   33) ______________ 34) ______________

(계속)

(계속)

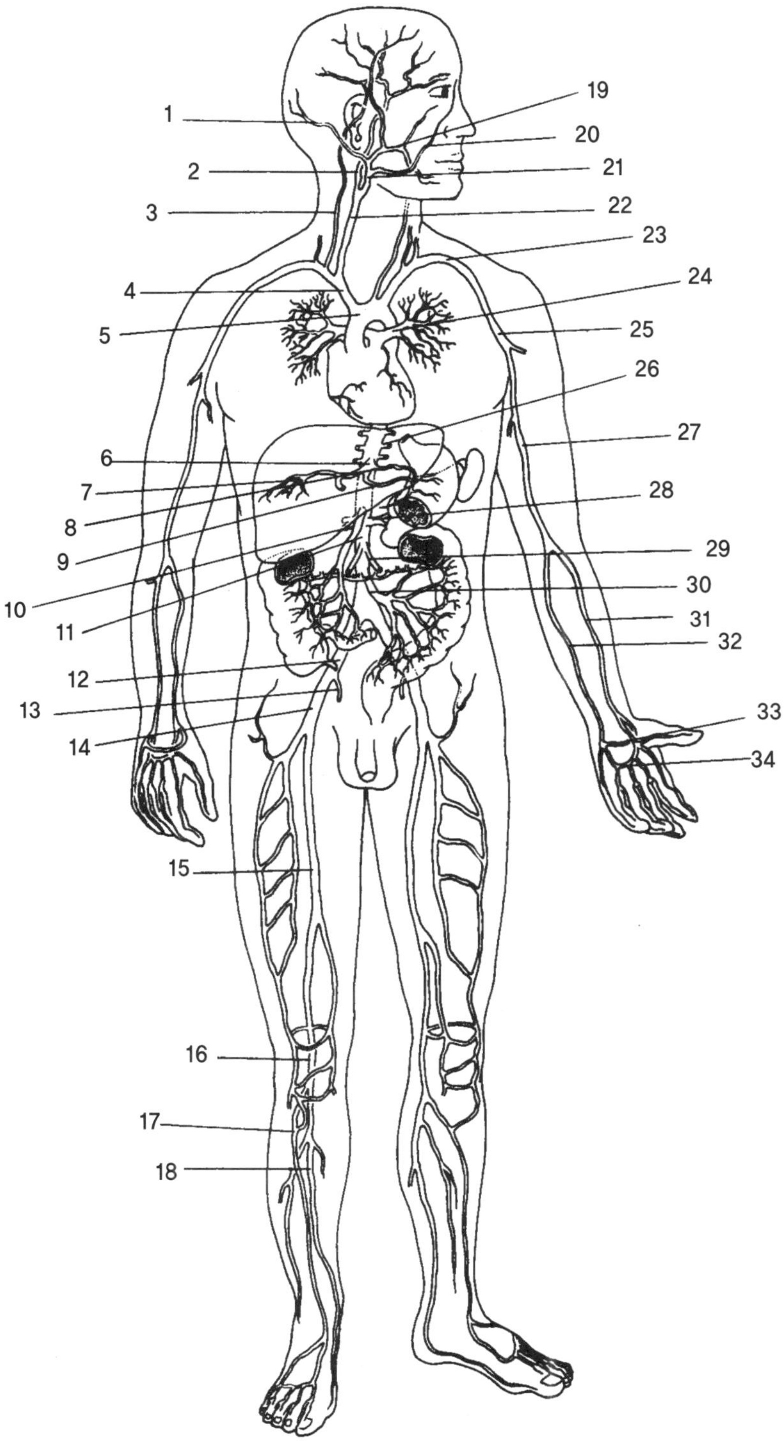
1
2
3
4
5
6
7
8
9
10
11
12
13
14
15
16
17
18
19
20
21
22
23
24
25
26
27
28
29
30
31
32
33
34

6. 다음 정맥으로 혈액을 들여보내는 신체의 부위를 쓰시오.

1) 바깥목정맥(외경정맥) ______________________
2) 겨드랑정맥(액와정맥) ______________________
3) 큰두렁정맥(대비복정맥) ______________________
4) 아래대정맥(하대정맥) ______________________
5) 온엉덩정맥(총장골정맥) ______________________
6) 자뼈정맥(척골정맥) ______________________
7) 뇌정맥굴(뇌정맥동) ______________________
8) 위대정맥(상대정맥) ______________________
9) 콩팥정맥(신정맥)______________________
10) 빗장밑정맥(쇄골하정맥)______________________
11) 위팔정맥(상완정맥) ______________________
12) 넙다리정맥(대퇴정맥)______________________

7. 다음은 신체 전면 그림이다.
각 번호에 해당되는 정맥의 이름을 쓰시오.

1) ______________________
2) ______________________
3) ______________________
4) ______________________
5) ______________________
6) ______________________
7) ______________________
8) ______________________
9) ______________________
10) ______________________
11) ______________________
12) ______________________
13) ______________________
14) ______________________
15) ______________________
16) ______________________
17) ______________________
18) ______________________
19) ______________________
20) ______________________
21) ______________________
22) ______________________
23) ______________________
24) ______________________
25) ______________________
26) ______________________
27) ______________________
28) ______________________
29) ______________________
30) ______________________
31) ______________________
32) ______________________
33) ______________________
34) ______________________
35) ______________________
36) ______________________
37) ______________________

(계속)

(계속)

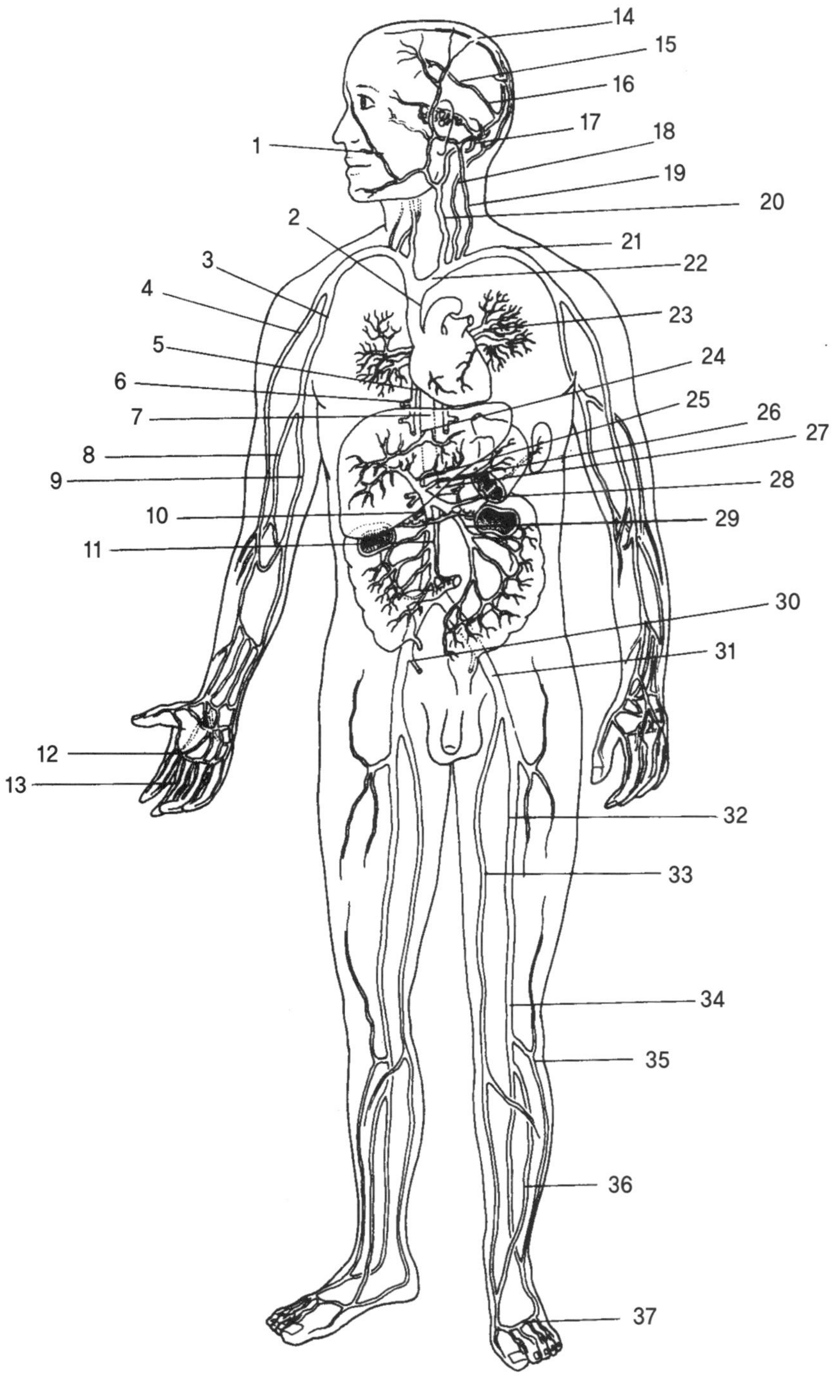

간문맥 순환(Hepatic portal circulation)

1. 체순환의 특별한 순환으로 ____________ 과 __________ 으로부터 혈액이 심장으로 들어가지 전에 간을 통해서 순환한다.

2. 간문맥은 2개의 큰 ______________ 정맥과 ____________ 정맥이 합하여 형성된다.

3. 간문맥에서 혈액은 간의 ______________ 혈관으로 흘러 들어가고 간정맥에서 ______________ 정맥으로 흘러나가서 우심방으로 혈액이 들어간다.

4. a) 간문맥 순환은 교환이 일어나는 ______________ 이 2가지 부분이라는 점에서 체순환과 다르다.
   b) 첫 번째 모세혈관은 ____________________ (기관)의 것이고 두 번째 모세혈관은 ______________ (기관)의 동양혈관(sinusoids)이다.

5. 간문맥 순환의 목적을 서술하기 위하여 특별한 예를 사용하시오.
   1) 혈액내의 물질 이름은?

   ____

   2) 어느 기관에 의해서 흡수되거나 생산된 것인가?

   ____

   3) 이 물질에 대한 간의 기능은?

   ____

태아 순환(Fetal circulation)

1. 태아혈액과 모체혈액 사이의 물질교환 부위는 ____________ 이다.

2. a) 교환되는 물질은 무엇인가?

   ____

   b) 교환의 기전을 쓰시오.

   ____

3. 태아는 2개의 ______________ 혈관과 1개의 ______________ 혈관을 가지고 있는 탯줄에 의해 태반과 연결되어 있다.

4. a) 배꼽동맥은 혈액을 ______________에서 ______________까지 혈액을 운반한다.
   b) 이 혈액은 ______________와 ______________을 태반에서 제거할 것이다.

5. a) 배꼽정맥은 혈액을 ______________에서 ______________로 혈액을 운반한다.
   b) 이 혈액은 ______________와 ______________을 태반에서 얻을 것이다.

6. 태아의 몸 내에서 배꼽정맥(제대정맥)은 2개의 정맥으로 나뉜다. 1가지는 혈액을 태아 간으로 옮겨간다. 다른 가지는 ________________ 이라고 부르며 혈액을 ________________ 으로 가져가고 혈액을 태아심장의 우심방으로 보낸다.

7. a) 태아심장 내에는 태아중격이 열려 있어서 혈액이 ______________방에서 ______________ 방으로 약간 흐르며, 열린 부분을 ______________이라고 부른다.

b) 그러므로 혈액은 태아의 ______________ 를 통과하지 않기 때문에 이 기관은 팽창되어 있지 않고 기능을 안 한다.

8. a) 심장의 바깥에 동맥관(ductus arteriosus)은 혈액을 ______________ 동맥에서 ______________ 동맥으로 흐르게 하는 짧은 혈관이다.
   b) 동맥관의 목적은 ______________________________ 이다.

9. a) 출생 후 정맥관은 ______________되며 기능이 없어진다.
   b) 타원구멍(난원공)은 왼쪽의 덮임에 의해서 ______________지며, 동맥관도 ______________ 된다.
   c) 이것은 정상 ______________순환이 되었다는 증거이다.

10. 다음은 태아순환의 그림이다.
   각 번호에 해당되는 명칭을 한글과 영어로 쓰시오.

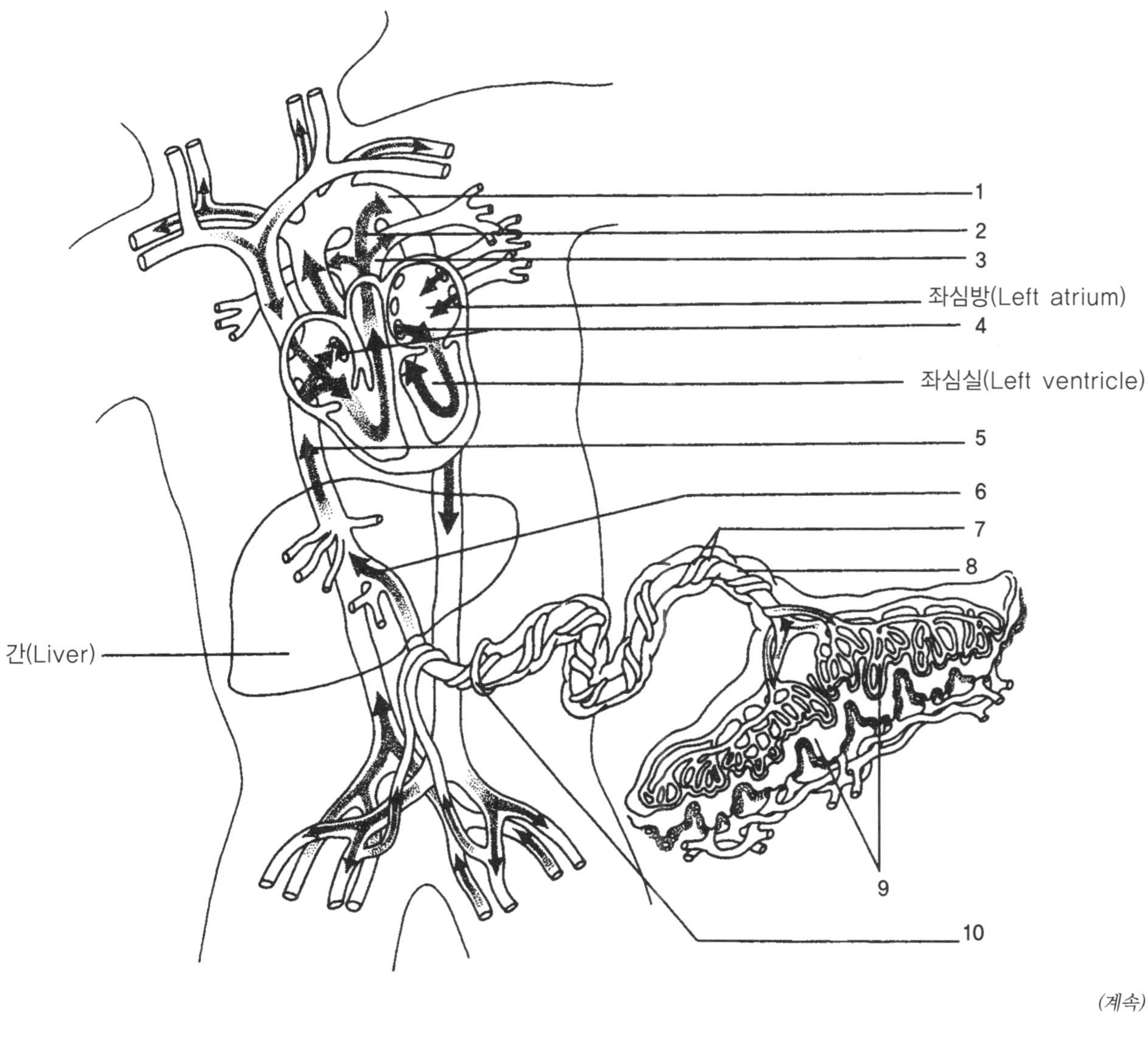

(계속)

(계속)

1) ____________________ 2) ____________________
3) ____________________ 4) ____________________
5) ____________________ 6) ____________________
7) ____________________ 8) ____________________
9) ____________________ 10) ____________________

혈류속도(Velocity of Blood Flow)

1. 정맥계의 단면적이 증가했을 때(동맥에서 세동맥으로 혈액이 흘렀을 때와 같이) 혈류속도는 ____________ 된다.

2. 혈액이 세정맥에서 정맥으로 흐를 때, 단면적은 ____________ 하고 혈류속도는 ____________ 된다.

3. a) 최대 단면적을 가지고 있는 혈관계의 부위는 어디인가? ____________
   b) 이곳에서의 혈류속도는 ____________ .
   c) 이곳에서의 혈류속도의 중요성을 설명하시오.
   ____

혈압(Blood Pressure)

1. 혈압은 ____________ 의 벽에 대한 혈액에 의해서 생기는 힘이다.

2. 혈압의 측정단위는 ____________ 이다.

3. a) 전신 혈압은 심장의 ____________ 부분이 펌프할 때 생긴다.
   b) 수축기 혈압은 좌심실이 ____________ 할 때의 압력이다.
   c) 이완기 혈압은 좌심실이 ____________ 할 때의 압력이다.

4. 체순환에서 혈압은 ____________ 혈관에서 제일 높으며 세동맥, 모세혈관에서 점점 낮아지며, ____________ 혈관에서 제일 낮다.

5. a) 전신 모세혈관에서 혈압은 ____________ 끝에서 30~50mmHg이며 ____________ 끝에서 12~15mmHg로 감소된다.
   b) 모세혈관압은 ____________ 과정이 일어날 수 있는 정도이며, 동시에 모세혈관의 ____________를 막을 수 있을 정도로 낮다.
   c) 모세혈관의 여과과정은 조직으로 ____________을 가져가는 데 매우 중요하다.

6. a) 폐혈압은 ______________ 이 좌심실보다 수축하는 힘이 작기 때문에 항상 매우 낮다.
   b) 폐모세혈관의 낮은 혈압은 폐포에 조직액의 축적을 막고, 여과를 ______________는 데 매우 중요하다.

전산혈압유지(Maintenance of systemic blood pressure)

1. a) 정맥귀환량은 ______________ 으로 들어오는 혈액의 양이다.
   b) 정맥귀환은 심박출량에 필수적이다. 만일 정맥귀환이 감소되면 심박출량은 ______________ 되며, 혈압은 ______________ 될 것이다.
   c) 1) 정맥이 좁아질 수 있는 것은 정맥귀환을 돕는다. 수축할 수 있는 정맥벽의 조직은 _________ 근이다.
      2) 골격근은 신체 어느 부분의 정맥귀환에 공헌을 하는가? ______________
      골격근의 수축은 이러한 정맥을 ______________ 하여 심장이 혈액으로 가도록 한다.
      3) 호흡펌프는 신체의 어느 부분의 정맥귀환에 공헌을 하는가? ______________
      ______________ 하는 동안 압의 변화는 이러한 정맥을 선택적으로 누르고 확장하여 혈액을 ______________ 으로 가도록 한다.

2. 심박동과 수축력이 증가하면 혈압은 ______________ 할 것이다.

3. a) 말초저항은 혈액 흐름에 대한 혈관의 저항이다. 정상 이완기압은 동맥과 정맥의 약간의 ____________ 에 의해서 유지된다.
   b) 더 큰 혈관 수축은 혈압을 ______________ 시킬 것이다.
   c) 혈관이완은 혈압을 ______________시킬 것이다.

4. a) 큰 동맥의 탄력성벽은 심실 ______________ 동안 늘어나며 심실 ______________ 동안 제 모양으로 돌아간다.
   b) 그러므로 정상 탄력성은 수축기혈압을 ______________시키고 이완기혈압을 ______________시킨다.

5. a) 혈액의 점성은 ______________와 ______________의 존재에 따른다.
   b) 점성의 감소는 혈압을 ______________시킬 것이다.
   c) 이것은 적혈구가 감소할 때 일어나며, 이것을 ______________이라고 하며, ______________ (기관)이 충분히 ______________을 생산하지 않을 때 생긴다.

6. a) 심한 출혈 후에 혈압은 ______________될 것이다.
   b) 소량의 출혈 후에 혈압이 급속히 하강하는 것을 막는 보상기전이 있다. 이러한 보상기전의 한 가지 예를 쓰시오. ____

7. a) 여러 가지 호르몬이 혈압에 관여한다.
      1) 노르에피네피린은 혈관 ______________을 자극하기 때문에 혈압을 올린다.
      2) 에피네피린은 ______________ 와 ______________를 자극하기 때문에 혈압을 올린다.
      3) ADH는 ______________에서 물의 재흡수를 증가시켜서 혈압을 올리며 이것은 혈액의 __________ 를 증가시킨다.

4) 알도스테론은 ___________에서 나트륨 이온의 재흡수를 증가시켜서 혈압을 올리며 이것은 혈액의 부피를 증가시키기 위한 ______________의 재흡수를 동반한다.

5) ANP는 ____________________ 의 소변 배출을 증가시켜서 혈압을 낮추며, 혈액의 부피를 ______________시킨다.

b) 다음은 혈압에 영향을 미치는 호르몬을 묘사한 그림이다.

각 번호에 해당되는 내용을 쓰시오.

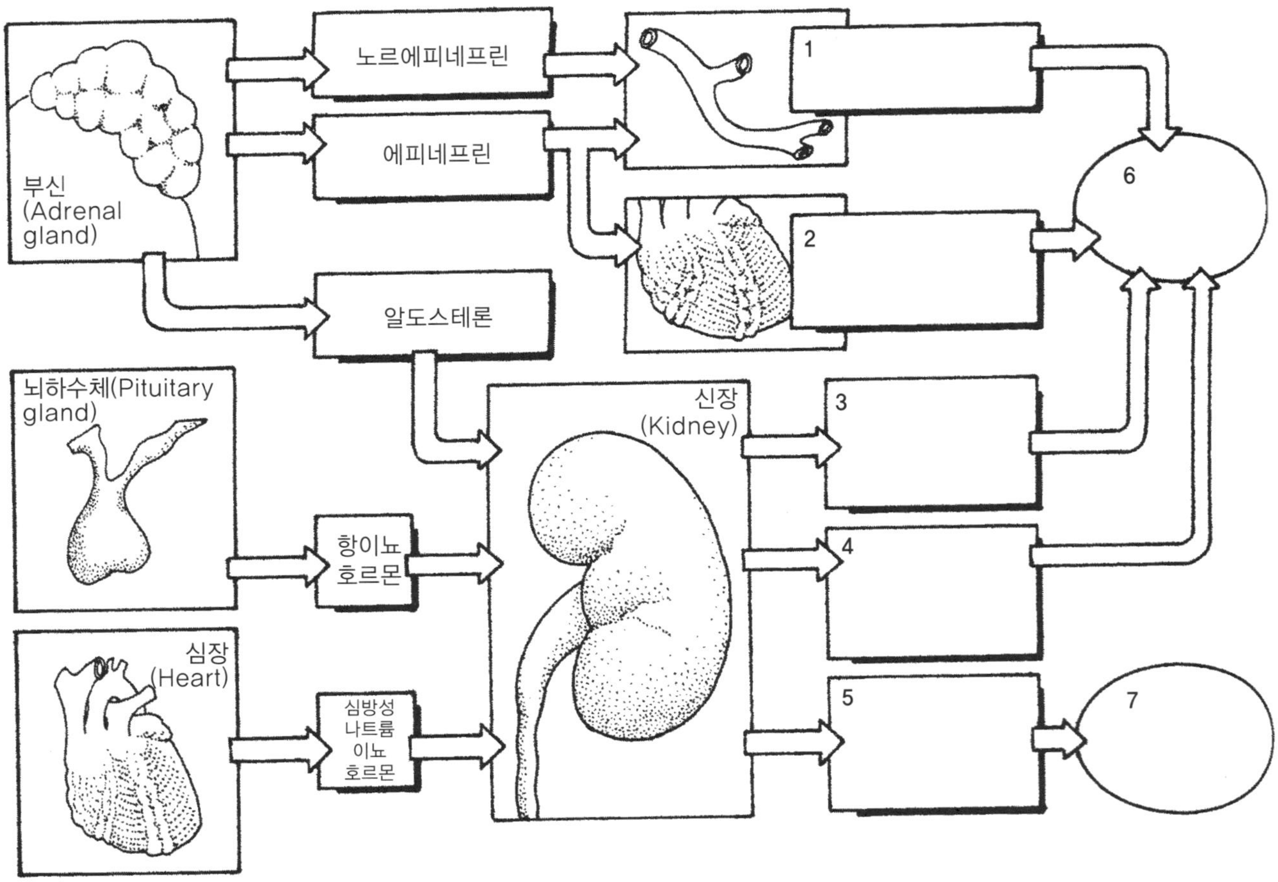

혈압의 조절(Regulation of blood pressure)

1. 내적 기전 :

1) 심장은 증가된 정맥귀환량에 대해 좀더 ___________ 펌프를 하는 것으로 반응한다. 이것은 심박출량과 혈압을 ___________ 시키며, 심장의 ___________ 법칙이라 불리는 심근의 특성에 따른다.

2) 신장으로 가는 혈류량의 감소는 사구체 ___________ 의 감소를 초래하며 이것은 혈액의 부피를 유지하기 위하여 소변배출량을 감소시킨다.

3) 다음은 레닌-안지오텐신에 대한 그림이다.
각 번호에 해당되는 내용을 적으시오.

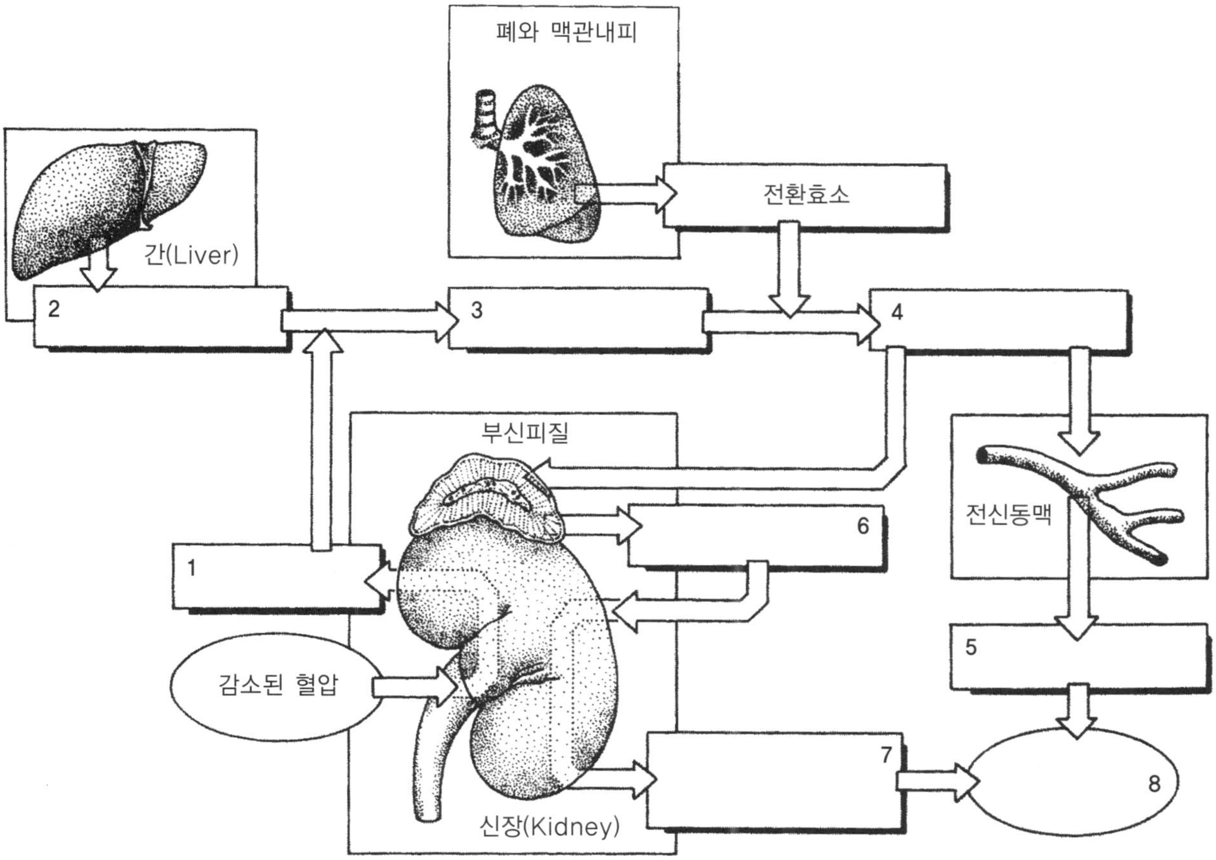

2. 말초저항에 대한 신경 기전 :
   1) 혈관운동 중추는 뇌의 ______________ 에 위치한다.
      a) 이 중추는 2가지 영역으로 구성된다. ______________ 영역과 ______________ 영역
      b) 연수는 목동맥굴(경동맥동)과 대동맥굴(대동맥동)의 ______________수용기로부터 혈관의 지름을 변화시키는 요구에 대한 감각정보를 받는다.
   2) 동맥과 정맥의 지름의 크기를 조절하는 자율신경계의 분지는 ______________ 신경이다.
      a) 분당 여러 충격이 동맥과 정맥의 정상적인 혈관수축을 유지한다. 더 많은 수축은 분당 충격이 ______________ 되어 일어나며 혈압을 ______________ 시키게 될 것이다.
      b) 혈관이완은 분당 충격이 ______________되어 일어나고 혈압을 ______________ 시키게 될 것이다.

3. 다음은 혈압조절의 신경성 기전에 대한 그림이다.
   각 번호에 해당되는 내용을 적으시오.

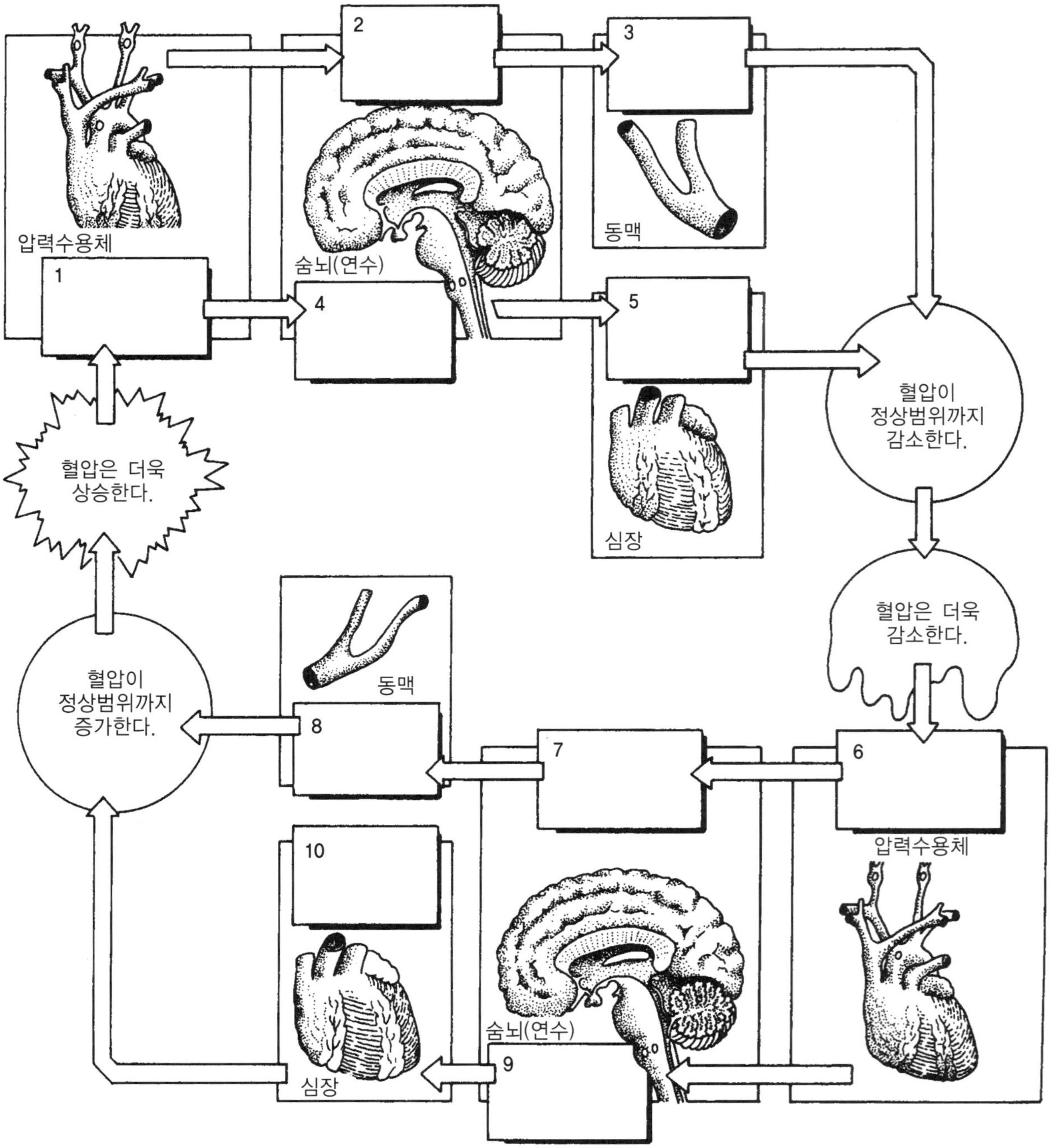

고혈압(Hypertension)

1. 고혈압은 전신혈압 중 수축기압이 ______________ mmHg 이상, 이완기압이 mmHg 이상인 경우이다.

2. a) 만성 고혈압은 동맥의 벽을 약하게 하며 동맥이 딱딱해지는 ______________ 라 불리는 퇴행이 일어나게 한다.
   b) 약해진 동맥은 흔히 ________________, ________________ 부위에서 터진다.

3. 만성 고혈압은 높은 혈액 대해 혈액을 내보내기 위하여 좌심실의 일을 증가시킨다. 결과적으로 좌심실이 커지며 이것을 좌심실 ______________라고 부른다.

4. a) 관상모세혈관은 비정상적으로 커진 심근에 혈액을 공급하기에 충분하지 않기 때문에 운동은 흉통을 유발하며 이것을 ________________이라고 부른다.
   b) 흉통은 심근의 ______________ 가 부족한 결과이다.

퍼즐문제(Crossword Puzzle)

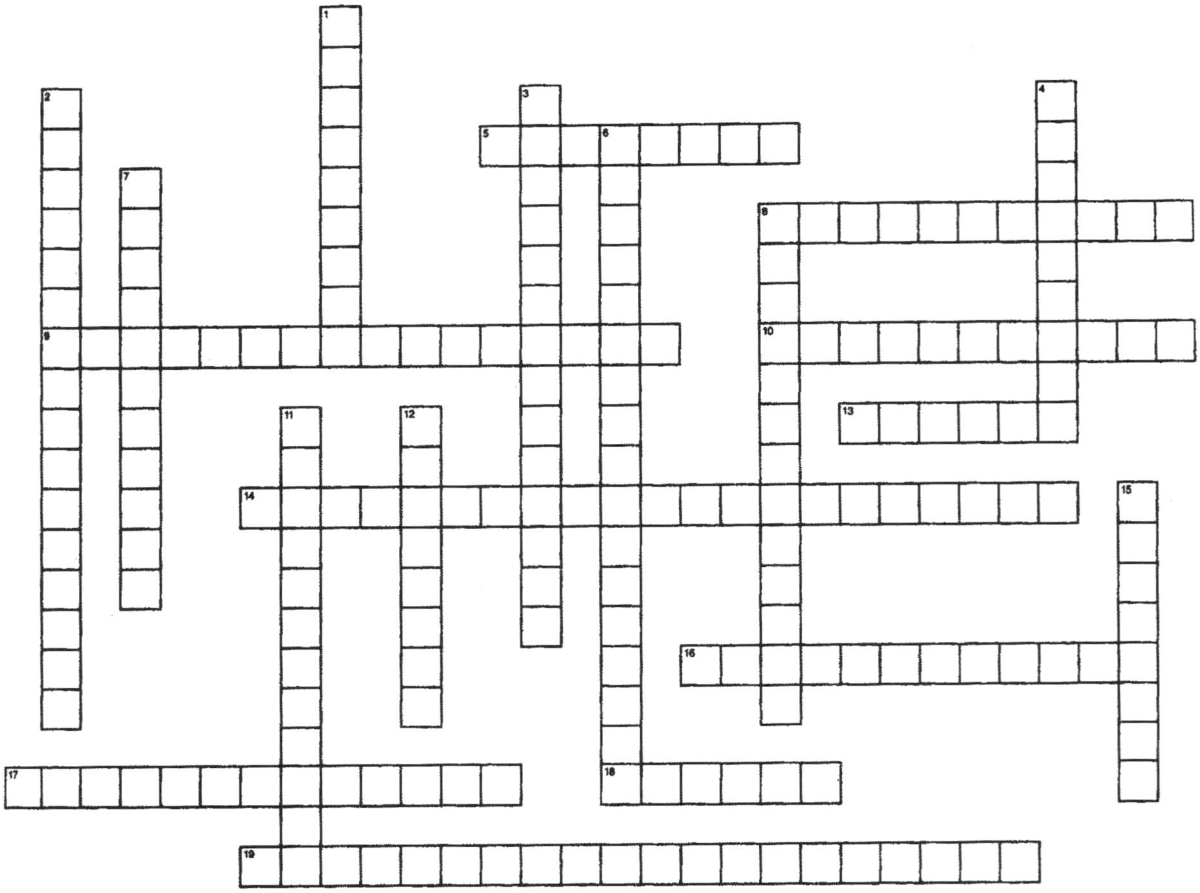

가로

5. 간실질 전체에 퍼져있는 모세혈관
8. 감소된 혈액량으로 인한 쇼크
9. 동맥이 탄력성을 잃어버린 것
10. 혈관의 연결이나 결합
13. 작은 정맥
14. 모세혈관망의 혈액의 흐름을 조절한다(두 단어)
16. 광범위한 알러지 반응으로 __________ 쇼크를 일으키기도 한다.
17. 산화된 혈액을 태반에서 태아로 운반하는 혈관 (두 단어)
18. _______ 쇼크는 혈액 내 세균으로 인해 발생된다.
19. 혈액의 흐름을 위한 혈관의 저항성을 나타낸다.

세로

1. 정맥의 염증
2. 폐동맥에서 대동맥으로 혈액을 우회시키는 태아의 혈관
3. 뇌로 혈액을 공급하기 위한 뇌 기저면의 동맥혈관
4. 작은 동맥
6. 태아에서 태반으로 혈액을 운반하는 혈관
7. 동맥과 정맥을 싸고 있는 조직
8. 소화기관에서 간을 통하여 순환하는 경로(두 단어)
11. 태아의 폐로 혈액을 보내는 심방 중격의 구멍 (두 단어)
12. 태아와 모체사이의 물질교환이 일어나는 곳
15. 정맥이 팽창되고 이완되어 있는 상태

임상적용(Clinical Applications)

1. a) 김씨는 고혈압으로 진단을 받았다. 이것은 수축기압이 계속 ________ mmHg 이상이며, 이완기압은 ________ mmHg 이상이라는 뜻이다.
   b) 의사는 김씨에게 계단을 오르거나 아들과 야구를 할 때 흉통을 경험한 적이 있는지를 물었다. 의사의 질문은 김씨가 고혈압으로 생길 수 있는 좌심실의 ____________ 현상으로 인한 심각한 결과가 초래되었는가를 판단하기 위한 것이다.
   c) 운동 시 생기는 흉통은 ________ 이라고 부르며, 심장에 ________ 가 부족하기 때문에 일어난다.

2. 다음 설명에서 제시하는 혈관질환의 이름을 쓰시오.
   1) 다리의 표재정맥이 붓고 아프다. ________
   2) 동맥의 약해진 부분이 바깥으로 튀어나갔다. ________
   3) 동맥의 벽이 망가지고 노인처럼 탄력성이 감소되었다. ________
   4) 동맥의 벽에 콜레스테롤이 축적되었다. ________

3. 1) 자동차 사고 후에 박씨는 응급실로 들어왔다. 간호사는 그가 약간의 찰과상이 있다고 보았으며 활력징후를 측정하였다. 간호사는 박씨가 내출혈이 있다고 의사에게 보고하였다. 다음 중 간호사가 순환쇼크라고 판단할 수 있는 박씨의 활력징후의 자료는 어느 것인가? ______
      a) 맥박 86회/분, 혈압 120 ~ 70mmHg, 호흡 12회/분
      b) 맥박 140회/분, 혈압 100 ~ 70mmHg, 호흡 30회/분
      c) 맥박 70회/분, 혈압 140 ~ 80mmHg, 호흡 20회/분

   2) 박씨의 쇼크 형태는? ______
      a) 심장 쇼크
      b) 저혈량 쇼크
      c) 아나필락틱 쇼크

   3) 박씨는 호흡을 어떻게 하는 것이 도움이 될까?

   ____

   ____

사지선다형 문제 1(Multiple Choice Test 1)

※ 다음 문제를 읽고 옳은 답을 적어 넣으시오.

1. 폐동맥에서 대동맥으로 혈액을 운반하는 태아혈관은? ______
   a) 동맥관 b) 정맥관
   c) 폐관 d) 폐동맥관

2. 태반에서 태아까지 혈액을 운반하는 태아혈관은? ______
   a) 배꼽정맥 b) 정맥관
   c) 동맥관 d) 배꼽동맥

3. 동맥과 정맥의 비정상적인 응고를 방지하기 위하여 부드러운 층은? ______
   a) 중간층, 민무늬근(평활근)으로 구성
   b) 안쪽층, 민무늬근으로 구성
   c) 안쪽층, 단순 편평상피로 구성
   d) 바깥층, 단순 편평상피로 구성

4. 이완기혈압을 유지하기 위한 동맥벽의 층은? ______
   a) 섬유성 결합조직과 탄력성 결합조직
   b) 민무늬근과 섬유성 결합조직
   c) 민무늬근과 탄력성 결합조직
   d) 섬유성 결합조직과 단순 편평상피

5. 정맥내에서 혈액의 역류를 막는 것은? ______
   a) 민무늬근 b) 판막
   c) 전모세혈관 조임근(괄약근) d) 중간층

6. 모세혈관에서 영양물이 혈액에서 조직으로 이동하는 것은 무엇에 의하는가? ______
   a) 삼투 b) 확산
   c) 능동적 이동 d) 여과

7. 모세혈관에서 산소와 이산화탄소가 혈액과 조직 사이에서 교환되는 과정은 무엇에 의하는가? ______
   a) 삼투 b) 여과
   c) 능동적 이동 d) 확산

8. 전신혈압은 반드시 2가지를 읽어야 한다. 무엇인가? ______
   a) 전신/수축기 b) 수축기/이완기
   c) 이완기/수축기 d) 이완기/전신

9. 폐혈압은 항상 낮은데 무엇을 예방하기 위한 것인가? ______
   a) 폐모세혈관으로 조직액의 삼투
   b) 폐포로 조직액의 여과
   c) 폐모세혈관으로 조직액의 여과
   d) 폐포로 혈장의 삼투

10. 체순환은 어디에서 시작하는가? ______
   a) 우심방
   b) 우심실
   c) 좌심실
   d) 왼발

11. 간문맥 순환은 소화기와 비장으로부터의 혈액이 __________ 으로 들어가기 전에 ____________을 통과한다.
   a) 뇌/간
   b) 간/심장
   c) 간/뇌
   d) 심장/간

12. 흉곽을 통하여 지나가는 정맥귀환량은 ______ 에 의해서 증가된다.
   a) 골격근 펌프
   b) 우심실 펌프
   c) 좌심실 펌프
   d) 호흡 펌프

13. 다리에서 심부정맥의 귀환량은 ______ 에 의해서 증가된다.
   a) 우심방의 낮은 압력
   b) 호흡펌프
   c) 좌심방의 낮은 압력
   d) 골격근 펌프

14. 대량의 혈액을 잃고 나서 혈압은 어떻게 될 것인가? ______
   a) 증가한다.
   b) 감소한다.
   c) 같다
   d) 증가하고 나서 감소한다.

15. 에피네프린은 무엇 때문에 혈압을 증가시키는가? ______
   a) 혈관이완
   b) 심박수와 수축력 감소
   c) 심박수와 수축력 증가
   d) 신장에서의 수분의 재흡수 증가

16. 혈관운동 중추는 뇌의 어느 부분인가? ______
   a) 숨뇌(연수)
   b) 시상하부
   c) 이마엽(이마엽)
   d) 소뇌

17. ADH는 무엇때문에 혈압을 증가시키는가? _____
   a) 혈관을 이완시킨다.
   b) 심박동수와 수축력을 증가시킨다.
   c) 신장에서 수분 재흡수를 감소시킨다.
   d) 신장에서 수분 재흡수를 증가시킨다.

18. 동맥과 정맥의 지름 크기를 조절하는 충격을 전달하는 신경은?_______
   a) 교감 신경
   b) 부교감 신경
   c) 체운동 신경
   d) 내장감각 신경

19. 혈액 흐름의 교대 통로(alternate pathways)를 제공하는 동맥과 정맥 사이의 연결을 무엇이라고 하는가? ______
   a) 모세혈관망
   b) 정맥굴
   c) 동양혈관(sinusoid)
   d) 문합(anastomoses)

20. 세포나 단백질이 혈액을 드나들 수 있는 크고 투과력이 높은 모세혈관은?
   a) 동양혈관(sinusoid)
   b) 정맥굴
   c) 문합(anatomoses)
   d) 전모세혈관 조임근

21. 태아의 경우 혈액은 우심방에서 좌심방으로 __________를 통해 흐른다.
   a) 큰구멍(대후두공, foramen magnum)
   b) 태아폐동맥(foramen pulmonis)
   c) 태아심방(foramen atrius)
   d) 타원구멍(난원공, foramen ovale)

22. 노르에피네프린이 혈압을 증가시키는 이유는? _____
   a) 혈액량을 증가하기 때문
   b) 혈액량을 감소하기 때문
   c) 맥관수축을 초래하기 때문
   d) 맥관이완을 초래하기 때문

23. 전모세혈관 괄약근(조임근)은 주위 조직이 어떠할 때 이완되는가? _____
   a) 산소가 적을 때
   b) 산소가 많을 때
   c) 이산화탄소가 적을 때
   d) 산소는 많고 이산화탄소는 적을 때

24. 혈압이 감소할 때 신장에서 분비되는 것은? _____
   a) 레닌
   b) 더 많은 물
   c) 조혈촉진인자
   d) 이들 모두

25. 엔지오텐신 II의 역할은? _____
   a) 맥관수축을 초래
   b) 알도스테론 분비 증가를 초래
   c) 혈압 상승을 초래
   d) 이들 모두

사지선다형 문제 2(Multiple Choice Test 2)

※ 다음 문제를 읽고 정답을 선택한 후 그 내용을 옳게 고쳐 쓰시오.

1. 간문맥의 설명에 대한 설명 중 옳지 않은 것은?
   a) 소화기에서 나온 혈액이 심장에 들어가기 전에 간을 통과한다.
   b) 간은 당분과 같은 혈액내의 영양물질의 수준을 조절한다.
   c) 혈액이 간으로 들어가는 정맥은 간정맥이다.
   d) 비장에서 나온 혈액은 심장으로 들어가기 전에 먼저 간을 순환한다.
   선택한 답을 올바르게 고쳐 쓰시오.

   ____

2. 태아순환에 대한 설명 중 옳지 않은 것은?
   a) 타원구멍(난원공)은 좌심방에서 우심방으로 혈액이 흐르도록 하여 태아의 폐를 지나가지 않게 한다.
   b) 배꼽동맥(제대동맥)은 태아에서 태반으로 혈액을 운반한다.
   c) 모체혈액과 태아혈액 사이의 교환부위는 태반이다.
   d) 태아는 산소와 영양물을 모체에 의존한다.
   선택한 답을 올바르게 고쳐 쓰시오.

   ____

3. 동맥과 정맥의 구조에 대하여 설명 중 옳지 않은 것은?
   a) 정맥은 혈액의 역류를 막기 위하여 판막을 가지고 있다.
   b) 동맥과 정맥의 내벽은 혈액과 조직 사이의 물질을 교환하기 위하여 매우 부드럽다.
   c) 동맥의 바깥은 두꺼우며 파열을 막기 위하여 섬유성 결합조직으로 구성되어 있다.
   d) 동맥과 정맥의 민무늬근은 혈관수축과 혈관이완을 하게 한다.
   선택한 답을 올바르게 고쳐 쓰시오.

   ____

4. 정맥귀환에 대하여 설명 중 옳지 않은 것은?
   a) 정맥의 수축은 정맥귀환량의 증가를 돕는다.
   b) 골격근 펌프는 특별히 다리의 깊은 정맥에 중요하다.
   c) 호흡펌프는 호흡하는 동안 압 변화에 따른다.
   d) 정맥귀환량의 감소는 심박출량의 증가를 초래한다.
   선택한 답을 올바르게 고쳐 쓰시오.

   ____

5. 다음 동맥이 혈액을 공급하는 신체 부분과 맞지 않는 것은?
   a) 온목동맥(총경동맥) – 목과 다리
   b) 신장동맥 – 간
   c) 대퇴동맥 – 대퇴
   d) 위팔동맥(상완동맥) – 팔
   선택한 답을 올바르게 고쳐 쓰시오.

   ____

6. 모세혈관의 교환에 대한 설명 중 옳지 않은 것은?
   a) 산소는 혈액에서 조직으로 확산된다.
   b) 조직액에 용해된 노폐물이 삼투에 의해서 혈액으로 들어온다.
   c) 이산화탄소는 혈액에서 조직으로 확산된다.
   d) 여과과정에 의해서 조직액이 형성되며 영양물질을 조직으로 가져온다.
   선택한 답을 올바르게 고쳐 쓰시오.

   ____

7. 맥박과 맥박 부위에 대한 설명 중 옳지 않은 것은?
   a) 건강한 사람에서 맥박과 심박동수는 동일하다.
   b) 노뼈(요골) 맥박은 손목의 엄지손가락 쪽에서 느껴진다.
   c) 말의 말초 맥박은 발의 등에서 느껴진다.
   d) 목동맥 맥박은 팔꿈치에서 느껴진다.
   선택한 답을 올바르게 고쳐 쓰시오.

   ____

8. 혈압의 조절에 대한 설명 중 옳지 않은 것은?
   a) 혈관운동 중추는 숨뇌(연수)에 위치한다.
   b) 혈관수축 신경은 자율신경계의 교감신경 가지이다.
   c) 동맥에 대한 교감신경 충격이 적으면 혈관이 이완된다.
   d) 수축하거나 이완하는 동맥과 정맥의 조직은 섬유성 결합조직이다.
   선택한 답을 올바르게 고쳐 쓰시오.

   ____

9. 혈압에 대한 호르몬의 영향에 대한 설명 중 옳지 않은 것은?
   a) 에피네피린은 심박출량을 증가시키기 때문에 혈압을 올린다.
   b) 노르에피네피린은 혈관을 수축시키기 때문에 혈압을 낮춘다.
   c) ADH는 신장에서 수분의 재흡수를 증가시켜서 혈액량과 혈압을 올린다.
   d) 알도스테론은 신장에서 나트륨의 재흡수를 증가시키고 물이 혈액량과 혈압을 유지하기 위해 따라들어간다.
   선택한 답을 올바르게 고쳐 쓰시오.

   ____

10. 체순환에 대한 설명 중 옳지 않은 것은?
    a) 좌심실은 혈액을 신체로 내보낸다.
    b) 위대정맥(상대정맥)과 아래대정맥(하대정맥)은 우심방으로 혈액이 들어가게 한다.
    c) 혈압은 대동맥에서 제일 높으며 대정맥에서 가장 낮다.
    d) 정맥의 혈압은 모세혈관의 혈압보다 더 높다.
    선택한 답을 올바르게 고쳐 쓰시오.

    ____

사지선다형 문제 3(Multiple Choice Test 3)

※ 이번 장의 내용과 관련된 문제입니다. 주의 깊게 읽고 옳은 답을 모두 고르시오.

1. 혈관의 구조와 기능에 대한 설명으로 옳은 것은?
   a) 정맥과 모세혈관 내 혈압이 낮기 때문에 판막을 가지고 있다.
   b) 동맥의 민무늬근층(평활근층)은 정맥의 민무늬근층보다 더 두껍다.
   c) 동맥의 섬유층은 정맥의 섬유층보다 더 얇다.
   d) 모세혈관은 동맥 내피의 연속이고, 정맥 내피가 된다.
   e) 모세혈관망으로 들어가는 혈류는 전모세혈관조임근과 교감신경에 의해서 조절된다.
   f) 동양혈관은 누수를 예방하기 위해서 모세혈관이 강한 벽을 필요로 하는 곳에 위치한다.
   g) 문합은 혈류를 위한 대안적인 통로를 제공하는 같은 종류의 혈관 사이의 연결부위이다.
   h) 혈액과 조직 사이의 물질교환은 모세혈관망에서 일어난다.

2. 혈액순환에 대한 설명으로 옳은 것은?
   a) 폐순환은 좌심방에서 시작해서 우심실에서 끝난다.
   b) 전신동맥은 대동맥 가지에서 시작한다.
   c) 기관을 통해서 순환하는 혈액의 양은 기관이 더욱 활발하게 대사할수록 증가한다.
   d) 전신순환은 좌심실에서 시작해서 우심방에서 끝난다.
   e) 간문맥순환은 간이 소화기관과 지라(비장)으로부터 오는 혈액에서 필요한 물질을 저장하도록 한다.
   f) 2개의 대정맥은 머리를 제외한 신체로부터 혈액을 배액한다.
   g) 혈류는 모세혈관에서 느려지다가 정맥에서 빨라진다.
   h) 정맥혈은 외부의 힘에 의해 계속 움직이고, 스스로도 수축한다.

3. 혈압에 대한 설명으로 옳은 것은?
   a) 혈압이 하강하면 이를 보상하기 위해서 신장의 여과는 증가할 것이다.
   b) 우심실에 의해 생기는 정상 수축기혈압은 대략 120mmHg이다.
   c) 모세혈관의 혈압은 세동맥의 혈압보다 낮고, 세정맥을 증가시킨다.
   d) 동맥벽의 바깥층은 혈압을 변화시키기 위해 수축하거나 이완할 수 있다.
   e) 혈압은 연수의 혈관운동중추에 의해 조절된다.
   f) 목동맥굴과 대동맥굴은 혈압의 변화를 감지하는 압력수용체를 포함한다.
   g) 동맥은 부교감신경 충동에 따라 말초저항을 제공한다.
   h) 출혈로 인해 혈압이 하강하면, 심박동수는 증가하고 혈관수축이 더욱 활발해질 것이다.
   i) 항이뇨 호르몬과 알도스테론은 모두 혈관수축을 유발하여 혈압을 유지하거나 높인다.
   j) 레닌-안지오텐신 기전은 혈압이 너무 높아질 경우 혈압을 낮춤으로써 신장의 손상을 예방한다.

제 14 장

림프계와 면역
(The Lymphatic System and Immunity)

제14장에서는 위의 두 기능을 다루게 된다. 림프계는 첫째, 간질강내로 여과된 조직액을 혈관내로 되돌려 정상 혈액량을 유지한다. 둘째, 질병을 유발할 수 있는 미생물로부터 신체를 보호한다.

림프와 림프관(Lymph and Lymph Vessels)

1. 림프관내에 있는 액체를 ____________ 라 한다.

2. a) 모세혈관에서와 재흡수의 불균형 때문에 일부 혈장성분이 간질강내로 ____________ 과정을 통해 나오게 되는데 이 용액을 ____________ 라고 한다.
   b) 조직액은 ____________에 들어가게 되는 경우 림프라 부르게 된다.

3. 림프구조와 그 기능에 대한 설명으로 옳은 답을 골라 ***알파벳으로 적어 넣으시오***.
   1) 림프 모세혈관(lymph capillaries) ____________
   2) 판막(valves) ____________
   3) 민무늬근층(smooth muscle layer) ____________
   4) 유미조(Cisterna chyli) ____________
   5) 흉관(thoracic duct) ____________
   6) 우림프관(right lymphatic duct) ____________

   A. 림프가 더 큰 림프관으로 이동할 수 있도록 수축한다.
   B. 하체와 좌측 상체로부터 림프를 왼빗장밑정맥으로 이동시킨다.
   C. 우측 상체로부터 림프를 오른빗장밑정맥(우측쇄골하정맥)으로 이동시킨다.
   D. 간질강으로부터 조직액을 수집한다.
   E. 하체로부터 림프관이 모여서 형성한 관이다.
   F. 림프관에서 림프의 역류를 방지한다.

림프절과 소결절(Lymph Nodes and Nodules)

1. 림프절과 소결절은 ________________ 조직으로 구성되어 있으며, ___________ 라는 백혈구를 생산한다.

2. a) 림프절과 림프결절에서 항체를 생산하는 세포는 _____________ 이다.
   b) 림프절과 림프결절에서 식균작용을 하는 세포는 _____________ 이다.

3. 림프절과 림프소결절의 위치와 기능에 대한 설명으로 옳은 답을 골라 ***알파벳과 숫자로 적어 넣으시오. 해답은 알파벳 2개, 숫자가 2개씩입니다.***

   1) 림프절 ______________________________
   2) 림프소결절 ______________________________

   위치
   A. 모든 점막의 상피 밑에 위치한다.
   B. 림프관의 경로와 같이 주행한다.
   C. 중요 부위는 경부, 겨드랑(액와) 및 살부(서혜부)이다.
   D. 인두의 경우는 편도선이라 부른다.

   기능
   1. 사지에서 배수된 림프로부터 병원성 세균을 파괴시켜 혈액내로 유입되지 못하게 한다.
   2. 혈장세포가 항체를 만들고 이 항체는 혈액내로 들어간다.
   3. 점막내로 침투하는 병원성 세균을 파괴한다.
   4. 혈장세포는 점막에서만 국소적으로 작용하는 항체를 생산한다.

4. 다음은 림프계의 그림이다.
   각 번호에 해당되는 명칭을 한글과 영어로 쓰시오.

   1) ______________________ 2) ______________________
   3) ______________________ 4) ______________________
   5) ______________________ 6) ______________________
   7) ______________________ 8) ______________________
   9) ______________________

(계속)

(계속)

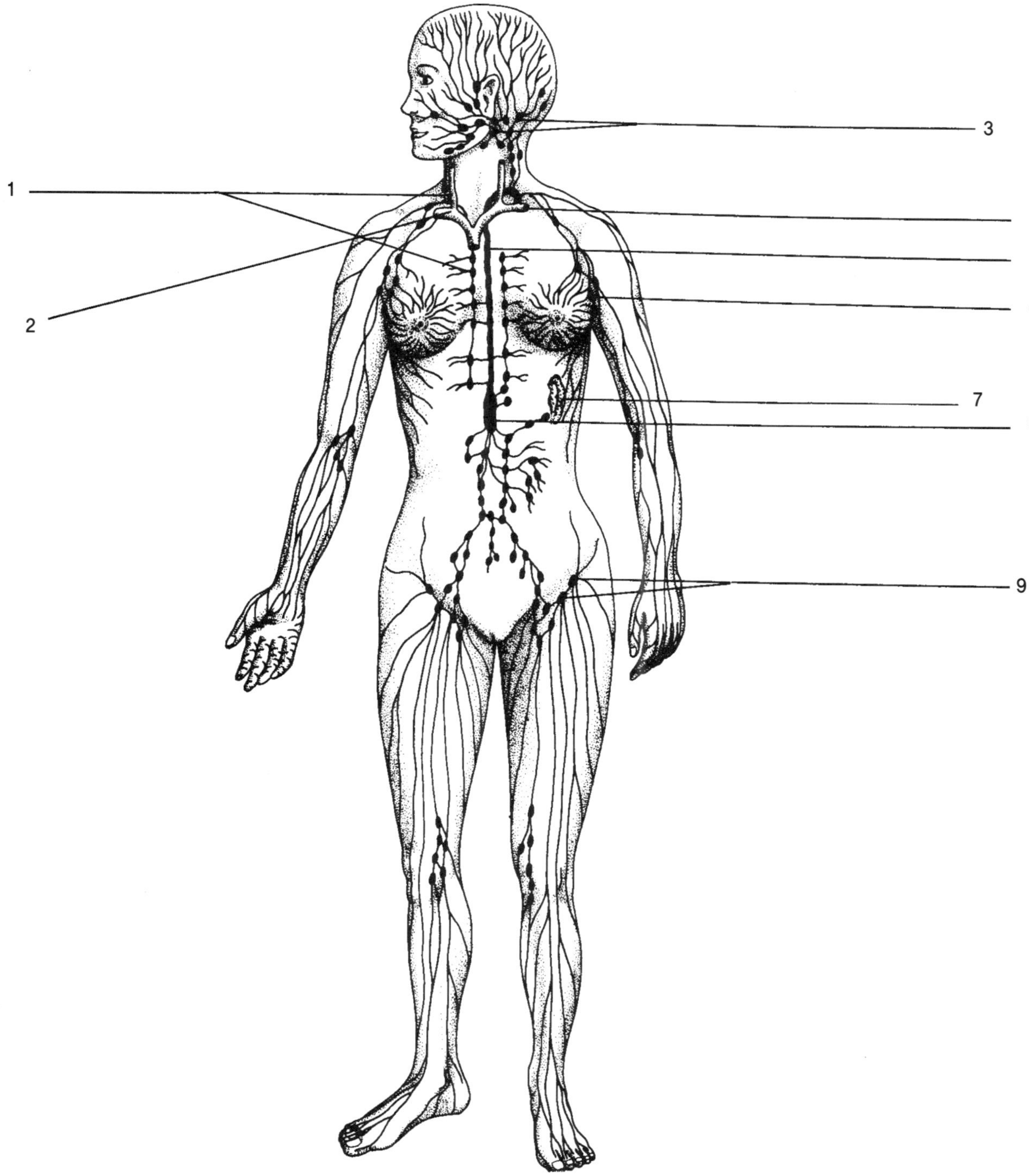

비장(Spleen)

1. a) 지라(비장)은 ____________ 내에 위치하며 ____________ 밑과 ____________ 뒤에 위치한다.
   b) 비장을 물리적 외상으로부터 보호하는 뼈는 ________________ 이다.

2. 비장에 의해 저장되기도 하고, 손상 시 제거되기도 하는 혈액세포는 ____________ 이다.

3. 비장은 혈액 중 병원균을 ____________ 하는 고정대식세포와 이종항원에 대한 ____________를 생산하는 고정혈장을 포함한다.

4. 비장의 대식세포는 오래된 ____________를 대식작용하고, 간에 의해 분비되는 ____________를 형성하기 때문에 망상내피세포라고도 불린다.

5. a) 만약 비장이 제거되어야 한다면, 다른 기관들은 비장의 기능을 보상할 것이다. ____________ 는 고정혈장세포를 가질 것이다.
   b) ____________와 ____________는 순환으로부터 오래된 RBC를 제거할 것이다.

6. 태아기 때 비장은 일시적이지만 ____________를 생성한다.

가슴샘(Thymus)

1. 가슴샘(흉선)의 기능이 가장 왕성한 연령군은? ______________

2. 가슴샘은 갑상샘 ______________ 에 위치한다.

3. T *세포*는 가슴샘에 의해 성숙되는 ______________에 붙여진 이름이다.

4. a) 가슴샘에서 분비되는 호르몬은 T세포가 이종 ____________을 인식하게 하고 어떤 질환에 대해 ____________ 을 제공하도록 해준다.
   b) T *세포*의 이러한 작용을 면역학적 ________________이라고 한다.

면역(Immunity)

1. 면역은 ____________를 파괴하고 추후에 특정 감염성 질환을 ____________하는 능력을 포함한다.

2. a) 항원은 화학 표시자이며 일반적으로 2가지 종류가 있다: 신체 자신의 세포에서 발견되는 ____________ 항원, 그리고 비자기(non-self)라고도 부르는 ____________ 항원.

b) 이종항원의 3가지 종류의 이름을 적으시오.

________________, ________________, ________________

3. 각 면역에 대한 설명으로 옳은 답을 골라 ***알파벳으로 적어 넣으시오.***
해답은 4개 또는 6개입니다.

1) 선천성 면역 ________________
2) 적응성 면역 ________________

A. T와 B 림프구가 관여
B. 항원에 특이적이다
C. 기억을 창출한다
D. 반복 노출되면 더 효율적이 될 수 있다
E. 항체는 관여하지 않는다
F. 염증과정이 관여한다
G. 항원에 특이적이지 않다
H. 기억을 창출하지 않는다
I. 자연살해세포라 부르는 림프구가 관여한다
J. 반복 노출에도 불구하고 반응은 동일하다

선천성 면역(Innate Immunity)

1. 선천성면역의 3가지 특징은 ________, ________, 그리고 ________이다.

2. a) 방어벽은 피부의 ________, 진피 아래 ________ 조직, 그리고 소화기, 호흡기, 비뇨기, 생식기관의 ________점막이 포함된다.
   b) 호흡기점막에는 ________상피세포가 존재하기 때문에 병원체를 밖으로 쓸어내버릴 수 있다.
   c) 위의 점막은 ________를 생산하여 위액내에 있는 대부분의 미생물을 파괴한다.
   d) 눈물과 침에 있는 ________ 효소는 세균성장을 방해한다.
   e) ________에 있는 지방산은 피부표면의 세균성장을 방해하는 데 도움이 된다.
   f) 피하조직은 성긴 결체조직 안에 많은 ________ 세포를 포함하고 있다.

3. 다음에 열거된 선천성면역의 방어세포들에 맞는 특징을 찾아 ***알파벳으로 적어 넣으시오.***
해답은 한 개 또는 2개일 수 있습니다.

1) 대식세포 ________________
2) 랑겔한스 세포 ________________
3) 자연살해세포 ________________
4) 호염기구와 비만세포 ________________
5) 중성구 ________________

A. 히스타민과 류코트리엔 생산
B. 병원체의 막을 파괴하는 데 perforin 사용
C. 가장 풍부한 식균작용 백혈구
D. 이물질을 잡아 가장 가까운 림프결절로 보냄
E. 획득면역의 림프구를 활성화시키는 식균세포
F. 혈액, 골수, 비장, 림프결절에서 발견되는 림프구의 일종
G. 표피에서 발견되며 수지상세포(dendritic cell)로도 부른다

4. 선천성면역의 화학물질에 대한 설명으로 옳은 답을 골라 ***알파벳으로 적어 넣으시오.***
해답은 한 개 또는 2개일 수 있습니다.

1) 인터페론 ____________________
2) 보체 ____________________
3) 히스타민과 류코트리엔 ____________________
4) 사이토카인 ____________________

A. 세포내에서 바이러스의 복제를 막는다
B. 세포를 유인하는 화학적 신호
C. 모세혈관의 투과성을 증가하고 맥관이완시킴
D. 바이러스에 감염된 세포에서 생산
E. 세포성 항원에 구멍을 뚫기 위해 효소고리(enzymatic ring)를 형성

5. a) 염증은 ____________에 대한 신체의 반응이다.
b) 염증은 비만세포와 호염기구에서 방출되는 화학물질인 ____________와 ____________에 의해 촉진된다.
c) 염증의 4가지 특징은 ____________, ____________, ____________ 그리고 ____________이다.
d) 염증의 목적은 손상의 ____________을 예방하고 조직이 다시 ____________되는 것을 허용하기 위함이다.

6. 다음은 선천 면역에 대한 그림이다.
각 번호에 해당되는 명칭을 쓰시오.

1) ____________ 2) ____________
3) ____________ 4) ____________
5) ____________ 6) ____________
7) ____________ 8) ____________
9) ____________ 10) ____________
11) ____________ 12) ____________
13) ____________ 14) ____________
15) ____________ 16) ____________
17) ____________ 18) ____________
19) ____________ 20) ____________

(계속)

(계속)

A. 방어벽

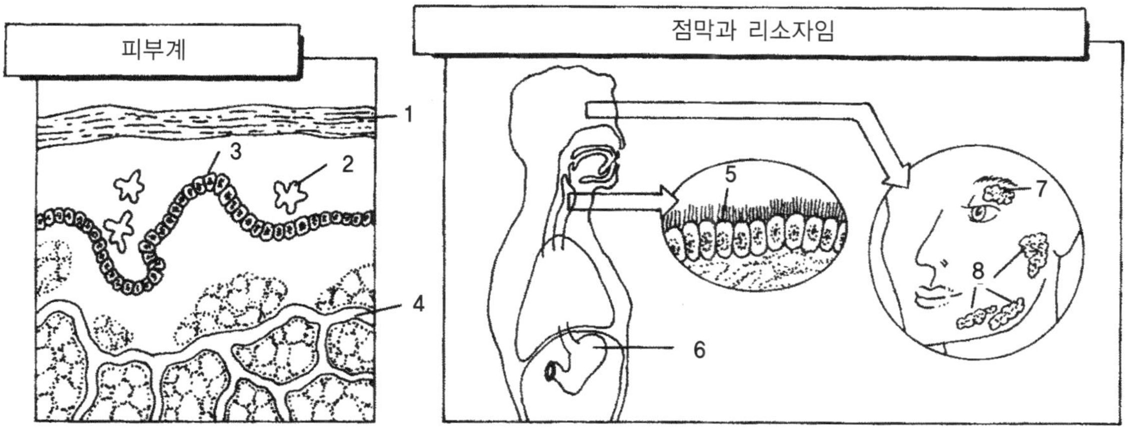

B. 방어세포

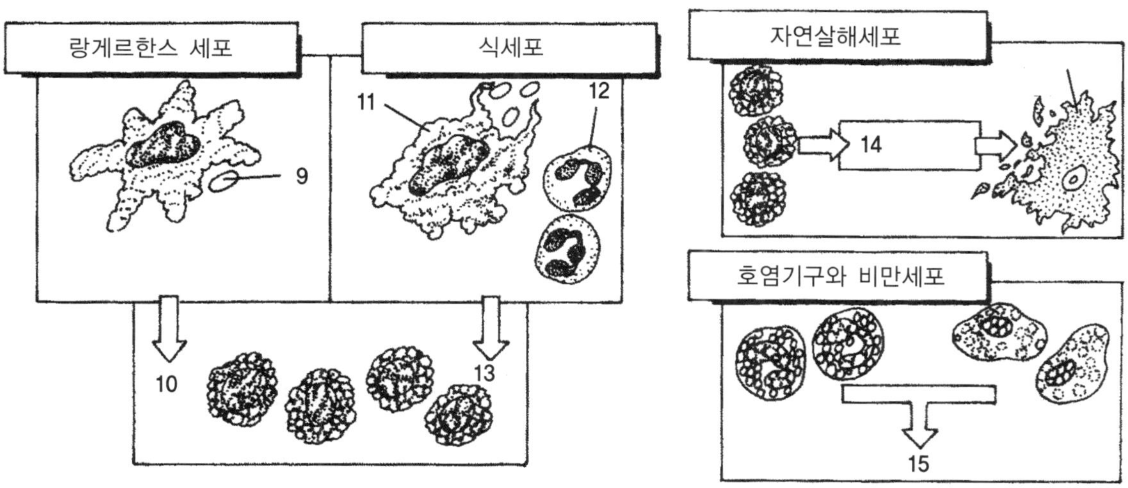

C. 화학물질

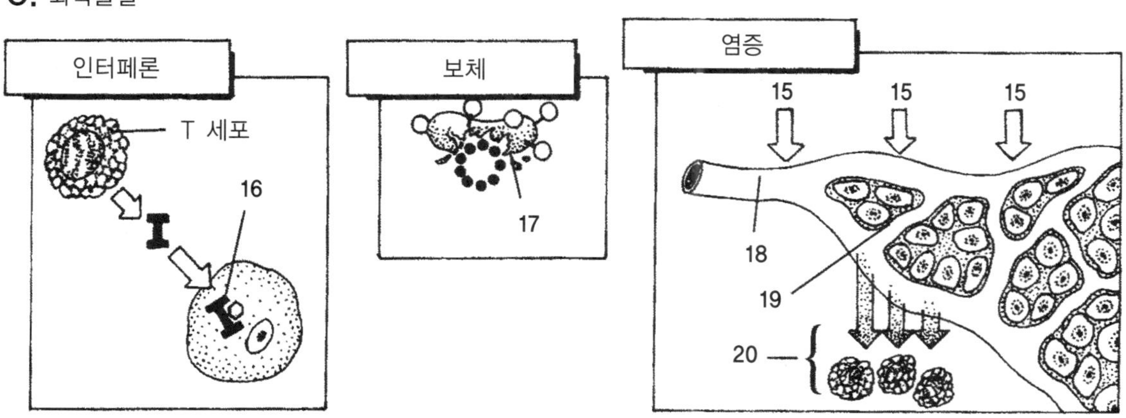

적응성 면역(Adaptive Immunity)

1. a) 적응성면역은 이종항원에 특이적인 림프구들이 관여한다; 이들은 ____________와 ____________라 부른다.
   b) 배아에서 B세포는 ____________에서 생산된다.
   c) T세포는 ____________에서뿐 아니라 ____________에서도 생산된다.
   d) T세포와 B세포 모두 그들이 기능하는 장소인 ____________와 ____________로 이동한다.

2. a) 항체는 ____________로 만들어진 분자이다.
   b) 항체가 생산되면 이것은 이종항원에 ____________이며, 파괴할 수 있게 표시를 남길 것이다.
   c) 항체는 ____________또는 ____________로 불릴 수 있다.

3. a) 획득면역의 두 기전은 ____________면역과 ____________면역이라 부른다.
   b) 두 기전 모두에서 첫 단계는 항원을 ____________로 인지하는 것이다.
   c) 이것을 완수하는 방법은 이종항원을 식균하고 이들을 특정 이종항원에 특이적으로 작용할 수 있도록 __________에 이종항원과 자기항원을 제시하는 작용을 하는 ____________에 의한다.

세포 매개성 면역(Cell-Mediated Immunity)

1. 세포매개성 면역의 특징과 기능에 대한 설명으로 옳은 답을 골라 ***알파벳으로 적어 넣으시오.***

   1) 조력 T세포 ____________________
   2) 세포독성 T세포 ____________________
   3) 기억 T세포 ____________________
   4) 대식세포 ____________________
   5) 사이토카인 ____________________

   A. 이종항원의 세포막을 파열함으로서 화학적으로 파괴
   B. 대식세포를 유인하는 세포독성
   T. 세포에 의해 생산되는 화학물질
   C. 이종항원을 식균
   D. 항원이 신체로 다시 들어올 경우 빠른 면역반응을 시작
   E. 이종항원을 대식세포위의 자기항원과 비교하여 활성화시키고 항원 특이성을 갖는다.

항체 매개성 면역[Antibody-Mediated(humoral) Immunity]

1. 체액성 면역의 각 특징과 기능에 대한 설명으로 옳은 답을 골라 ***알파벳으로 적어 넣으시오.***
   1) 조력 T세포 ________________
   2) 기억 B세포 ________________
   4) 대식세포 ________________
   5) 항체 ________________
   6) 보체 ________________

   A. 항원이 신체로 다시 들어올 경우 빠른 항체 생산을 시작
   B. 혈장세포에 의해 생산되어 특이 이종항원에 결합하는 단백질
   C. 이종항원을 대식세포위의 자기항원과 비교; 항원 특이성이 있고 B세포를 강하게 활성화
   D. 항원-항체 복합체에 의해 활성화되는 혈장단백으로 세포성 항원을 용해
   E. 한 개의 이종항원에 특이성을 갖는 항체 생산
   F. 항원-항체 복합체를 식균

2. 다음의 A 부분은 세포-매개성 면역을 설명한 그림이고 B부분은 항체-매개성 면역을 설명한 그림이다. ***각 번호에 해당되는 내용을 쓰시오.***

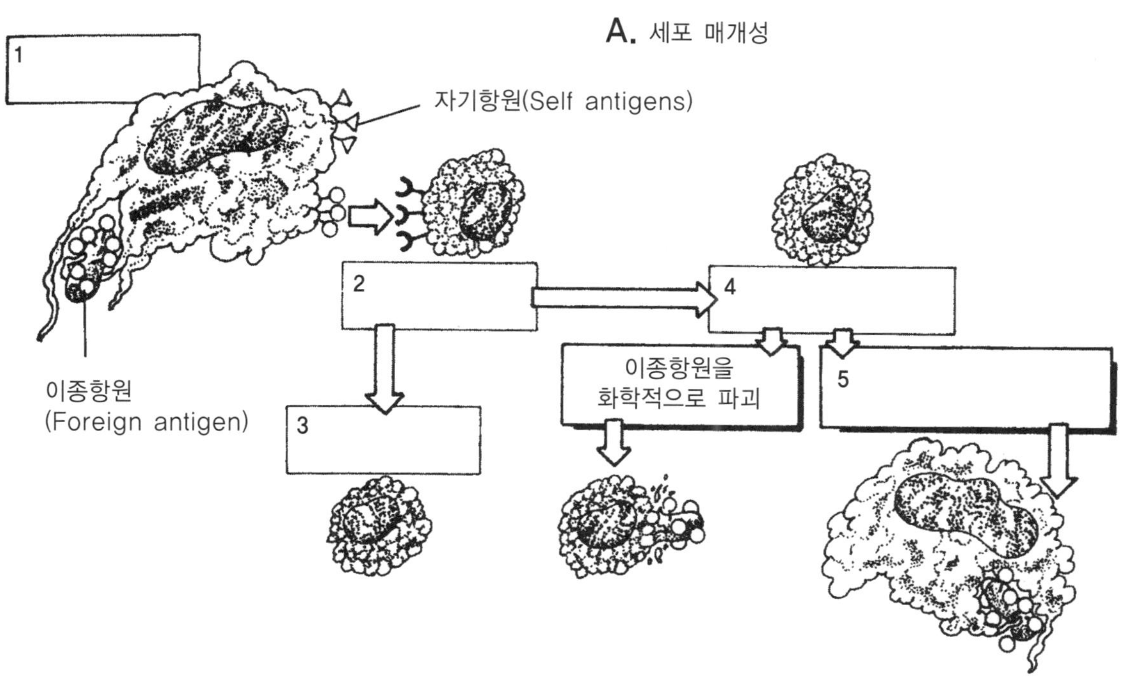

(계속)

B. 항체 매개성 면역(Antibody-mediated immunity)

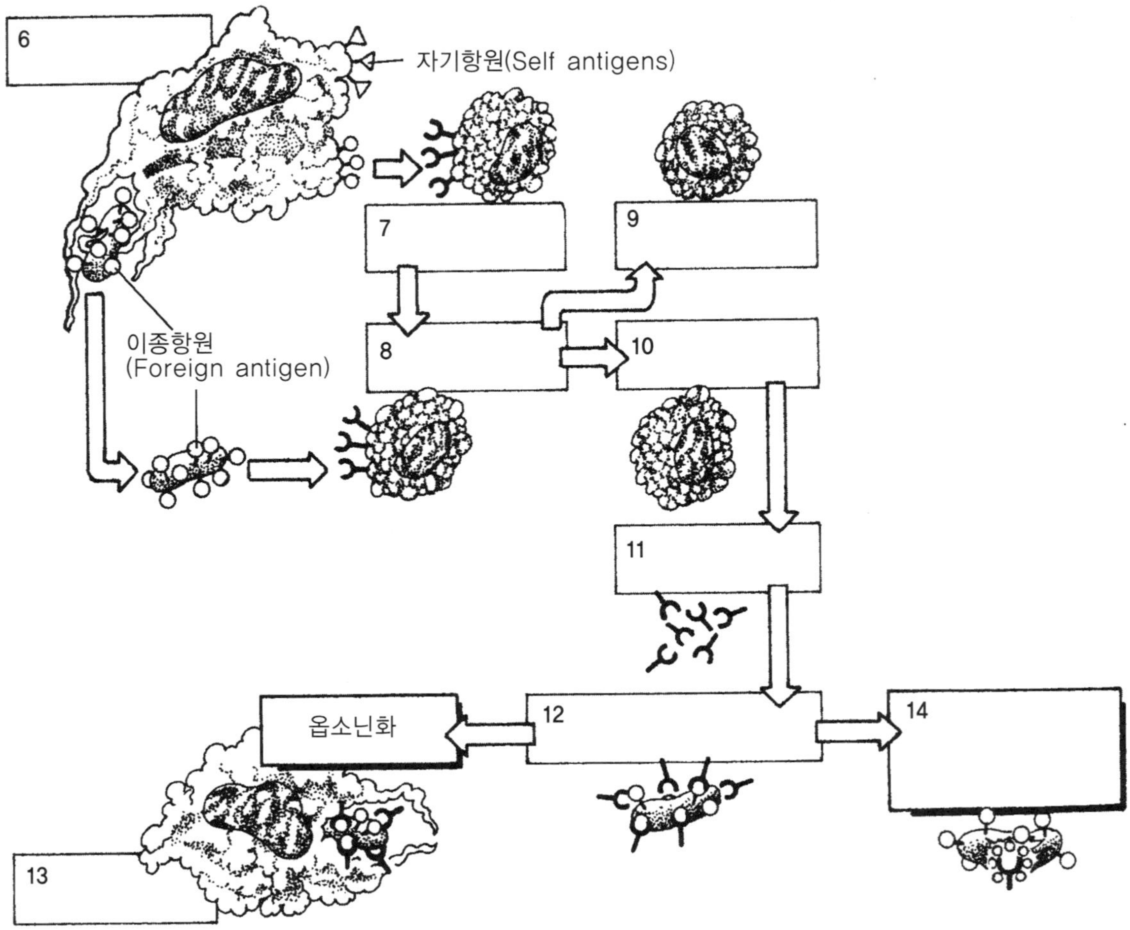

3. a) "옵소닌화"는 "음식구매"를 의미한다. 체액성 면역에서 옵소닌화는 특정항원과 결합하여 "음식"이라는 표식을 하는 ____________ 에 의해 이루어진다.
   b) 옵소닌은 ____________를 잡아끌어 항원-항체 복합물을 식작용시킨다.

4. a) 보체결합은 부분적이거나 또는 완전할 수 있다. 부분적인 보체결합은 ____________를 잡아끌어 이종항원을 식작용한다.
   b) 완전 보체결합은 항원을 ____________ 시킨다.

5. a) 인체가 처음으로 항원에 노출되었을 때 항체가 생성되는가? ____________
   b) 이 때 그 속도는 어떤가? ____________
   c) 이 때 생산되는 항체의 양은 어떤가? ____________
   d) 그 후 인체에서 무슨 일이 일어나는가? ____________

6. a) 같은 항원에 인체가 다시 노출될 때 제일 먼저 항원을 인지하는 세포는 ________________ 이다.
   b) 이 때 항체 생산 속도는 어떤가?

   ____

   c) 이 때 생산되는 항체의 양은 어떤가?

   ____

   d) 이러한 이유 때문에 인체에서는 어떤 일이 일어나는가?

   ____

   e) 질병을 예방하기 위해 _____________을 사용하는 것은 위의 원리를 이용한 것이다.

면역의 형태(Types of Immunity)

1. 각 면역의 형태에 대한 설명과 경과의 옳은 답을 골라 ***알파벳과 숫자로 적어 넣으시오.***
   해답은 알파벳은 한 개씩, 숫자는 중복될 수 있습니다.

   1) 유전적 면역 ______________________________
   2) 자연획득성 수동면역 _______________________
   3) 인공획득성 수동면역 _______________________
   4) 자연획득성 능동면역 _______________________
   5) 인공획득성 능동면역 _______________________

설명

A. 질병에 노출된 후 면역글로블린을 투여하는 것이다.
B. 왁진은 항체생산을 자극한다.
C. 항체와 관련이 없다.
D. 질병에서 회복되면 항체와 기억세포를 생산하게 된다.
E. 태반이나 모유수유에 의해 항체가 이동된다.

경과

1. DNA내 정보가 수록되므로 일생 동안 지속된다.
2. 다른 사람이나 동물로부터 얻은 항체는 수개월 이내에 파괴되므로 항상 일시적이다.
3. 특정질환이나 왁진의 종류에 따라서 달라진다.

퍼즐문제(Crossword Puzzle)

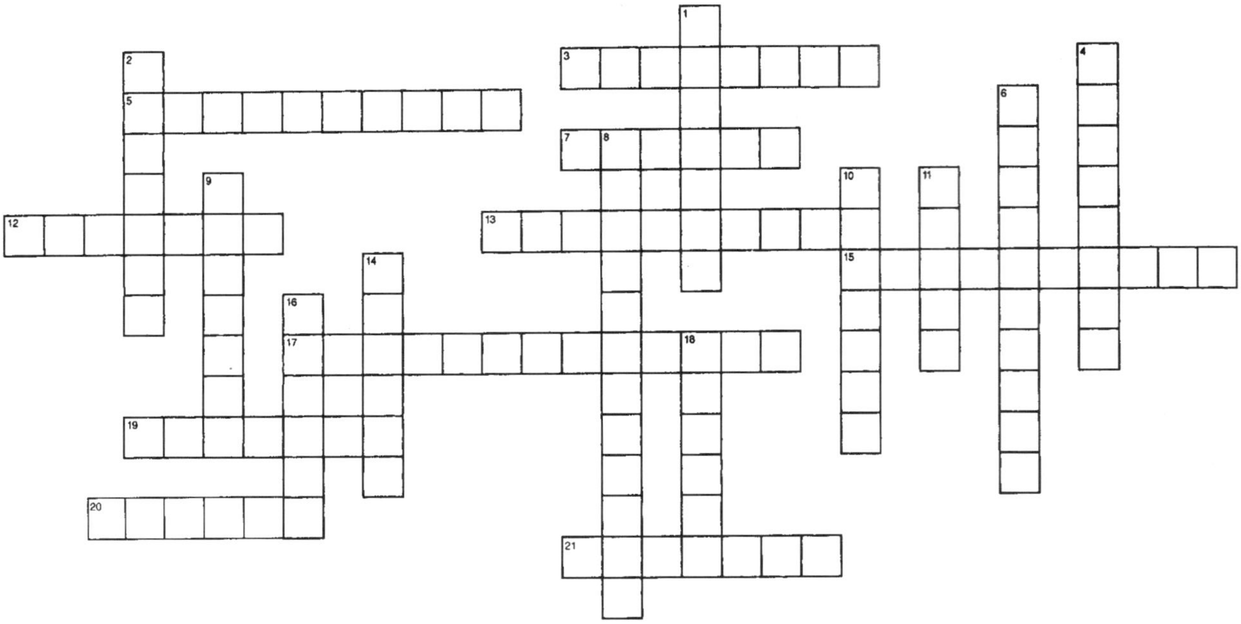

가로

3. ________ 면역에는 수동면역과 능동면역이 있다.
5. 약한 병원체가 백신으로 사용된다.
7. 비활성화된 세균독소가 백신으로 사용된다.
12. 세포를 확인하는 화학 물질 표지자
13. 병원체에 대한 항체를 생산(두 단어)
15. 림프관을 따라 있는 림프 조직 덩어리(두 단어)
17. 세포독성 T세포를 포함한 면역기전
19. 항체와 기억세포의 생산을 자극하는 인공 물질
20. ________ 면역은 특정면역체에 대해 기억세포를 생산하지 않는다
21. 인두의 림프절

세로

1. 항체매개성 면역의 다른 말
2. ________ 면역은 다른 개체에 의해 형성된 항체에 의해 면역을 얻는다.
4. 형질세포에 의해 생산된 단백질분자
6. T 또는 B세포가 있다.
8. 항원-항체 복합체에 식균 작용이 촉진되는 현상
9. 항체를 포함하지 않는 면역으로 DNA에 프로그램화되어 있다.
10. 특정 외부항원에 과민반응
11. 림프 모세관으로 들어가는 조직액
14. 제거하면 폐렴이나 수막염에 대한 취약성이 증가되는 기관
16. ______________면역은 스스로 본인이 항체를 생산한다.
18. 태아기에 T세포를 생산한다.

임상적용(Clinical Applications)

1. a) 후천성 면역결핍증은 ____________ , ___________ 에 의해 야기된다.
   b) 이 바이러스가 감염시키는 세포는 ______________________ 이다.
   c) 후천성 면역결핍증 환자는 T세포의 수가 적절치 않으므로 감염에 취약한데 이를 ____________감염이라 하며, 정상인에게는 감염원이 되지 않는다.
   d) 후천성 면역결핍증의 주 감염경로를 적으시오.
      1) ____
      2) ____
      3) ____

2. a) 백신은 몸 안에 들어가 병원체에 빠른 반응을 하게 하는 특이적 _____________와 _____________세포를 생산하는 비병원성 항원을 가진다.
   b) 처음 홍역예방접종을 하는 아기의 영아에게 당신은 어떻게 설명할 것인가?
   ____

3. a) 인두염 시에 붓게 되는 선은 _______________ 이다.
   b) 이 림프절 내에서 균을 탐식하는 것은 _______________ 이다.

4. a) 꽃가루에 대한 과민반응이 있을 때 인체내에서 주로 유리되는 물질은 ______________ 이다.
   b) 알레르기를 일으키는 꽃가루 같은 물질을 ______________ 라고 한다.
   c) 이러한 물질이 병원체인가? ______________________
   d) 알레르기원에 대한 면역(알레르기)반응은 어떤 면에서 이롭다고 할 수 있는가?
   e) 심각한 알레르기 반응 하나를 쓰시오. ________________________

사지선다형 문제 1(Multiple Choice Test 1)

※ 다음 문제를 읽고 옳은 답을 적어 넣으시오.

1. 림프를 왼빗장밑정맥(좌쇄골하정맥)으로 회수시키는 림프관은? _____
   a) 우림프관 b) 유미조(cisterna chyli)
   c) 좌림프관 d) 흉관

2. 다음 중 어느 곳에 있을 때 조직액을 림프라 부르는가? _____
   a) 흉관 b) 림프모세관
   c) 유미조(cisterna chyli) d) 정맥

3. 큰 림프관에서 림프의 역류를 막는 것은? ______
   a) 민무늬근(평활근)
   b) 확대
   c) 판막
   d) 팽창

4. 림프계의 중요 기능은 조직액을 어디로 회수시키는 것인가? ______
   a) 세포
   b) 간
   c) 비장
   d) 혈액

5. 점막상피 밑에 위치하는 림프조직의 덩어리는 무엇이라 부르는가? ______
   a) 림프결절
   b) 림프모세관
   c) 림프절
   d) 겨드랑(액와)

6. 다리로부터 오는 림프내 병원성 세균을 제거하는 림프절은? ______
   a) 흉관
   b) 목 림프절(경부 림프절)
   c) 겨드랑 림프절(액와 림프절)
   d) 샅 림프절(서혜 림프절)

7. 림프절과 림프소결절, 그리고 비장은 백혈구 중 ____ 을 생산하는가?______
   a) 호중구
   b) 호염기구
   c) 림프구
   d) 호산구

8. 비장내에 위치한 거식구는 수명이 다한 적혈구를 탐식하여 다음 무엇으로 만드는가? ______
   a) 헤모글로빈
   b) 빌리루빈
   c) 담즙
   d) 마이오글로빈

9. 비장은 다음 어느 장기의 밑에 위치하나? ______
   a) 간
   b) 위
   c) 잘록창자(결장)
   d) 횡격막

10. 가슴샘(흉선)에서 분비하는 호르몬은 다음 어느 시기에 특히 중요한가? ______
    a) 노인기
    b) 청소년기
    c) 유아기
    d) 중년기

11. 태아기 때 T세포와 B세포를 생성하는 곳은? ______
    a) 가슴샘(흉선)
    b) 골수 적색수
    c) 간
    d) 콩팥(신장)

12. 항체는 ___________ 로서 혈액속에서는 _______________ 에 들어 있다.
    a) 무기질/면역글로브린
    b) 지질/면역글로브린
    c) 탄수화물/효소
    d) 단백질/감마글로브린

13. 면역계에 존재하는 2가지 항원은? ______
 a) 자기항원과 이종항원
 b) A항원과 B항원
 c) T 항원과 B 항원
 d) 감마항원과 베타항원

14. 조직액을 다시 회수한 경우 그 주요 목적은? ______
 a) 혈액량 유지
 b) 조직압 감소
 c) 혈장단백질량의 유지
 d) 면역글로브린양의 유지

15. 식물에 병을 유발하는 바이러스는 인체에 해를 주지 않는다. 이를 무엇이라고 하는가? ______
 a) 수동 획득면역
 b) 예방주사
 c) 자연 획득면역
 d) 유전면역

16. 면역계에서 병원균이 인체에 재침입했을 때 면역반응을 유발시키는 세포는? ______
 a) 혈장세포
 b) 기억세포
 c) 조력세포
 d) 대식세포

17. 제일 먼저 항원이 체내에 침입하거나 생겼을 때 이를 처리하여 식별하는 데 관여하는 세포는? ______
 a) 조력 T세포와 세포독성 T세포
 b) B세포와 세포독성 T세포
 c) B세포와 대식세포
 d) 대식세포와 조력 T세포

18. 질병에서 회복된 경우 생기는 면역은? ______
 a) 자연적으로 획득한 수동면역
 b) 인공적으로 획득한 수동면역
 c) 자연적으로 획득한 능동면역
 d) 인공적으로 획득한 능동면역

19. 비장적출 시 이를 보상하는 장기가 아닌 것은? ______
 a) 간
 b) 흉관
 c) 림프절
 d) 적골수

20. 아기가 태어날 때 모체로부터 받아 갖고 있는 면역은? ______
 a) 자연적으로 획득한 수동면역
 b) 인공적으로 획득한 수동면역
 c) 자연적으로 획득한 능동면역
 d) 인공적으로 획득한 능동면역

21. 항체를 가장 잘 묘사한 것은? ______
a) 죽이는자(killer)
b) 방어자(defender)
c) 라벨
d) 구멍 뚫는 효소

22. 자연살해세포는 이종 세포의 무엇을 손상시켜 제거하는 것으로 알려져 있는가? ______
a) 핵
b) 미토콘드리아
c) 염색체
d) 세포막

23. 이종항원에 대한 항체의 첫 반응은? ______
a) 빠르나 소량이다
b) 느리고 소량이다
c) 느리고 다량이다
d) 빠르고 다량이다

24. 신체 안에서 물 한 방울을 따라간다면 어떤 순서가 맞는가? ______
a) 혈장 → 조직액 → 림프 → 혈장
b) 조직액 → 혈장 → 림프 → 조직액
c) 림프 → 조직액 → 혈장 → 림프
d) 혈장 → 림프 → 조직액 → 혈장

25. 선천면역에서 병원체에 대한 최선의 해부학적 방어는 무엇인가? ______
a) 각질층
b) 위의 섬모
c) 성긴 결체조직
d) 피하조직

26. 선천면역에 관여하는 화학물질은? ______
a) 라이조자임
b) 히스타민
c) 류코트리엔
d) 이상 모두

27. 기억을 생성하지 않는 면역기전은? ______
a) 체액성
b) 선천성
c) 세포-매개성
d) 적응성

28. 염증은 무엇에 대한 신체반응인가? ______
a) 피부 베임
b) 산소결핍에 의한 뇌 손상
c) 위궤양 유발 세균
d) 이상 모두

29. 다음 중 염증의 징후가 아닌 것은? ______
  a) 통증 b) 창백
  c) 열감 d) 부종

30. 다음 중 선천 면역에 관여하는 세포가 하는 일이 아닌 것은? ______
  a) 항체생산
  b) 병원체 식균
  c) 히스타민 생산
  d) 능동면역의 림프구를 활성화

사지선다형 문제 2(Multiple Choice Test 2)

※ 다음 문제를 읽고 정답을 선택한 후 그 내용을 옳게 고쳐 쓰시오.

1. 다음 비장에 대한 설명 중 옳지 않은 것은?
  a) 태아기 때 비장은 적혈구를 생산한다.
  b) 항체는 비장내에 위치하는 단핵구에 의해서 생산된다.
  c) 비장은 좌측 상부에 위치한다.
  d) 비장내에 위치하는 대식세포는 혈액내 병원성 세균을 탐식한다.
  선택한 답을 올바르게 고쳐 쓰시오.

  ____

2. 다음 림프절에 대한 설명 중 옳지 않은 것은?
  a) 림프절은 림프계의 군데군데에 널리 존재한다.
  b) 심한 감염이 된 경우 림프절이 붓는다.
  c) 림프절에는 고정 대식세포와 혈장세포 위치한다.
  d) 쌍으로 존재하는 큰 림프절은 목(경부), 겨드랑(액와), 족저 림프절이다.
  선택한 답을 올바르게 고쳐 쓰시오.

  ____

3. 다음 림프결절에 대한 설명 중 옳지 않은 것은?
  a) 림프결절은 장막의 상피 밑에 위치한다.
  b) 림프결절에는 림프구가 위치한다.
  c) 림프결절은 점막에 침투해 들어온 병원성 세균을 파괴한다.
  d) 림프결절은 소화기와 호흡기에 주로 위치한다.
  선택한 답을 올바르게 고쳐 쓰시오.

  ____

4. 다음 림프에 대한 설명 중 옳지 않은 것은?
   a) 림프는 모세 림프관으로 유입되는 조직액이다.
   b) 림프는 림프절을 경유하여 혈액내로 유입된다.
   c) 림프는 림프절에서 생성한 호중구를 갖고 있다.
   d) 림프는 피부로 들어온 병원성 세균을 갖고 있다.
   선택한 답을 올바르게 고쳐 쓰시오.

   ____

5. 림프관에 대한 설명 중 옳지 않은 것은?
   a) 우림프관은 림프를 아래대정맥(하대정맥)으로 유입시킨다.
   b) 큰 림프관에 위치한 판막은 림프의 역류를 방지한다.
   c) 혈액내로 림프가 회수되는 것은 호흡기 펌프와 골격근 펌프에 의해 촉진된다.
   d) 흉관은 림프를 왼빗장밑정맥(좌쇄골하정맥)으로 유입시킨다.
   선택한 답을 올바르게 고쳐 쓰시오.

   ____

6. 면역형태에 대한 설명 중 옳지 않은 것은?
   a) 수동면역의 경우 항체는 다른 사람이나 동물로부터 추출하여 투여하는 것이다.
   b) 유전면역은 종에 따른 DNA 우성의 차이에 의한다.
   c) 능동면역에서는 인체가 항체를 생산할 수 있다.
   d) 예방접종을 하게 되면 자연적으로 획득되는 수동면역을 제공하게 된다.
   선택한 답을 올바르게 고쳐 쓰시오.

   ____

7. 가슴샘(흉선)과 면역에 대한 설명 중 옳지 않은 것은?
   a) 가슴샘은 태아와 영아에서 가장 그 기능이 왕성하다.
   b) 가슴샘은 갑상샘 밑에 위치한다.
   c) T세포는 가슴샘에 의해 성숙되는 단핵구이다.
   d) 가슴샘에서 분비되는 호르몬은 T세포가 면역학적으로 그 기능이 보강되게 돕는다.
   선택한 답을 올바르게 고쳐 쓰시오.

   ____

8. 항원과 항체에 관한 설명 중 옳지 않은 것은?
   a) 항체는 항원에 대해 비특이적으로 반응한다.
   b) 모든 세포막에는 자신을 표현하는 표식이 있다.
   c) 이종항원은 항체생산을 자극한다.
   d) 항체는 주로 단백질이다.
   선택한 답을 올바르게 고쳐 쓰시오.

   ____

9. 다음 선천성 면역에 관한 설명 중 옳지 않은 것은?
   a) 기도의 섬모상피는 효과적인 방어벽이다.
   b) 랑겔한스세포는 이물질은 식균하고, 이들을 림프절로 이동시킨다.
   c) 비만세포와 호염기구는 뉴코트리엔과 항체를 생산한다.
   d) 중성구와 대식세포는 병원체를 식균한다.
   선택한 답을 올바르게 고쳐 쓰시오.

   ____

10. 다음 적응성 체액성 면역에 대한 설명으로 옳지 않은 것은?
   a) 면역반응은 한가지 이종항원에 특이적이다.
   b) 반복되는 면역반응은 덜 효과적이다.
   c) 이들 면역반응은 기억이 된다.
   d) 항체가 포함될 수 있다.
   선택한 답을 올바르게 고쳐 쓰시오.

   ____

11. 세포-매개성 면역에 대한 설명 중 옳지 않은 것은?
   a) 세포독성 T세포는 화학적으로 이종항원의 세포막을 파열한다.
   b) 이종항원은 대식세포와 조력 T세포에 의해 인지된다.
   c) 종양세포 또는 바이러스에 감염된 세포는 파괴될 수 있다.
   d) 기억 T세포는 특이한 이종항원을 기억한다.
   선택한 답을 올바르게 고쳐 쓰시오.

   ____

12. 체액성(항체-매개성) 면역에 대한 설명 중 옳지 않은 것은?
   a) 혈장세포는 활성화된 B세포에서 분화되고 항체를 생산한다.
   b) 옵소닌화은 이종항원을 자기항원으로 표시하는 것이다.
   c) 기억 B세포는 특이 이종항원을 기억한다.
   d) 대식세포는 항원-항체 복합체를 식균한다.
   선택한 답을 올바르게 고쳐 쓰시오.

   ____

13. 면역에 대한 설명 중 옳지 않은 것은?
   a) 선천면역은 특이적이지 않다.
   b) 선천면역의 대식세포는 획득면역의 림프구를 활성화한다.
   c) 선천면역의 기억세포는 림프구이다.
   d) 획득면역은 가슴샘에서 만들어진 림프구에 의존한다.
   선택한 답을 올바르게 고쳐 쓰시오.

   ____

14. 염증에 대한 설명 중 옳지 않은 것은?
    a) 어떤 종류의 손상에 대한 신체의 반응이다.
    b) 염증 목적은 손상을 포함하면서 복구를 허용한다.
    c) 이것은 양성회환기전이며 더 많은 손상을 유발할 수 있다.
    d) 히스타민은 모세혈관을 덜 투과적으로 만든다.
    선택한 답을 올바르게 고쳐 쓰시오.

    ____

사지선다형 문제 3(Multiple Choice Test 3)

※ 이번 장의 내용과 관련된 문제입니다. 주의 깊게 읽고 옳은 답을 모두 고르시오.

1. 림프계에 대한 설명으로 옳은 것은?
    a) 림프절은 손과 발의 혈관을 따라 가장 풍부하다.
    b) 림프조직은 림프구로 분화된 줄기세포를 포함한다.
    c) 하체에서 림프는 유미조로 흐르고 나서 흉관으로 흐른다.
    d) 흉관은 림프를 오른빗장밑정맥(우쇄골하정맥)으로 흘러들어가게 한다.
    e) 대림프관의 벽은 림프의 흐름을 촉진시키기 위해 수축하는 민무늬근을 갖는다.
    f) 림프관에는 림프의 역류를 방지하기 위해 판막이 있다.
    g) 비장은 항체를 생산하는 혈장세포가 되는 림프구를 포함한다.
    h) 만약 성인의 비장이 제거되면, 적골수는 적혈구 생산 부족을 보상할 것이다.

2. 선천성 면역에 대한 설명으로 옳은 것은?
    a) 항균효소 리소자임은 누액과 타액에서 발견된다.
    b) 대식세포는 흔한 병원균의 수용체이다.
    c) 호흡기 섬모 상피와 다른 점막은 병원균에 대한 좋은 장벽이다.
    d) 선천성 면역반응은 병원균을 위한 기억을 만들어 내지 않는다.
    e) 염증은 혈관을 확장시키고, 이로 인해 그 부위에서 발열증상이 나타날 수 있다.
    f) 히스타민과 류코트리엔은 비만세포에 의해 분비된다.
    g) 선천성 면역반응은 병원균의 반복되는 노출에 더 효과적이지 않다.
    h) 조직손상에 반응하는 염증과정은 항상 동일하다.

3. 적응성 면역에 대한 설명으로 옳은 것은?
    a) 항체-매개성 면역은 기억을 생산하지만 세포-매개성 면역은 그렇지 않다.
    b) 항체는 조력 T세포로부터 분화된 혈장세포에 의해 생산된다.
    c) 적응성 면역반응은 병원균에 대해 특이적이지 않다.
    d) 적응성 면역반응을 위해 자기항원은 중요하지 않다.
    e) 대식세포가 조력 T세포와 함께 작용할 때, 이종항원 인식은 매우 효율적이다.
    f) 세포독성 T세포는 이종세포를 파괴시키기 위해 화학물질을 분비한다.

g) 항체는 대식세포를 끌기 위해서 이종항원에 붙은 라벨이다.
h) 보체 고정 과정은 항원-항체 복합체에 의해 활성화된다.

4. 면역에 대한 설명으로 옳은 것은?
   a) 항원에 두 번째 노출 시 항체생산은 첫 번째 노출보다 더 빠르고 많아진다.
   b) 수동면역은 면역세포가 혈액에 흐르는 병원균을 기다리는 것을 의미한다.
   c) 유전면역은 우리가 항체 생산을 위해 가지고 있는 모든 유전자를 의미한다.
   d) 인간의 이종항원에는 진균, 박테리아, 비인간 단백질을 포함한다.
   e) IgG 항체는 신생아를 위한 능동면역을 제공하기 위해 태반을 가로지를 만큼 크다.
   f) IgD 항체는 유즙에서 발견된다.
   g) 능동면역의 기간은 다양하지만, 수동면역은 평생 동안 지속된다.
   h) 백신의 목적은 병원균에 첫 번째 노출이 발생하도록 하는 것이다. 이는 인공적으로 능동면역을 획득하도록 한다.

제 15 장

호흡기
(The Respiratory System)

제15장은 호흡기의 구조와 기능을 서술하였다. 폐는 공기와 혈액사이의 산소와 이산화탄소의 교환 장소이며, 호흡기의 다른 기관은 폐로 공기가 들어가고 나오는 통로의 역할을 한다. 호흡기는 상부와 후부로 구성된다.

코, 비강, 인두(Nose, Nasal Cavities and Pharynx)

1. 코는 공기가 호흡기로 들어가고 나오는 통로이다. 외비공의 ____________ 은 먼지가 들어가는 것을 차단한다.

2. a) 두개강 내에 2개의 비강이 있는데 이것은 ____________ 에 의해서 나눠어져 있다.
   b) 비점막은 ____________________ 상피로 덮여있다.
   c) 비점막의 3가지 기능을 쓰시오 .
      1) ____
      2) ____
      3) ____
   d) 상부비강에는 ______________의 감각을 위한 수용체들이 있다.

3. a) 부비동은 ____________ 으로 열려 있는 공기강(cavities)이다.
   b) 부비동을 포함하는 4개의 뼈 중 2개씩 쓰시오.
      1) ____
      2) ____
   c) 부비동의 기능 한 가지를 쓰시오.

   ____

4. 다음 인두에 대한 설명으로 옳은 답을 골라 ***알파벳으로 적어 넣으시오.***
해답은 2개씩이며 한 문항은 5개입니다.
   1) 비인두 ______________________________
   2) 구인두 ______________________________
   3) 후인두 ______________________________

   A. 후두와 식도로 열려 있어서 공기와 음색의 통로이다.
   B. 삼키는 동안 연구개 의해 덮인다.
   C. 공기만 통과한다.
   D. 입 위의 공기와 음식의 통로이다.
   E. 구개편도가 양측에 있다.
   F. 아데노이드가 뒤쪽 벽에 있다.
   G. 유스타키오관이 열려 있다.
   H. 삼키는 반사가 구인두와 이 부분의 수축으로 해서 일어난다.
   I. 섬모상피로 덮여 있는 유일한 부분이다.

5. 들어오는 공기는 인두에서 ____________를 지나서 기관으로 들어가며 이것이 상부기도가 된다.

후두(Larynx)

1. a) 후두는 ____________ 와 ____________ 사이의 공기 통로이다.
   b) 후두의 다른 기능은 ____________ 이다.

2. 후두의 각 부분에 대한 설명으로 옳은 답을 골라 ***알파벳으로 적어 넣으시오.***
해답은 한 개 또는 2개 이상일 수 있습니다.
   1) 성문덮개 ______________________________
   2) 성대 ______________________________
   3) 섬모상피 ______________________________
   4) 갑상연골 ______________________________
   5) 성문 ______________________________

   A. 성문의 양쪽에 2겹으로 접혀 있다.
   B. 점액과 병원균을 위로 쓸어낸다.
   C. 성대 사이의 공기통로
   D. 후두에서 가장 크고 앞쪽에 있는 연골
   E. 삼키는 동안 후두를 덮는 연골
   F. 목소리를 내기 위하여 진동을 한다.

3. 후두에 분포하는 뇌신경 중에서 운동신경은 ____________ 신경과 ____________ 신경이다.

4. 목소리는 후두의 내근육이 성태의 성문을 가로질러 ____________ (함께, 분리해서) 밀어낼 때 만들어진다. 성대는____________ 공기에 의해서 진동이 된다.

5. 다음은 후두의 전면과 중앙시상면의 그림이다.
각 번호에 해당되는 명칭을 한글과 영어로 쓰시오.

1) ____________________ 2) ____________________

3) ____________________ 4) ____________________

5) ____________________

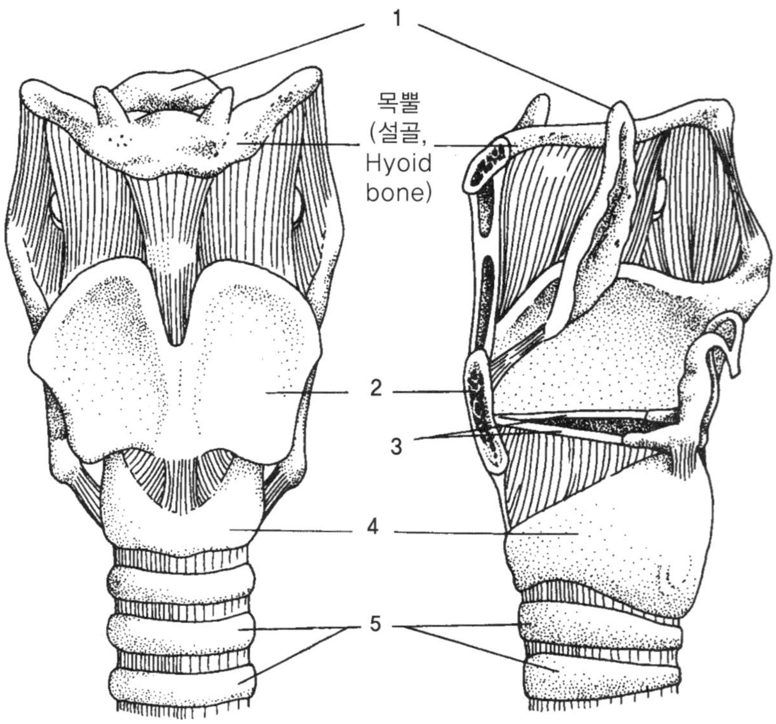

기관과 기관지(Trachea and Bronchial Tree)

1. 기관은 ____________에서 ____________까지 확대된 공기 통로이다.

2. a) 기관의 벽에 C자 형태의 환 모양으로 된 조직은 ____________ 이다.
   b) 이러한 불완전한 환의 기능을 쓰시오.

   ____

   c) 점액과 병원체를 위로 쓸어내는 기관 점막의 조직은 ____________이다.

3. a) 좌 · 우 1차 기관지는 ______________ 의 가지이다.
   b) 2차 기관지는 폐 내에 있다. 왼쪽 폐는 ____________ 개이고 오른쪽 폐는 ____________ 개이다.

4. a) 기관지의 더 작은 것을 ____________ 라고 부르며 그들은 개방성을 유지하려는 ____________이 없다는 점에서 다른 기관지와 다르다.
   b) 가장 작은 기관지는 폐의 ____________ 덩어리로 끝난다.

5. 다음은 호흡기의 그림이다.

각 번호에 해당되는 명칭을 한글과 영어로 쓰시오.

1) ______________ 2) ______________

3) ______________ 4) ______________

5) ______________ 6) ______________

7) ______________ 8) ______________

9) ______________ 10) ______________

11) ______________ 12) ______________

13) ______________ 14) ______________

15) ______________ 16) ______________

17) ______________ 18) ______________

19) ______________

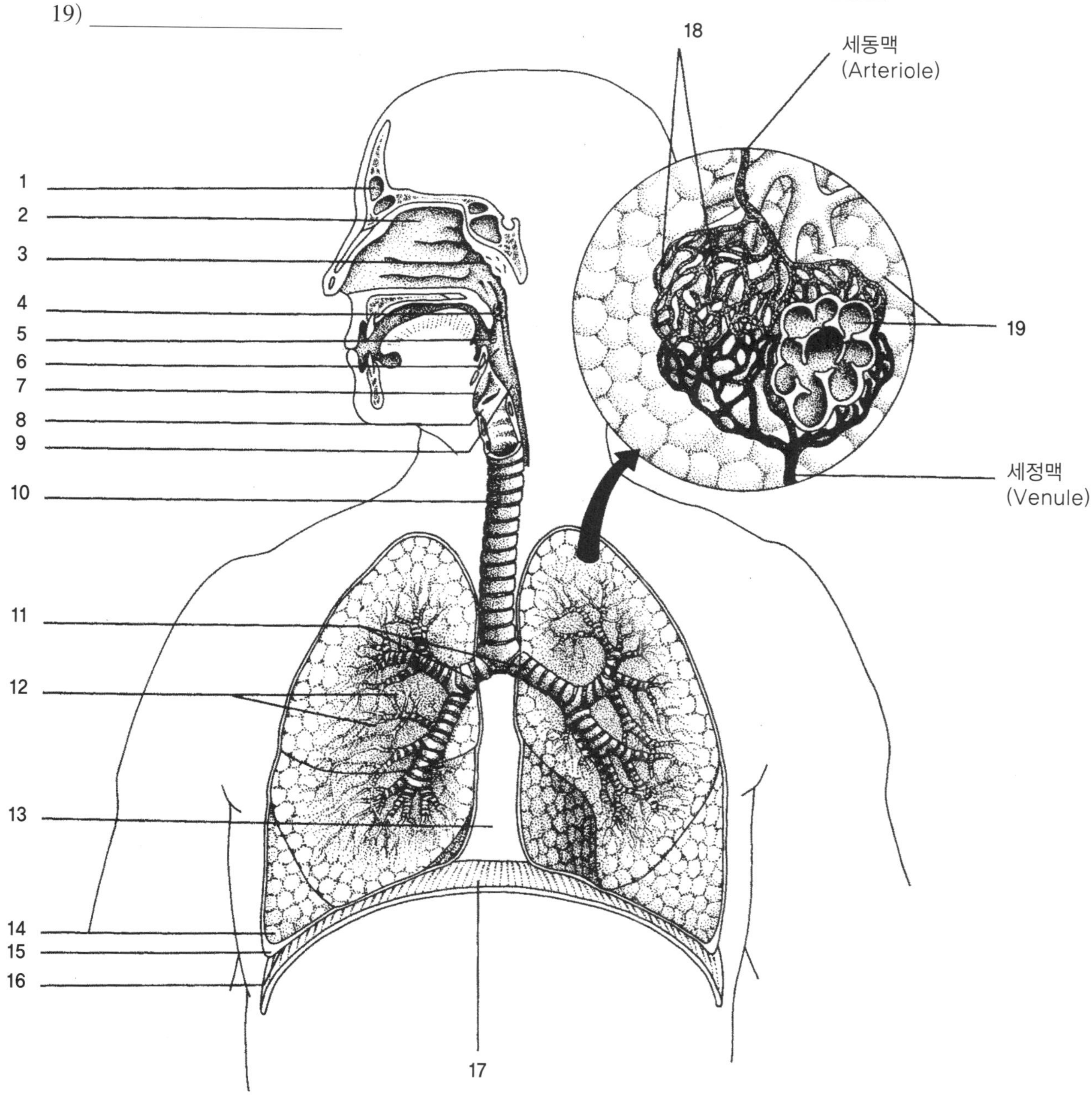

공기통로(The Pathway of Air)

1. 흡입된 공기의 전달 순서를 쓰시오.

1	코	______	세기관지
______	후두	______	비인두
______	일차기관지	______	기관
______	후인두	______	이차기관지
______	비강	11	폐포
______	구인두		

2. 위에서 하부기도 구조에 속하는 것을 쓰시오(기관은 포함시키지 마시오).
   1) ______ 2) ______
   3) ______ 4) ______

복막(Pleural Membranes)

1. a) 폐의 표면을 싸고 있는 장막은 ______ 늑막이다.
   b) 흉곽을 덮고 있는 장막은 ______ 늑막이다.

2. a) 장액은 폐가 팽창하고 수축할 때 늑막 사이의 ______을 막는다.
   b) 장액은 호흡하는 동안 늑막을 ______ 하도록 한다.

폐(Lungs)

1. a) 폐는 흉곽 안에 있으며 ______ 뼈에 의해서 기계적 손상을 막는다.
   b) 폐의 중앙은 ______ 이라고 부르며 ______ 기관을 포함한다.
   c) 폐의 하부에는 ______ 이 있으며 호흡근육의 하나이다.

2. a) 양쪽 폐 안쪽의 함몰부위를 ______ 이라고 부른다.
   b) 이 부위에서 ______ 와 ______ 이 폐로 들어간다.

3. a) 폐의 폐포는 무슨 형태의 조직으로 구성되었는가? ______
   b) 폐포 주위의 모세혈관은 무슨 형태의 조직으로 구성되었는가?
   ______
   c) 이러한 조직의 중요한 특징은 ______ 이 일어나도록 두께가 ______ 것이다.
   d) 정상 호기에 중요한 폐포 사이 공간의 조직은 ______ 조직이다.

4. a) 폐포는 가스의 ______________이 일어나도록 조직액의 얇은 층으로 덮여 있다.
   b) 이 조직액은 표면의 긴장을 감소시키기 위한 ______________ 로 덮여져 있으며 폐포가 ______________ 되도록 한다.
   c) 표면활성제는 ______________ 에 의해 만들어진다.

5. 다음은 폐포와 폐포 모세혈관에 대한 그림이다.
   각 번호에 해당되는 명칭을 영어와 한글로 쓰시오.

1) ______________________	2) ______________________
3) ______________________	4) ______________________
5) ______________________	6) ______________________
7) ______________________	8) ______________________

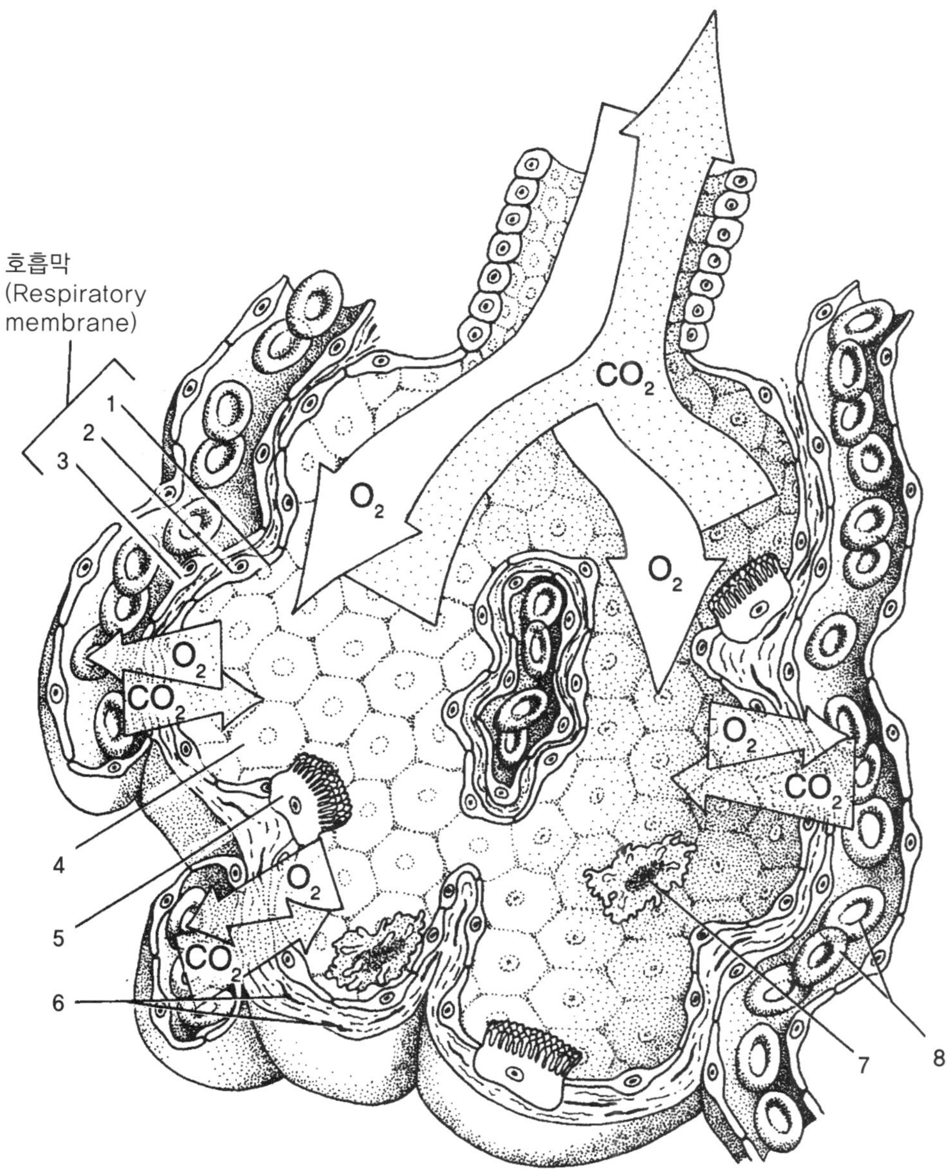

호흡의 기전(Mechanism of Breathing)

1. a) 폐로 공기가 들어갔다 나오는 것을 ____________ 라고 한다.
   b) 이러한 운동의 2단계는 ____________ 와 ____________ 이다.

2. 호흡의 상위중추는 뇌의 ____________ 와 ____________ 에 위치한다.

3. 호흡근은
   1) 내 · 외 ____________근이며, 이것은 ____________ 신경의 지배를 받는다.
   2) ____________ 이며, ____________ 신경에 의해서 지배를 받는다.

4. 호흡근 수축은 환기를 가져오게 하는 기관지와 폐포 내에 ____________ 의 변화를 일으킨다.

5. 공기압을 서술하는 설명으로 옳은 답을 골라 ***알파벳으로 적어 넣으시오.***
   해답은 2개씩입니다.
   1) 대기압 ______________________________
   2) 늑강내압 ______________________________
   3) 폐내압 ______________________________

   A. 기관지와 폐포 내의 압력
   B. 우리 주위의 공기 압력
   C. 잠정적인 늑막강 내 압력
   D. 해면 수준에서 760 mmHg
   E. 호흡하는 동안 대기압 위 · 아래로 파동친다.
   F. 항상 대기압보다 약간 낮다.

흡기[Inhalation(Inspiration)]

1. 정상 흡기가 일어나는 순서대로 번호를 쓰시오.
   ____1____ 연수가 운동자극을 보낸다
   ____________ 흉곽이 각 방향으로 커진다.
   ____________ 횡격막과 바깥갈비사이근(외늑간근)이 수축된다.
   ____________ 폐내압이 감소한다.
   ____________ 운동충격이 횡격막(phrenic) 신경과 갈비사이근(늑간근) 신경을 따라간다.
   ____________ 흉곽이 벽측 늑막을 확대하고, 장측 늑막을 확대하고 폐를 확장시킨다.
   ____________ 흉곽내압이 대기압과 같아질 때까지 공기가 폐로 들어간다.

2. 깊은 심호흡은 보통 호흡보다 좀 더 힘있는 호흡근의 ____________을 요구하며 이것은 ____________ 의 더 큰 확장을 가져온다.

호기[Exhalation(Expiration)]

1. 호기가 일어나는 순서대로 번호를 쓰시오.
   ____1____ 숨뇌(연수)로부터 운동 충격이 감소된다.
   ________ 흉곽이 더 작아지고 폐포 주위의 탄력결체조직이 되돌아간다.
   ________ 흉곽내압이 대기압으로 올라간다.
   ________ 폐가 눌린다.
   ________ 횡격막과 바깥갈비사이근(외늑간근)이 이완된다.
   ________ 흉곽내압이 대기압과 같아질 때까지 공기가 폐로부터 나온다.

2. 정상 호기는 호흡근의 ________를 요구하지 않기 때문에 수동적 과정으로 생각된다.

3. 강한 호기는 갈비뼈(늑골)의 ________근을 ________쪽으로 당기기 위하여 수축이 필요하고, 복부장기를 누르고 횡경막을 ________쪽으로 가도록 하기 위해 ________근의 수축이 필요하다.

폐용적(Pulmonary Volumes)

1. 폐용적에 대한 설명으로 옳은 것을 골라 ***알파벳으로 적어 넣으시오.***

   1) 일회 호흡량 ________
   2) 폐활량 ________
   3) 흡기 보유량 ________
   4) 호기 보유량 ________
   5) 분당 호흡량 ________
   6) 잔기량 ________

   The Volume of Air
   A. 1분간 흡기와 호기된 공기량
   B. 1회 호흡량 이상으로 가장 힘있게 호기한 양
   C. 가장 힘있는 호기와 가장 깊이 있는 흡기를 한 양
   D. 가장 힘있는 호기 후에 폐에 남아 있는 공기량
   E. 1회 호흡량 이상으로 가장 깊이 있게 흡기한 양
   F. 하나의 정상 호기와 흡기

2. 잔기량은 ________교환이 계속적 과정이기 때문에 항상 폐에 공기를 제공하는 것이 중요하다.

3. a) 폐포환기는 매 흡입 시의 공기량으로 ________에 도착하여 ________에 참여한다.
   b) 흡입이 끝난 후 호흡기도에 남아 있는 공기량을 ________ 사강(dead space)이라 부른다.
   c) 폐렴과 같은 질병에서 체액으로 채워진 폐포는 ________ 사강이라 부른다.

4. a) 폐와 흉벽의 확장력은 ________ 라 부른다.
   b) 폐의 순응도(pulmonary compliance)를 감소시키는 원인 2가지를 적으시오.
   1) ________ 2) ________

c) 흉곽의 순응도(thoracic compliance)를 감소시키는 원인 2가지를 적으시오.

1) ____________________ 2) ____________________

d) 정상적인 순응은 정상적인 ____________를 위해 필요하며 순응도를 감소시키는 것은 ____________ 사강을 증가시킨다.

가스 교환(Exchange of Gases)

1. a) 외호흡은 ____________의 공기와 폐모세혈관의 ____________ 사이에 가스 교환이다.
   b) 내호흡은 ____________ 의 혈액과 조직액 사이의 가스교환이다.

2. 2개의 호흡가스는 ____________와 ____________이다.

3. a) 대기에서 흡입된 공기는 거의 ____________ % 산소와 ____________ % 이산화탄소를 함유한다.
   b) 호기의 공기 속에는 거의 ____________% 산소와 ____________% 이산화탄소를 함유한다.

4. 공기나 체액의 산소와 이산화탄소의 농도를 나타내는 데 사용되는 수치는 ____________이며, 약자로 ____________라고 표기한다.

5. 다음은 폐포와 모세혈관을 나타낸 그림이다. 각 번호에 해당되는 호흡가스를 PO_2, PCO_2로 나타내었다.
   a) 각 번호의 위치에서 가스분압이 높은지 낮은지를 표시하고 각 가스의 확산 방향을 화살표로 나타내시오.

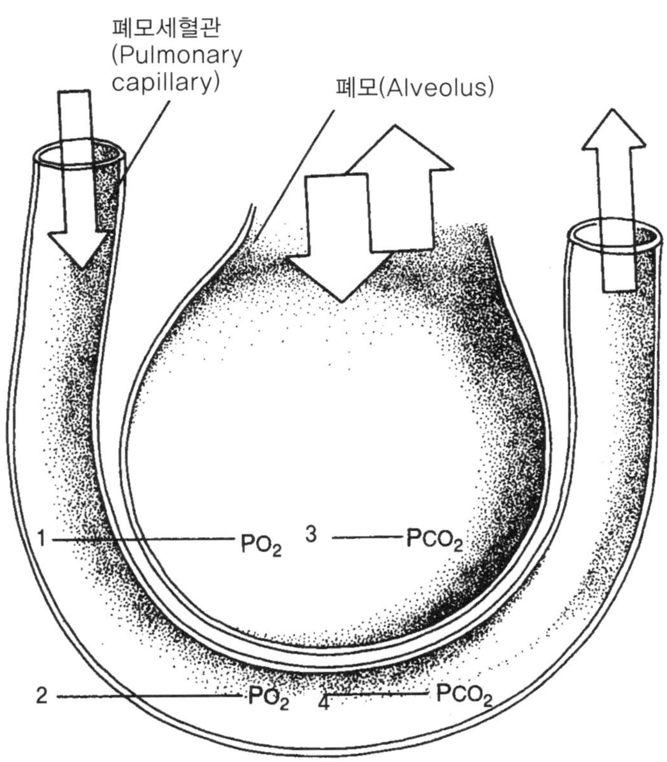

1) ____________________
2) ____________________
3) ____________________
4) ____________________

b) 이러한 가스교환은 ____________ 호흡이라고 부른다.
c) 폐모세혈관을 떠난 혈액은 ____________ 으로 들어가서 ____________ 실에서 ____________ 으로 펌프된다.

6. 다음은 신체 조직세포와 세포 주위의 모세혈관을 나타낸 그림이다. 각 번호에 해당되는 호흡가스를 PO_2, PCO_2로 나타내었다.
a) 각 번호에 해당되는 호흡가스의 분압을 (높다, 낮다)로 나타내고 각 가스의 확산 방향을 화살표로 나타내시오.

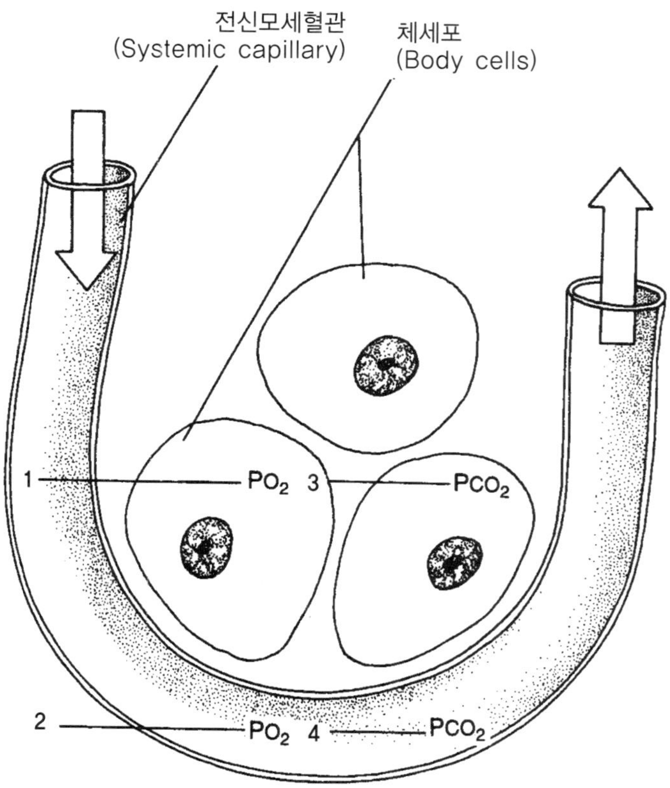

1) ____________
2) ____________
3) ____________
4) ____________

b) 이러한 가스교환을 ____________ 호흡이라고 부른다.
c) 체모세혈관을 떠난 혈액은 ____________ 으로 들어와서 ____________ 실에서 ____________ 로 펌프 된다.

혈액에서 가스의 이동(Transport of Gases in the Blood)

1. a) 산소는 혈액내의 어느 세포에 의해서 운반되는가? ____________
b) 이러한 세포내에서 산소는 ____________ 단백질에서 광물질 ____________과 결합한다.
c) 산소-헤모글로빈 결합은 혈액이 폐포의 산소분압이 높은 __________를 통과하여 순환할 때 형성된다.

2. 혈액이 체모세혈관을 통하여 순환할 때 산소-헤모글로빈 결합은 깨지는 성질이 있다. 헤모글로빈으로부터 산소의 해리를 증가시키는 3가지 요인을 쓰시오.
   1) ____________________ 2) ____________________
   3) ____________________

3. 대부분 이산화탄소는 __________ 에 있는 __________ 이온의 형태로 혈액에서 운반된다.

4. 이산화탄소 이동에 대한 헤모글로빈의 기능은 적혈구에서 __________ 이온의 완충제로 작용한다.

호흡의 신경조절(Nervous Regulation of Respiration)

1. 호흡중추는 __________ 와 __________ 이다.

2. a) 연수에서 __________ 중추는 호흡근육으로 가는 충격을 만든다.
   b) 호기중추는 __________를 촉진시키기 위해 활성화된다.

3. 다리뇌(뇌교)에서 __________ 중추는 흡입을 지속시키고, __________ 중추는 __________를 조정하는 데 도움이 되도록 지속적 호흡중추를 차단한다.

4. 호흡의 정상 범위는 분당 __________ 회에서 __________ 회이다.

5. Hering-Breuer 호흡반사도 호흡의 정상 속도와 리듬에 관여한다. 이 반사에서 폐의 __________는 흡기 동안 늘어난 것을 감지하고 호기를 가져오도록 연수의 __________ 중추를 억압하는 충격을 만든다.

6. a) 시상하부는 __________ 상황에서 호흡의 속도와 리듬에 영향을 미친다.
   b) 대뇌겉질(대뇌피질)은 호흡하는 동안에 __________ 변화를 가져온다.
   c) 한 예를 쓰시오. ________________________________

7. a) 기침반사의 중추는 뇌의 __________에 위치한다.
   b) 기침이 일어나는 자극은 __________ , __________ 또는 __________의 점막의 자극이다.
   c) 반사는 자극을 제거하기 위하여 __________을 통해서 __________호기를 하는 것이다.

8. a) 재채기 반사의 중추는 뇌의 __________ 부위이다.
   b) 재채기를 위한 자극은 __________점막의 자극이다.
   c) 이러한 반응은 자극을 제거하기 위하여 ____________를 통해서 ____________ 호기를 하는 것이다.

9. 다음은 호흡의 신경성조절에 대한 그림이다.
각 부위에 해당되는 명칭을 한글과 영어로 쓰시오.

1) ______________	2) ______________
3) ______________	4) ______________
5) ______________	6) ______________
7) ______________	8) ______________
9) ______________	10) ______________
11) ______________	12) ______________

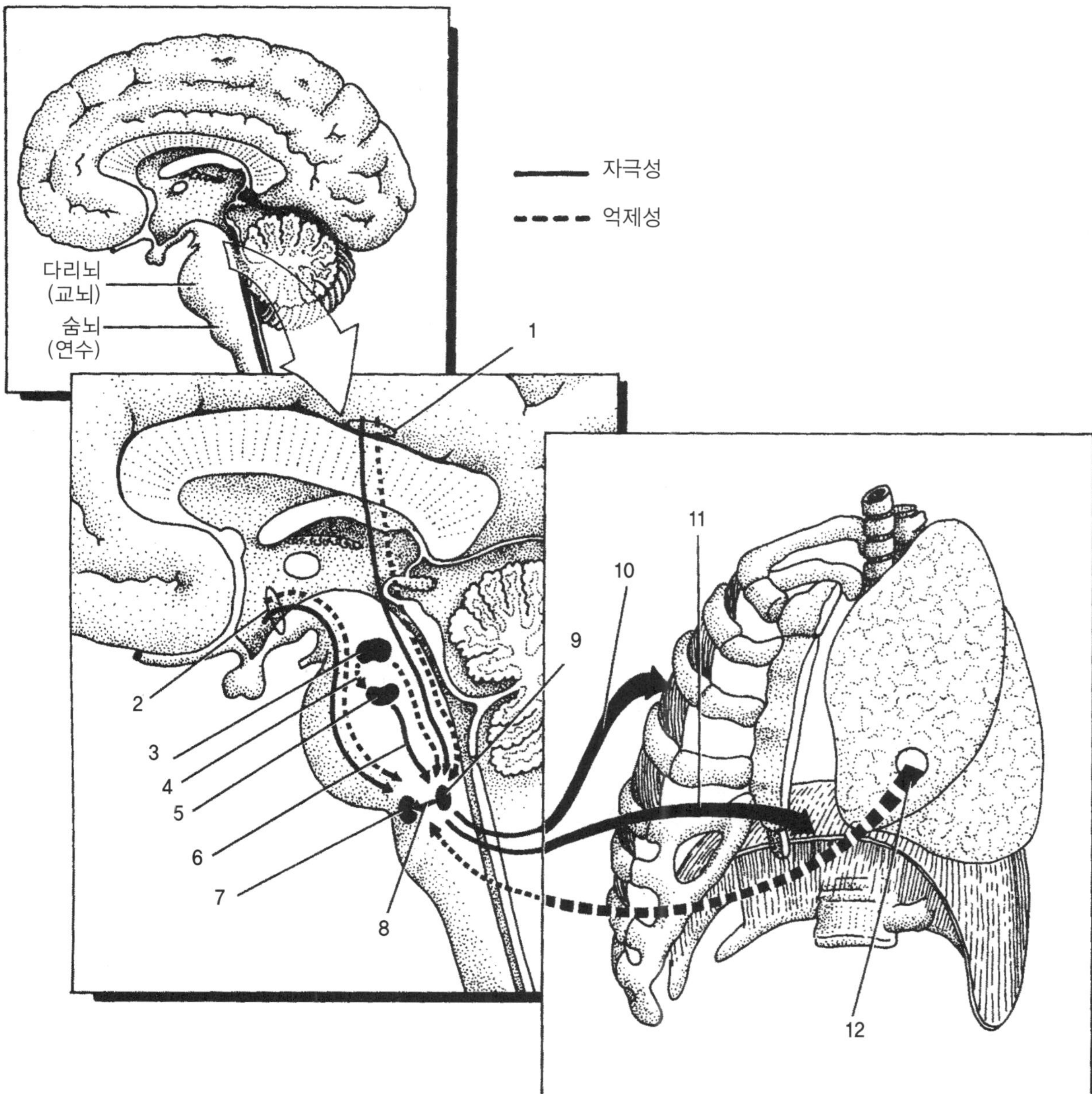

호흡의 화학적 조절(Chemical Regulation of Respiration)

1. a) ____________ 가스와 ____________가스의 혈관내의 수준변화는 호흡수에 영향을 미친다.
   b) 혈액내의 ____________의 변화는 호흡에 영향을 미친다.

2. 다음 혈액가스의 수준변화와 이로 인해 생길 수 있는 현상으로 옳은 답을 골라 ***알파벳으로 골라 적어 넣으시오. 해답은 2 개씩입니다.***
   1) 혈액 내 산소 감소 ____________________
   2) 혈액 내 이산화탄소 증가 ____________________

   A. 목동맥체와 대동맥체의 화학수용기에 의해서 탐지된다.
   B. 더 많은 산소를 흡입하기 위하여 호흡을 증가시키는 자극을 한다.
   C. 연수의 화학수용기에 의해서 탐지된다.
   D. 더 많은 이산화탄소를 배출하기 위하여 호흡을 증가시키는 자극을 한다.

3. a) 호흡의 2가지 가스 중에서 어느 가스가 주로 호흡을 조절하는가?
   ____
   b) 이것은 호흡감소 시 체내에 이 가스가 축적되고, 신체와 혈액내의 ____________ 가 감소되기 때문이다.
   c) 대조적으로 감소된 호흡은 혈액 내 산소의 수준에 더 큰 영향을 미치지 않는다. 이것은 호기 후 폐 안에 남아 있는 ____________ 공기 때문이며, 흡입된 공기 내에 대부분의 산소가 혈액으로 ____________(들어가고, 들어가지 않으나), 필요하다면 사용할 수 있기 때문이다.

4. 다음은 호흡의 화학적 조절이 이루어지는 순서에 대한 그림이다.
   각 번호에 해당되는 명칭을 한글로 쓰시오.

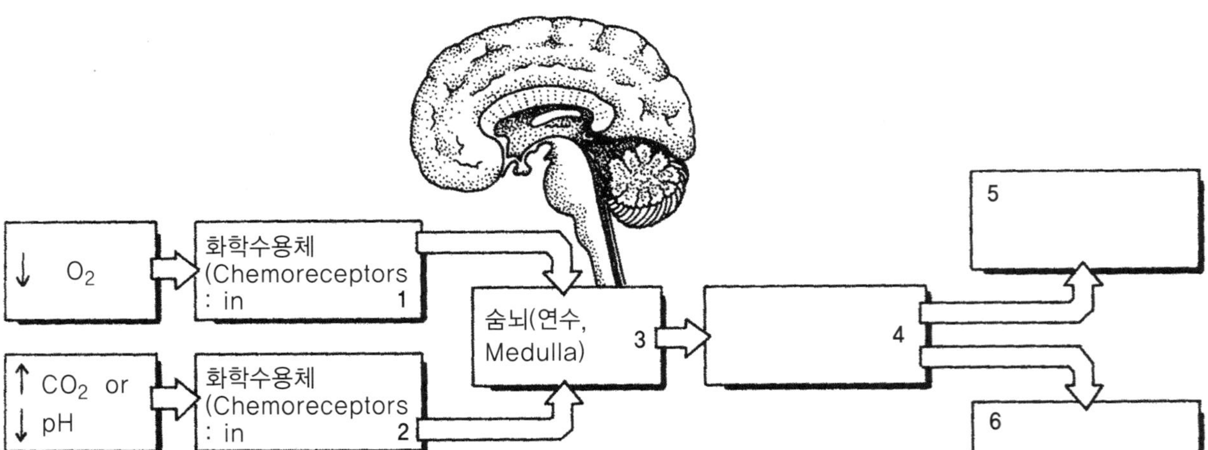

1) ____________________ 2) ____________________
3) ____________________ 4) ____________________
5) ____________________ 6) ____________________

호흡과 산-염기 균형(Regulation and Acid-Base Balance)

1. 호흡은 혈액과 다른 체액 내 ____________________의 양을 조절하기 때문에 혈액의 pH에 영향을 미친다.

2. 호흡성 pH의 불균형의 설명으로 옳은 답을 골라 ***알파벳으로 적어 넣으시오. 해답은 3개씩입니다.***

   1) 호흡성 알칼리증 ____________________
   2) 호흡성 산증 ____________________

   A. 호흡의 수와 효율성 감소에 의해서 생긴다.
   B. 더 적은 수소이온이 생성된다.
   C. 이산화탄소가 체내에 축적된다.
   D. 이산화탄소가 빨리 체외로 나간다.
   E. 호흡수의 증가가 원인이 된다.
   F. 더 많은 수소이온이 형성된다.

3. 호흡성 산증이 생기는 특별한 원인을 한 가지 쓰시오.

   ____

4. 호흡성 알칼리증이 생기는 특별한 원인을 한 가지 쓰시오.

   ____

5. a) 대사성 산독증의 가능한 원인을 한 가지 쓰시오.

   ____

   b) 이것에 대한 보상으로 호흡은 이산화탄소를 ____________ 하기 위하여 호흡수가 ____________할 것이다.

6. a) 대사성 알칼리증의 가능한 원인을 한 가지 쓰시오.

   ____

   b) 이것에 대한 보상으로 호흡은 이산화탄소를 ____________ (배출, 보유)하기 위하여 호흡수가 ____________ 할 것이다.

퍼즐문제(Crossword Puzzle)

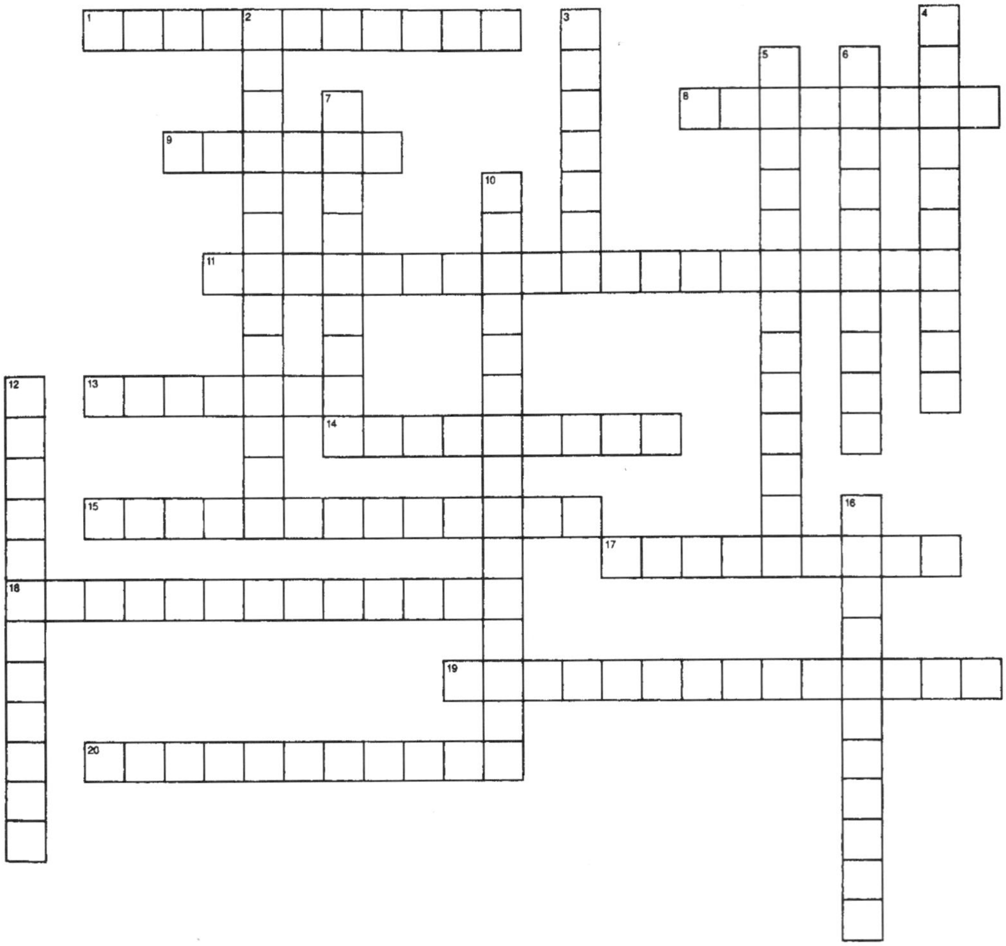

가로

1. 폐포로의 공기의 유입과 유출
8. 호흡성 __________증은 과다한 CO_2로 수소이온 형성을 증가시킨다.
9. 목소리 상자
11. 폐포의 팽창과 허탈에 관여하는 물질(두단어)
13. 폐의 공기 주머니
14. 호흡성 ___________증은 적은 CO_2로 수소이온 형성을 감소시킨다.
15. 기관과 모든 기관지(두 단어)
17. 폐포의 탄력성을 잃어버리는 질병
18. 연수에서 횡격막으로 온 운동 자극에 따라 흡입을 하게 하는 신경(두 단어)
19. 폐포내 용액의 정체(두 단어)
20. 정상 흡기와 호기에 포함된 공기의 양

세로

2. _______ 압력은 기관지와 폐포내의 압력을 말한다.
3. 성대 사이의 구멍
4. 후두로 음식물이 들어가는 것을 예방
5. 1회 호흡량, 흡기보유량, 호기 보유량을 합한 것(두 단어)
6. 비인두로 음식물이 들어가는 것을 예방(두 단어)
7. 폐의 세균감염
10. 특정 부위의 가스 농도를 표현하는 데 사용하는 값(두 단어)
12. ___________ 압력은 벽측늑막과 장측늑막사이의 늑강막내의 압이다.
16. 최대 호기후 폐에 남아 있는 공기의 양(두 단어)

임상적용(Clinical Applications)

1. a) 박씨는 약한 폐기종을 가지고 있어서 의사에게 "당신은 공기가 폐로 충분히 들어가지 않는다" 는 소리를 들었다. 그는 자신의 문제가 흡기보다는 호기라는 것을 알게 될 것이다. 이는 폐포 주위의 __________ 조직이 파괴되어 호기를 __________ 과정에서 능동적 과정으로 변화시키기 때문이다.
   b) 박씨는 흡기를 할 수 있도록 자신의 폐를 완전히 비우기 위하여 _________ 시에 에너지를 사용해야 할 것이다.

2. a) 간호인력은 8개월에 조산한 아기의 호흡기 문제를 파악하기 위하여 자세히 관찰해야 한다. 이러한 조산아는 미성숙 폐가 충분한 양의 __________를 생성하지 못하기 때문에 호흡곤란을 경험한다.
   b) 이러한 물질이 없으면 폐는 __________ 하기가 쉽지 않아서 호기 후에 붕괴된다.

3. a) 김씨는 자동차 사고로 오른쪽 가슴에 금속조각이 박혀 있다. 응급실에서 그는 의식이 있었으며, 호흡곤란이 있다고 말할 수 있었다. 호흡곤란의 가능한 원인은 흉벽의 구멍이 __________강 안으로 __________가 들어가게 하기 때문이다.
   b) 들어간 공기는 대기압이므로 오른쪽 폐를 __________ 시킬 것이다.
   c) 이렇게 되면 __________ 이라고 부른다.

4. a) 이씨는 68세이다. 1년 전 그는 좌심실 심근경색증을 가졌었다. 그는 지금 호흡곤란을 경험하고 있다. 이씨의 호흡기 문제가 만일 좌심실이 충분한 혈액을 내보내지 못하기 때문이라면 혈액이 __________ 순환으로 역류되기 때문이므로 과거의 심장문제와 관계가 있다.
   b) 이것은 __________ 혈관의 혈압을 올리며, 조직액이 폐포로 여과되게 한다.
   c) 이러한 상태를 ___________ 라고 부른다.

사지선다형 문제 1(Multiple Choice Test 1)

※ 다음 문제를 읽고 옳은 답을 적어 넣으시오.

1. 상기도에 해당하지 않는 것은? _____
   a) 비강 b) 후두
   c) 1차 기관지 d) 비인두

2. 삼키는 동안 후두는 무엇으로 덮이는가? _____
   a) 물렁입천장(연구개) b) 후두덮개
   c) 성대 d) 갑상연골

3. 삼키는 동안에 비인두는 무엇으로 덮이는가? _____
   a) 단단입천장(경구개) b) 구인두
   c) 후두덮개 d) 물렁입천장

4. 기관은 어느 조직에 의해서 개구가 유지되는가? ______
   a) 섬유성결합 조직
   b) 연골
   c) 섬모상피
   d) 탄력성결합 조직

5. 비강과 기관에서 점액과 병원은 무엇에 의해서 인두로 쓸려나가는가? ____
   a) 섬모상피
   b) 단순 편평상피
   c) 연골
   d) 탄력성결합 조직

6. 공기의 통로로만 이용되는 인두의 부분은? ______
   a) 비인두
   b) 구인두
   c) 후인두
   d) 기관인두

7. 흡입된 공기가 기관에서 그 다음 어디를 통과하는가? ______
   a) 1차 기관지
   b) 후두
   c) 인두
   d) 2차 기관지

8. 연골이 개구를 유지하고 지지하는 기관이 아닌 것은? ______
   a) 2차 기관지
   b) 세기관지
   c) 1차 기관지
   d) 후두

9. 늑막 사이의 장액은 막이 함께 ______ 되도록 한다.
   a) 가스교환
   b) 마찰을 생성
   c) 병원균 파괴
   d) 마찰 예방

10. 1차 기관지와 폐혈관은 어느 부분에서 폐로 들어가는가? ______
   a) 첨부
   b) 측면 폐문
   c) 내측 폐문
   d) 저부

11. 폐포를 덮고 있는 조직액은 무엇에 중요한가? ______
   a) 가스의 확산을 막는다.
   b) 마찰을 막는다.
   c) 병원균을 잡는다.
   d) 가스확산이 일어나도록 한다.

12. 폐포 내에서 표면 긴장이 감소되고 흡기가 일어나는 것은 무엇 때문에 가능한가? ______
   a) 조직액
   b) 폐혈액
   c) 표면활성제
   d) 점액

13. 뇌에서 호흡중추는 어디인가? ______
    a) 다리뇌(뇌교)와 겉질(피질)
    b) 숨뇌(연수)와 겉질
    c) 시상하부와 다리뇌
    d) 숨뇌와 다리뇌

14. 흡기동안 흉곽은 무엇에 의해서 위에서 아래로 확대되는가? ______
    a) 바깥갈비사이근(외늑간근)이 아래로 움직인다.
    b) 횡격막이 위로 움직인다.
    c) 횡격막이 아래로 움직인다.
    d) 갈비사이근이 위로 움직인다.

15. 폐포에서 산소와 이산화탄소의 분압이 어떠한가? ______
    a) 낮은 Po_2, 높은 Pco_2
    b) 높은 Po_2, 낮은 Pco_2
    c) 높은 Po_2, 높은 Pco_2
    d) 낮은 Po_2, 낮은 Pco_2

16. 폐내압은 어디의 공기압과 같은가? ______
    a) 기관지와 폐포
    b) 늑막강 내
    c) 입과 코
    d) 흉곽 내와 횡격막

17. 후두점막에 대한 자극제는 무엇에 의하여 제거되는가? ______
    a) 깊은 호흡
    b) 하품
    c) 재채기반사
    d) 기침반사

18. 대부분 산소는 혈액에서 무엇에 의해서 운반되는가? ______
    a) 적혈구막
    b) 자유산소로서 혈장 내
    c) 적혈구내에서 헤모글로빈과 결합
    d) 혈장 내에서 헤모글로빈과 결합

19. 대부분 이산화탄소는 혈액에서 무엇에 의해서 운반되는가? ______
    a) 적혈구에 수소이온으로서
    b) 혈장에 탄산이온으로서
    c) 혈장 내에 이산화탄소로서
    d) 적혈구에서 헤모글로빈의 부분으로서

20. 내호흡은 어디서 이루어지는 호흡인가? ______
   a) 전신모세혈관과 체조직
   b) 폐모세혈관과 폐포
   c) 폐포와 전신모세혈관
   d) 폐모세혈관과 체액

21. 체모세혈관에서 헤모글로빈으로부터 산소와 방출을 증가시키는 요인이 아닌 것은? ______
   a) 높은 체온
   b) 낮은 산소분압
   c) 높은 이산화탄소분압
   d) 낮은 체온

22. 가장 힘있는 호기 후에 폐에 남아 있는 공기를 무엇이라 부르는가? ______
   a) 폐활량
   b) 1회 호흡량
   c) 잔기량
   d) Leftover 호기

23. 호흡의 화학적 조절에 중요한 가스는? ______
   a) 지나치게 있으면 체액의 pH를 낮추기 때문에 산소이다.
   b) 지나치게 있으면 체액의 pH를 낮추기 때문에 이산화탄소이다.
   c) 지나치게 있으면 체액의 pH를 올리기 때문에 산소이다.
   d) 지나치게 있으면 체액의 pH를 올리기 때문에 이산화탄소이다.

24. 혈액내의 산소수준이 낮아지면 감지하는 수용체는 어디인가? ________
   a) 목동맥(경동맥)과 대동맥체
   b) 숨뇌(연수)
   c) 폐동맥
   d) 시상하부

25. 만일 폐염이 폐에서 산소교환을 감소시킨다면 pH 불균형의 결과는 무엇인가? ________
   a) 대사성 산독증
   b) 대사성 알칼리증
   c) 호흡성 산독증
   d) 호흡성 알칼리증

26. 비점막 기능에 해당되지 않는 것은? ________
   a) 들어오는 공기를 따뜻하게 한다.
   b) 들어오는 공기를 습하게 한다.
   c) 공기의 산소 농도를 올린다.
   d) 점액과 병원을 인두까지 쓸어낸다.

27. 다음 중 생리적 사강을 증가시키는 것이 아닌 것은? ________
   a) 골절된 갈비뼈(늑골)
   b) 천식
   c) 꽉 막힌 부비동
   d) 결핵

28. 해부학적 사강에 포함되지 않는 것은? ________
   a) 세기관지
   b) 후두
   c) 늑막강
   d) 비강

29. 폐와 흉벽의 확장력을 무엇이라 부르는가? ________
    a) 신장성
    b) 팽창잠재력
    c) 흡입 잠재력
    d) 순응도

30. 대사성 산증에 대한 호흡보상은? ________
    a) CO_2를 더 많이 배출하기 위해 호흡 증가
    b) CO_2를 더 많이 배출하기 위해 호흡 감소
    c) CO_2를 더 많이 보유하기 위해 호흡 증가
    d) CO_2를 더 많이 보유하기 위해 호흡 감소

사지선다형 문제 2(Multiple Choice Test 2)

※ 다음 문제를 읽고 정답을 선택한 후 그 내용을 옳게 고쳐 쓰시오.

1. 다음 기관지에 대한 설명 중 옳지 않은 것은?
   a) 기관은 좌 · 우 1차 기관지로 나누어진다.
   b) 공기는 2차 기관지로 의해서 폐포까지 진다.
   c) 세기관지는 벽에 연골을 가지고 있지 않다.
   d) 기관의 섬모상피는 점액과 병원균을 위로 쓸어 올린다.
   선택한 답을 올바르게 고쳐 쓰시오.

   ____

2. 후두에 대한 설명 중 옳지 않은 것은?
   a) 인두와 기관 사이의 공기 통로이다.
   b) 성대는 말을 할 때 성문과 함께 잡아당긴다.
   c) 미주신경과 부신경은 말을 하기 위한 운동신경이다.
   d) 후두덮개는 호흡을 하는 동안 후두의 위를 덮는다.
   선택한 답을 올바르게 고쳐 쓰시오.

   ____

3. 가스교환에 대한 설명 중 옳지 않은 것은?
   a) 외호흡에서 산소는 폐포에서 폐모세혈관으로 확산된다.
   b) 내호흡에서 이산화탄소는 조직에서 체모세혈관으로 확산된다.
   c) 폐모세혈관으로 들어가는 혈액은 낮은 이산화탄소분압을 가지고 있다.
   d) 체모세혈관으로 들어가는 혈액은 높은 산소분압을 가지고 있다.
   선택한 답을 올바르게 고쳐 쓰시오.

   ____

4. 호흡근에 대한 설명 중 옳지 않은 것은?
   a) 바깥갈비사이근은 흡기 동안에 갈비뼈를 올리고 밖으로 잡아당긴다.
   b) 횡격막에 대한 운동신경을 횡격막(diaphragm) 신경이라고 부른다.
   c) 횡격막은 흡기 동안에 수축하고 아래로 움직인다.
   d) 안쪽갈비사이근(내늑간근)은 힘있는 호기 동안에 갈비뼈(늑골)를 아래로 안으로 잡아당긴다.
   선택한 답을 올바르게 고쳐 쓰시오.

   ____

5. 호흡의 신경조절에 대한 설명 중 옳지 않은 것은?
   a) 다리뇌의 흡기지속중추가 호기를 하는 데 도움이 된다.
   b) 숨뇌는 흡기중추와 호기중추를 가지고 있다.
   c) 숨뇌에 흡기중추는 횡격막과 바깥갈비사이근을 수축시키는 운동충격을 보낸다.
   d) 폐에 있는 압수용체에서 연수로 보내는 감각충격은 폐의 과도흡기를 예방하는 데 도움이 된다.
   선택한 답을 올바르게 고쳐 쓰시오.

   ____

6. 호흡의 화학적 조절에 대한 설명 중 옳지 않은 것은?
   a) 이산화탄소치 증가는 숨뇌의 화학수용체에 의해서 탐지된다.
   b) 혈액 내 이산화탄소의 증가는 혈액의 pH를 낮춘다.
   c) 저산소증는 폐와 대동맥의 화학수용기에 의해서 탐지된다.
   d) 혈액 내 산소치의 변화는 pH에 영향을 미치지 않는다.
   선택한 답을 올바르게 고쳐 쓰시오.

   ____

7. 혈액내의 가스이동에 대한 설명 중 옳지 않은 것은?
   a) 대부분의 이산화탄소는 혈장에서 탄산(bicarbonate)이온으로서 운반된다.
   b) 적혈구내의 헤모글로빈은 구리를 포함하기 때문에 산소를 운반할 수 있다.
   c) 산소는 낮은 산소분압과 높은 이산화탄소분압을 가진 조직에서 헤모글로빈으로부터 분리된다.
   d) 산소-헤모글로빈 결합은 혈액이 폐모세혈관을 통과할 때 형성된다.
   선택한 답을 올바르게 고쳐 쓰시오.

   ____

8. 폐용적에 대한 설명 중 옳지 않은 것은?
   a) 1회 호흡량은 한 번 정상흡기와 호기한 공기량이다.
   b) 잔기량은 폐포에서 계속적으로 가스교환이 일어나도록 하는 데 중요하다.
   c) 폐활량은 정상호기 후에 가장 깊은 흡기량이다.
   d) 예상 폐활량을 결정하는 2가지 요인은 연령과 신장이다.
   선택한 답을 올바르게 고쳐 쓰시오.

   ____

9. 흡기와 호기에 대한 설명 중 옳지 않은 것은?
   a) 호흡의 정상 범위는 분당 20~30번이다.
   b) 정상호기는 수동적 과정이다.
   c) 정상흡기는 능동적 과정이다.
   d) 폐의 탄력성은 정상호기에 영향을 미친다.
   선택한 답을 올바르게 고쳐 쓰시오.

   ____

10. 호흡과 산-염기 균형에 대한 설명 중 옳지 않은 것은?
   a) 과다환기는 약한 호흡성 알카리증을 가져온다.
   b) 호흡계는 호흡수를 감소시키므로 대사성 산독증의 보상을 도와준다.
   c) 호흡계는 체내의 이산화탄소량을 조절하기 때문에 pH에 영향을 미친다.
   d) 가스교환을 방해하는 폐질환은 호흡성 산독증이다.
   선택한 답을 올바르게 고쳐 쓰시오.

   ____

사지선다형 문제 3(Multiple Choice Test 3)

※ 이번 장의 내용과 관련된 문제입니다. 주의 깊게 읽고 옳은 답을 모두 고르시오.

1. 상부기도에 대한 설명으로 옳은 것은?
   a) 후두의 림프소절을 편도라고 한다.
   b) 음식을 삼키는 동안 후두개는 인두를 덮는다.
   c) 후두의 가장 중요한 기능은 공기가 지나는 통로가 되는 것이다.
   d) 흡기된 공기는 코 점막에 의해 따뜻해지고 촉촉해진다.
   e) 비강은 섬모로 된 상피로 구성되고, 상피는 점액을 생산하는 배상세포를 갖고 있다.
   f) 구인두와 후인두는 시간차를 두고 공기와 음식이 모두 지나가는 통로이다.

2. 하부기도의 해부학에 대한 설명으로 옳은 것은?
   a) 기관은 기관지의 "몸통"이다.
   b) 벽측 늑막은 폐 내벽을 이루고 있다.
   c) 바깥갈비사이근은 호기 시 갈비뼈를 위아래로 당긴다.
   d) 횡격막이 이완하면, 횡격막은 아래로 내려가고 공기는 폐 속으로 빠르게 들어간다.
   e) 기관과 첫 번째 기관지는 C자 모양의 연골에 의해 열려 있는 상태를 유지한다.
   f) 폐포는 탄력성결합조직에 의해 둘러싸여 있고, 정상적인 호기에 기여한다.
   g) 세기관지 벽은 민무늬근(평활근)으로 되어 있지 않고, 오직 상피만 민무늬근으로 되어 있다.
   h) 폐포는 단순 편평상피세포로 이루어져 있다.

3. 호흡의 기전에 대한 설명으로 옳은 것은?
   a) 호흡근의 수축과 이완은 폐내압이 변화하도록 한다.
   b) 호흡근은 선 모양의 골격근조직이고, 수축하기 위해 신경충동을 수용한다.
   c) 흉강이 확장되면, 안과 밖의 압력을 맞추기 위해서 공기가 빠르게 나간다.
   d) 장액은 호흡 시 늑막을 계속 함께 유지한다.
   e) 횡격막은 흉강의 전·후면을 증가시킨다.
   f) 정상적인 흡기는 수동적이나 정상적인 호기는 능동적이다.

4. 가스교환과 운반에 대한 설명으로 옳은 것은?
   a) 대부분의 산소는 혈장에서 용해된 혈액에서 운반된다.
   b) 계면활성제는 각 폐포 내부를 이루고, 폐가 쉽게 팽창할 수 있도록 한다.
   c) 대부분의 이산화탄소는 헤모글로빈에 결합된 혈액에서 운반된다.
   d) 폐에서 산소와 이산화탄소는 반대 방향으로 이동한다.
   e) 조직에서 산소와 이산화탄소는 같은 방향으로 이동한다.
   f) 조직의 온도가 올라가면서 헤모글로빈으로부터 더 적은 산소가 방출된다.

5. 호흡수와 깊이에 대한 설명으로 옳은 것은?
   a) 숨뇌와 다리뇌는 호흡수와 리듬을 정상으로 맞춘다.
   b) 혈액과 조직액의 pH가 낮아지면, 이를 보상하기 위해서 호흡수는 감소할 것이다.
   c) 호흡은 반사이다.
   d) 저산소증은 호흡의 수와 깊이가 감소하도록 자극할 것이다.
   e) 호흡의 수와 깊이를 증가시키는 가장 강력한 자극은 혈중 이산화탄소의 증가이다.
   f) 혈액에서 이산화탄소의 변화를 감지하는 화학수용체는 시상하부에 위치한다.

제 16 장

소화기
(The Digestive System)

제16장은 소화와 흡수에 영향을 미치는 소화기와 그들의 기능을 서술하였다. 소화기는 복잡한 음식 분자를 단순 분자로 물리적, 화학적 분해를 하는 기관으로 구성된다. 이러한 단순한 분자는 혈액과 림프에 의해서 흡수되어 신체 여러 부분의 세포로 옮겨진다.

소화기의 영역(Division of the Digestive System)

1. 소화기의 영역과 설명으로 옳은 답을 골라 ***알파벳으로 적어 넣으시오. 해답은 3개 또는 그 이상입니다.***

   1) 영양관 ______________________

   2) 보조기관 ______________________

   A. 입에서 시작한다.
   B. 치아, 혀, 침샘을 포함한다.
   C. 위, 소장, 대장을 포함한다.
   D. 간, 담낭, 췌장을 포함한다.
   E. 소화는 일어나지 않는다.
   F. 몇 개의 기관에서 소화가 일어난다.
   G. 항문에서 끝난다.

2. 소화가 일어나는 영양관 부분의 이름을 쓰시오.

   ____________, ____________, ____________

3. 대부분의 영양물질이 흡수되는 영양관 부분의 이름을 쓰시오.

   ____

4. 다음은 소화기의 그림이다.
각 번호에 해당되는 명칭을 한글과 영어로 쓰시오.

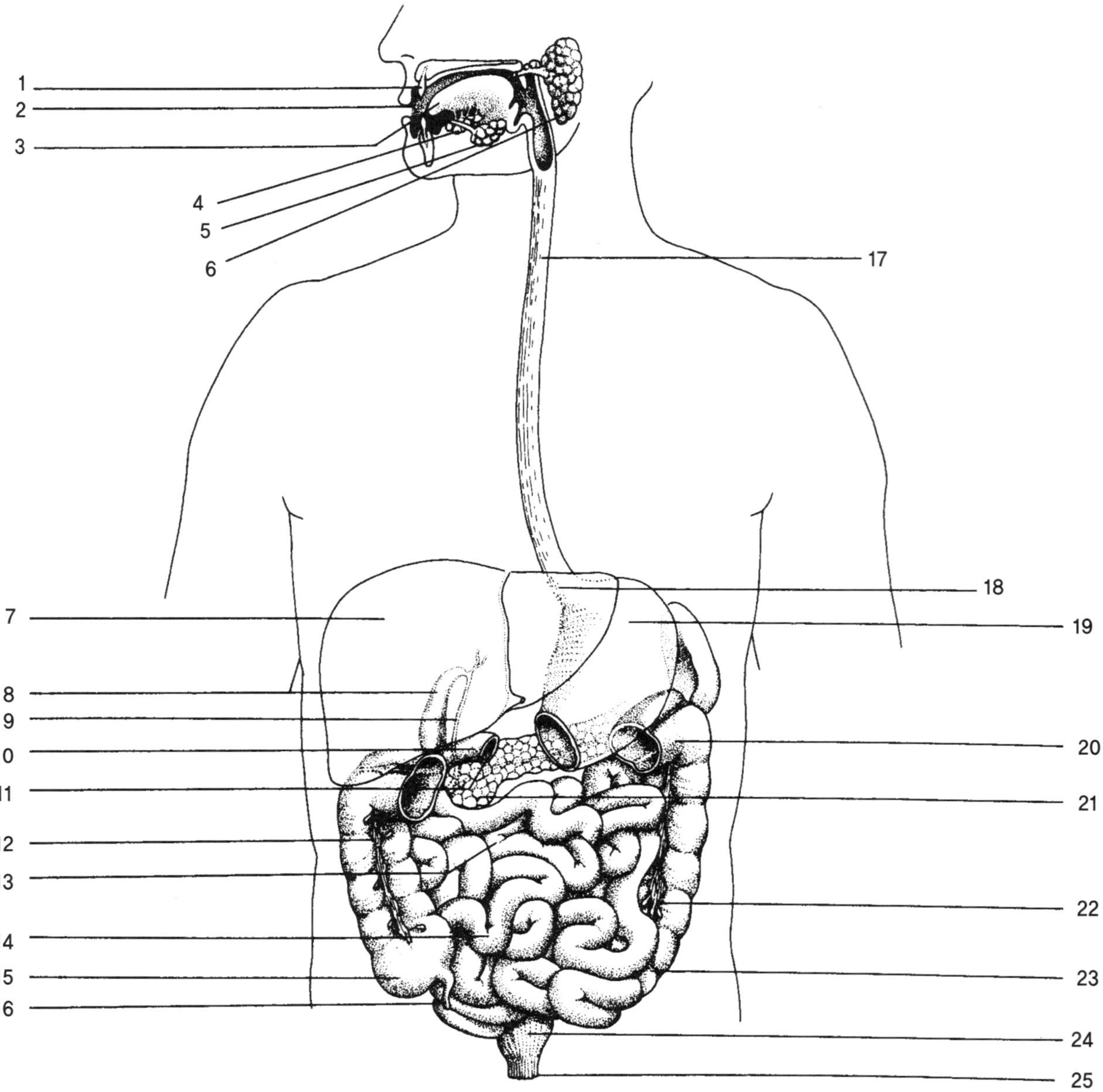

1) ____________________ 2) ____________________

3) ____________________ 4) ____________________

5) ____________________ 6) ____________________

7) ____________________ 8) ____________________

9) ____________________ 10) ____________________

11) ____________________ 12) ____________________

13) ____________________ 14) ____________________

(계속)

15) ____________________ 16) ____________________
17) ____________________ 18) ____________________
19) ____________________ 20) ____________________
21) ____________________ 22) ____________________
23) ____________________ 24) ____________________
25) ____________________

소화의 형태와 소화의 최종 산물(Types of Digestion and End Products of Digestion)

1. 소화의 형태와 설명으로 옳은 답을 골라 *알파벳으로 적어 넣으시오.*
   해답은 2개씩입니다.
   1) 화학적 소화 ______________________________
   2) 기계적 소화 ______________________________

   A. 음식이 작은 조각으로 나누어진다.
   B. 음식이 단순한 분자로 변화된다.
   C. 특별한 효소가 관여된다.
   D. 소화효소의 작용을 위해 더 넓은 표면적을 만든다.

2. 소화의 최종 산물에 대하여 서술하시오.
   1) 지방 : ________________ 과 ________________
   2) 단백질 : ________________
   3) 탄수화물 : ________________

3. 소화과정 동안에 나오는 다른 영양 물질들은?
   ________________________ , ________________________
   ____

구강과 인두(Oral Cavity and Pharynx)

1. a) 구강으로 음식이 들어갈 수 있도록 개구되어 있는 기관은 ____________ 이다.
   b) 구강의 윗 경계부위를 ____________ 라고 부른다.

2. 치아와 혀는 우리가 ____________ 라고 부르는 구강의 ____________ 소화에 도움을 준다.

3. a) 개인은 두 종류의 치아를 발달시킨다. 첫 번째 치아는 ____________ 치아라고 부르며, 완전하게 났을 경우 ____________ 개이다.
   b) 두 번째 치아는 ____________ 치아라고 부르며, 완전하게 났을 경우 ____________ 개이다.

4. 치아 부분에 대한 설명으로 옳은 답을 골라 ***알파벳으로 적어 넣으시오.***
해답은 한 개 또는 2 이상입니다.
1) 에나멜 ______________________
2) 덴틴 ______________________
3) 치수강 ______________________
4) 치주 주위막 ______________________

A. 치아의 뿌리와 크라운 내부를 형성한다.
B. 치아뿌리의 정착을 위해 뼈같은 시멘트를 생성한다.
C. 치아의 크라운을 덮는다.
D. 상악과 하악의 치아소켓을 덮는다.
E. 딱딱한 것을 씹는 표면을 형성한다.
F. 혈관과 신경을 포함한다.

5. a) 혀는 __________ 감각에 중요하다.
b) 연하의 처음 단계에서 혀는 음식을 __________ 쪽으로 밀어내기 위해서 상승한다.

6. 다음 위치에 있는 침샘(타액선)의 이름을 쓰시오.
1) 입의 바닥에 있다.
____
2) 귀의 앞에 있다.
____
3) 아래턱(하악)의 뒤쪽 가장자리에 있다.
____

7. 침샘은 침을 __________ 로 가져오는 __________을 가지고 있기 때문에 외분비샘(외분비선)이다.

8. a) 침 안에 있는 소화효소는 __________이며, 전분을 __________로 소화시킨다.
b) 침의 물은 __________ 하기 위해서 음식을 용해시키며, __________ 하기 위해서 음식 덩어리를 축축하게 한다.

9. 먹는 것과 관련된 인후의 기능은 __________ 것이며, 뇌의 __________ 에 있는 중추에 의해서 반사가 조절된다.

식도(Esophagus)

1. 식도는 음식을 __________에서 __________ 로 옮긴다.

2. a) 식도와 위의 연결부위에 있는 윤상 민무늬근(평활근)을 ______________ 라고 부른다.
b) 조임근(괄약근)의 수축은 __________ 이 __________ 로 역류되는 것을 막는다.

소화관의 구조(Typical Structure of the Alimentary Tube)

1. 다음 소화관층에 대한 설명으로 옳은 답을 골라 ***알파벳으로 적어 넣으시오.***
해답은 2개 또는 3개씩입니다.

1) 점막 ______________________
2) 점막하 ______________________
3) 외근육층 ______________________
4) 장막 ______________________

A. 기관을 덮는 상피조직을 포함한다.
B. 횡격막 위에 섬유성결합 조직으로 형성된다.
C. 소실(areolar)결합 조직으로 구성된다.
D. 점액과 소화 효소를 분비한다.
E. 민무늬근의 2개 층을 구성한다.
F. 병원을 파괴하기 위하여 림프절을 포함한다.
G. 점액의 분비를 조절하기 위하여 Meissner' s 총을 포함한다.
H. 연동운동을 조절하기 위하여 Auerbach' s 총을 포함한다.
I. 횡격막 아래 장간막이다.
J. 기계적 소화와 연동운동을 제공한다.

2. 다음은 소장에서 볼 수 있는 전형적인 소화기관 층을 묘사한 그림이다.
각 번호에 해당되는 명칭을 한글과 영어로 쓰시오.

1) ______________ 2) ______________
3) ______________ 4) ______________
5) ______________ 6) ______________
7) ______________ 8) ______________
9) ______________ 10) ______________
11) ______________ 12) ______________
13) ______________

(계속)

(계속)

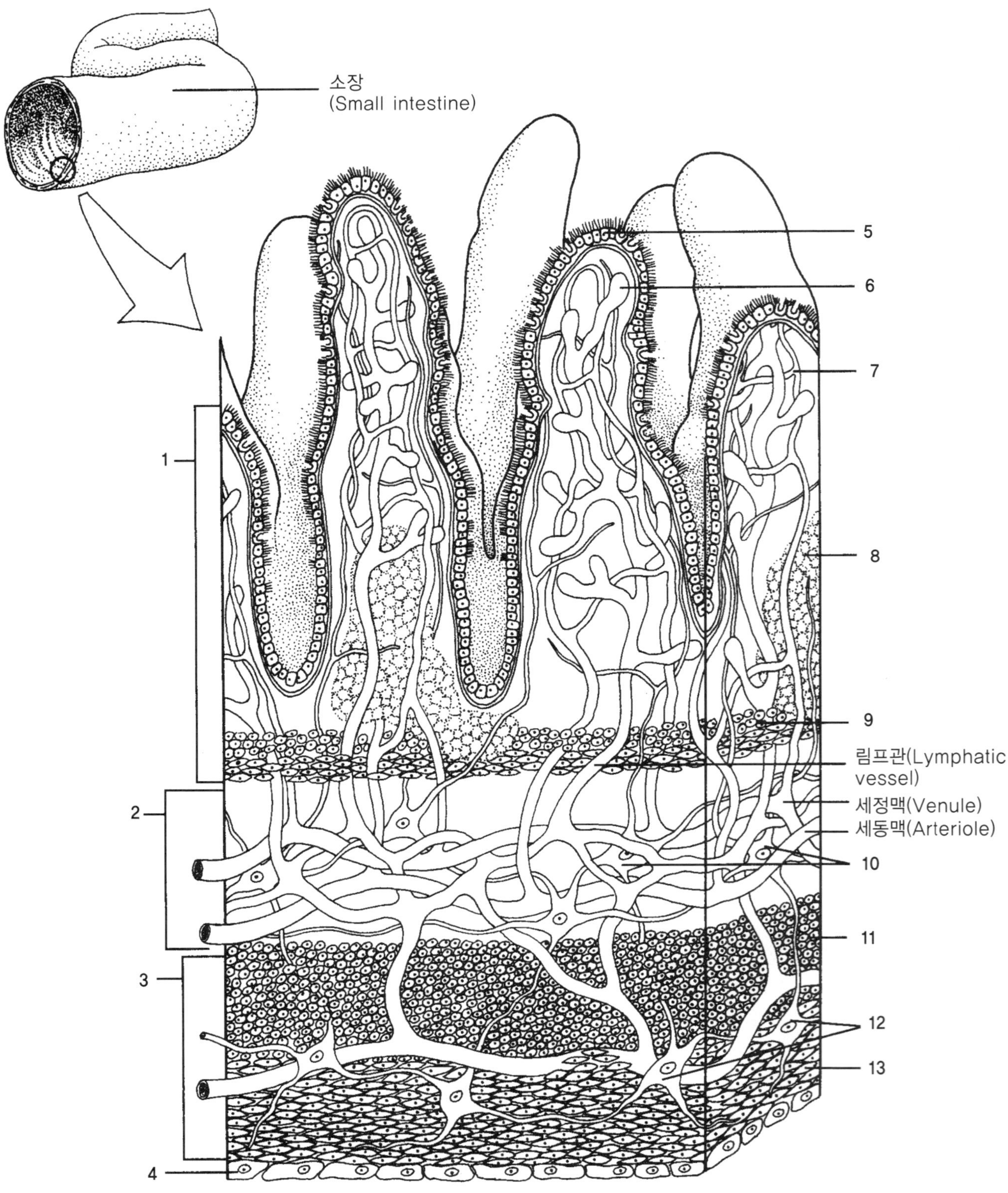
소장
(Small intestine)
1
2
3
4
5
6
7
8
9
림프관(Lymphatic vessel)
세정맥(Venule)
세동맥(Arteriole)
10
11
12
13

위(Stomach)

1. 위는 ____________에서 ____________ 까지 확대된 영양관주머니 같은 부분이다.

2. 위에서 약간의 소화가 일어나며, 소화가 점진적으로 되기 위해서 음식을 ____________ 한다.

3. a) 위가 비었을 때 존재하는 위점막의 주름을 ____________라고 부른다.
   b) 위의 샘(선, glands)은 ____________라고 부르며, 분비물을 ____________라고 한다.

4. 위선세포와 분비물을 적절하게 연결하여 옳은 ***알파벳으로 적어 넣으시오.***
   1) 점액세포 ______________________________
   2) 주세포 ______________________________
   3) 벽세포 ______________________________
   4) G 세포 ______________________________

   A. 펩신의 불활성 형태인 펩시노겐을 분비한다.
   B. 펩신을 활성화시키는 염산을 분비한다.
   C. 위점막 보호를 돕는 점액을 분비한다.
   D. 음식물이 위에 들어왔을 때 가스트린을 분비한다

5. a) 위내로 들어온 미생물을 죽이는 위액은 ____________이다.
   b) 단백질을 폴리펩타이드(polypeptide)로 분해하는 위액내 효소는 ____________이다.

6. a) 위액의 분비는 음식을 보고 냄새를 맡으므로 시작된다. 이것은
   b) 음식이 실제적으로 위에 도달할 때 위점막은 ____________ 호르몬을 분비하며, 이것은 위액이 더 분비되도록 자극한다.

7. a) 위의 기계적 소화는 위벽의 ____________ 층의 기능이다.
   b) 유문조임근은 ____________ 와 ____________ 부위의 연결 부분이다.
   c) 유문부가 수축할 때 음식이 ____________에서 ____________ 로 역류되는 것이 방지된다.

8. 다음은 위(stomach) 그림이다.
   각 번호에 해당되는 명칭을 한글과 영어로 쓰시오.
   1) ____________________ 2) ____________________
   3) ____________________ 4) ____________________
   5) ____________________ 6) ____________________
   7) ____________________ 8) ____________________
   9) ____________________ 10) ____________________
   11) ____________________ 12) ____________________
   13) ____________________

(계속)

(계속)

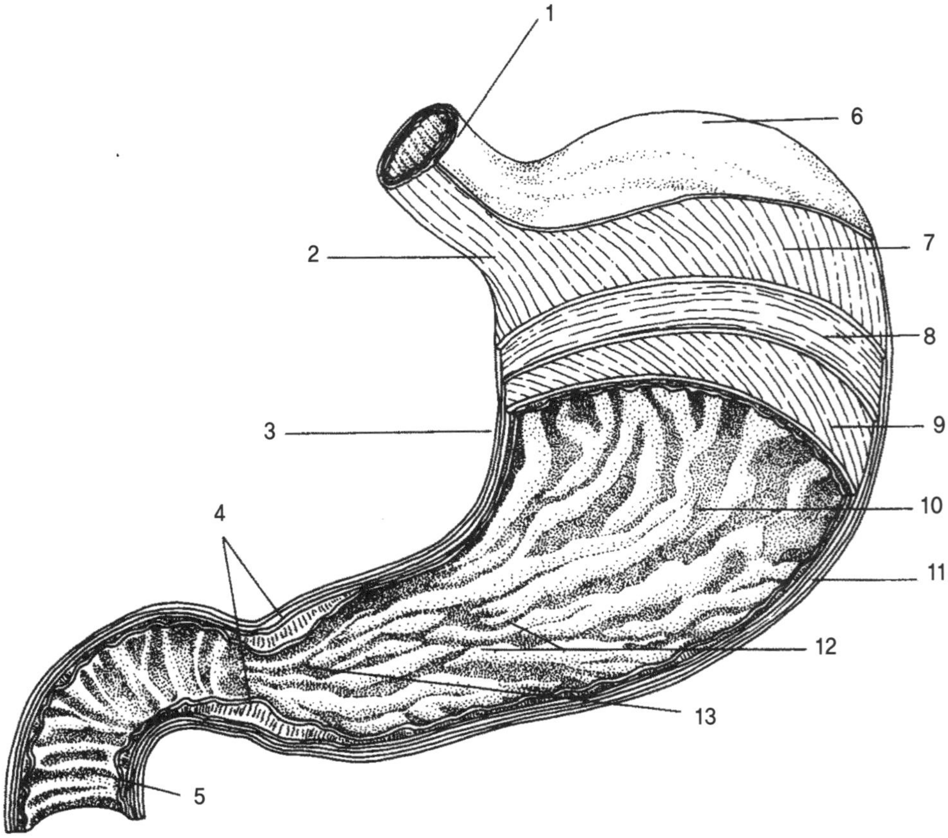

간과 담낭(Liver and Gallbladder)

1. a) 간은 ____________ 강의 중심과 우상복부의 ____________ 아래에 놓여 있다.
   b) 간의 기능적 단위는 간세포로 이루어진 간 ____________ 와 ____________로 부르는 큰 모세혈관을 말한다.
   c) 간소엽 사이에는 ____________동맥의 가지, ____________ 정맥, 그리고 ____________관이 있다.

2. a) 간의 소화기능은 ____________의 생성이며, 이것은 ____________를 유화하는 담염을 포함한다.
   b) 이것은 ____________(기계적, 화학적) 소화를 한다.

3. 담즙은 ____________관을 통해서 간을 떠난다. 이 관은 소장의 ____________으로 담즙을 운반하는 ____________관을 형성하기 위하여 담낭의 ____________관과 합해진다.

4. 담즙은 외분비 기능을 가진다. 왜냐하면 ____________과 ____________이 ____________에서 제거되기 위해서 장으로 운반되기 때문이다.

5. a) 담낭은 ______________의 아래 표면에 위치한다.
   b) 담낭의 2가지 기능을 쓰시오.

6. a) 담즙생성과 담낭의 수축은 ______________점막의 ______________세포에서 생성되는 호르몬에 의해 조절된다.
   b) ___________ 호르몬은 간에서 담즙생성을 자극한다.
   c) _______________________ 호르몬은 담낭의 수축을 자극한다.

7. 다음은 간, 담낭, 췌장의 그림이다.
   각 번호에 해당되는 명칭을 한글과 영어로 쓰시오.

1) ________________________	2) ________________________
3) ________________________	4) ________________________
5) ________________________	6) ________________________
7) ________________________	8) ________________________
9) ________________________	10) ________________________
11) ________________________	

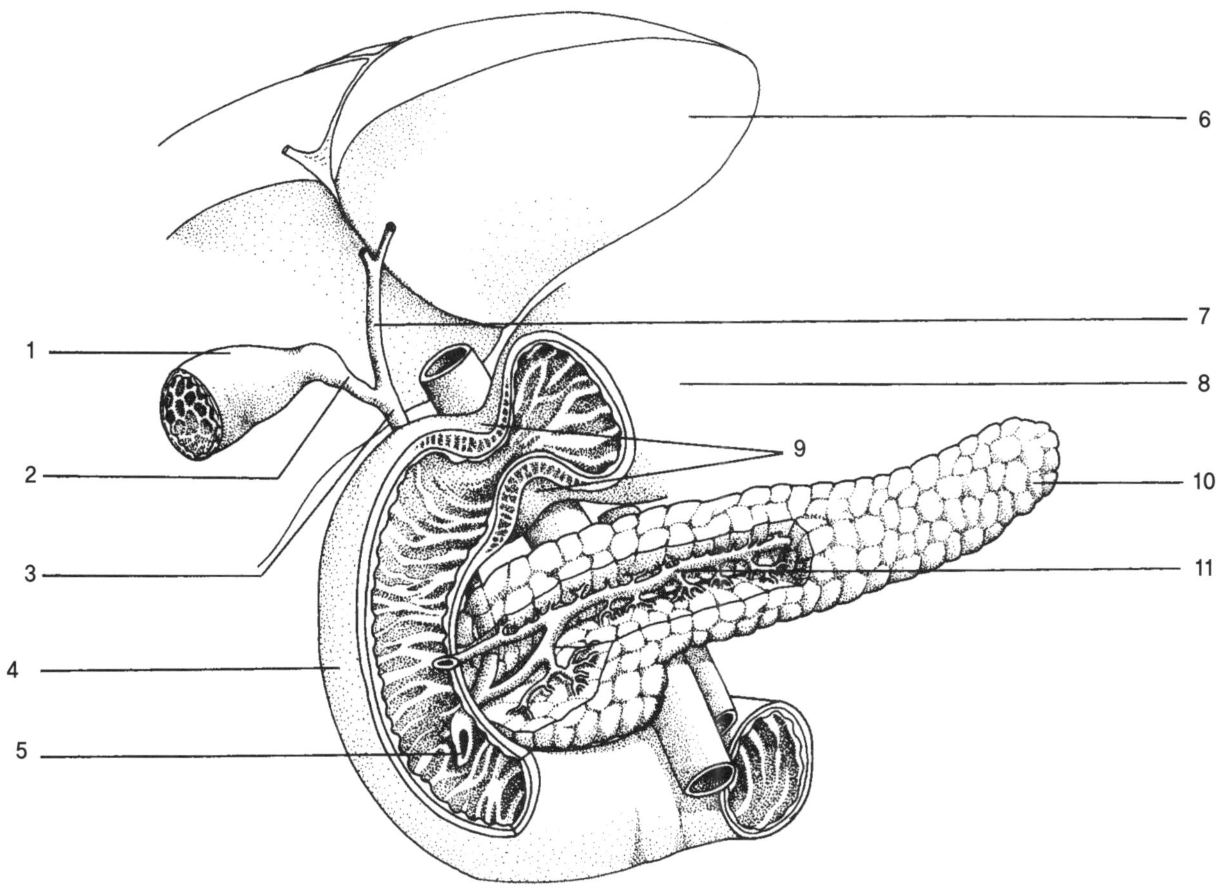

췌장(Pancreas)

1. 췌장은 ______________ 과 ______________ 사이의 상부 복강에 위치한다.

2. 췌장액은 췌장관에 의해서 주요 작용부위인 십이지장의 ______________ 관으로 운반된다.

3. a) 췌장액은 여러 효소를 포함한다. ______________ 효소는 폴리펩티드(polypeptides)를 더 짧은 형태의 아미노산으로 소화시킨다.
   b) ______________ 효소는 유화된 지방을 ______________ 과 ______________ 로 소화시킨다.
   c) ______________ 효소는 전분을 ______________ 으로 소화시킨다.

4. 중탄산 췌장액은 ______________에서 내려오는 염산을 ______________에서 중화시키기 위하여 탄산나트륨을 포함한다.

소장(Small Intestine)

1. a) 소장은 복강내에 구부러져 있으며, ______________에 둘러싸여 있다.
   b) 소장은 음식을 ______________에서 ______________으로 운반한다.

2. a) 소장의 3부위는 순서대로 ______________ , ______________ , ______________이다.
   b) 총담관은 이 부분 중 어느 부분으로 개구되는가? ___________________

3. a) 연동운동으로 소화액과 유미즙을 섞는 데 관여하는 소화관의 층은?

   ____

   b) 소화기관의 신경섬유와 신경망을 모두 합하여 부르는 이름은?

   ____

   c) 파이어판(Peyer' s patches)라는 이름은 소장의 ______________에서 나온 이름이다.

4. 음식물의 소화가 소장에서 완성되기 위해서는 간에서 생성되는 ______________과 췌장에서 생성하는 ____________________ 이 필요하고, 소장에 의해 생성되는 효소가 필요하다.

5. a) crypt of Lieberkuhn 은 소장의 ______________ 이다.
   b) 이러한 선의 분비는 십이지장의 ______________ 존재에 의해서 자극된다.

6. a) 소장에서 생산되는 소화효소는 수크로오스, 말토오스, 락토오스를 생성하며, 이 소화효소들은 ______________를 ______________ 로 소화시킨다.
   b) Peptidases 는 펩티드 연결을 ______________ 으로 완전히 소화시킨다.

7. 소장에서 효과적으로 흡수하기 위해서는 넓은 표면이 필요하다. 이것은 소장의 여러 구조적인 변화를 통해 이루어진다. 각각의 구조와 설명에 대한 옳은 답을 골라 ***알파벳으로 적어 넣으시오.***

1) 환주름(plica circulares) ________________
2) 융모 ________________
3) 미세 융모 ________________

A. 점막과 점막하가 넓게 접혀 있음.
B. 점막이 작게 튀어나온 부분
C. 원주세포의 자유표면 위에 세포막이 미세구조로 접혀 있음.

8. 소장의 융모는 소화의 마지막 산물을 흡수할 수 있는 혈관을 가지고 있다. 각 융모는 ____________ 을 포함하여 수용성 영양물을 흡수하며, ____________ 은 지용성 영양물을 흡수한다.

9. 다음은 각 영양물질이 융모에서 흡수되는 혈관의 종류와 흡수되는 기전을 나타낸 것이다. 옳은 답을 골라 ***알파벳과 숫자로 적어 넣으시오.***
해답은 알파벳 하나, 숫자는 하나씩으로 중복될 수 있습니다.

1) 아미노산 ________________
2) 지용성 비타민 ________________
3) 수용성 비타민 ________________
4) 지방산과 글리세롤 ________________
5) 단당류 ________________
6) 양이온 ________________
7) 음이온 ________________
8) 수분 ________________

혈관
A. 모세혈관망
B. 유미림프관

기전
1. 능동적 이동
2. 수동적 이동
3. 삼투
4. 담염이 요구됨

10. a) 비타민 ____________의 흡수는 위 내벽에서 생성하는 ____________인자를 필요로 한다.
b) 칼슘이온의 흡수는 비타민 ____________ 와 ____________ 호르몬을 필요로 한다.

11. a) 소장 모세혈관망의 혈액은 심장으로 들어가기 전에 간정맥을 거쳐 ____________으로 들어간다.
b) 소장내 유미관의 림프는 ____________ 정맥에서 혈액으로 들어간다.

12. 다음은 소장의 융모 그림이다.
각 번호에 해당되는 명칭을 한글과 영어로 쓰시오.

1) ______________________ 2) ______________________
3) ______________________ 4) ______________________
5) ______________________ 6) ______________________
7) ______________________ 8) ______________________
9) ______________________

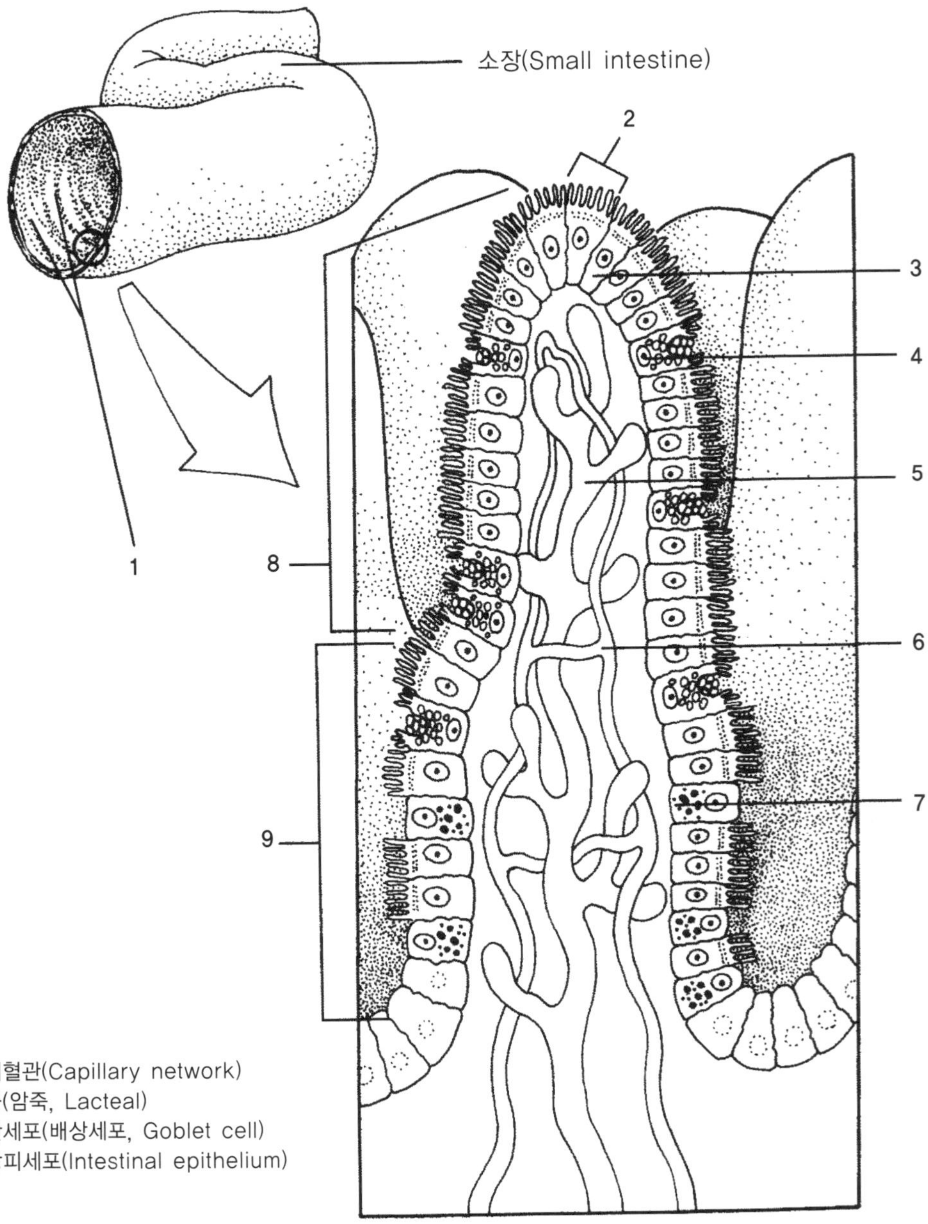

○모세혈관(Capillary network)
○유즙(암죽, Lacteal)
○술잔세포(배상세포, Goblet cell)
○정상피세포(Intestinal epithelium)

소화의 복습(Review of Digestion)

1. 다음 빈칸 안에 각 기관에서 분비하는 소화액과 작용을 쓰시오. 소화액이 해당 음식의 소화에 관여하지 않으면 "없음"이라고 쓰시오.

음식의 형태

기관	탄수화물	지방	단백질
침샘	아밀라아제 전분-말토오즈		
위		없음	
간			없음
췌장		리파아제 현탁지방-지방산과 글리세롤	
소장		없음	

2. 다음은 소화과정에 대한 그림이다.
각 번호에 해당되는 명칭을 쓰시오.

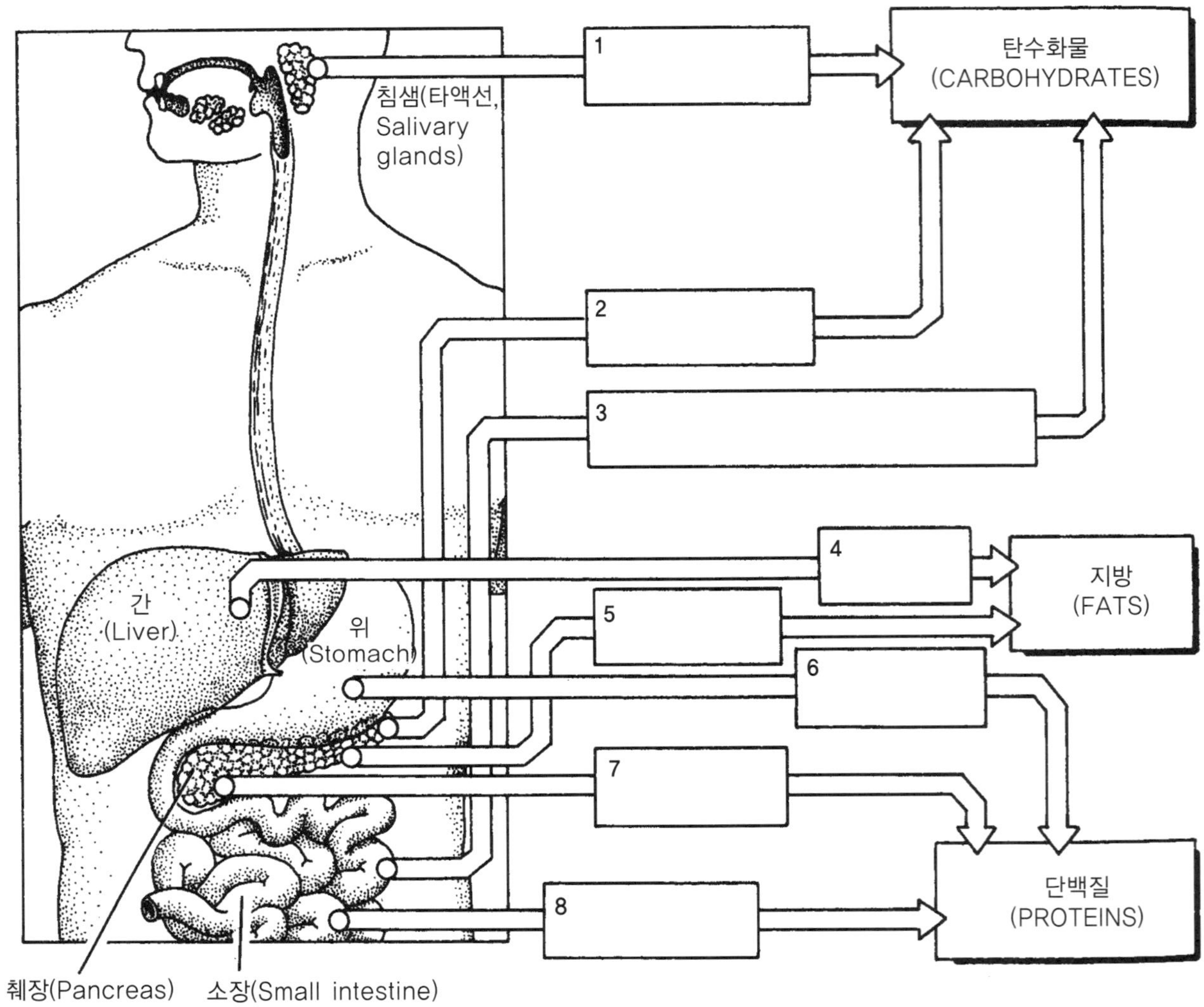

대장(Large Intestine)

1. 대장은 잘록창자(결장, colon)라고 부르며 소장의 ____________ 부위 끝에서 ____________까지이다.

2. 잘록창자의 첫 번째 부분은 ____________이며 충수돌기가 부착되어 있다.

3. 잘록창자의 부분을 맹장부터 순서대로 번호를 적어 넣으시오.

____1____	맹장	____________	내림잘록창자(하행결장)
____________	직장	____________	항문
____________	오름잘록창자(상행결장)	____________	가로잘록창자(횡행결장)
____________	S자잘록창자(S자결장)		

4. 잘록창자의 기능은?
   1) ____________ , ____________ , ____________ 의 흡수
   2) ____________________ 의 배설

5. a) 잘록창자의 정상세균은 ____________이다.
   b) 장상세균의 기능은 ____________ 의 성장을 억제한다.
   c) 정상세균의 다른 기능은 ____________, 특히 ____________를 생성하는 것이다.

6. a) 대변반사는 중추신경의 어느 부분이 담당하는가?
   ____
   b) 대변반사의 자극은 결장의 연동운동으로 ____________에 대변을 밀어 넣어 늘어나서 생긴다.

7. 대변반사가 일어나는 순서대로 번호를 적어 넣으시오.
   ____1____ 직장의 신장 수용기가 충동을 만든다.
   ____________ 직장이 수축하고 내항문조임근이 이완한다.
   ____________ 감각충격이 척수로 옮겨간다.
   ____________ 운동충격이 직장의 민무늬근으로 돌아온다.

8. 대변의 수의적 조절은 항문을 닫기 위해 수축하는 ____________ 근에 의해서 이루어진다.

9. 다음은 결장의 그림이다.

각 번호에 해당되는 명칭을 한글과 영어로 쓰시오.

1) ____________________ 2) ____________________

3) ____________________ 4) ____________________

5) ____________________ 6) ____________________

7) ____________________ 8) ____________________

9) ____________________ 10) ____________________

11) ____________________ 12) ____________________

13) ____________________ 14) ____________________

15) ____________________

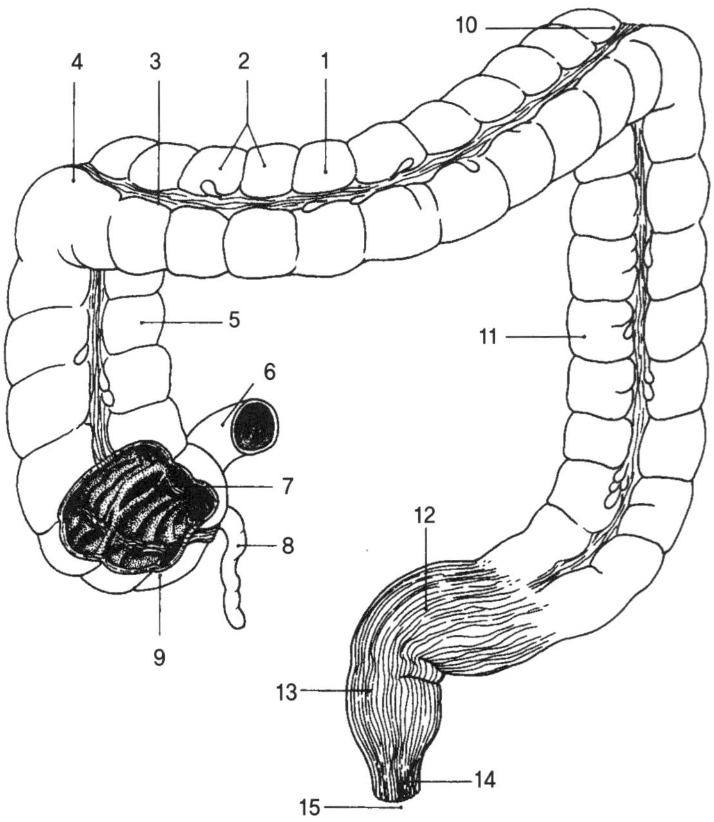

간의 다른 기능(Liver-Other Functions)

1. 간기능에 대한 설명으로 옳은 답을 골라 ***알파벳으로 적어 넣으시오.***

   1) 아미노전이반응(transamination) ______________
   2) 글리코겐 ______________
   3) 응고인자 합성 ______________
   4) 베타 산화 ______________
   5) 비타민 A, D, E, K, B_{12} ______________
   6) 갈락토오스, 과당 ______________
   7) 알부민 합성 ______________
   8) 효소 합성 ______________
   9) 탈아미노화 ______________
   10) 지단백 합성 ______________
   11) 빌리루빈 합성 ______________
   12) 콜레스테롤 ______________
   13) 철과 구리 ______________
   14) 쿠퍼세포 ______________

   A. 혈액에서 지방을 운반하기 위하여
   B. 포도당으로 전환되는 단당류
   C. 혈액량을 유지하는 데 도움이 됨.
   D. 오래된 적혈구에서 생성되어 대변으로 제거됨
   E. 아미노군이 아미노산에서 제거되는 과정
   F. 간에서 합성되는 스테로이드, 과다량은 담즙으로 배설된다.
   G. 지방산의 긴 탄소사슬이 2개의 탄소분자로 전환되는 과정
   H. 피브리노겐과 프로트롬빈을 포함한다.
   I. 과다한 포도당이 저장된 형태
   J. 비필수아미노산이 합성된 형태
   K. 병원체를 식작용하는 간의 거대세포
   L. 알코올과 같은 해로운 물질을 덜 해로운 물질로 바꾸는 것
   M. 간에 저장된 비타민
   N. 간에 저장된 광물질

퍼즐문제(Crossword Puzzle)

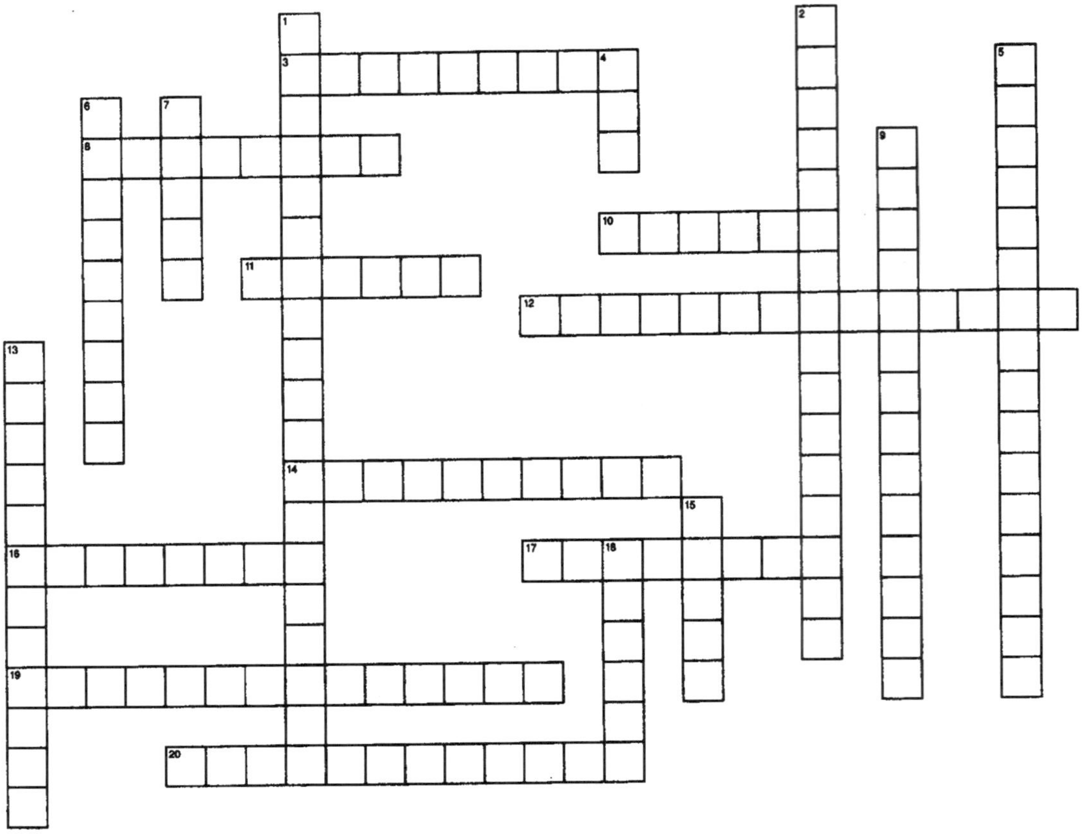

가로

3. ________ 아미노산은 간에 의해 합성되지 않는다.
8. 담즙산염을 작은 지방 방울로 유화시키는 것
10. 턱밑샘(이하선)의 분비
11. ________ 균총은 잘록창자에 상주하는 세균이다.
12. 십이지장으로 담즙과 췌장액을 보낸다.
14. ________ 소화는 음식의 물리적인 분해를 한다.
16. 소장의 처음 10인치에 해당하는 기관
17. ________ 소화는 소화효소에 의해 수행된다.
19. 회장으로 분변물질이 정체되는 것을 예방(두 단어)
20. ________ 아미노산은 간에 의해 합성되어진다.

세로

1. 치아를 치강안에 고정시키는 막(두 단어)
2. 벼변을 위한 불수의적인 반응(두 단어)
4. 위 내용물의 정체를 예방(머릿 글자)
5. 장 내용물의 정체를 예방(두 단어)
6. 바이러스로 인한 간의 염증
7. 위가 비워졌을 때의 점막주름
9. 구강에서 항문까지를 칭함
13. 충수돌기의 염증
15. 소장 점막의 주름
18. 딱딱한 씹는 표면을 제공

임상적용(Clinical Applications)

1. a) 50살 된 김씨 부인은 식사 후 오른쪽 상복부 통증을 호소하였다. 의사는 김씨 부인이 어떤 소화기관에 돌이 있는 것으로 추정하는가?

   ____

   b) 그러한 돌은 어떤 물질로 구성되어 있는가?

   ____

   c) 만일 담석이 자주 심한 통증을 유발시킨다면 가장 효과적인 처치는?

   ____

2. a) 67세 박씨는 게실염으로 입원하였다. 게실은 장의 약해진 부분이 밖으로 튀어나온 것을 말한다. 만일 __________ 이 그 부분으로 들어가면 염증을 일으킬 것이다.
   b) 박씨는 감염의 진전을 막기 위해서 __________ 로 치료받으면서 수술을 받아야 한다.

3. a) 최씨는 A형 간염으로 진단받았다. 그는 매우 피곤을 느꼈으며, 식욕이 없고, 눈의 공막에 __________ 색이 나타났다.
   b) 이러한 색깔은 혈액내에 __________의 과다에 의한 것이며 최씨의 손상된 __________ 부위가 축적된 물질을 빠르게 배출하지 못하여서 일어난다. 최씨는 간염의 원인과 그것에 걸리게 된 방법을 물어 보았다.
   c) 의사는 그에게 간염은 __________ 에 의한 것이라고 말하고 A형 간염은 ______________ 에 의해서 사람에서 사람으로 퍼진다고 하였다.

4. 다음 각 설명에 해당하는 가능한 진단명을 쓰시오.
   1) 6개월 된 영아가 우유를 먹고 나서 자주 구토를 경험한다.

   ____

   2) 40세 된 부인은 우유가 함유된 음식을 먹고 나서 복부 불편감을 경험한다.

   ____

   3) 파열된 맹장이나 천공된 궤양 후에 오는 매우 심각한 감염은?

   ____

사지선다형 문제 1(Multiple Choice Test 1)

※ 다음 문제를 읽고 옳은 답을 적어 넣으시오.

1. 사람의 1일 필요량에 충분하게 장내 정상세균에서 생성되는 비타민은? _____
   a) K　　b) A
   c) D　　d) Niacin

2. 소장에서 위로 음식이 역류되는 것을 막는 것은? ______
   a) 식도하부 조임근(괄약근)
   b) 회맹판
   c) 내항문 조임근
   d) 유문 조임근

3. 다음에서 소화부속 기관이 아닌 것은? ______
   a) 간
   b) 침샘(타액선)
   c) 위
   d) 췌장

4. 다음에서 기계적 소화가 아닌 것은? ______
   a) 씹기
   b) 전분이 말토오스로 전환
   c) 담즙에 의한 지방유화
   d) 위수축

5. 치아의 씹는 표면의 딱딱한 부분은 무엇으로 구성되었는가? ______
   a) 덴틴
   b) 잇몸
   c) 뼈
   d) 에나멜

6. 삼킴에서 유일한 수의적 움직임은? ______
   a) 인두 수축
   b) 식도 연동운동
   c) 물렁입천장(연구개) 상승
   d) 혀 상승

7. 침의 기능에 해당하지 않는 것은? ______
   a) 맛
   b) 삼킴
   c) 전분 소화
   d) 단백질 소화

8. 치아는 무엇에 의해서 턱에 고정되는가? ______
   a) 뿌리
   b) 치수강
   c) 치주막
   d) 덴틴

9. 연동운동에 관여하는 영양관 층은 어디인가? ______
   a) 장막
   b) 바깥근육층
   c) 점막하
   d) 점막

10. 위점막의 벽세포는 무엇을 분비하는가? ______
    a) 염산
    b) 펩신
    c) 펩시노겐
    d) 완전 위액

11. 간이 합성하는 물질이 아닌 것은? ______
    a) 헤모글로빈
    b) 피브리노겐
    c) 알부민
    d) 리포프로테인

12. 음식이 위에 도착하면 어떤 호르몬의 자극에 의해서 위액이 나오는가?____
    a) 에피네프린
    b) 세크레틴
    c) 가스트린
    d) 콜레시스토키닌

13. 담즙은 어디에 저장되는가? ______
    a) 총담관
    b) 담낭
    c) 간세포
    d) 간관

14. 담즙과 췌장액은 무엇에 의해서 십이지장으로 운반되는가? ______
    a) 췌장관
    b) 간관
    c) 담관
    d) 총담관

15. 탄산췌장액은 어디로 들어가서 염산을 중화시키는 중요한 작용을 하는가? ____
    a) 췌장
    b) 위
    c) 십이지장
    d) 식도

16. 단백질의 소화에 관여하지 않는 것은? ______
    a) 위의 펩신
    b) 췌장의 트립신
    c) 소장의 펩티드분해효소(펩티데이즈, peptidase)
    d) 췌장의 아밀라아제(아밀레이즈, amylase)

17. 소장 융모의 모세혈관망과 유미림프관의 중요한 기능은? ______
    a) 영양분의 흡수
    b) 화학적 소화
    c) 표면의 증가
    d) 기계적 소화

18. 융모 모세혈관망에서 아미노산과 포도당이 흡수되는 것은 무엇에 의하는가? ____
    a) 확산
    b) 능동적 이동
    c) 수동적 이동
    d) 삼투

19. 대장 기능이 아닌 것은? ______
    a) 전분 소화
    b) 소화안된 물질의 배설
    c) 물 흡수
    d) 비타민과 광물질의 흡수

20. 아미노전이반응(transamination) 과정에서 간은 무엇을 합성하는가? ______
    a) 해독을 위한 효소
    b) 비필수아미노산
    c) 필수아미노산
    d) 응고인자

21. 배변반사의 자극은? _____
    a) 직장의 수축
    b) 내항문 조임근의 수축
    c) 직장의 늘어남
    d) 내항문 조임근의 이완

22. 간에서 저장하는 물질이 아닌 것은? _____
    a) 철분
    b) 글리코겐
    c) 비타민 A, D
    d) 지방

23. 간은 어떤 물질을 합성하므로 해로운 물질을 해독하는가? _______
    a) 혈장 단백질
    b) 지질단백질(리포프로테인, lipoprotein)
    c) 스테로이드
    d) 효소

24. 소장 표면을 넓혀 주는 것이 아닌 것은? _____
    a) 융모
    b) 미세융모
    c) 주름(추벽, rugae)
    d) 환주름(plica ciculares)

25. “brush border”를 일컫는 것은? _____
    a) 소장의 미세융모
    b) 혀의 유두
    c) 위의 추벽
    d) 대장의 팽기

26. 위의 장내분비세포의 기능은 무엇을 생산하는가? _____
    a) 펩신
    b) 점액
    c) 염산
    d) 가스트린

27. 다음 중 내장신경계를 발견할 수 없는 장기는? _____
    a) 위
    b) 간
    c) 소장
    d) 대장

28. 소장에 있는 파이어판(Peyer' s patches)은? _____
    a) 융모를 모두 모은 것이다
    b) 융모사이의 샘(gland)들이다
    d) 술잔세포(배상세포)를 제외한 상피층이다
    c) 림프결절들이다

29. 담낭 수축을 자극하는 것은? ______
a) 가스트린
b) 세크레틴
c) 콜레시스토키닌
d) 에피네프린

30. 병원체를 식균하는 간 세포는? ______
a) 대식세포
b) 쿠퍼세포
c) a와 b 모두 맞다
d) a도 b도 틀리다

사지선다형 문제 2(Multiple Choice Test 2)

※ 다음 문제를 읽고 정답을 선택한 후 그 내용을 옳게 고쳐 쓰시오.

1. 소화기관의 위치에 대한 설명 중 옳지 않은 것은?
a) 턱밑샘(이하선)은 입의 바닥 아래에 있다.
b) 췌장은 십이지장에서 비장까지 놓여 있다.
c) 담낭은 간의 우측엽 아래에 붙어 있다.
d) 내림잘록창자(하행결장) 다음에 연결되어 있는 기관은 S자 잘록창자이다.
선택한 답을 올바르게 고쳐 쓰시오.

____

2. 간의 기능에 대한 설명 중 옳지 않은 것은?
a) 갈락토오스와 과당이 포도당으로 변화된다.
b) 빌리루빈을 합성하고 담즙으로 배설한다.
c) 지나친 아미노산의 사용에 대하여 첫 번째로 탈아민화를 한다.
d) 베타산화과정은 에너지를 생성하는 데 전분을 사용하도록 한다.
선택한 답을 올바르게 고쳐 쓰시오.

____

3. 소화 효소에 대한 설명 중 옳지 않은 것은?
a) 췌장의 아밀라아제는 전분을 말토오스로 소화시킨다.
b) 췌장의 리파아제는 지방을 아미노산으로 소화시킨다.
c) 소장의 설탕분해효소(sucrase)는 수크로즈를 단당류로 소화시킨다.
d) 위의 펩신은 단백질을 폴리펩티드(polypeptides)로 소화시킨다.
선택한 답을 올바르게 고쳐 쓰시오.

____

4. 소화액 분비의 조절에 대한 설명 중 옳지 않은 것은?
   a) 가스트린은 위액분비를 자극한다.
   b) 침분비 자극은 교감신경 반응이다.
   c) 콜레시스토키닌은 담낭을 수축한다.
   d) 세크레틴은 간에서 담즙을 생성하도록 자극한다.
   선택한 답을 올바르게 고쳐 쓰시오.

   ____

5. 소화과정에 대한 설명 중 옳지 않은 것은?
   a) 전분의 마지막 산물은 포도당이다.
   b) 기계적 소화는 음식의 표면을 넓혀 준다.
   c) 각 소화효소는 2가지 형태의 음식을 소화한다.
   d) 담즙산염에 의한 지방유화는 기계적 소화의 형태이다.
   선택한 답을 올바르게 고쳐 쓰시오.

   ____

6. 치아와 혀의 설명에 대한 설명 중 옳지 않은 것은?
   a) 치아와 혀는 씹는 일에 관여한다.
   b) 치아의 에나멜에 혈관과 신경이 있다.
   c) 씹는 것은 기계적 소화의 예이다.
   d) 혀는 맛과 삼키는 것에 중요하다.
   선택한 답을 올바르게 고쳐 쓰시오.

   ____

7. 영양관을 통한 음식통로에 대한 설명 중 옳지 않은 것은?
   a) 유문 괄약근은 소장의 내용물이 역류되는 것을 막는다.
   b) 회맹판은 결장에서 대변이 역류되는 것을 막는다.
   c) 삼킴은 음식을 구강에서 인후와 식도를 통해서 위로 내보낸다.
   d) 식도하부의 조임근(괄약근)은 식도 내용물의 역류를 막는다.
   선택한 답을 올바르게 고쳐 쓰시오.

   ____

8. 위에 대한 설명 중 옳지 않은 것은?
   a) 염산은 pH가 7~8 정도 되기 때문에 위로 들어오는 미생물을 파괴한다.
   b) 추벽(rugae)은 위를 확대시킬 수 있도록 점막이 접혀져 있는 것이다.
   c) 펩시노겐은 염산에 의해 펩신으로 바뀐다.
   d) 위의 민무늬근층은 음식을 위액으로 섞기 위해서 수축한다.
   선택한 답을 올바르게 고쳐 쓰시오.

   ____

9. 소장 융모에 대한 설명 중 옳지 않은 것은?
   a) 모세혈관망은 수용성 영양물질을 흡수한다.
   b) 융모 모세혈관의 혈액은 간문맥을 통해서 간으로 흐른다.
   c) 융모는 소장 점막하의 접혀진 부분이다.
   d) 유미림프관은 지용성 영양물질을 흡수한다.
   선택한 답을 올바르게 고쳐 쓰시오.

   ____

10. 간과 담낭의 설명에 대한 설명 중 옳지 않은 것은?
    a) 총담관은 간관과 췌장관에 의해서 형성된다.
    b) 간관은 간에서 담즙을 나른다.
    c) 담낭은 담즙을 저장하고 물을 흡수함으로써 담즙을 농축한다.
    d) 담관은 담즙이 담낭을 들어가고 나오는 통로이다.
    선택한 답을 올바르게 고쳐 쓰시오.

    ____

11. 소장의 설명에 대한 설명 중 옳지 않은 것은?
    a) 소장은 영양관의 일부이다.
    b) 소장은 위에서 잘록창자(결장)까지다.
    c) 단백질과 지방소화를 완전하게 하기 위해서 효소가 생성된다.
    d) 영양물 흡수의 대부분이 소장에서 일어난다.
    선택한 답을 올바르게 고쳐 쓰시오.

    ____

12. 잘록창자에 대한 설명 중 옳지 않은 것은?
    a) 내 · 외항문 조임근은 항문을 둘러싸고 있다.
    b) 소장의 회장은 오름잘록창자(상행결장)로 열린다.
    c) 대장의 정상세균은 비타민을 생성하고 병원성장을 막는다.
    d) 대장은 물, 광물질, 비타민을 흡수한다.
    선택한 답을 올바르게 고쳐 쓰시오.

    ____

사지선다형 문제 3(Multiple Choice Test 3)

※ 이번 장의 내용과 관련된 문제입니다. 주의 깊게 읽고 옳은 답을 모두 고르시오.

1. 소화기관에 대한 설명으로 옳은 것은?
   a) S자 잘록창자는 소장의 마지막 부분이다.
   b) 간의 기능적 단위는 간소엽이며, 동양혈관에 의해 분리된 간세포로 이루어져 있다.
   c) 유문조임근은 배설물(찌꺼기)이 소장 속으로 역류하는 것을 방지한다.
   d) 하부식도조임근은 위장 속으로 음식을 밀어 넣기 위해 수축한다.
   e) 파이어판(페이에르판)은 위장의 점막하에서 발견되는 림프조직이다.
   f) 장 신경은 소화관의 벽에 있다.
   g) 바깥항문조임근(외항문괄약근)은 직장의 민무늬근층이다.
   h) 삼차신경은 치아와 혀의 미뢰에 해당하는 감각이 있다.
   i) 우상복부에 있는 십이지장과 비장 사이에는 췌장이 있다.
   j) 담낭은 담낭관 속으로 담즙을 분비하고, 담낭관은 총담관을 형성하기 위해서 간관에 합류한다.

2. 소화과정에 대한 설명으로 옳은 것은?
   a) 췌장에서 나오는 리파아제와 간에서 나오는 담즙은 지방의 소화를 위해 필요하다.
   b) 기계적 소화는 복잡한 유기분자를 더 단순한 유기분자로 변화시킨다.
   c) CCK와 세크레틴은 담낭과 췌장을 표적기관으로 하는 위장 호르몬이다.
   d) 위 점막의 벽세포는 염산과 외부인자를 분비한다.
   e) 췌장으로부터 트립신은 위장으로부터 펩신의 작용을 지속한다.
   f) 탄수화물의 소화는 췌장 또는 침샘으로부터 아밀라아제만을 필요로 한다.
   g) 단백질 소화의 최종산물은 아미노산이다.
   h) 단당류와 수분은 소장의 융모의 유미관(암죽관) 속으로 흡수된다.
   i) 십이지장에 의해 생성된 내인성 인자는 비타민 B_{12}의 소화를 예방한다.
   j) 소화효소는 오직 한 가지 음식종류를 소화시키고, 적절하게 기능하기 위해 특정한 pH를 필요로 할 수 있다.

3. 간에 대한 설명으로 옳은 것은?
   a) 베타-산화 과정은 글리세롤을 필수지방산으로 바꾼다.
   b) 탈아미노반응은 필수 아미노산을 만들기 위한 아미노군을 얻기 위해 필수적이다.
   c) 간의 고정된 대식세포는 쿠퍼세포이고, 그들은 오래된 적혈구 뿐 아니라 병원균도 식균한다.
   d) 알부민은 혈액응고기전을 위해서 합성된다.
   e) 오래된 백혈구로부터 빌리루빈은 담즙으로 배설된다.
   f) 철, 구리, 비타민 A와 비타민 D는 간에 의해서 저장된다.
   g) 잠재적인 독물의 해독은 특정 효소를 합성하기 위해서 간을 필요로 한다.
   h) 간은 콜레스테롤을 합성하고 과도한 콜레스테롤을 담즙 속으로 배설한다.
   i) 혈당 수치가 감소될 때, 그리고 호르몬 인슐린이 이 과정을 빠르게 진행할 때, 글리코겐은 포도당으로 변화된다.
   j) 응고인자 피브리노겐과 트롬빈은 합성된다.

제 17 장

체온과 대사
(Body Temperature and Metabolism)

제17장에서는 열생산과 열소실 기전과 이 기전이 심부체온을 일정하게 유지하기 위해서 어떻게 통합되는지 설명할 것이다. 또한 음식물이 ATP로 전환되는 과정과 대사율 및 에너지와 열생산에 영향을 미치는 인자들에 대해 다루게 된다.

체온(Body Temperature)

1. a) 체온의 정상범주를 섭씨와 화씨로 적어 넣으시오.
   ____________ °C , ____________ °F
   b) 평균체온은 ____________ °C 또는 ____________ °F 이다.

2. 일생 중 체온조절이 정교하게 이루어지지 않는 시기는?
   ____________ 와 ____________ 이다.

체열생산(Heat Production)

1. a) 체열은 세포내에서 ____________ 과정을 통해 생산되는 에너지의 한 종류이다.
   b) 이 과정에서 생산되는 다른 종류의 에너지는 ____________ 이다.

2. a) 에너지 생산 조절에 가장 중요한 호르몬은 ____________에서 생산되는 ____________이다.
   b) 이 호르몬은 세포내에서 ____________율을 항진시킴으로써 열생산을 증가시킨다.

3. 스트레스 상황에서 세포호흡률을 증가시키는 호르몬은 ____________에서 합성되는 ____________이다.

4. a) 활동적인 기관은 대사작용을 위해 계속적으로 ____________을 생산해내기 때문에 많은 열량을 생산한다.
   b) ____________은 일반적으로 ____________라고 하는 약한 수축상태에 있기 때문에 총체열량의 25% 정도를 생산한다.
   c) ____________은 여러 중요한 기능을 하기 때문에 안정 시에 총체 열량의 20% 정도를 생산한다.
   d) ____________ 이 체온이 낮은 부위로 열을 이동시키기 때문에 활동적인 기관들은 "과열" 되지 않는다.

5. 음식물을 섭취하면 소화기관이 ____________을 위해 더 많은 ATP를 생산함에 따라 더 많은 열이 생산된다.

6. 열이 있는 경우에는 세포내 대사율의 변화로 체열생산이 ____________ 한다.

체열소실(Heat Loss)

1. a) 체열을 소실하는 가장 좋은 방법은 체표면을 덮고 있는 ____________를 통해서이다.
   b) 체열소실의 2번째 방법은 호식 시 증기를 잃어버릴 수 있는 ____________을 통해서이다.
   c) 그 이외에 체열을 소실하는 통로는 ____________와 ____________이다.

2. a) 피부를 통한 열소실 방법은 ____________, ____________, ____________에 의한다.
   b) 더운 공기는 위로 올라가고 찬 공기가 그곳을 대체하게 되어 열을 소실하는 방법은 ____________이다.
   c) ____________, ____________은 피부와 접촉한 공기 또는 물체를 통한 열소실의 방법이다.
   d) 복사와 전도가 효과적인 열소실기전이 되기 위해서는 외부환경이 반드시 체온보다 ____________한다.

3. a) 피부온도는 피부를 통한 ____________의 흐름에 의해 결정된다.
   b) 피부에서 ________________는 혈류와 열소실을 증가시키지만 ____________는 혈류를 감소시켜 열보존에 도움이 된다.

4. a) 발한에 의한 열소실은 분비된 땀이 주위공기로 ____________ 할 때 이루어진다.
   b) 발한은 ____________땀샘(한선)에 의해 분비된다.
   c) 발한은 주위습도가 ____________경우에 감소되지만, ____________ 경우에 촉진된다.
   d) 과도한 발한 시 나타날 수 있는 잠재적인 문제를 쓰시오.

체온조절(Regulation Body Temperature)

1. 뇌에서 체온조절을 담당하고 있는 부위는 ____________이다.

2. a) 시상하부내 특정 뉴론은 뇌를 순환하는 ____________ 의 온도변화를 감지한다.
   b) 시상하부는 피부에 있는 ____________를 통해 환경온도에 대한 감각정보를 받아들인다.

3. 각 환경에 대한 체온조절에 대한 설명으로 옳은 답을 골라 ***알파벳으로 적어 넣으시오.***
해답은 3 개씩입니다.
   1) 추운환경 ______________________________
   2) 더운환경 ______________________________

   A. 땀이 난다.
   B. 진피층의 혈관이 확장된다.
   C. 근긴장도가 감소하여 열생산량이 적어진다.
   D. 진피층의 혈관이 수축한다.
   E. 떨림이 발생하여 많은 열을 생성한다.
   F. 땀분비량이 감소한다.

발열(Fever)

1. 발열은 비정상적으로 체온이 ____________상태로, 체온조절 중추의 기준점을 올리는 ____________라고 물질에 기인한다.

2. a) 체외에서 체내로 들어온 발열물질은 ____________ 와 ____________가 대표적이다.
   b) 내인성 발열물질은 ____________동안에 유리되는 화학물질이다.

3. a) 발열물질이 시상하부에 영향을 미치면 시상하부의 체온조절 기준점은 ____________지며, ____________을 느끼게 된다.
   b) 상승된 기준점에 맞추어 체열을 생산하기 위한 반응으로 나타나는 현상은 ____________ 이다.

4. a) 발열물질이 파괴되었을 때 체온조절중추의 기준점은 ____________지며, 이때 ____________을 느끼게 된다.
   b) 이때 체온을 떨어뜨리기 위해 ____________이 일어난다.

5. 발열이 인체에 유익한 점은 첫째 발열 시에 일부 ____________의 대사율이 억제되고, 둘째 ____________의 기능이 활성화된다.

6. a) 심한 고열은 세포내의 효소를 점점 변성시킨다. 그 의미는 그들이 ____________한다는 것이며, 그 결과 세포들은 죽게 될 것이다.
   b) 이것은 ____________(기관, organ)에서 가장 심하다. 왜냐하면 ____________ (세포, cell)은 상실된 세포를 대체할 수 없기 때문이다.

대사(Metabolism)

1. 광범위한 의미에서 인체내에서 일어나는 모든 반응을 뜻하는 용어는 ____________이다.

2. a) 분해반응을 뜻하는 용어는 ________________이다.
   b) 합성반응을 뜻하는 용어는 ________________이다.

c) 위의 반응 중 어느 반응이 에너지를 필요로 하는가?

____

d) 위의 반응 중 어느 반응이 에너지를 유리하는가?

____

e) 체내에서 많은 반응들을 촉매하는 단백질을 ____________라 한다.

3. 다음 과정(세포호흡)을 완성시키시오.
$C_6H_{12}O_6$(포도당) + ____________
→ ____________ + H_2O + ____________ + ____________

4. 포도당이 분해되어 에너지를 유리하기까지 세포호흡의 3단계 과정은?

______________________________,
______________________________,
____

5. 다음 세포호흡에 대한 설명으로 옳은 답을 보기에서 골라 ***적어 넣으시오. 해답은 한 개 또는 두 개일 수 있습니다.***

보기		
A. 해당작용	B. 크렙스 회로	C. 산화 인산화

1) ____________ 세포질 내에서 일어난다.
2) ____________ 미토콘드리아 내에서 일어난다.
3) ____________ 산소를 필요로 하지 않는다.
4) ____________ 산소를 필요로 한다.
5) ____________ 포도당은 피루브산(피루빈산, pyruvic acid)으로 분해된다.
6) ____________ 피루브산(피루빈산, pyruvic acid)은 분해되어 CO_2가 형성된다.
7) ____________ 대사수가 생산된다.
8) ____________ 소량의 ATP가 생산된다.
9) ____________ 대부분의 ATP가 생산된다.
10) ____________ 전자전달계를 통해 전자가 이동할 때 에너지가 유리된다.
11) ____________ NAD에 의해 여러 수소이온쌍이 제거된다.
12) ____________ FAD에 의해 수소이온쌍이 제거된다.
13) ____________ 반응을 시작시키려면 ATP의 형태로 활성에너지가 요구된다.
14) ____________ 산소가 없는 경우 젖산이 형성된다.

6. 1) NAD 성분의 일부분인 비타민은 ____________ 이다.
2) FAD 성분의 일부분인 비타민은 ____________ 이다.
3) 피루브산(피루빈산, pyruvic acid)에서 CO_2를 제거하는 데 필요한 비타민은 ____________ 이다.
4) 시토크롬의 일부분인 무기질은 ____________ 과 ____________ 이다.

에너지원으로서의 단백질과 지방(Proteins and Fats as Energy Sources)

1. a) 에너지원으로서 아미노산이 이용되는 경우 탈아미노 반응의 첫 단계는 __________ 이 제거되는 것이다.
   b) 나머지 탄소체인은 ____________로 들어갈 수 있는 분자로 전환된다.
   c) 이 경우 탄소분자는 2개의 탄소로 된 ____________이거나 3개의 탄소로 된 ____________이다.

2. a) 지방소화의 최종산물은 글리세롤과 지방산이다. 에너지생산에 이용되기 위해 3개의 탄소로 된 글리세롤은 ____________로 전환된 후 크렙스 회로로 들어간다.
   b) 지방산은 ________________ 과정에 의해 분해되어 2개의 탄소인 ____________________로 된 후 크렙스 회로로 들어간다.

3. a) 아미노산과 지방산은 간에 의해 에너지생산에 이용되기 위해 ____________라고 하는 2개 또는 4개의 탄소로 전환된다.
   b) 포도당으로 전환될 수 있는 유일한 비탄수화물 분자는 ____________이다.

4. 다음은 탄수화물, 단백질, 지방의 대사과정에 대한 그림이다.
   각 번호에 해당되는 명칭을 적어 넣으시오.
   1) ____
   2) ____
   3) ____
   4) ____
   5) ____
   6) ____
   7) ____
   8) ____
   9) ____
   10) ____
   11) ____
   12) ____
   13) ____
   14) ____
   15) ____
   16) ____

(계속)

(계속)

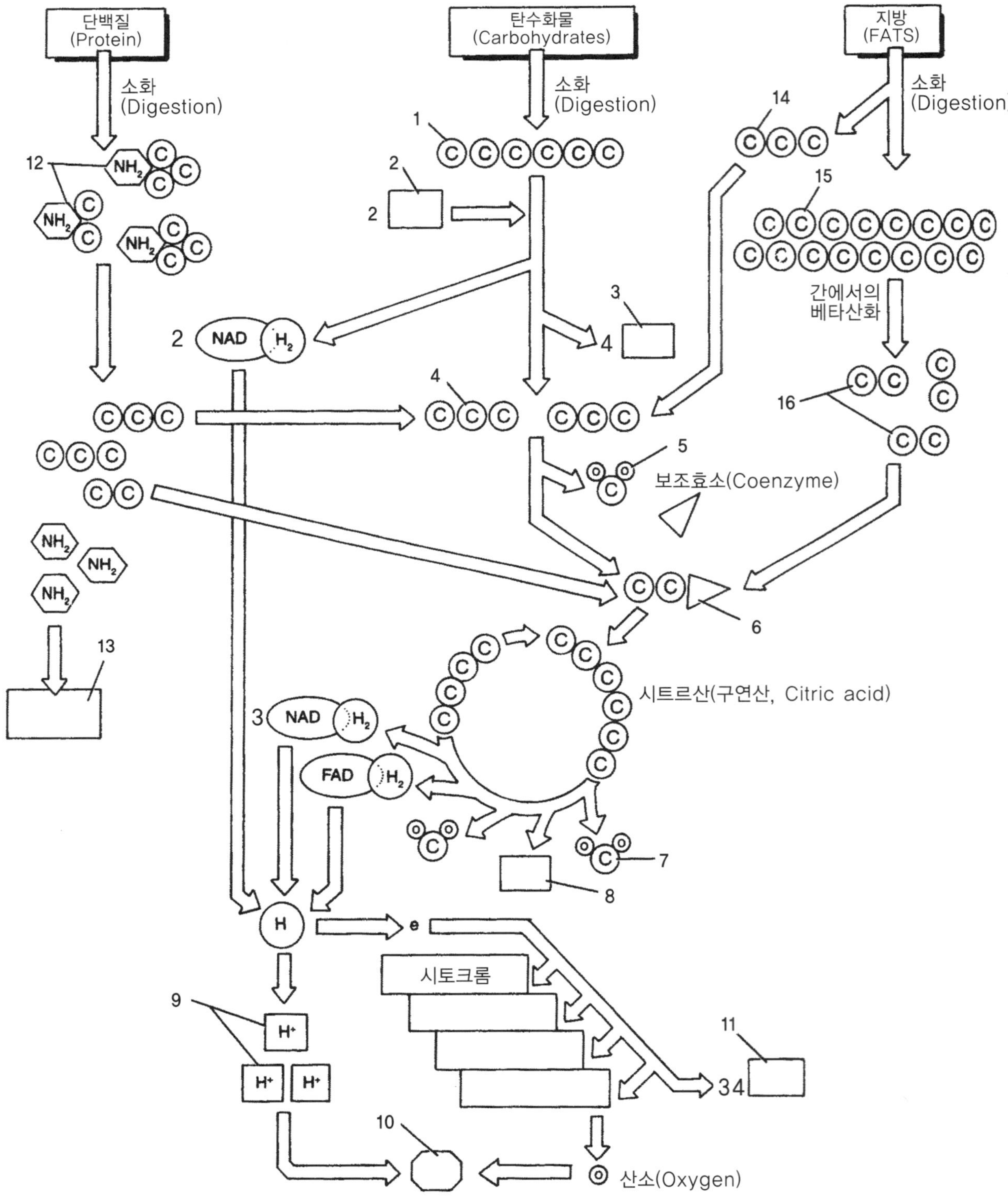

단백질 (Protein)
탄수화물 (Carbohydrates)
지방 (FATS)
소화 (Digestion)
간에서의 베타산화
NAD H2
FAD H2
보조효소(Coenzyme)
시트르산(구연산, Citric acid)
시토크롬
산소(Oxygen)
34

음식물로부터 얻는 에너지(Energy Available from Food)

1. 음식물로부터 얻는 가용에너지는 ____________이나 ____________ 의 단위로 측정된다.

2. 1gm의 영양소가 산화될 때 내는 킬로 칼로리를 적으시오.
   탄수화물 ____________ kcal,
   지방 ____________ kcal,
   단백질 ____________ kcal

영양소의 합성(Synthesis Uses of Foods)

1. a) 과량의 포도당은 간과 ____________에 ____________으로서 저장된다.
   b) 포도당은 ____________으로 전환되어 핵산인 ____________와 ____________의 성분이 된다.

2. 아미노산은 __________ 아미노산과 __________ 의 합성원료이다.

3. 신체내 단백질 3개를 예를 들고, 그 단백질의 합성장소를 쓰시오.
   1) ____________________ , ____________________
   2) ____________________ , ____________________
   3) ____________________ , ____________________

4. a) 지방산과 글리세롤은 지방조직에 축적되는 ____________을 합성하는 데 이용된다.
   b) 지방산과 글리세롤은 세포막의 일부가 되는 ____________을 합성하는 데 이용된다.
   c) 간은 지방산에서 추출한 Acetyl그룹을 이용하여 스테로이드인 ____________을 합성한다.

5. 콜레스테롤부터 합성되어지는 스테로이드의 2가지 예를 들고, 그 스테로이드를 생산하는 장기를 쓰시오.
   1) ____
   2) ____

대사율(Metabolic Rate)

1. a) 에너지 생산을 의미하는 대사율은 일반적으로 어떤 형태의 에너지를 말하는가? ____________
   b) 열생산을 측정하는 단위는 무엇인가? ____________

2. 생명현상을 영위하기 위해 요구되는 에너지 요구량을 ____________이라 한다.

3. 연령의 관점에서 대사율이 가장 높은 시기는 _________이고, 대사율이 가장 낮은 시기는 _________ 이다.

4. 남성이 여성보다 대사율이 높은 이유는 ____________ 호르몬이 ____________호르몬보다 대사율을 더 많이 증가시키기 때문이다.

5. 스트레스 상황에서는 ____________신경계와 ____________, ____________ 호르몬의 작용이 커지기 때문에 대사율이 증가한다.

6. 운동 시에는 ____________ 활동이 높아지므로 대사율이 증가된다.

퍼즐문제(Crossword Puzzle)

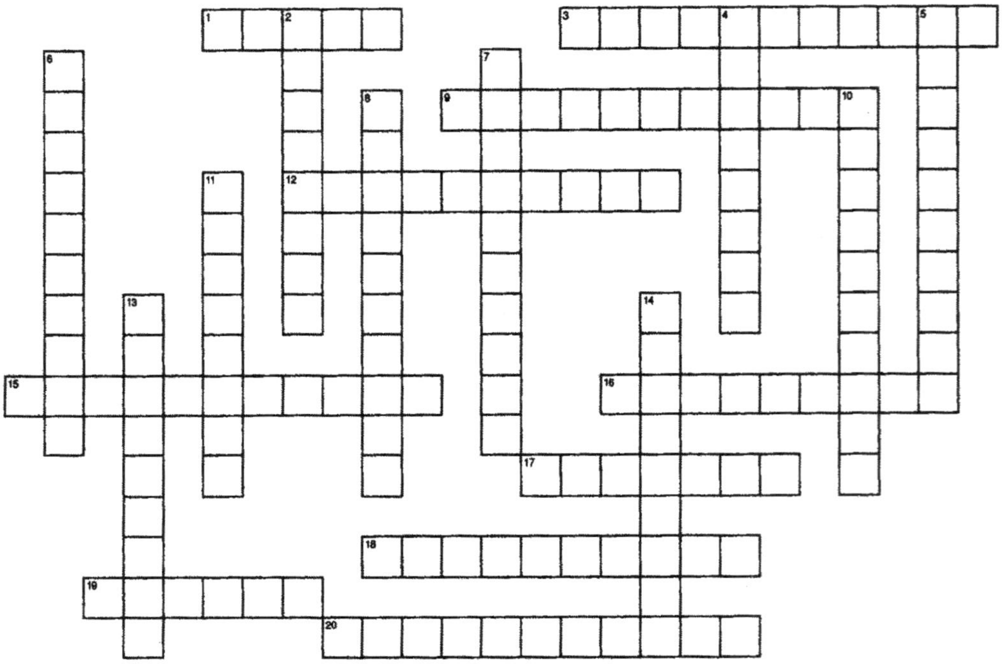

가로

1. 비정상적인 고체온
3. 이온이나 구리를 포함하는 미토콘드리아에 있는 단백질
9. 열을 내리는 것으로 아스피린이 있다.
12. 신체에서 일어나는 모든 반응
15. 탄수화물 1그램의 열량은 4 ______이다.
16. 신체의 열이 차가운 공기로 소멸되어 방출하는 현상
17. 열의 원인이 되는 물질
18. 공기의 흐름이 피부로부터 따뜻한 공기쪽으로 움직이는 현상
19. 극도의 수분손실로 인해 발한이 중단되어 생기는 열병
20. 비정상적인 저체온

세로

2. 정상적인 신체기능을 위해 소장에서 필요로 하는 필수 영양소
4. 효소의 기능에 필수적인 것
5. 과도한 발한으로 물과 소금이 손실되어 발생되는 상태
6. 글루코스의 분해 단계
7. ________ 발열물질은 염증이 있을 때 방출되는 화학물질이다
8. 분해 반응
10. 고온부에서 저온부로 열이 전달되는 현상
11. 용액-전해질 균형에 필요한 무기물질
13. 한랭이 작용한 신체의 국소조직
14. 합성 반응

임상적용(Clinical Applications)

1. a) 8세된 철수는 아침에 밖에서 3시간 동안 눈사람을 만들고 집에 돌아온 후 손끝이 파랗게 되었다. 이것은 __________ 이다.
   b) 이 때 철수에게 나타난 현상은 손가락 모세혈관과 혈관들의 __________ 으로 __________ 가 결핍된다.

2. a) 김씨는 무더운 여름 한 낮에 계속 3시간 동안 밭갈이를 하다가 쓰러졌다. 이때 피부는 건조했다. 어떤 상태인가? __________
   b) 이 상황에서 혈액의 __________를 감소시키기 위해 발한은 없지만, 열소실 기전인 발한이 없기 때문에 체온이 ____________한다.

3. 이씨는 의사로부터 10파운드의 체중감소를 권유받았다. 따라서 이씨는 매일 3,000cal섭취하던 것을 2,000cal로 줄이기로 했다. 10파운드의 체중 감소에 얼마나 오래 걸리겠는가? (1파운드=3,500cal)
   a) 10파운드내 칼로리 : 10×3,500 = ____________ 칼로리
   b) 이씨의 식이 : ____________ 칼로리의 감소/일
   c) 요구되는 시간 : $\dfrac{\text{10파운드내 칼로리}}{\text{칼로리의 감소/일}}$ = ________ = ________ 일
   d) 체중감소를 위해 이씨가 할 수 있는 다른 일은?
   ____

사지선다형 문제 1(Multiple Choice Test 1)

※ 다음 문제를 읽고 옳은 답을 적어 넣으시오.

1. 매일의 체열생산에 가장 중요한 호르몬은? _____
   a) 인슐린　　b) 갑상선 호르몬
   c) 에피네프린　　d) 성장 호르몬

2. 인체 내에서 생산된 열을 이동시키는 것은? _____
   a) 간　　b) 혈액
   c) 림프　　d) 신장

3. 체온의 정상범주는? _____
   a) 98.6°F/37°C
   b) 97.6°F/35°C
   c) 99.6°F/39°C
   d) 97°F/36.6°C

4. 추운 환경에 노출된 경우 진피내 세동맥은? ______
   a) 열을 보존하기 위해 확장한다.
   b) 열을 보존하기 위해 수축한다.
   c) 열을 소실하기 위해 확장한다.
   d) 열을 소실하기 위해 수축한다.

5. 땀이 날 때 체열이 소실되는 이유는? ______
   a) 땀의 삼투
   b) 땀의 분비
   c) 땀의 증발
   d) 땀의 여과

6. 인체가 쉬고 있을 때에도 골격근에서 상당한 양의 열을 생성하는 이유는?____
   a) 산소부재
   b) 강력한 수축
   c) 젖산생산
   d) 근 긴장도

7. 호흡기로부터 소량의 열이 소실되는 기전은? ______
   a) 호기 시 수분의 기화
   b) 흡기 시 수분의 기화
   c) 흡기된 산소
   d) 호기된 탄산가스

8. 피부에서 공기의 이동에 의한 열소실은? ______
   a) 전도
   b) 대류
   c) 복사
   d) 증발

9. 체온조절 중추의 위치는? ______
   a) 대뇌
   b) 시상
   c) 시상하부
   d) 숨뇌(연수)

10. 더운 환경에 노출되었을 때 나타나는 반응이 아닌 것은? ______
   a) 발한 증가
   b) 근 긴장도 감소
   c) 진피의 혈관확장
   d) 근 긴장도 증가

11. 염증반응동안 생산되며 발열의 원인이 되는 물질은? ______
   a) 내인성 발열물질
   b) 항세균성 발열물질
   c) 외인성 발열물질
   d) 화농성 발열물질

12. 발열이 인체에 도움이 되는 이유는? _____
    a) 백혈구가 억제되기 때문
    b) 일부 병원성 세균의 증식이 억제되기 때문
    c) 적혈구가 활성화되기 때문
    d) 적혈구가 억제되기 때문

13. 합성반응에 관련된 용어는? _____
    a) 대사작용
    b) 이화작용
    c) 동화작용
    d) 대사율

14. 크렙스 회로가 일어나는 세포내 부위는? _____
    a) 세포질
    b) 리보좀
    c) 핵
    d) 미토콘드리아

15. 포도당이 합성되어 나타나는 형태는? _____
    a) 5탄당과 글리코겐
    b) 글리코겐과 다당류
    c) 후록토즈와 5탄당
    d) 후록토즈와 글리코겐

16. 아미노산이 이용되어 합성하는 것은? _____
    a) 필수 아미노산, 효소
    b) 단백질, 비필수 아미노산
    c) 단백질, 필수 아미노산
    d) 효소, 인지질

17. ATP가 가장 많이 합성되는 단계는? _____
    a) 해당과정
    b) 크렙스 구연산회로
    c) 산화 인산화
    d) 탈아미노 반응

18. 이산화탄소는 세포내 대사과정의 어느 단계에서 생산되는가? _______
    a) 산화 인산화
    b) 탈아미노 반응
    c) 해당작용
    d) 크렙스 구연산회로

19. 세포내 대사과정에 관여하지 않는 것은? _____
    a) 나이아신
    b) 비타민 D
    c) 리보플라빈
    d) 티아민

20. 기초대사율은 신체가 어떤 상태일 때의 대사율인가? ______
a) 스트레스 상황
b) 안정 시
c) 운동 시
d) 가벼운 활동 시

21. 에너지 생산에 이용되기 위한 아미노산의 변형 물질이 아닌 것은? ______
a) 아세틸군
b) 포도당
c) 케톤
d) 지방산

22. 에너지 생산에 이용되기 위한 지방산과 글리세롤의 변형물질이 아닌 것은? ______
a) 케톤
b) 피루빅산
c) 아세틸군
d) 포도당

23. 시토크롬(cytochrome) 운반체계에서 산증은 예방하기 위해 무엇을 형성하는가? ______
a) 아세틸 CoA
b) CO_2
c) 산소
d) 물

24. 탄수화물 20g, 단백질 20g, 지방 10g으로 만들어진 식품의 열량은? ____
a) 220
b) 230
c) 240
d) 250

25. 비타민에 대해 가장 잘 설명하고 있는 것은? ______
a) 새로운 조직을 만든다.
b) 에너지원이다.
c) 저장된 에너지의 화학적 형태이다.
d) 효소의 기능을 위해 흔히 화학물질을 필요로 한다.

사지선다형 문제 2(Multiple Choice Test 2)

※ 다음 문제를 읽고 정답을 선택한 후 그 내용을 옳게 고쳐 쓰시오.

1. 열생산에 대한 설명 중 옳지 않은 것은?
a) 스트레스 시 에피네프린이 분비되어 열을 생산한다.
b) 음식을 먹으면 소화관의 활동으로 열이 생산된다.
c) 안정 시 열생산은 갑상샘 호르몬과 관계가 깊다.
d) 안정 시 열생산은 주로 간과 심장에 의한다.
선택한 답을 올바르게 고쳐 쓰시오.

____

2. 체열소실에 관한 설명 중 옳지 않은 것은?
   a) 주위온도가 체표면 온도보다 높은 경우 복사에 의해 인체는 열을 소실한다.
   b) 대부분의 열은 피부를 통해 소실된다.
   c) 과다한 발한은 탈수를 유발한다.
   d) 주위 습도가 높을 때 발한은 비효과적인 열소실기전이다.
   선택한 답을 올바르게 고쳐 쓰시오.

   ____

3. 더운 환경에 처했을 때 나타나는 반응에 대한 설명 중 옳지 않은 것은?
   a) 시상하부의 체열소실 중추에 의해 매개된다.
   b) 피부혈관 수축이 나타난다.
   c) 발한에 의해 수분이 증발되어 열을 소실한다.
   d) 근 긴장도가 감소된다.
   선택한 답을 올바르게 고쳐 쓰시오.

   ____

4. 추운 환경에 처했을 때 나타나는 반응에 대한 설명 중 옳지 않은 것은?
   a) 코트를 입는 것은 행동적 조절반응이다.
   b) 피부혈관이 수축해서 열을 보존한다.
   c) 발한은 열보존을 감소시킨다.
   d) 근 긴장도가 감소하면서 떨림이 나타난다.
   선택한 답을 올바르게 고쳐 쓰시오.

   ____

5. 발열에 대한 설명 중 옳지 않은 것은?
   a) 발열물질은 시상하부에서 열보존 반응을 유발시킨다.
   b) 고열은 뇌세포내 탄수화물을 변성시킨다.
   c) 세균, 바이러스, 염증 시 분비되는 화학물질은 발열물질이 될 수 있다.
   d) 미열은 백혈구의 기능을 강화하므로 인체에 유리하다.
   선택한 답을 올바르게 고쳐 쓰시오.

   ____

6. 대사율에 대한 설명 중 옳지 않은 것은?
   a) 안정상태에서 생산되는 열은 기초 대사율이다.
   b) 생산된 열은 킬로칼로리로 측정된다.
   c) 운동과 스트레스는 대사율을 증가시킨다.
   d) 소아와 남성은 노인과 여성에 비해 대사율이 낮다.
   선택한 답을 올바르게 고쳐 쓰시오.

   ____

7. 탄수화물 대사에 대한 설명 중 옳지 않은 것은?
   a) 포도당의 중요한 기능은 5탄당을 합성하는 것이다.
   b) 포도당의 완전분해 과정에서는 산소가 필요하지 않다.
   c) 포도당은 해당과정, 크렙스 회로, 산화 인산화의 단계를 밟는다.
   d) 1gm의 포도당은 4kcal를 낸다.
   선택한 답을 올바르게 고쳐 쓰시오.

   ____

8. 지방대사에 대한 설명 중 옳지 않은 것은?
   a) 1gm의 지방은 9kcal의 에너지를 낸다.
   b) 에너지를 유리하려면 지방산은 acetyl 그룹으로 전환되어야 한다.
   c) 지방산과 글리세롤은 지방이 되어 간에 저장된다.
   d) 지방산과 글리세롤은 세포막을 구성하는 인지질을 합성한다.
   선택한 답을 올바르게 고쳐 쓰시오.

   ____

9. 아미노산 대사에 대한 설명 중 옳지 않은 것은?
   a) 1gm의 단백질은 7kcal의 에너지를 낸다.
   b) 간에서 비필수아미노산이 합성된다.
   c) 아미노산은 체내 단백질을 합성하는 데 쓰인다.
   d) 과량의 아미노산은 피루브산이나 아세틸군으로 전환된다.
   선택한 답을 올바르게 고쳐 쓰시오.

   ____

10. 세포내 대사에 대한 설명 중 옳지 않은 것은?
   a) 해당과정은 세포질에서 일어나며 산소가 필요하지 않다.
   b) 크렙스 회로는 미토콘드리아에서 일어나며, 이산화탄소가 생산된다.
   c) 산화인산화는 미토콘드리아에서 일어나며, 대사수가 생산된다.
   d) ATP는 주로 크렙스 구연산회로에서 생산된다.
   선택한 답을 올바르게 고쳐 쓰시오.

   ____

사지선다형 문제 3(Multiple Choice Test 3)

※ 이번 장의 내용과 관련된 문제입니다. 주의 깊게 읽고 옳은 답을 모두 고르시오.

1. 체온과 체온조절에 대한 설명으로 옳은 것은?
   a) 골격근은 휴식 시 총체열의 거의 25%를 생산한다.
   b) 발열원은 시상하부의 온도조절장치를 위쪽으로 다시 맞추는 물질이다.
   c) 총체열의 대략 20%를 생산하는 기관은 피부이다.
   d) 진피에서 혈관수축은 피부에서 따듯한 혈액을 유지함으로써 열을 보존할 것이다.
   e) 습도가 올라갈수록 열을 잃기 위해서 더욱 효과적으로 발한이 발생한다.
   f) 추운 환경에서 근긴장은 열을 보존하기 위해서 감소한다.
   g) 대류의 과정에서 공기는 따뜻한 피부 표면 위를 지나가면서 시원해진다.
   h) 개인의 체온은 24시간 내에 1~2°F 달라질 수 있다.
   i) 티록신은 열 생산을 조절하는 데 가장 큰 책임이 있는 호르몬이다.
   j) 따뜻한 강아지나 고양이를 안고 있는 것은 열전도 과정에 의해 당신을 따뜻하게 할 것이다.

2. 신진대사, 에너지 생산, 합성에 대한 설명으로 옳은 것은?
   a) 세포호흡에서 대부분의 ATP는 시토크롬전달계에서 생산된다.
   b) 여성은 남성보다 대사율이 더 높은 경향을 보인다.
   c) 이화작용은 세포호흡의 단계를 포함한다.
   d) 지방 1g은 단백질 1g의 절반만큼의 많은 에너지를 낸다.
   e) 크렙주기로 들어가는 피부르산은 포도당, 글리세롤, 또는 특정 아미노산으로부터 형성될 수 있다.
   f) 세포호흡의 해당과정에서 이산화탄소는 생산된다.
   g) 세포호흡에서 대사수는 크렙스-시트르산 주기에서 생산된다.
   h) 기초대사율은 단순히 살아 있는 상태를 유지하기 위해 요구되는 에너지이다; 다시 말해 휴식 시 신체에 필요한 에너지이다.
   i) 과도한 지방산은 아미노산과 케톤을 합성하기 위해서 사용될 수 있다.
   j) 과도한 포도당은 글리코겐이나 지방으로 전환되고, 둘 다 간에 저장된다.
   k) 요소는 에너지 생산을 위해 지방산을 이용하고 남은 노폐물이다.
   l) 간은 비필수 아미노산을 합성한다.

제 18 장

비뇨기
(The Urinary System)

제18장은 신장의 요형성 기능과 다른 기관에서의 요제거에 대하여 서술하였다.
요형성은 체액의 항상성과 연결하여 매우 중요하다. 비뇨기계는 신장, 요관, 방광, 요도로 구성된다.

신장의 기능(Functions of Kidneys)

1. 신장은 혈장에서 요를 형성하고 요소와 같은 ____________을 배설한다.

2. 신장은 ____________을 저장하거나 배출함으로써 혈액의 전해질의 농도를 조절한다.

3. 신장은 ____________ 이온과 ____________이온을 저장하거나 배출함으로써 혈액의 pH를 조절한다.

4. 신장은 ____________을 저장하거나 배출함으로써 혈액의 양을 조절한다.

5. 신장은 혈액에서 위와 같이 기능하는 것과 같이 ____________ 액에서도 위와 같은 조절을 한다.

신장-위치와 외부 구조(Kidneys-Location and External Anatomy)

1. 신장은 복막 ____________ 상복부강의 ____________ 뼈 양쪽에 위치한다.

2. 신장의 윗부분은 어느 뼈에 의해서 보호되는가? ________________

3. a) 신장의 둘레는 쿠션으로서 작용하는 ____________ 조직이 있다.

b) ____________은 지방조직을 덮는 섬유성 결합조직막으로, 신장을 제 위치에 고정시킨다.

4. a) 각 신장의 내측은 ____________이라고 부르는 홈이 파진 곳이 있다.
   b) 이 부위에서 ____________ 혈관은 혈액을 복대동맥에서 신장으로 받으며, ____________ 혈관은 혈액을 신장에서 아래동맥(하대동맥)으로 되돌린다.

5. 다음은 비뇨기의 그림이다.
   각 번호에 해당되는 명칭을 한글과 영어로 쓰시오.

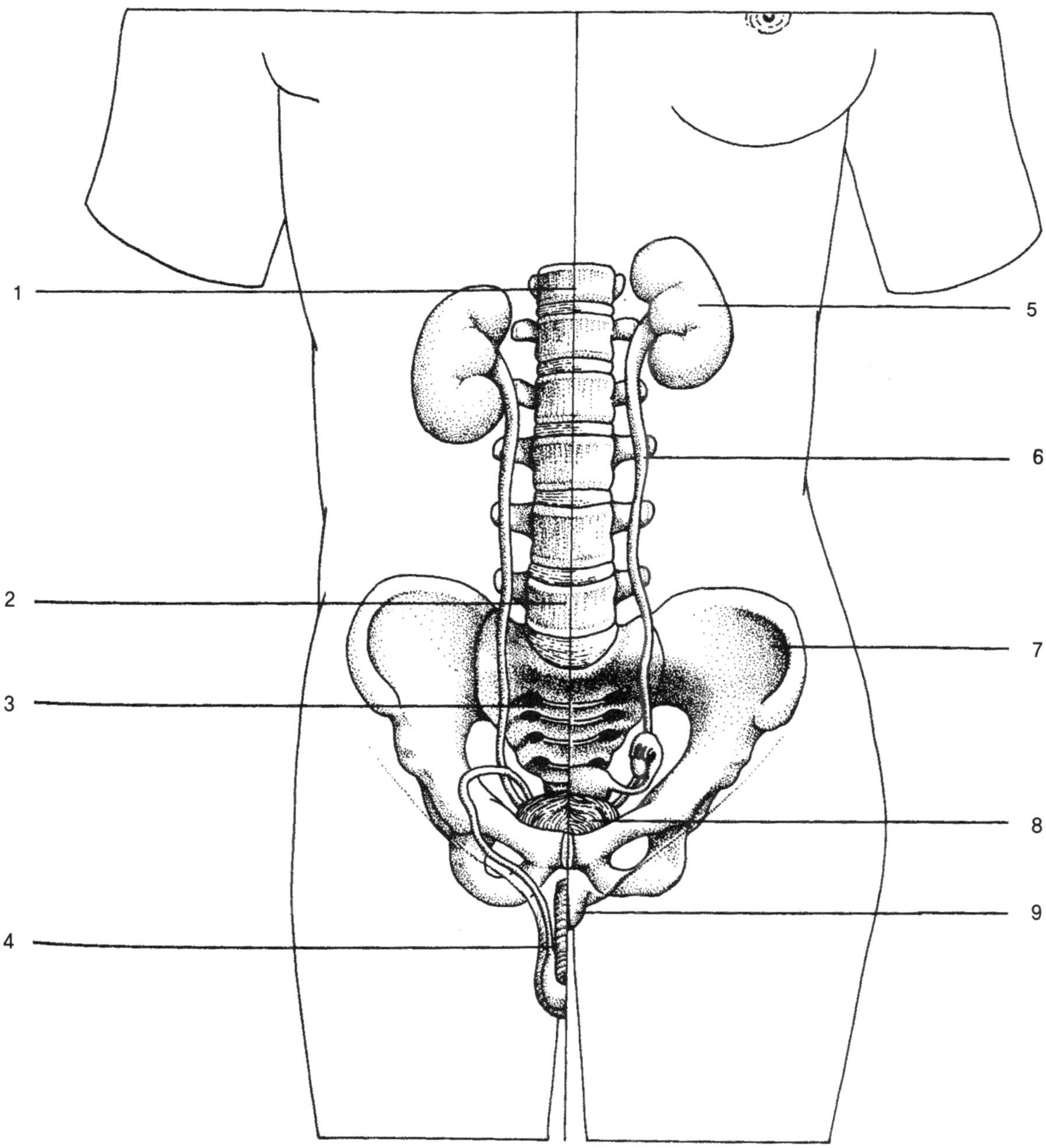

(계속)

(계속)

1) ____________________ 2) ____________________

3) ____________________ 4) ____________________

5) ____________________ 6) ____________________

7) ____________________ 8) ____________________

9) ____________________

신장 내부 구조(Kidneys–Internal Structure)

1. 신장의 각 부분과 설명을 연결하여 ***알파벳으로 적어 넣으시오.***
해답은 2개 또는 그 이상일 수 있습니다.

1) 신피질 ____________________
2) 신수질 ____________________
3) 신 우 ____________________

A. 신문에서 신장내에 요관의 확대에 의해 형성된 강이다.
B. 신조직의 바깥층이다.
C. 신조직의 내부층이다.
D. 신배가 깔때기 모양으로 뻗어 있다.
E. 소변이 피라미드 유두로부터 들어간다.
F. 신피라미드라 불리는 쐐기모양을 구성한다.
G. 네프론의 헨레고리와 집합관을 포함한다.
H. 네프론의 신소체와 세뇨관을 포함한다.

2. 다음은 신장의 앞부분을 절단한 그림이다.
각 번호에 해당되는 명칭을 한글과 영어로 쓰시오.

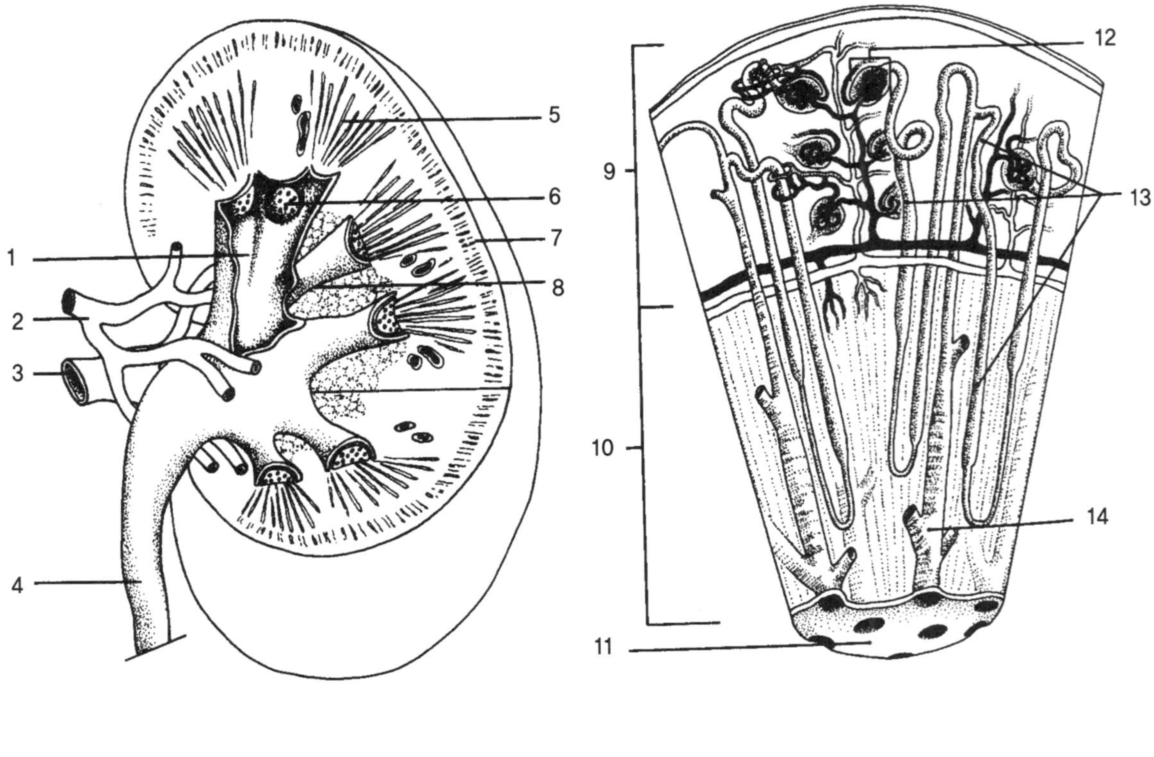

(계속)

(계속)

1) ______________ 2) ______________
3) ______________ 4) ______________
5) ______________ 6) ______________
7) ______________ 8) ______________
9) ______________ 10) ______________
11) ______________ 12) ______________
13) ______________ 14) ______________

네프론(The Nephron)

1. a) 네프론은 신장의 구조적이고 ______________인 단위이다.
   b) 각 네프론은 ______________와 ______________이라고 불리는 2가지 부분으로 구성된다.

2. 각 소체는 ______________ 라고 불리는 모세혈관망으로 구성되며, ______________ 라고 불리는 것에 의해 둘러싸이며 세뇨관으로 연결된다.

3. a) 혈액은 ______________ 세동맥으로부터 사구체로 들어가며 ______________ 세동맥을 통해 사구체를 떠난다.
   b) 이 동맥 중에서 어느 동맥의 직경이 더 작은가?
   ____

4. a) 보우만주머니의 내층은 ______________ 때문에 투과력이 높다.
   b) 보우만주머니의 외층은 구멍이 없으며 ______________가 없다.
   c) 사구체로부터 보우만주머니로 들어가는 액체를 ______________ 액이라고 부른다.

5. 신장여과의 순서대로 번호를 쓰시오.
   ______________ 원위 세뇨관
   ______________ 헨레씨 고리
   ______________ 집합관
   ______________ 근위 세뇨관

6. 집합관은 요를 ______________의 신배로 보내는 유두관을 형성하기 위해 합쳐진다.

7. 신세뇨관의 모든 부분을 둘러싸는 혈관을 ______________ 혈관이라고 하며, ______________ 세동맥으로부터 오는 혈액을 운반한다.

8. 다음은 네프론의 그림이다.
각 번호에 해당되는 명칭을 한글과 영어로 쓰시오.

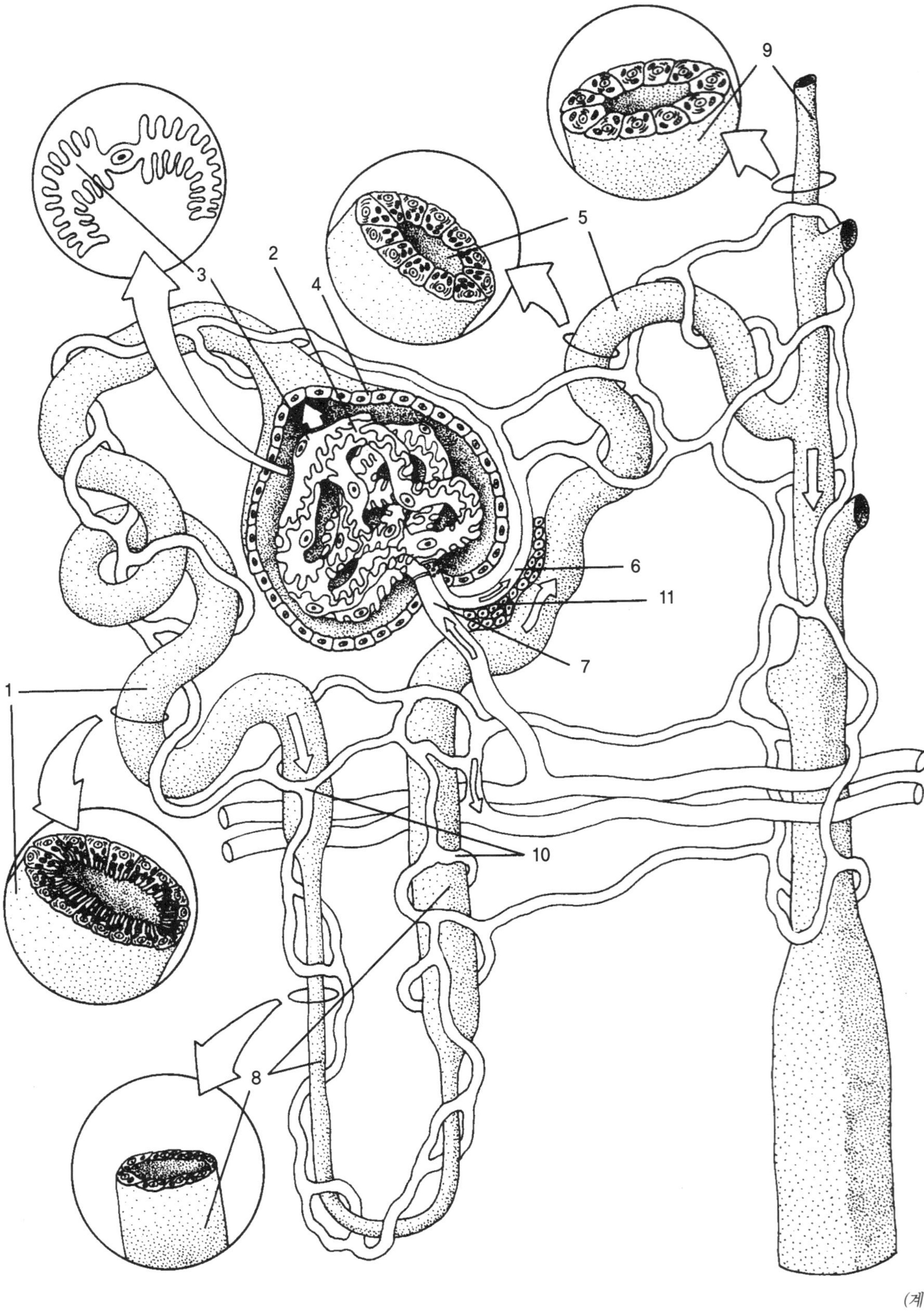

(계속)

(계속)

1) ____________________ 2) ____________________
3) ____________________ 4) ____________________
5) ____________________ 6) ____________________
7) ____________________ 8) ____________________
9) ____________________ 10) ____________________
11) ____________________

신장의 혈관(Blood Vessels of Kidney)

1. a) 신동맥은 ____________ 동맥의 가지이다.
   b) 신정맥은 ____________ 정맥으로 혈액을 보낸다.

2. a) 신장에서 혈액이 흐르는 순서대로 혈관의 번호를 쓰시오.
   ____1____ 신동맥 ____________ 신장의 작은 동맥
   ____________ 신장의 작은 정맥 ____________ 사구체
   ____________ 구심성 동맥 ____________ 관주위 모세혈관
   ____________ 원심성 동맥 ____8____ 신정맥
   b) 이러한 혈액의 흐름에서 혈액과 주위조직 사이에 교환이 일어나는 2쌍의 ____________ 혈관이 있다.

소변의 형성－사구체 여과(Formation of Urine－Glomerular Filtration)

1. 사구체 여과는 신장의 어느 부분에서 일어나는가?
   ____

2. a) 사구체 여과에서 혈압은 혈장, 용해된 물질, 작은 단백질을 ____________에서 ______________로 밀어낸다.
   b) 보우만주머니의 액체는 ____________ 액이라고 부른다.
   c) 혈액에 남아 있는 성분은 ____________ 과 ____________이며, 이들은 크기가 너무 ____________ 때문에 사구체를 통과할 수 없다.

3. a) 영양물과 광물질과 같이 유용한 물질이 신여과액에 존재하는가?
   ____
   b) 노폐물이 신여과액에 존재하는가? ____________________
   c) 그러므로 사구체 여과는 무엇에 따라 선택적인가를 답하시오. ____________
   1) 유용성-노폐물만이 여과로 들어간다.
   2) 크기-혈장에 용해되거나 작은 것만이 여과액으로 들어간다.
   3) 둘 다이다.

d) 그러므로 사구체 여과액은 ____________ 세포가 없고 단백질이 없는 것만을 제외하고는 __________ 과 비슷하다.

4. a) 사구체 여과율은 ____________ 분당 신장에 의해서 형성된 신여과액의 양이며 약 100~125mL이다.
   b) 만일 신장을 흐르는 혈액의 양이 감소하면 사구체 여과율은 ____________된다.
   c) 만일 신장을 흐르는 혈액의 양이 증가하면 사구체 여과율은 ____________된다.

소변의 형성-세뇨관 재흡수와 재분비(Formation of Urine-Tubular Reabsorption and Tubular Secretion)

1. 세뇨관 재흡수 과정에서 유용한 물질은 ____________ 내의 여과액으로부터 ____________________ 의 혈액으로 이동된다.

2. a) 신여과액의 얼마만큼이 혈액으로 재흡수되는가? ____________ %
   b) 재흡수되지 않은 여과액은 신우로 들어가며 이것을 ____________이라고 한다.

3. 다음 물질들이 신여과액에서 혈액으로 재흡수되는 기전을 각각 쓰시오.
   1) 물 __________________ 2) 포도당 ____________________
   3) 아미노산 ____________ 4) 음이온 ____________________
   5) 작은 단백질 ___________ 6) 양이온 ____________________

4. a) 포도당, 아미노산, 비타민의 재흡수를 위한 역치수준이 있다. 이것은 각 물질이 어느 정도 재흡수될 수 있는 양에 ____________ 이 있다는 것을 의미한다.
   b) 예로서, 혈당이 너무 ____________(높, 낮)를 때에는 포도당의 재흡수를 위한 역치수준을 초과하게 되어 포도당의 여과량이 ____________(높, 낮)아지는 결과를 초래한다.
   c) 만약 혈당수치가 정상이라면, 여과액에 있는 포도당의 (일부, 대부분, 전부)는 재흡수될 것이다.

5. a) 나트륨이온의 재흡수와 칼륨이온의 분비를 증가시키는 것은 ____________ 호르몬이다.
   b) 칼슘이온의 재흡수를 증가시키는 것은 ____________ 호르몬이다.

6. a) 세뇨관 분비과정에서 물질은 혈액에서 세뇨관의 ____________ 액으로 이동된다.
   b) 여과액으로 분비되어질 노폐물은 ____________ , ____________ , ____________의 대사산물이다.
   c) 혈액의 정상 pH를 유지하기 위하여 ____________ 이온이 여과액으로 분비되어야 한다.

7. a) 알도스테론 호르몬은 ____________ 이온의 재흡수를 증가시키며 또한 삼투에 의해 ____________의 재흡수를 증가시킨다.
   b) 이것은 혈액의 ____________와 혈액의 ____________을 유지하는 데 매우 중요하다.

8. a) 항이뇨 호르몬은 원위세뇨관과 집합관에서 ____________의 재흡수를 증가시킨다.
   b) 이것의 재흡수는 소변을 체액보다 더 ____________(희석, 진하게) 한다.
   c) 항이뇨 호르몬의 분비가 감소되면 좀 더 ____________(적은, 많은) 수분이 재흡수되며, 소변은 좀 더 ____________(희석, 진하게)된다.

9. a) ANP 호르몬은 ____________ 이온과 __________ 의 배출을 증가시킨다.
   b) 이것은 혈액의 양에 어떤 영향을 미치는가?

   ____

10. 여과/소변배설 순서대로 번호를 적어 넣으시오.

1	사구체	________	원위세뇨관
________	헨레고리	________	보우만주머니
________	요관	________	방광
________	신배	________	집합관
________	신우	11	요도
________	근위세뇨관		

11. 다음은 네프론의 그림이다. 물질이동의 기전이 ***표시된 곳에서 재흡수와 재분비되는 물질의 이름을 쓰시오.***

능동적 이동 1) ______________ 2) ______________
3) ______________
삼 투 1) ______________
세포흡수작용(pinocytosis) 1) ______________
수동적 이동 1) ______________
분 비 1) ______________ 2) ______________
3) ______________ 4) ______________

(계속)

(계속)

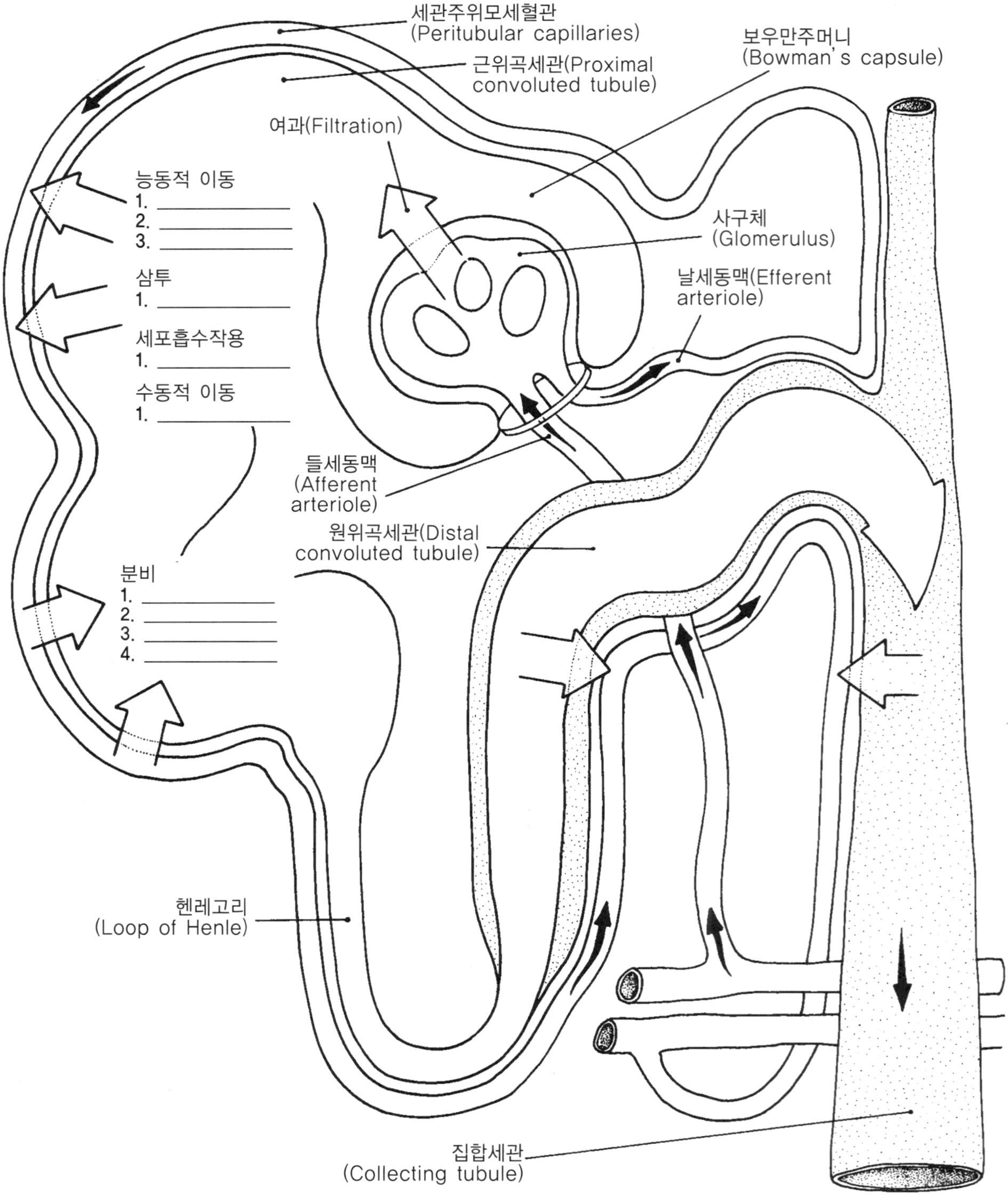

세관주위모세혈관
(Peritubular capillaries)
근위곡세관(Proximal
convoluted tubule)
보우만주머니
(Bowman's capsule)
여과(Filtration)
능동적 이동
1.
2.
3.
삼투
1.
세포흡수작용
1.
수동적 이동
1.
사구체
(Glomerulus)
날세동맥(Efferent
arteriole)
들세동맥
(Afferent
arteriole)
원위곡세관(Distal
convoluted tubule)
분비
1.
2.
3.
4.
헨레고리
(Loop of Henle)
집합세관
(Collecting tubule)

12. 다음은 신장에 대한 호르몬의 영향에 관한 그림이다.
각 번호에 해당되는 내용을 쓰시오.

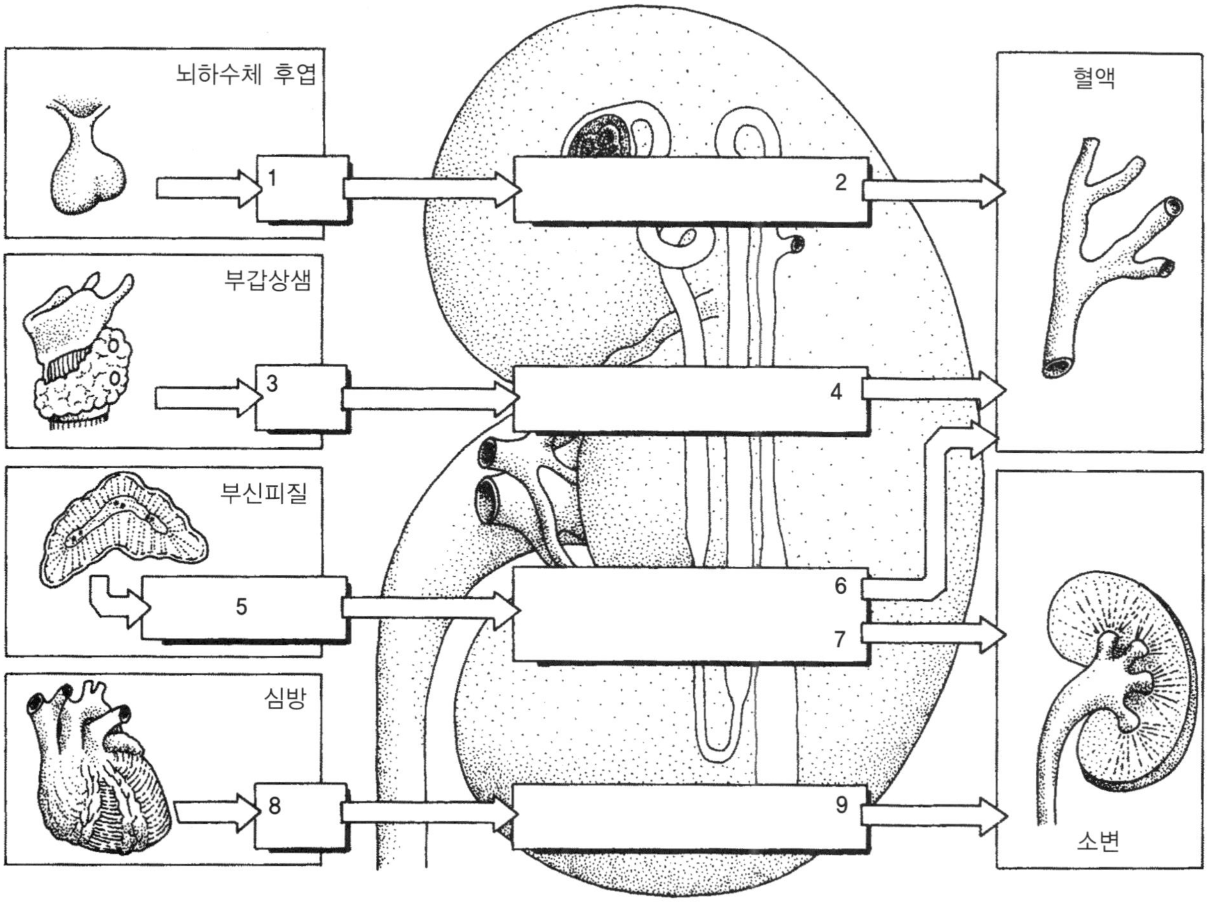

신장과 산-염기 균형(Kidneys and Acid-Base Balance)

1. a) 만일 체액이 너무 산성이 되면 신장은 ______________ 이온을 여과액으로 더 많이 분비하고 ____________ 이온을 혈액으로 더 많이 보낸다.
   b) 이것은 혈액의 pH를 __________________(낮추어, 높여) 정상으로 되돌린다.

2. a) 만일 체액이 알칼리로 되면 신장은 여과액으로 ____________ 이온을 좀 더 분비하고, 혈액으로 __________ 이온을 좀 더 보낸다.
   b) 이것은 혈액을 정상으로 돌리기 위하여 pH를 ____________(낮출 것이다, 높일 것이다).

신장의 다른 기능(Other Functions of the Kidneys)

1. a) 신장은 혈압이 ______________ 할 때 레닌효소를 분비한다.
   b) 레닌을 분비하는 세포는 ______________________ 세포이며, 이것은 ____________ 세동맥의 벽에 위치한다.
   c) 레닌은 ________________ 형성을 초래하는 레닌-안지오텐신 기전을 작동한다.
   d) 안지오텐신 II의 2가지 기능을 쓰시오.
   ____,
   ____
   e) 이 2가지 기능은 혈압을 ______________________________ 한다.

2. a) 신장은 신체가 ____________ 상태인 저산소증이 나타날 때 ____________ 호르몬을 분비한다.
   b) 이 호르몬은 혈액 내에 산소운반 능력을 증가시키기 위하여 ____________를 자극하여 ___________의 생성을 증가시킨다.

3. 신장은 비활동성 비타민 ____________를 활동성 형태로 바꾼다. 이것은 소장에서 ____________ 과 ____________의 흡수를 증가시킨다.

소변의 제거(Elimination of Urine)

1. a) 2개의 요관이 후복강의 복막의 ____________에 위치한다.
   b) 각 요관은 신장의 ____________에서 양쪽 ____________의 ____________으로 연결되어 있다.
   c) 요관의 연동운동은 요를 방광으로 보낸다. 연동운동을 담당하는 요관벽 조직의 이름을 쓰시오.
   ____

2. a) 방광은 ____________ 뒤에 위치한다.
   b) 남자에서 방광은 ____________선 위에 있다.
   c) 여자에서 방광은 ____________ 의 아래에 있다.

3. 방광의 기능은 요를 축적하기 위한 ____________이며, 요를 제거하기 위하여 ________________한다.

4. a) 방광이 비었을 때, 점막은 ____________라고 하는 주름을 만든다.
   b) 방광의 상피는 ____________상피이다.
   c) 이 둘은 방광의 벽이 찢어지지 않고 방광을 ____________시킨다.
   d) 주름(추벽, rugae)이 없는 방광저부의 삼각지대를 ____________라고 한다.
   e) 이 영역의 범위는 2개의 ____________과 ____________의 개구부에 의해서 형성된다.

5. a) 방광벽의 민무늬근(평활근)은 ____________ 라고 부른다.
   b) 요도 개구부 주위에 배뇨근은 ____________(수의적, 불수의적)인 ____________ 조임근을 형성한다.

6. 다음은 방광 그림이다.
각 번호에 해당되는 명칭을 한글과 영어로 쓰시오.

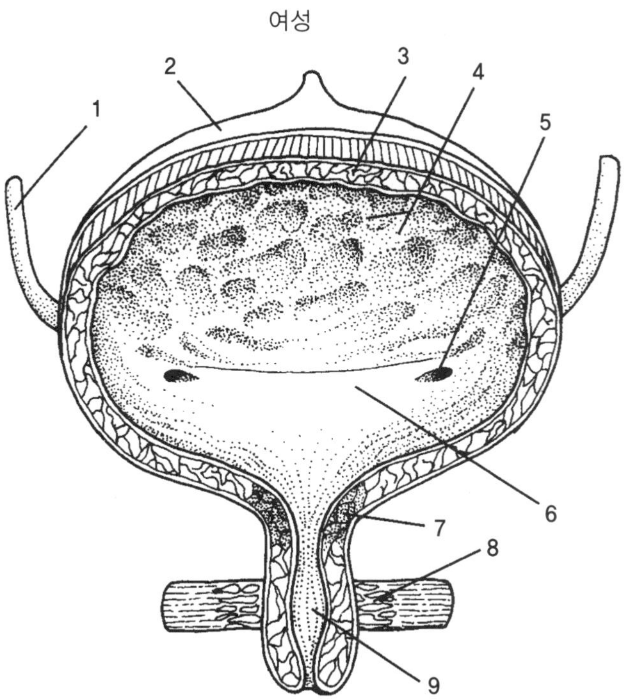

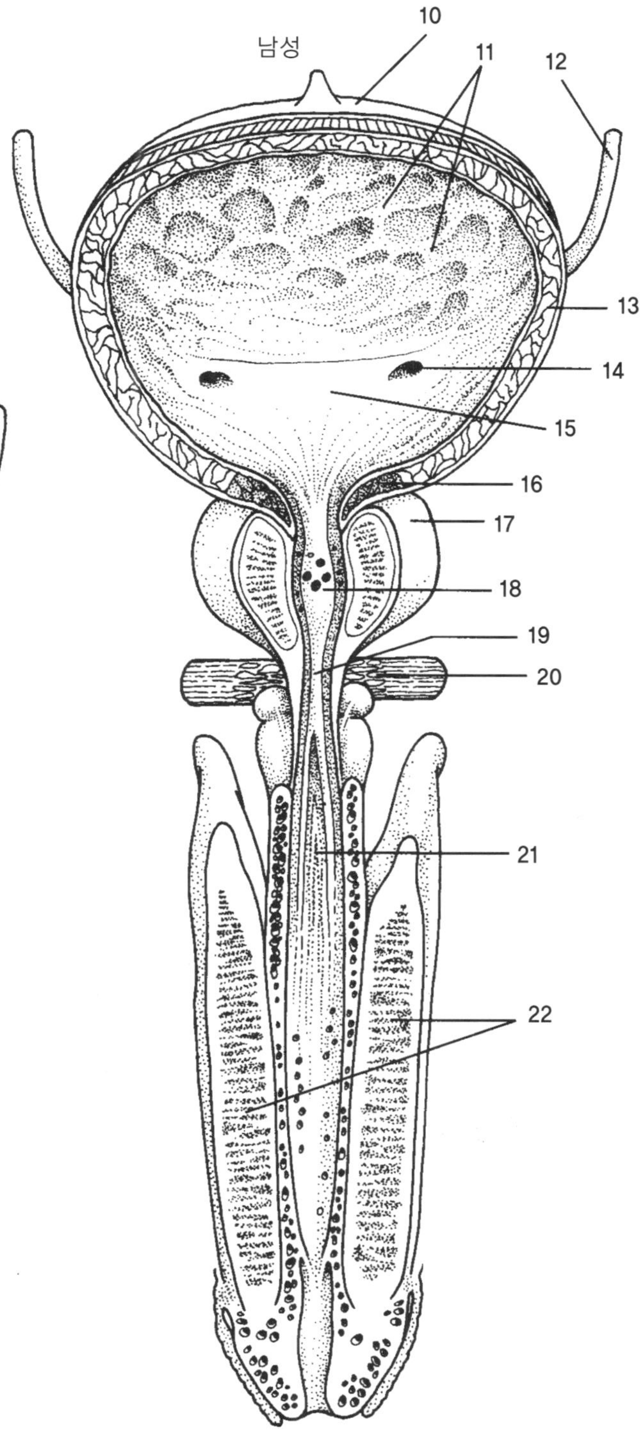

(계속)

(계속)

1) ______________ 2) ______________
3) ______________ 4) ______________
5) ______________ 6) ______________
7) ______________ 8) ______________
9) ______________ 10) ______________
11) ______________ 12) ______________
13) ______________ 14) ______________
15) ______________ 16) ______________
17) ______________ 18) ______________
19) ______________ 20) ______________
21) ______________ 22) ______________

7. a) 요도는 요를 ____________에서 ____________로 운반한다.
   b) 여자에서 요도는 질의 ____________ 쪽까지이다.
   c) 남자에서 요도는 ___________선을 거쳐 ___________까지 있으며 요와 ____________을 운반한다.
   d) 요도의 벽안에 ____________(수의적, 불수의적)인 ____________조임근(괄약근)이 있다.

8. a) 요의 반사는 또 다른 용어로 ____________반사라고 한다.
   b) 중추신경계의 어느 부분이 이 반사에 관여하는가? ____________

9. a) 소변반사가 일어나는 순서대로 번호를 쓰시오.
   ____1____ 소변의 축적에 의해서 배뇨근이 확장된다.
   ________ 배뇨근이 수축하고 내요도 조임근이 이완한다.
   ________ 부교감신경을 따라서 운동신경이 배뇨근으로 온다.
   ________ 감각신경 자극이 천수로 들어간다.
   ________ 배뇨근의 확장 수용기가 충격을 만든다.
   ____6____ 방광이 비워진다.

   b) 배뇨는 ____________________ 의 수의적 수축으로 억제된다.

소변의 특징(Characteristics of Urine)

1. a) 24시간 정상소변 배출량은 ____________ 리터이다.
   b) 소변배출량을 감소시키는 1가지 요인을 서술하시오.

   ____

   c) 소변배출량을 증가시키는 1가지 요인을 서술하시오.

   ____

2. a) 소변의 노란색깔은 ____________ 혹은 ____________ 라고도 표현한다.
   b) 소변은 보통 보기에 ____________(맑다, 탁하다).

3. a) 요비중의 정상범위는 ____________________에서 ____________이다.
   b) 정상 비중은 요에 있는 ____________________ 의 양으로 측정하며, 신장의 ____________ 능력의 지표이다.
   c) 1.023의 비중을 가진 요는 1.015의 비중을 가진 요보다 ___________(농축되었다. 희석되었다.).
   d) 요를 더욱 농축시키는 한 가지 요인을 쓰시오.

   ____

4. 소변의 평균 pH는 ____________이며, 정상 범위는 ____________이다.

5. 소변은 95%가 ____________이며, 이것은 질소 노폐물과 지나친 광물질의 ____________가 된다.

6. 질소 노폐물의 근원에 대한 설명으로 옳은 답을 골라 ***알파벳으로 적어 넣으시오.***

   1) 크레아티닌 ____________________
   2) 요산 ____________________
   3) 요소 ____________________

   A. 에너지 형성을 위해 사용된 과량의 아미노산의 탈아민화로부터
   B. 근육 에너지원으로서 크레아틴 인산(creatine phosphate)의 사용으로부터
   C. 핵산의 혼합물로부터

7. 만일 혈중 질소 노폐물의 수준이 정상보다 높다면 신장은 어떤 상태인가? ____________
   a) 적절하게 기능하고 있다.
   b) 적절하게 기능하고 있지 않다.
   c) 과다하게 기능하고 있다.

요의 비정상 물질(Abnormal Constituents of Urine)

1. 요의 비정상 물질이 생기는 적절한 이유를 골라 알파벳으로 적어 넣으시오.

   1) 단백질 ____________________
   2) 혈액 ____________________
   3) 포도당 ____________________
   4) 케톤 ____________________
   5) 박테리아 ____________________

   A. 요관의 감염
   B. 에너지를 위해 지방과 단백질의 증가된 사용
   C. 혈당이 정상보다 더 높다.
   D. 요관의 출혈
   E. 사구체의 투과도가 높아져서 큰 분자를 통과시킨다.

퍼즐문제(Crossword Puzzle)

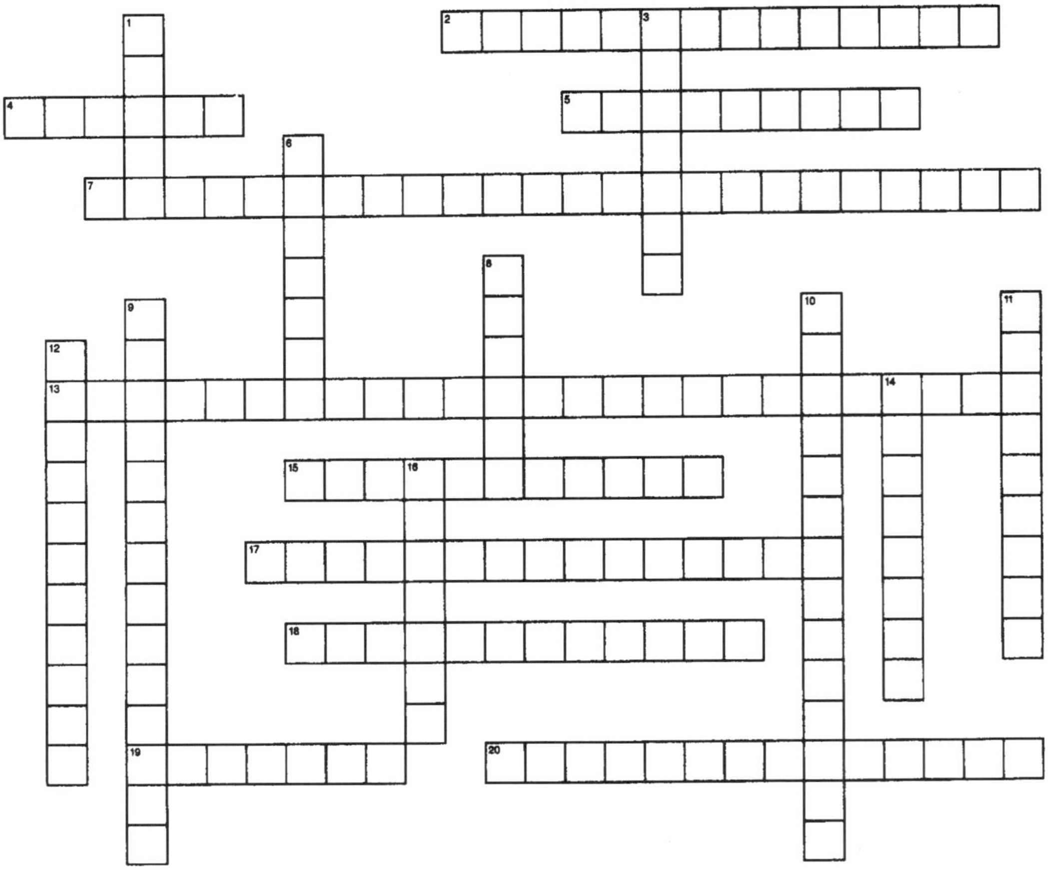

가로

2. 사구체에서 여과된 여과액을 받는다(두 단어)
4. 요형성을 책임지는 기관
5. 신장의 염증
7. 머릿글자는 GFR이다.
13. 방광의 괄약근(세 단어)
15. 배뇨 반사(형용사)
17. 소변에 용해된 물질을 측정(두 단어)
18. 인공 신장 기계를 사용
19. 신결석이라고도 부르는 신장의
20. 세뇨관이 글루코스를 얼마나 재흡수할 수 있는지에 대한 한계

세로

1. ________ 부전은 신장의 기능이 되돌릴 수 없을 만큼 저하된 상태이다.
3. 신장의 구조적이고 기능적인 단위
6. 방광으로부터 외부로 소변을 운반
8. 신장으로부터 방광으로 소변을 운반
9. 방광벽의 근육층(두 단어)
10. 축적된 소변의 저장(두 단어)
11. 신________는 보우만 주머니로 둘러싸인 사구체로 구성된다.
12. 요소와 같은 노폐물을 ________노폐물이라 한다.
14. 방광의 염증
16. 방광 기저부의 삼각형 부분

임상적용(Clinical Applications)

1. a) 요도 감염의 흔한 원인이 되는 미생물은? ___________
   b) 이러한 미생물은 체내 _________ 부위에서는 정상세균(normal flora)으로 존재한다.
   c) 신우염은 ___________ 의 감염을 의미한다.
   d) 방광염은 ___________ 의 감염을 의미한다.

2. a) 김씨 부인은 신결석(renal calculi)으로 진단받았다. 이것을 무엇이라 부르는가?
   ____
   b) 결석이 계속 형성되는 것을 막기 위하여 수분섭취를 ______________ (격려받았다, 제한받았다).
   c) 이것은 그녀의 소변을 ____________(농축, 희석) 하는 데 중요하다.

3. a) 이씨는 자동차 사고로 혈액을 대량 소실하였다. 그는 24시간 동안 중환자실에 있었으며 상태가 안정되었다. 그러나 의사는 신장 손상의 가능성을 걱정하였으며 이씨에게서 다음을 발견하였다. 24시간 소변량: 500mL, 혈액 요소질소(BUN) 수준이 상승되어 있음, 혈액크레아틴 수준이 상승되어 있음. 이러한 정보를 기반으로 하여 생각할 때 이씨의 신장은 정상적으로 기능하는가?
   ____
   b) 이씨는 신부전인가? 대답에 대한 이유를 기록하시오.
   ____
   ____

4. a) 신부전의 가능한 원인에 대하여 신전성(prerenal), 신성(renal), 신후성(postrenal)을 구분하여 기록하시오.
   1) ______________________ 신 결석이 요관을 막는다.
   2) ______________________ 신장에 광범위한 감염이 있다.
   3) ______________________ 요관이 비틀렸다.
   4) ______________________ 심한 출혈
   5) ______________________ 항생제의 심한 부작용
   b) 만성 신부전을 가진 사람에게는 _________ 치료가 생명을 유지시킨다.
   c) 이 치료는 혈액내의 ________________ 과 ________________을 제거하기 위해 투석기를 통해서 환자의 혈액을 통과시킨다.

사지선다형 문제 1(Multiple Choice Test 1)

※ 다음 문제를 읽고 옳은 답을 적어 넣으시오.

1. 신소체는 무엇으로 구성되는가? ______
   a) 사구체와 관주위 모세혈관
   b) 신세뇨관과 보우만주머니
   c) 사구체와 보우만주머니
   d) 신세뇨관과 관주위 모세혈관

2. 신장은 어디 뒤에 위치하는가? ______
   a) 신동맥 b) 복막
   c) 척추 d) 신정맥

3. 신문에서 볼 수 없는 것은? ______
   a) 신동맥 b) 요도
   c) 요관 d) 신정맥

4. 소변을 수집하는 신장내의 강은? ______
   a) 신우 b) 방광
   c) 요도 d) 신정맥

5. 신정맥은 혈액을 신장에서 어디로 보내는가? ______
   a) 복대동맥 b) 신동맥
   c) 위대정맥(상대정맥) d) 아래대정맥(하대정맥)

6. 다음에서 신세뇨관의 부분이 아닌 것은? ______
   a) 헨렌씨 고리 b) 사구체
   c) 근위곡세뇨관 d) 원위곡세뇨관

7. 만일 체액이 산성이 되면 신장은 소변에 어떤 이온을 더 많이 배출하는가?____
   a) 나트륨이온 b) 탄산이온
   c) 수소이온 d) 칼륨이온

8. 신장에서 수분의 재흡수를 증가시키는 호르몬은? ______
   a) ADH b) 알도스테론
   c) PTH d) ANP

9. 사구체 여과과정은 어디에서 일어나는가? _____
   a) 사구체에서 보우만주머니로
   b) 신세뇨관에서 관주위 모세혈관으로
   c) 보우만주머니에서 사구체로
   d) 관주위 모세혈관에서 신세뇨관으로

10. 세뇨관의 재흡수과정은 어디에서 일어나는가? _____
   a) 사구체에서 구심성 동맥으로
   b) 관주위 모세혈관에서 신세뇨관으로
   c) 원심성 동맥에서 사구체로
   d) 신세뇨관에서 세뇨관주위 모세혈관으로

11. 신피라미드는 무엇을 구성하는가? _____
   a) 신피질
   b) 신우
   c) 신수질
   d) 신와

12. 신여과액은 신혈장과 어느 면에서 다른가? _____
   a) 노폐물만이 여과액에 존재한다.
   b) 여과액에 영양물질이 없다.
   c) 여과액에 단백질이 더 많다.
   d) 여과액에 혈구세포가 없다.

13. 혈액의 산소수준이 낮아질 때 신장은 무엇을 분비하는가? _____
   a) 레닌
   b) 알도스테론
   c) 안지오테신 II
   d) 적혈구형성인자(에리트로포이에틴, erythropoietin)

14. 혈압이 감소할 때 신장은 무엇을 분비하는가? _____
   a) 안지오텐신 II
   b) 레닌
   c) 알도스테론
   d) 에피네프린

15. 실제로 소변을 제거하기 위해 움직이는 방광의 부분은? _____
   a) 배뇨근
   b) 삼각근
   c) 루게(rugae)
   d) 이행상피

16. 소변배설의 수의적 조절은 무엇에 의하는가? _____
   a) 배뇨근
   b) 바깥요도 조임근
   c) 척수
   d) 내요도 조임근

17. 세뇨관에서 당과 아미노산은 어떤 과정에 의해 재흡수되는가?
    a) 능동적 이동
    b) 수동적 이동
    c) 흡수(pinocytosis)
    d) 삼투

18. 사구체 여과액은 무엇에 의해 감소되는가? ______
    a) 혈액내 노폐물량의 증가
    b) 신장으로 가는 혈액량의 감소
    c) 신장을 통과하는 혈액량의 증가
    d) 혈액 내 노폐물량의 감소

19. 요소는 무슨 대사의 노폐산물인가? ______
    a) 핵산
    b) 근조직
    c) 아미노산
    d) 탄수화물

20. 매일 배출하는 정상 소변의 양과 소변의 pH는? ______
    a) 2.5 L/3.0
    b) 4.0 L/6.5
    c) 2.0 L/9.0
    d) 1.5 L/6.0

21. 소변은 무엇에 의해 요관을 통해서 내려가는가? ______
    a) 가로무늬근(횡문근)
    b) 섬모상피
    c) 골격근
    d) 민무늬근

22. 신장을 기계적 손상으로부터 보호하는 것은? ______
    a) 골반뼈와 민무늬근
    b) 민무늬근(평활근)과 길비뼈(늑골)
    c) 지방조직과 골반뼈
    d) 갈비뼈와 지방조직

23. 체액이 너무 알칼리화될 경우 신장은 소변으로 어떤 이온을 더 많이 배출하려하는가? ______
    a) 칼슘이온
    b) 중탄산이온
    c) 수소이온
    d) 칼륨이온

24. 크레아티닌은 어느 에너지대사에서 생성된 질소성 노폐물인가?
    a) 뇌
    b) 간
    c) 폐
    d) 근육

25. 심방 나트륨요소 펩티드(atrial natriuretic peptide; ANP)는 ____________에 의해 생산되며, 신장에서 ____________를 배출하게 한다.
    a) 간, 칼륨이온
    b) 심장, 칼륨이온
    c) 간, 나트륨이온
    d) 심장, 나트륨이온

사지선다형 문제 2(Multiple Choice Test 2)

※ 다음 문제를 읽고 정답을 선택한 후 그 내용을 옳게 고쳐 쓰시오.

1. 세뇨관 재흡수와 분비에 대한 설명 중 옳지 않은 것은?
   a) 물은 삼투에 의해서 재흡수된다.
   b) 재흡수된 물질이 사구체 모세혈관으로 들어간다.
   c) 크레아티닌과 약물의 대사산물은 신여과액으로 분비된다.
   d) 양이온은 능동적 이동에 의해서 재흡수되며, 음이온과 물이 뒤따라 흡수된다.
   선택한 답을 올바르게 고쳐 쓰시오.

   ____

2. 신장에 대한 호르몬의 영향에 대한 설명 중 옳지 않은 것은?
   a) ADH는 물의 재흡수를 증가시킨다.
   b) PTH는 칼슘이온의 재흡수를 증가시킨다.
   c) 알도스테론은 나트륨이온의 재흡수를 감소시킨다.
   d) ANP는 나트륨이온의 배설을 증가시킨다.
   선택한 답을 올바르게 고쳐 쓰시오.

   ____

3. 소변 반사에 대한 설명 중 옳지 않은 것은?
   a) 소변의 축적에 의해서 방광의 루게가 늘어나서 자극이 생긴다.
   b) 방광으로부터 감각 충격이 천수로 들어간다.
   c) 배뇨근이 소변을 제거하기 위하여 수축한다.
   d) 내요도 조임근이 소변을 보기 위해 이완한다.
   선택한 답을 올바르게 고쳐 쓰시오.

   ____

4. 신장의 위치에 대한 설명 중 옳지 않은 것은?
   a) 신장은 복막의 뒤에 있다.
   b) 신장은 척추에 대해 내측에 있다.
   c) 지방조직이 신장을 둘러싸고 있어서 쿠션 역할을 한다.
   d) 신근막(fascia)는 신장이 제자리에 놓이도록 도와주는 섬유성 결합조직막이다.
   선택한 답을 올바르게 고쳐 쓰시오.

   ____

5. 네프론에 대한 설명 중 옳지 않은 것은?
   a) 사구체는 보우만주머니에 의해 둘러싸여 있다.
   b) 근위, 원위 세뇨관은 신피질에서 발견된다.
   c) 헨레씨고리와 집합관은 신우에서 발견된다.
   d) 신세뇨관의 모든 부분은 관주위 모세혈관에 의해 둘러싸여 있다.
   선택한 답을 올바르게 고쳐 쓰시오.

   ____

6. 사구체 여과에 대한 설명 중 옳지 않은 것은?
   a) 원심성 동맥이 구심성 동맥보다 직경이 더 작기 때문에 사구체 혈압이 높다.
   b) 사구체 혈압은 여과의 원동력이다.
   c) 혈구와 큰 단백질은 보우만주머니의 혈액에 남는다.
   d) 사구체 여과량은 신장을 통과하는 혈액량이 증가할 때 증가한다.
   선택한 답을 올바르게 고쳐 쓰시오.

   ____

7. 정상 소변의 특징이 아닌 것은?
   a) 비중은 소변에 용해된 물질을 측정한 것이다.
   b) 탁한 소변은 비뇨기계의 감염을 나타낸다.
   c) 소변배설량은 지나친 땀이나 설사와 같은 요인에 의해서 변화된다.
   d) 당분은 혈당이 낮을 때 소변내에 존재한다.
   선택한 답을 올바르게 고쳐 쓰시오.

   ____

8. 소변의 배설에 대한 설명 중 옳지 않은 것은?
   a) 요관은 신우에서 방광으로 소변을 운반한다.
   b) 소변 반사는 척수 반사이다.
   c) 요도는 방광에서 밖으로 소변을 운반한다.
   d) 수의적인 외요도 조임근은 요관을 닫을 수 있다.
   선택한 답을 올바르게 고쳐 쓰시오.

   ____

9. 신장에 대한 설명 중 옳지 않은 것은?
   a) 신장은 비타민 C를 비활성화 형태에서 활성화 형태로 바꾼다.
   b) 혈압이 감소될 때 신장은 안지오텐신 II의 형성을 시작하기 위하여 레닌을 분비한다.
   c) 저산소 상태에서 신장은 적혈구 생성을 증가시키기 위하여 에리스로포이에틴을 분비한다.
   d) 신장은 정상 혈액량과 혈압의 유지를 돕는다.
   선택한 답을 올바르게 고쳐 쓰시오.

   ____

10. 신장과 체액의 항상성 조절에 대한 설명 중 옳지 않은 것은?
   a) 신장은 물을 보유하거나 배설하므로 혈액량을 조절한다.
   b) 신장은 혈액의 구성성분을 조절하므로 조직액의 구성성분을 조절한다.
   c) 신장은 혈액의 전해질 균형을 조절하기 위하여 광물질을 배설하거나 보유한다.
   d) 신장은 혈액의 pH가 낮은 것에 대해 수소이온을 적게 배출하는 것으로 반응한다.
   선택한 답을 올바르게 고쳐 쓰시오.

   ____

사지선다형 문제 3(Multiple Choice Test 3)

※ 이번 장의 내용과 관련된 문제입니다. 주의 깊게 읽고 옳은 답을 모두 고르시오.

1. 신장에 대한 설명으로 옳은 것은?
   a) 신장의 작용은 각 네프론 안이나 주위에서 모세혈관의 두 세트에서 발생한다.
   b) 신장 피라미드는 부신수질로 구성되어 있고, 헨레의 고리와 신소체를 포함한다.
   c) 항이뇨 호르몬은 원위곡 세뇨관과 집합관에서 나트륨 이온의 재흡수를 증가시킨다.
   d) 신배는 신우의 확장이고, 그것은 요관 속으로 열려 있다.
   e) 사구체의 혈압은 상대적으로 높고, 그것은 효율적인 여과를 촉진시킨다.
   f) 보우만주머니는 원위곡 세뇨관의 팽창된 말단이다.
   g) 사구체근접세포는 혈압이 감소할 때 레닌을 분비한다.
   h) 수소이온과 약물은 신장여과 속으로 능동적으로 분비될 수 있다.
   i) 재흡수를 위한 역치는 신장여과에서 모든 유용한 물질이 혈액으로 되돌아갈 것임을 의미한다.
   j) 발세포는 근위곡 세뇨관에서 재흡수를 위한 표면영역을 증가시킨다.
   k) 산증을 보상하기 위해서, 신장은 어떠한 과도한 수소이온을 저장할 것이다.
   l) 칼륨이온의 배설과 나트륨이온의 재흡수를 증가시키는 호르몬은 부신피질에 의해 생산되는 알도스테론이다.

2. 요관, 요도, 방광에 대한 설명으로 옳은 것은?
   a) 요관은 복막의 뒤에 있고, 방광의 상부 전면으로 들어간다.
   b) 방광은 방광이 채워짐에 따라 폄(신전)시키는 단순 편평상피로 구성되어 있다.
   c) 소변은 오직 중력 때문에 신장에서 방광까지 흐른다.
   d) 여성의 요도는 질의 전면에 있다.
   e) 내요도조임근과 외요도조임근은 모두 민무늬근으로 이루어져 있다.
   f) 부교감신경충동은 배뇨근이 수축하도록 하고 내요도조임근이 이완하도록 한다.
   g) 배뇨는 척수반사이고, 자극은 배뇨근의 수축이다.
   h) 남자의 요도는 생식기계의 일부이다.

3. 소변과 그 구성성분에 대한 설명으로 옳은 것은?
   a) 높은 비중의 소변은 종종 밀짚색이기 보다는 호박색일 것이다.
   b) 에너지 생산을 위한 과도한 아미노산의 대사는 질소의 노폐물 요소의 형성을 유발한다.
   c) 만약 지방이 신체를 위한 일차적인 에너지원이 된다면, 결과는 케톤뇨일 수 있다.
   d) 소변의 평균 pH는 대략 6이고, 약한 알칼리성이다.
   e) 정상적인 수화상태의 평균적인 사람은 24시간마다 1~2 L의 소변을 배뇨할 것이다.
   f) 단백뇨는 사구체가 너무 투과성이 커져서 발생한다.
   g) 세균뇨는 항상 방광의 감염을 의미한다.
   h) 크레아티닌의 혈중 수치 증가는 신장의 기능감소를 의미할 수도 있다.

제 19 장

수분-전해질과 산-염기 균형 (Fluid-Electrolyte and Acid-Base Balance)

제19장에서는 항상성의 중요한 측면을 다루고 있다. 신체의 수분과 무기질 조절은 수분-전해질 균형이고, 체액의 pH 조절은 산-염기 균형이다. 이들 물질의 일부는 이전 장에서 다루어졌으므로 이를 참조할 수 있다.

체액의 구획(Water Compartments)

1. 세포내의 수분은 ______________ 액이라 부르며, 천체 체액의 ______________을 차지한다.

2. a) 세포 밖의 수분은 _______________ 액이라고 한다.
   b) 이 액은 분포 위치에 따라 구체적인 이름을 붙인다. 각 부분에 해당되는 체액 명칭을 쓰시오.
      1) 세포사이의 조직(tissue space)의 ___________________
      2) 혈관내액의 ___________________
      3) 림프관내액의 ___________________

3. 용액의 위치에 대한 설명으로 옳은 답을 골라 ***알파벳으로 적어 넣으시오.***

1) 뇌척수액 ___________________	A. 안구내의 액체
2) 눈방수(안방수, aqueous humor) _______________	B. 늑막과 같은 막 사이에 존재하는 액체
3) 윤활액 ___________________	C. 중추신경계에 있는 액체
4) 장액 ___________________	D. 관절강내의 액체

4. 수분이 체내에서 한 구간에서 다른 구간으로 옮겨가는 방법은 ______________와 ______________ 2가지 과정이 있다.

수분섭취와 배설(Water Intake and Output)

1. a) 신체의 수분섭취의 주요 방법은 ______________ 이다.
   b) 그 다음 수분섭취의 근원은 ______________ 이다.
   c) 수분에서 소량은 __________ 과정의 산물로서 신체 내에서 생긴다.

2. a) 신체에서 수분배출의 주요 통로는 ___________의 형태로 ___________계에 의한다.
   b) 그 다음 수분배출의 통로는 ___________ 의 형태로 ___________에서 나가는 것이다.
   c) 수분에서 소량은 ___________ 과 ___________으로 소실된다.

3. a) 건강한 사람에게는 수분섭취량과 배설량은 ___________ 한다.
   b) 땀을 흘리면 어떤 보상활동을 행하여야 하는가?
   ____
   c) 수분섭취가 지나치면 신체 수분의 내용을 정상화시키기 위하여 ______________ 이 증가할 것이다.

수분 섭취와 배설의 조절(Regulation of Water Intake and Output)

1. 신체 수분의 양을 조절하는 뇌의 중추는 ______________ 이다.

2. 삼투농도란 ______________________를 의미한다.

3. 체액의 삼투농도에 변화를 탐지하는 시상하부의 특별한 세포는 ___________수용체라고 한다.

4. a) 신체가 탈수가 되면 체액의 삼투농도는 물에 비하여 용해된 물질이 많아지기 때문에 ___________ (증가, 감소) 한다.
   b) 탈수상태에서 사람은 ___________ 감각을 경험하며 ___________ 행동을 한다.
   c) 수분이 소화기에서 흡수될 때 체액의 삼투농도는 ___________(감소, 증가) 할 것이다.

5. a) ___________ 호르몬은 시상하부에서 생성되어 뇌하수체의 ___________에 저장된다.
   b) ADH의 신장에서의 기능은 ______________ 시킨다.
   c) 어떤 상황에서 ADH가 분비되는가? ___________
   d) 이 상황에서 ADH의 효과는 소변 배설량을 ___________시킨다.

6. a) ___________ 호르몬은 부신피질에서 생성되어 신세뇨관에서 나트륨 이온의 재흡수를 증가시킨다.
   b) 이것은 신장에서 수분의 재흡수에 어떤 영향을 미치는가? ___________(증가, 감소)
   c) 알도스테론의 분비를 자극하는 2가지 상황을 쓰시오.
      1) ______________________________
      2) ______________________________

7. 신체에 너무 많은 수분이 있다면 ADH 분비가 ____________(증가, 감소)하여 소변 배설량이 _________ (증가, 감소) 한다.

8. 혈액량이나 혈압이 증가하면 심장은 ____________ 호르몬을 분비하며, 이것은 나트륨이온과 수분의 배설을 ____________(증가, 감소)시킬 것이다.

전해질(Electrolytes)

1. 전해질이 물에 있을 때 그들은 각각 ____________ 이온과 ____________ 이온으로 용해된다.

2. 대부분의 전해질은 ____________ , ____________ , ____________를 포함하는 ____________ (유기질, 무기질)이다.

3. a) Anion은 ____________ 이온이다.
   b) 위 이온의 2가지 예를 들으시오. ____________ , ____________
   c) Cation은 ____________ 이온이다.
   d) 위 이온의 2가지 예를 들으시오. ____________ , ____________

4. a) 체액 내에 전해질의 존재는 체액내의 ____________ 농도를 형성하며, 체액구간 사이에 수분의 ____________ 현상의 조절을 돕는다.
   b) 물은 전해질의 농도가 더 ____________(큰, 작은) 구간으로 삼투에 의해서 이동될 것이다.

5. 어떤 전해질은 ______________ 와 같은 조직의 구조적 성분이며, 또한 ____________ 와 같은 단백질의 부분이다.

6. 각 체액과 전해질의 구성에 대한 설명으로 옳은 답을 골라 ***알파벳으로 적어 넣으시오.***
   1) 세포내 구간 ____________________________
   2) 조직액 ____________________________
   3) 혈장 ____________________________

   A. 가장 많은 양이온은 나트륨이고, 음이온은 염소이며, 약간의 단백음이온이 있다.
   B. 가장 많은 양이온은 나트륨이고, 음이온은 염소이며, 많은 단백음이온이 있다.
   C. 가장 많은 양이온은 칼륨이고, 음이온은 인과 단백질이다.

전해질 섭취와 배설의 조절(Regulation of Electrolyte Intake and Output)

1. 우리는 전해질을 ______________ 과 ______________ 에서 얻는다.

2. a) 전해질은 _____________ , _____________ , _____________ 으로 소실된다.
   b) 땀에 가장 풍부한 전해질은 _____________ , _____________ 이다.
   c) 전해질의 수치가 신체 요구량보다 혈액에 더 _____________(높, 낮)를 때 소변에 존재한다.

3. 각 호르몬의 전해질에 대한 효과에 대한 설명으로 옳은 답을 골라 ***알파벳으로 적어 넣으시오***.
   1) 알도스테론 ________________________________
   2) 칼시토닌 ________________________________
   3) 부갑상샘 호르몬 ___________________________
   4) ANP ____________________________________

   A. 뼈에서 혈액으로 칼슘과 인의 재흡수 증가
   B. 혈액에서 뼈로 칼슘과 인을 보냄
   C. 신장에서 나트륨의 재흡수 증가
   D. 신장에서 칼륨의 배설 증가
   E. 신장에서 나트륨의 배설 증가

산-염기 균형(Acid-Base Balances)

1. 체액의 pH는 다음의 기전에 의해서 조절된다 : 체액의 _____________ 체계, _____________ 체계, _____________ 기관

2. a) 혈액의 정상 pH의 범주는 _____________에서 _____________ 이다.
   b) 세포내액의 정상 pH의 범주는 _____________에서 _____________이다.
   c) 조직액의 정상 pH는 _____________과 비슷하나 약간 더 변화의 폭을 갖는다.

3. a) pH 7.0은 _____________으로 고려된다.
   b) pH 7.0 아래는 _____________으로 고려되며, pH 7.0 이상은 _____________으로 고려된다.
   c) 그러므로 혈액의 pH는 약간 __________ 이며, 세포내액의 pH는 약간 ___________이거나 중성이다.

완충체계(Buffer Systems)

1. a) 완충계는 약한 _____________과 약한 _____________의 두 화합물로 구성된다.
   b) 완충계의 화합물은 pH에 더 큰 영향을 _____________(미치는, 미치지 않을) 물질로 변화시키기 위하여 _____________ 산이나 염기와 반응한다.
2. 혈액이나 체액의 pH에 극적인 변화를 막기 위한 3가지 완충계는 ______________ , ______________ , ______________ 이다.

3. a) 탄산 완충계는 약산 _____________와 약염기 _____________ 로 구성된다.

b) 다음 식을 완성하시오. 이것은 강산인 염산이 완충될 것이다.

$HCl + NaHCO_3 \rightarrow$ ____________ + ____________

c) 이 반응의 어떤 산물이 pH에 영향을 미치지 않는가? ____________

d) 이 반응의 어떤 산물이 pH에 영향을 미치는가? ____________

e) 다음 식을 완성하시오. 이것은 강염기인 수산화나트륨(sodium hydroxide)을 완충할 것이다.

$NaOH + H_2CO_3 \rightarrow$ ____________ + ____________

f) 이 반응의 어떤 산물이 pH에 영향을 미치지 않는가?____________

g) 이 반응의 어떤 산물이 pH에 영향을 미치는가? ____________

4. a) 인산 완충계는 약산 ____________ 과 약염기 ____________ 으로 구성된다.

b) 다음의 식을 완성하시오. 강산인 염산을 완충할 것이다.

$HCl + Na_2HPO_4 \rightarrow$ ____________ + ____________

c) 이 반응의 어떤 산물이 pH에 영향을 미치지 않는가? ____________

d) 이 반응의 어떤 산물이 pH에 영향을 미치는가? ____________

e) 다음의 식을 완성하시오. 강염기인 수산화나트륨을 완충할 것이다.

$NaOH + NaH_2PO_4 \rightarrow$ ____________ + ____________

f) 이 반응의 어떤 산물이 pH에 영향을 미치지 않는가?____________

g) 이 반응의 어떤 산물이 pH에 영향을 미치는가? ____________

5. a) 단백질 완충계에서 아미노산은 ____________ 이나 ____________ 로서 작용한다.

b) 아미노산의 ____________그룹은 세포내액에 ____________ 이온을 줄 수 있기 때문에 산으로서 작용한다.

c) 아미노산의 ____________ 그룹은 세포내액에서 지나친 ____________이온을 잡을 수 있기 때문에 염기로서 작용한다.

6. 완충계는 pH의 커다란 변화를 막기 위한 작용을 하는 데 얼마의 시간이 걸리는가?

____

pH 조절을 위한 호흡기전(Respiratory Mechanism to Regulate pH)

1. 호흡계는 체액내의 ____________ 양을 조절하기 때문에 pH에 영향을 미친다.

2. a) 이산화탄소는 ____________를 형성하기 위하여 물과 반응하기 때문에 체액의 pH에 영향을 미친다.

b) 탄산이 해리되는 다음의 식을 완성하시오.

$CO_2 + H_2O \rightarrow H_2CO_3 \rightarrow$ ____________ + ____________

c) 위의 반응에서 어느 물질이 pH를 낮추는가?

____

3. 호흡성 pH 불균형에 대한 설명으로 옳은 답을 골라 ***알파벳으로 적어 넣으시오.***
해답은 4개씩입니다.
1) 호흡성 산증 ____________________
2) 호흡성 알칼리증 ____________________

A. 호흡수를 증가시키는 원인이 된다.
B. 호흡의 효율성과 수를 감소시키는 원인이 된다.
C. 좀 더 많은 이산화탄소가 체내에 축적된다.
D. 좀 더 많은 이산화탄소가 나간다.
E. 좀 더 적은 수소이온이 생성된다.
F. 좀 더 많은 수소이온이 생성된다.
G. 체액의 pH가 감소한다.
H. 체액의 pH가 증가한다.

4. 대사성 산증의 보상은 pH를 정상으로 __________(올리, 내리)기 위해 수소이온의 생성을 ________ (증가, 감소)시켜야 하므로, 호흡수는 이산화탄소를 더 __________(많이, 적게)배출하기 위하여 ________(증가, 감소)한다.

5. 대사성 알칼리증의 보상은 pH를 정상으로 ________(올리, 내리)기 위해 수소이온의 생성을 ________ (증가, 감소)시켜야 하므로, 호흡수는 이산화탄소를 더 __________ (많이, 적게) 배출하기 위하여 __________(증가, 감소)한다.

6. 호흡기는 pH의 변화를 막는 데 얼마의 시간이 걸리는가?
____

pH 조절의 신장기전(Renal Mechanism to Regulate pH)

1. 산증 상태를 보상하기 위하여 신장은 __________ 이온을 배출하고, __________ 이온과 ________ 이온을 보유한다.

2. 알칼리증 상태를 보상하기 위하여 신장은 __________이온과 __________ 이온을 배출하고, ________ 이온을 보유한다.

3. 신장이 pH의 변화에 반응하는 데 얼마의 시간이 걸리는가?
____

4. pH 불균형을 조절하는 기전 중에서 작용의 힘이 큰 것부터 차례로 쓰시오. 반응속도를 말하는 것이 아니다.
______________ 완충체계
______________ 호흡
______________ 신장

pH 변화의 원인과 영양(Causes and Effects of pH Changes)

1. 호흡성 산증의 특별한 원인을 쓰시오. ______________________________

2. 호흡성 알칼리증의 특별한 원인을 쓰시오. __________________________

3. 대사성 산증의 2가지 특별한 원인을 쓰시오.

   ____

4. 대사성 알칼리증의 2가지 특별한 원인을 쓰시오.

   ____

5. a) 산증은 __________ 에 가장 해로운 영향을 미친다.
   b) 산증의 2가지 가능한 결과를 쓰시오.

   ___________________________ , ___________________________

6. a) 알칼리증은 _________ 신경계와 __________ 신경계에 영향을 미친다.
   b) 알칼리증의 가능한 2가지 결과를 쓰시오.

   ___________________________ , ___________________________

퍼즐문제(Crossword Puzzle)

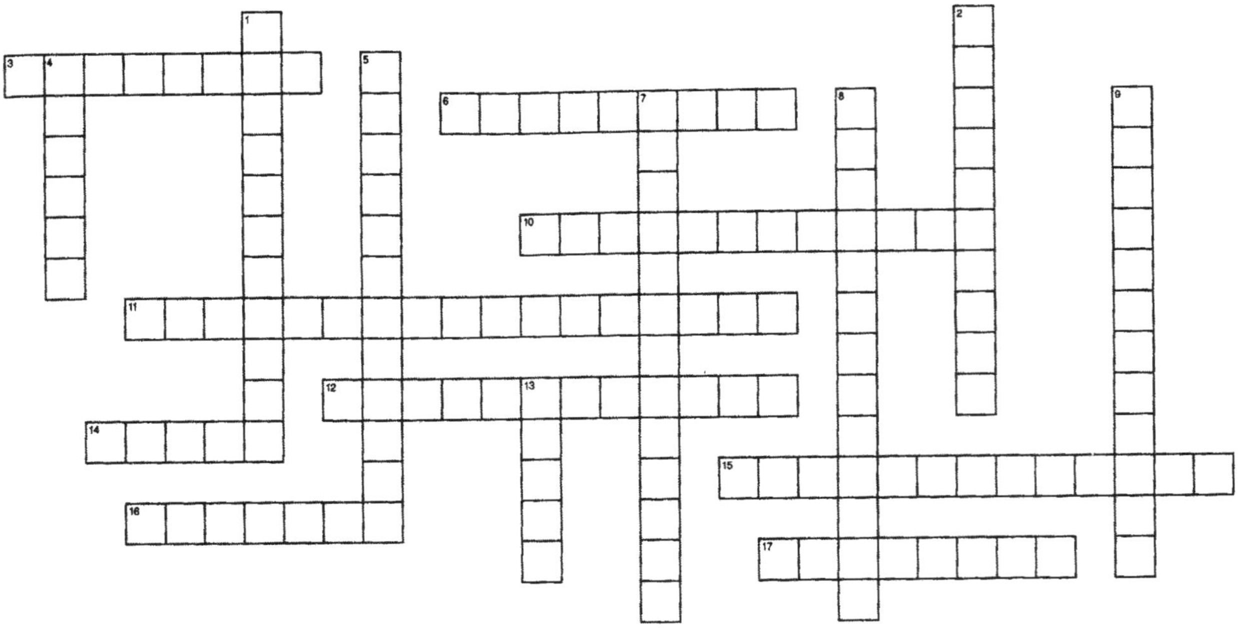

가로

3. 수수이온을 용액에 줄 수 있는 아미노산군
6. 대사성 _________는 중탄산염의 과다로 생길 수 있다.
10. 저칼슘혈증치
11. 체액이 있는 구획을 칭함
12. 저나트륨혈중치
14. 조직액의 비정상적인 증가
15. 고칼슘혈중치
16. 양이온
17. 대사성 _________는 신장의 질병에 의해 생길 수 있다.

세로

1. 저칼륨혈중치
2. 용액에 녹아있는 물질의 농도
4. 음이온
5. 물에 용해되어 이온으로 해리되는 화학물질
7. 혈액의 삼투압 변화를 탐지한다
8. 고나트륨혈중치
9. 고칼륨혈중치
13. 용액으로부터 과다한 수소이온을 얻을 수 있는 아미노산군

임상적용(Clinical Applications)

1. 김씨 부인은 우심실을 잘 펌프하지 못하는 울혈성 심부전을 가지고 있다. 그 결과 김씨 부인은 __________ 부종이 나타나게 된다. 이것은 신체의 ____________________ 부위에서 분명히 보이는 조직액의 축적상태이다.

2. a) 신체 적합성 프로그램으로 박씨는 하루에 2.5km²를 뛴다. 그는 너무 더운 8월에 뛰면서 현기증을 느끼고 약해졌다. 이 증상의 가능한 원인은 수분의 소실과 어느 전해질의 손실로 생각할 수 있는가?
   ____
   b) 어디로 소실되었는가?
   ____
   c) 박씨는 내일 계속 뛰는 것이 좋은가? 하루 쉬는 것이 좋은가?
   ____

3. a) 칼륨의 혈액내 수치의 변화는 심각한 결과를 유발한다. 저칼륨혈증과 고칼륨혈증은 어느 중요 기관에 영향을 미치는가?
   ____
   b) 저칼륨혈증의 가능한 원인을 쓰시오.
   ____

4. 이씨는 인슐린주사 맞는 것을 가끔 잊어버리는 노인 당뇨환자이다. 그는 케톤산증 상태로 병원에 왔다. 임상검사 결과들이 어떻게 나올 것으로 기대하는가? 적절한 답을 고르시오.
   1) 혈액 pH __________
      a) 7.40 b) 7.35 c) 7.30
   2) 분당 호흡수 __________
      a) 40 b) 20 c) 10
   3) 소변 pH __________
      a) 4.5 b) 6.5 c) 7.0

사지선다형 문제 1(Multiple Choice Test 1)

※ 다음 문제를 읽고 옳은 답을 적어 넣으시오.

1. 모세혈관의 수분을 조직으로 보내는 여과힘은 수분을 어느 구간에서 어느 구간으로 이동시킨 것인가? ____
   a) 조직액이 림프액으로
   b) 혈장이 조직액으로
   c) 조직액이 혈장으로
   d) 세포내액이 혈장으로

2. 신체에서 대부분의 수분이 배설되는 형태는? ______
   a) 땀
   b) 호기로 수분증발
   c) 대변
   d) 소변

3. 신체의 수분섭취의 주요 형태는? ______
   a) 과일
   b) 대사수(metabolic water)
   c) 음료
   d) 빵과 곡식

4. 양이온이 아닌 것은? ______
   a) 중탄산이온
   b) 나트륨이온
   c) 칼슘이온
   d) 칼륨이온

5. ADH의 기능은? ______
   a) 신장에서 수분의 재흡수를 감소시킨다.
   b) 신장에서 나트륨이온의 재흡수를 증가시킨다.
   c) 땀으로 분비되는 수분을 감소시킨다.
   d) 신장에서 수분의 재흡수를 증가시킨다.

6. 전해질은 용액에서 어떤 물질로 해리되는가? ______
   a) 양원자
   b) 양이온과 음이온
   c) 음분자
   d) 양과 음의 결합

7. 물은 삼투에 의해서 무엇이 더 많은 영역으로 옮겨지는가? ______
   a) 세포
   b) 전해질
   c) 물분자
   d) 막

8. 신체의 수분균형의 조절은 어디에서 하는가? ______
   a) 시상
   b) 대뇌
   c) 숨뇌(연수)
   d) 시상하부

9. 탈수상태를 보상하기 위하여 소변 배출량은 어떻게 되는가? ______
   a) 감소
   b) 증가
   c) 같다
   d) 증가하고 감소한다.

10. 알도스테론의 신장에 대한 직접적 효과는? ______
   a) 나트륨의 재흡수, 칼륨배설의 감소
   b) 나트륨과 칼륨의 재흡수 증가
   c) 나트륨과 재흡수, 칼륨배설의 증가
   d) 나트륨과 칼륨 배설 증가

11. 단백질이 중요한 음이온이 되는 부분은? _____
    a) 조직액과 림프
    b) 조직액과 세포내액
    c) 혈장과 세포내액
    d) 림프와 뇌척수액

12. 세포외액에 포함되지 않는 것은? _____
    a) 모세혈관의 물
    b) 세포내 물
    c) 뇌척수액
    d) 조직액

13. 소장과 신장에서 칼슘이온의 흡수는 무엇에 의해서 증가되는가? _______
    a) 부갑상샘 호르몬
    b) 알도스테론
    c) 칼시토닌
    d) ADH

14. 혈액의 정상 pH 범위는? _____
    a) 7.25~7.35
    b) 7.40~7.50
    c) 7.30~7.40
    d) 7.35~7.45

15. 계속되는 pH 불균형의 교정에 가장 큰 능력을 가진 기전은? _____
    a) 호흡계
    b) 완충계
    c) 신장
    d) 소화계

16. pH 불균형을 가장 빠르게 교정하는 보상체계는? _____
    a) 신장
    b) 호흡계
    c) 완충계
    d) 빠르게 반응하는 것이 없다

17. 탄산완충계는 어떤 형태로 작용하므로 염산을 완충하는가? _____
    a) $NaCl$와 H_2CO_3
    b) H_2O와 H_2CO_3
    c) H_2O와 $NaHCO_3$
    d) $NaCl$와 H_2O

18. 아미노산은 언제 강산을 완충할 수 있는가? ______
    a) 카르복실그룹이 지나친 수소이온을 잡는다.
    b) 아미노그룹이 지나친 수소이온을 잡는다.
    c) 카르복실그룹이 수소이온을 포기한다.
    d) 아미노그룹이 수소이온을 포기한다.

19. 산증상태는 신체에 어떤 영향을 미치는가? ______
    a) 소화계 : 단백질 소화를 막는다.
    b) 중추신경계 : 근육경련과 경련을 일으킨다.
    c) 중추신경계 : 혼동과 혼수를 일으킨다.
    d) 호흡기계 : 호흡수를 감소시킨다.

20. 호흡계는 대사성 산증을 보상하기 위하여 어떻게 하는가? ______
    a) 이산화탄소의 배출을 줄이기 위하여 호흡수를 감소시킨다.
    b) 이산화탄소의 배출을 늘이기 위하여 호흡수를 증가시킨다.
    c) 더 많은 이산화탄소를 보유하기 위하여 호흡수를 감소시킨다.
    d) 더 많은 이산화탄소를 보유하기 위하여 호흡수를 증가시킨다.

21. 산증을 보상하기 위하여 신장은 무엇을 배출할 것인가? ______
    a) 더 많은 수소이온
    b) 더 많은 나트륨이온
    c) 더 적은 수소이온
    d) 더 많은 탄산이온

22. 케톤 산증을 치료받지 않은 당뇨환자는 어떠한가? ______
    a) 천천히 숨을 쉰다.
    b) 알칼리 소변을 배설한다.
    c) 빠르게 숨을 쉰다.
    d) pH 7의 소변을 배설한다.

23. 신장에서 나트륨이온 배출을 증가하는 호르몬은?______
    a) ADH b) ANP
    c) ABC d) AND

24. 조직액과 혈장에 가장 풍부한 양이온은?______
    a) 나트륨 b) 칼륨
    c) 칼슘 d) 염소

25. 신경원과 근육세포의 재분극에 필수적인 세포내 양이온은?_____
a) 나트륨
b) 칼륨
c) 칼슘
d) 염소

사지선다형 문제 2(Multiple Choice Test 2)

※ 다음 문제를 읽고 정답을 선택한 후 그 내용을 옳게 고쳐 쓰시오.

1. 수분전해질 균형에 대한 호르몬의 영향이 아닌 것은?
a) PTH는 소장에서 칼슘이온의 흡수를 감소시킨다.
b) ADH는 신장에서 수분의 재흡수를 증가시킨다.
c) 알도스테론은 신장에서 나트륨이온의 재흡수를 증가시킨다.
d) ANP는 신장에서 나트륨이온의 배설을 증가시킨다.
선택한 답을 올바르게 고쳐 쓰시오.

2. 수분의 구간에 대한 설명 중 옳지 않은 것은?
a) 동맥, 정맥에서 발견되는 수분은 혈장이다.
b) 중추신경계의 조직액은 뇌척수액이다.
c) 세포내의 수분은 세포간액이라고 부른다.
d) 세포내액은 전체 수분의 3분의 2이다.
선택한 답을 올바르게 고쳐 쓰시오.

3. 수분섭취 배설량에 대한 설명 중 옳지 않은 것은?
a) 세포호흡에서 생기는 대사수는 일일 수분섭취량에 기여한다.
b) 신체에서 잃은 대부분의 물은 대변의 형태이다.
c) 대부분 수분의 섭취는 음료의 형태이다.
d) 땀에 의한 수분의 소실은 매일 운동량에 따라 다르다.
선택한 답을 올바르게 고쳐 쓰시오.

4. 신체의 수분조절에 대한 설명 중 옳지 않은 것은?
a) 체액의 수분변화를 감지하는 삼투수용체는 시상하부에 있다.
b) 탈수는 소변 배설량의 감소를 가져온다.
c) 신체의 수분내용에 가장 큰 영향을 미치는 호르몬은 알도스테론과 PTH이다.
d) 땀의 분비를 증가시키는 과한 운동은 갈증을 초래한다.
선택한 답을 올바르게 고쳐 쓰시오.

5. 전해질에 대한 설명 중 옳지 않은 것은?
   a) anions은 염소이온과 같은 음이온이다.
   b) 물에서 전해질은 양이온과 음이온으로 해리된다.
   c) 어떤 전해질은 뼈와 같은 신체의 구조적 성분이다.
   d) 전해질 농도는 여과과정의 조절을 돕는다.
   선택한 답을 올바르게 고쳐 쓰시오.

---

6. 완충계에 대한 설명 중 옳지 않은 것은?
   a) 인산완충계는 pH 조절을 위한 신장기전의 하나이다.
   b) 완충계는 약산과 약염기로 구성된다.
   c) 완충계는 pH 불균형을 교정하기 위하여 매우 천천히 작용한다.
   d) 탄산완충계는 세포외액에 중요하다.
   선택한 답을 올바르게 고쳐 쓰시오.

---

7. 호흡계와 산-염기 균형에 대한 설명 중 옳지 않은 것은?
   a) 더 많은 이산화탄소가 체액에 보유되면 더 많은 수소가 형성될 것이다.
   b) 대사성 산증에 대한 호흡성 보상은 호흡수를 감소시킨다.
   c) 호흡성 산증은 심한 폐질환의 결과일 것이다.
   d) 호흡계는 몇 분 안에 pH 불균형의 보상을 시작한다.
   선택한 답을 올바르게 고쳐 쓰시오.

---

8. 신장과 산-염기 불균형에 대한 설명 중 옳지 않은 것은?
   a) 신장은 몇 초 안에 pH 불균형에 대한 보상을 시작한다.
   b) 산증을 보상하기 위하여 신장은 더 많은 수소이온을 배설한다.
   c) 알칼리증을 보상하기 위하여 신장은 신체 내에 더 많은 수소이온을 보유한다.
   d) 신장은 계속되는 pH 불균형에 대한 보상을 위해 가장 큰 능력을 가지고 있다.
   선택한 답을 올바르게 고쳐 쓰시오.

---

9. pH 불균형의 영향이 아닌 것은?
   a) 알칼리증은 말초신경에 영향을 미쳐서 근육경련을 일으킨다.
   b) 치료되지 않은 알칼리증은 경련으로 진행된다.
   c) 산증은 중추 신경계에 영향을 미쳐서 혼동을 일으킨다.
   d) 치료되지 않은 산증은 과다활동으로 진행된다.
   선택한 답을 올바르게 고쳐 쓰시오.

---

10. 다음 중 무기질에 대한 설명 중 옳지 않은 것은?
    a) 철은 헤모글로빈과 미오글로빈의 일부이다
    b) 칼슘은 혈액응고에 필수적이다
    c) 인은 DNA와 RNA의 일부이다
    d) 코발트는 티록신 호르몬의 일부이다
    선택한 답을 올바르게 고쳐 쓰시오.

    ____

사지선다형 문제 3(Multiple Choice Test 3)

※ 이번 장의 내용과 관련된 문제입니다. 주의 깊게 읽고 옳은 답을 모두 고르시오.

1. 수분과 전해질 균형에 대한 설명으로 옳은 것은?
    a) 가장 많은 수분 손실은 발한이며 가장 자주 일어난다.
    b) 조직액은 가장 수분이 많은 영역이고, 세포간질액은 가장 수분이 적은 영역이다.
    c) 세포간질액에서 염소는 주요 음이온이고, 나트륨은 주요 양이온이다.
    d) 나트륨이온의 보유는 알도스테론에 의해 증가되고, 그것은 또한 칼륨이온의 배설을 증가시킨다.
    e) 황은 몇 개의 단백질들을 위해 요구되고, 인은 DNA와 RNA를 위해 요구된다.
    f) 심방에 의해서 분비되는 ANP는 소변에서 나트륨이온의 배설을 증가시킨다.
    g) 심각한 출혈에 의해 야기된 혈압의 하강은 항이뇨호르몬과 알도스테론 둘 다의 분비를 자극시킬 것이다.
    h) 뇌하수체 후엽에서 분비되는 ADH는 소장에 의해서 수분의 흡수를 증가시킨다.
    i) 삼투의 과정과 전해질 농도에 따라서, 수분은 세포에서 들어가고 나온다.
    j) 대사수는 끊임없이 생산되지만, 이것은 가장 적은 수분섭취량이다.

2. 산-염기 균형에 대한 설명으로 옳은 것은?
    a) 아미노산은 아미노군이 과도한 수소이온을 집어낼 때 염기처럼 작용한다.
    b) 호흡수를 줄이는 것은 호흡성 알칼리증의 원인이다.
    c) 신장은 진행 중인 pH 변화를 완충하기 위해서 가장 큰 용적을 가지고 있다.
    d) 만약 혈액의 pH가 7.2라면 혈액은 약한 알칼리성이지만 생리학적으로 강한 산성이다.
    e) 탄산 완충체계는 더 많은 탄산을 생산함으로써 증가하는 산에 반응한다.
    f) 아마도 혼수로 이어지는 혼돈은 알칼리증의 증상이다.
    g) 체액에 이산화탄소가 더 많아질수록, 체액의 pH는 더 낮아진다.
    h) 단백질은 조직액에서 가장 중요한 완충체계이다.
    i) 호흡기계는 더 많은 이산화탄소를 내쉬기 위해서 호흡의 수와 깊이를 증가시킴으로써 대사성 알칼리증에 반응한다.
    j) 인산염 완충체계는 신장에 의해서 사용되는 기전 중의 하나이다.

제 20 장

생식기계
(The Reproductive Systems)

제20장은 남 · 여 생식기계를 서술하고 있다. 여성 생식기계는 배아를 태아로 발달시키는 장소를 제공하는 또 다른 기능도 가지고 있다.

유사분열(Meiosis)

1. 감수분열은 ____________ 와 ____________ 로 구성되는 생식세포를 생성하는 세포분화 과정이다.

2. a) 감수분열 과정은 인간에서 ____________인 ____________ 개의 염색체를 가지고 있는 1개의 세포에서 시작한다.
   b) 감수분열에서 1개의 세포는 ____________ 개의 새로운 세포를 형성하기 위하여 ____________번 세포분열을 하며 분열된 세포는 인간에서 ____________의 ____________개 염색체를 가진다.

3. a) 감수분열이 난소에서 일어날 때의 과정을 ____________이라고 부른다.
   b) 감수분열이 정자에서 일어날 때의 과정을 ____________이라고 부른다.

4. 감수분열에 대한 설명으로 옳은 답을 골라 ***알파벳으로 적어 넣으시오. 해답은 4개씩입니다.***
   1) 정자형성 ______________________________
   2) 난자형성 ______________________________

   A. 사춘기에 시작하여 폐경에 끝난다.
   B. 사춘기에 시작하여 생애 내내 계속된다.
   C. FSH와 테스토스테론 호르몬이 필요하다.
   D. 계속적인 과정이다.
   E. FSH와 에스트로겐 호르몬이 필요하다.
   F. 주기적 과정이다.
   G. 4개의 기능적 세포가 생성된다.
   H. 오직 1개의 기능적 세포가 생성된다.

5. a) 만일 수정이 일어나면 정자의 ____________개의 염색체와 난자의 ____________개의 염색체가 합해져서 ____________ 개의 이배체 염색체수를 가진 수정된 난자가 될 것이다.
   b) 수정된 난자를 무엇이라고 부르는가? ________________________

6. 다음은 정자생성과 난자생성 과정을 나타내는 그림이다.
   각 번호에 해당되는 명칭을 한글과 영어로 쓰시오.
   1) ____________________ 2) ____________________
   3) ____________________ 4) ____________________
   5) ____________________

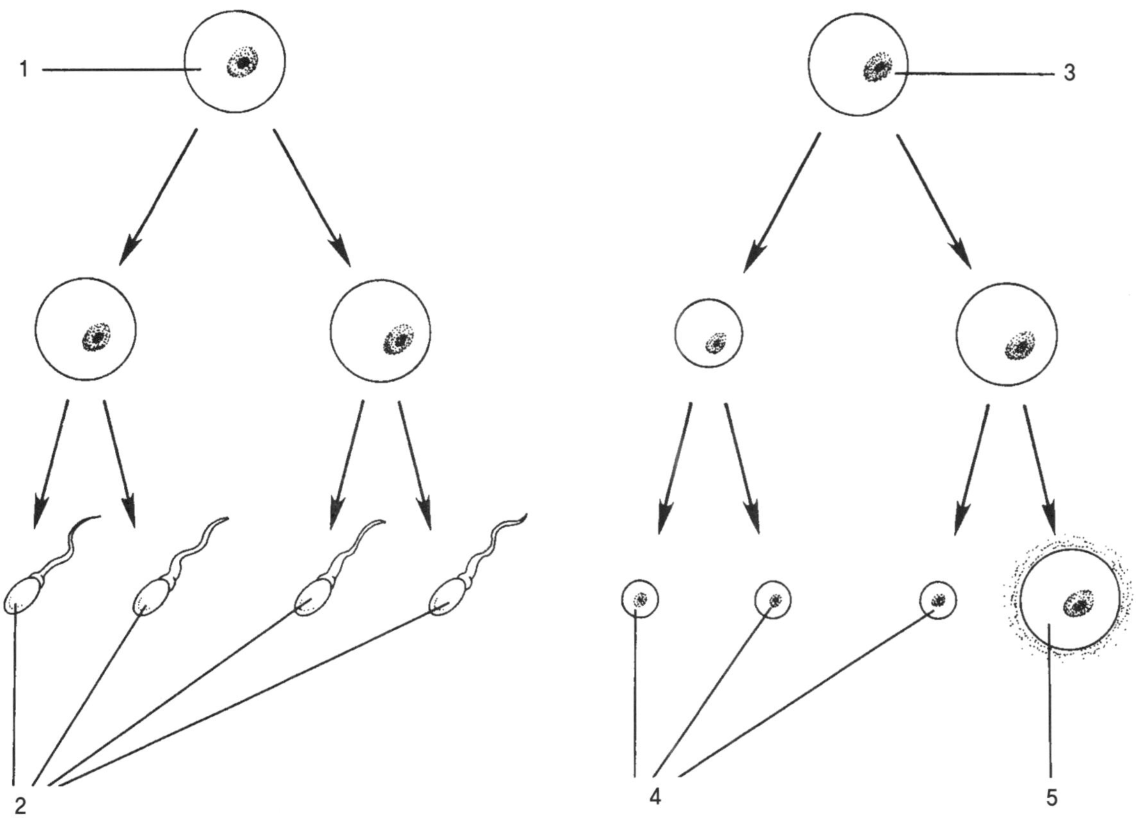

남성 생식기계(Male Reproductive System)

고환과 정자(Testes and sperm)

1. a) 고환은 복강 밖인 ____________속에 위치한다.
   b) 살아 있는 정자는 고환의 온도가 체온보다 약간 ____________ 때만 생성된다.

2. 고환내 간질세포는 _____________ 호르몬을 생성하며, _____________ 과정은 세정관(seminiferous tubules)에서 일어난다.

3. a) 테스토스테론 분비를 위한 자극은 _____________선으로부터의 분비되는 _____________ 호르몬이다.
   b) 테스토스테론은 정자의 ___________에 관여한다.
   c) 테스토스테론은 남자의 2차 성징의 특징 발달을 조절한다. 2차 성징의 2가지 특징을 쓰시오.
   __________________________, __________________________

4. 다음은 정자의 그림이다.
   각 번호에 해당되는 명칭은 한글과 영어로 적어 쓰시오.
   1) ______________________ 2) ______________________
   3) ______________________ 4) ______________________
   5) ______________________

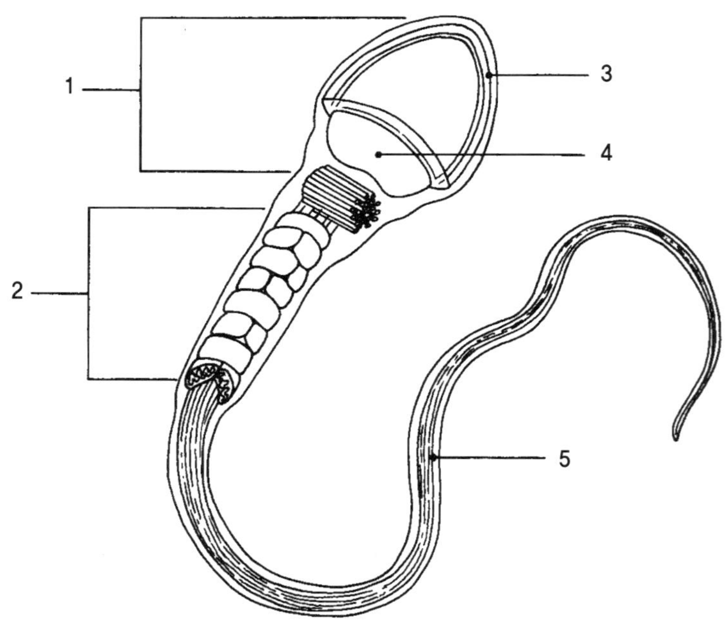

   a) 운동성을 제공한다. ________________
   b) 23개 염색체를 포함한다. ______________
   c) ATP를 생성하는 미토콘드리아를 포함한다. ______________
   d) 난자 세포막을 소화시키는 효소를 포함한다. ______________

5. 다음은 고환을 절단한 그림이다.
각 번호에 해당되는 명칭을 한글과 영어로 쓰시오.

1) ____________________ 2) ____________________

3) ____________________ 4) ____________________

5) ____________________ 6) ____________________

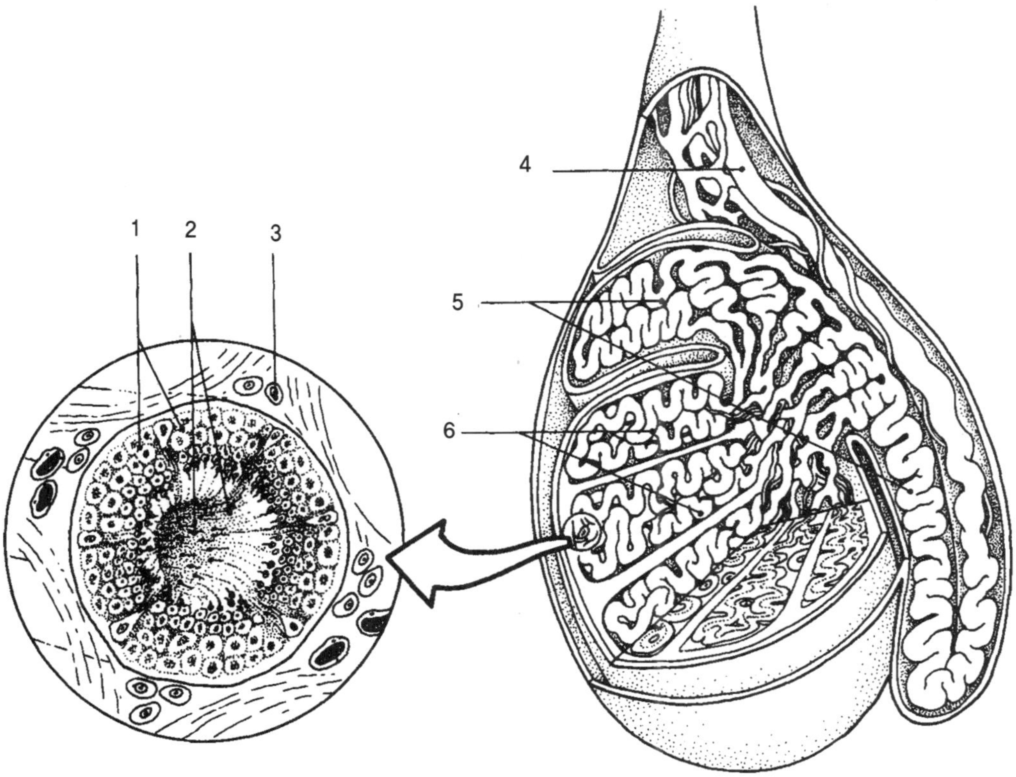

부고환, 정관, 사정관(Epididymis, ductus deferens, and ejaculatory duct)

1. a) 부고환은 고환의 ____________에 감겨진 관이다.
   b) 부고환내에서 정자가 완전히 성숙되며 정자의 ____________가 기능을 한다.

2. a) 정관(ductus deferens)은 또한 ________________ 라고 부르며 정자를 ______________에서 ____________까지 운반한다.
   b) 정관은 ____________를 통해서 복강으로 들어가며, ___________ 뒤에서 위 · 아래로 구부러져 있다.
   c) 사정관으로 정자를 내보내기 위하여 수축하는 정관 벽의 조직은 ______________ 근이다.

3. 사정관은 ____________ 으로부터 정자와 ____________의 분비물을 받아서 ____________로 내보낸다.

4. 다음은 남성 생식기계의 그림이다.
   각 번호에 해당되는 명칭을 한글과 영어로 쓰시오.

1) ____________________ 2) ____________________
3) ____________________ 4) ____________________
5) ____________________ 6) ____________________
7) ____________________ 8) ____________________
9) ____________________ 10) ____________________
11) ____________________ 12) ____________________
13) ____________________

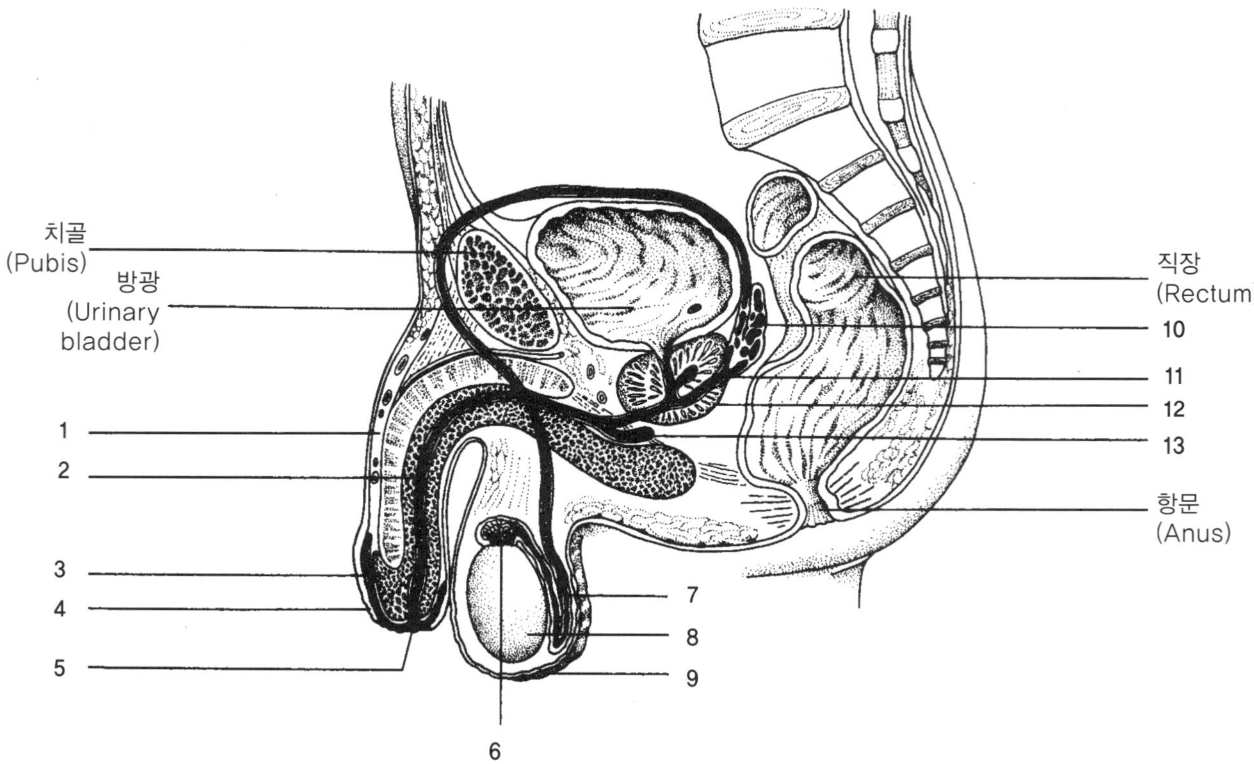

정낭, 전립샘, 요도구선(Seminal vesicles, prostate gland, and bulbourethral Glands)

1. a) 두 정낭은 ____________ 의 뒤에 위치하며 이러한 관들은 ____________관과 합해진다.
   b) 정낭의 분비는 정자의 운동성을 촉진하기 위하여 pH가 ____________을 띠고, 정자에 영양분을 공급하기 위하여 ____________을 포함하고 있다.

2. a) 전립샘(전립선, prostate)은 ____________ 바로 아래에서 ____________ 의 처음 2.5cm를 둘러싼다.
   b) 전립샘의 알칼리성 분비물은 정자의 ____________을 유지하는 데 중요하다.
   c) 전립샘의 ____________ 근은 정액을 요도로 내보내기 위하여 ____________ 관의 부분으로서 수축한다.

3. a) 요도구선은 ____________________ 이라고도 부른다.
   b) 이 선의 분비물은 pH가 ____________이며, 사정하기 전에 ____________ 로 분비된다.

4. 이 샘(선)의 모든 부분에서 알칼리성 분비물을 생성한다. 이것은 여성 ____________의 ____________ pH를 중화하는 데 중요하다.

5. a) 정액은 이러한 분비물과 _____________ 로 구성된다.
   b) 정액의 평균 pH는 ____________ 이다.

요도와 음경(Urethra and penis)

1. a) 요도는 정액을 ____________에서 바깥으로 운반한다.
   b) 요도의 처음 2.5cm는 ____________ 안에 있으며, 요도의 가장 긴 부분은 ____________내에 있다.

2. 음경내 해면조직의 3구조물은 ____________ 근육과 결체조직으로 구성되고 ____________ 이라 불리는 가장 큰 혈관을 포함한다.

3. 성적 자극동안 ____________신경의 충격은 음경동맥의 이완을 유발하여 ____________ 을 혈액으로 채우게 되어 발기를 일으킨다.

4. 발기된 음경은 정액을 함유하고 여성의 질로 들어갈 수 있다. 요도에서 정액의 분출을 ____________이라고 부르며, _____________ 의 수축과 ____________ 관의 연동운동에 의해서 일어난다.

남성 생식 호르몬(Male reproductive hormones)

1. a) 고환에서 정자의 생성은 _______________ 선에서 나오는 ____________ 호르몬 자극에 의한다.
   b) 정자가 성숙되는 데는 고환에서 분비되는 ____________ 호르몬이 필요하다.

2. 테스토스테론의 분비는 ____________선에서 분비되는 ____________ 호르몬에 의해서 자극된다.

3. 호르몬 인히빈은 ____________에 의해서 분비되고, 이는 ____________의 분비를 감소시킨다.

4. ____________에서 나오는 ____________는 FSH와 LH의 분비를 자극한다.

여성 생식기계(Female Reproductive System)

난소(Ovaries)

1. 난소는 _______________ 의 양쪽 _______________ 강에 위치한다.

2. 각 난소내 수천 개의 1차 난포는 잠재적인 미성숙 ________________를 포함한다.

3. a) 난포의 성숙은 ____________샘(선)에서 분비되는 ____________ 호르몬에 의해서 자극된다.
   b) 이 호르몬은 ______________ 호르몬을 분비하기 위하여 난포세포를 자극한다

4. 그라피안 난포는 ____________에서 분비된 ____________호르몬에 의해 자극될 때 파열되어 난자를 유리하는 ____________ 난포이다.

5. LH 호르몬은 ____________가 되기 위해 난포를 파열하며, 에스트로겐뿐 아니라 ____________ 호르몬을 분비한다.

6. 억제 호르몬이 또한 난소에서 분비되며, 이 호르몬의 작용은 ____________의 분비를 감소한다.

7. a) 릴랙신(relaxin) 호르몬은 ____________에서 분비된다.
   b) 릴랙신은 ____________의 수축을 억제하여 착상이 잘 되도록 돕는다.

8. FSH와 LH의 분비는 ____________에서 분비되는 ____________에 의해서 자극을 받는다.

9. 다음은 여성 생식기 그림이다.
   각 번호에 해당되는 명칭을 한글과 영어로 쓰시오.

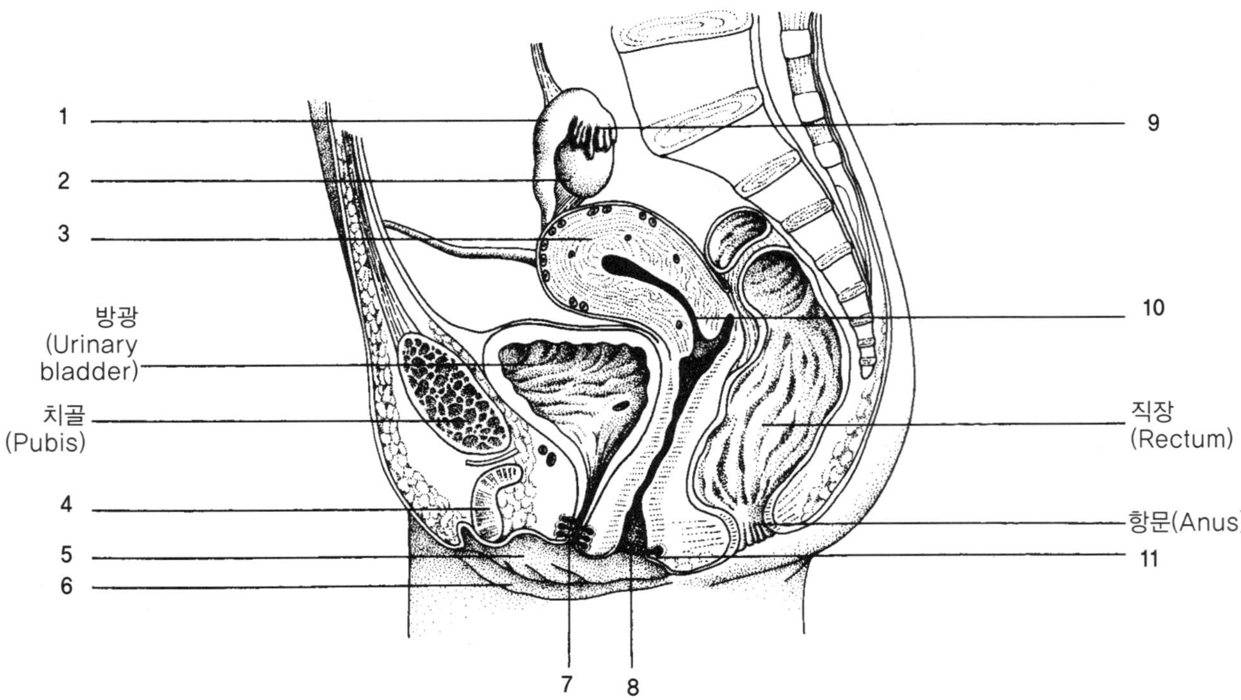

(계속)

(계속)

1) ____________________ 2) ____________________
3) ____________________ 4) ____________________
5) ____________________ 6) ____________________
7) ____________________ 8) ____________________
9) ____________________ 10) ____________________
11) ____________________

난관(Fallopian tubes)

1. 난관은 ______________ 혹은 ______________ 라고 부른다.

2. a) 난관의 외측단은 __________________ 기관과 연결되어 있다.
   b) 관의 양끝의 술장식과 같은 모양을 ________________ 라고 부르며 ____________를 난관으로 잡아 당기는 것을 돕는다.

3. 난자를 자궁으로 보내기 위해 난관의 ____________근층이 수축하여 연동운동파를 만들며, ____________를 가진 상피세포가 난자를 몰아간다.

4. 정자와 난자의 결합은 ____________이라 부르며 흔히 난관에서 일어난다.

5. 만일 접합체가 자궁에 도달하지 못하고 난관에서 계속 큰다면 ____________임신이라고 한다.

자궁(Uterus)

1. 자궁은 ____________의 내측, ____________의 위인 ____________강에 위치한다.

2. 중앙의 큰 부분이 자궁체부이다. 체부의 위를 자궁의 ____________라고 하며 질부분으로 열려진 아래 부분을 ____________라고 한다.

3. a) 근외막은 자궁을 덮고 있는 _____________ 과 접한다.
   b) 자궁의 민무늬근층(평활근층)은 _____________ 근이라고 한다.
   c) 자궁의 내면을 _____________ 이라고 부른다.

4. a) 자궁내막은 2개의 층으로 되어 있다. ____________층은 근육층 위의 얇은 혈관층이며, ___________층은 월경주기에 따라 잃었다가 재생산된다.
   b) 기능층에서 혈관의 성장을 촉진하는 2가지 호르몬의 이름을 쓰시오.
   ______________________, ______________________

5. a) 자궁내막의 기능은 무엇인가? ______________________________
   b) 자궁근층의 기능은 무엇인가? ______________________________

c) 임신 중에 자궁근층의 수축을 억제하는 2가지 호르몬의 이름을 쓰시오.

______________________, ______________________

d) 임신말기에 자궁근층의 강한 수축을 자극하는 호르몬의 이름을 쓰시오.

____

6. 다음은 여성 생식기계의 그림이다.
각 번호에 해당되는 명칭을 한글과 영어로 쓰시오.

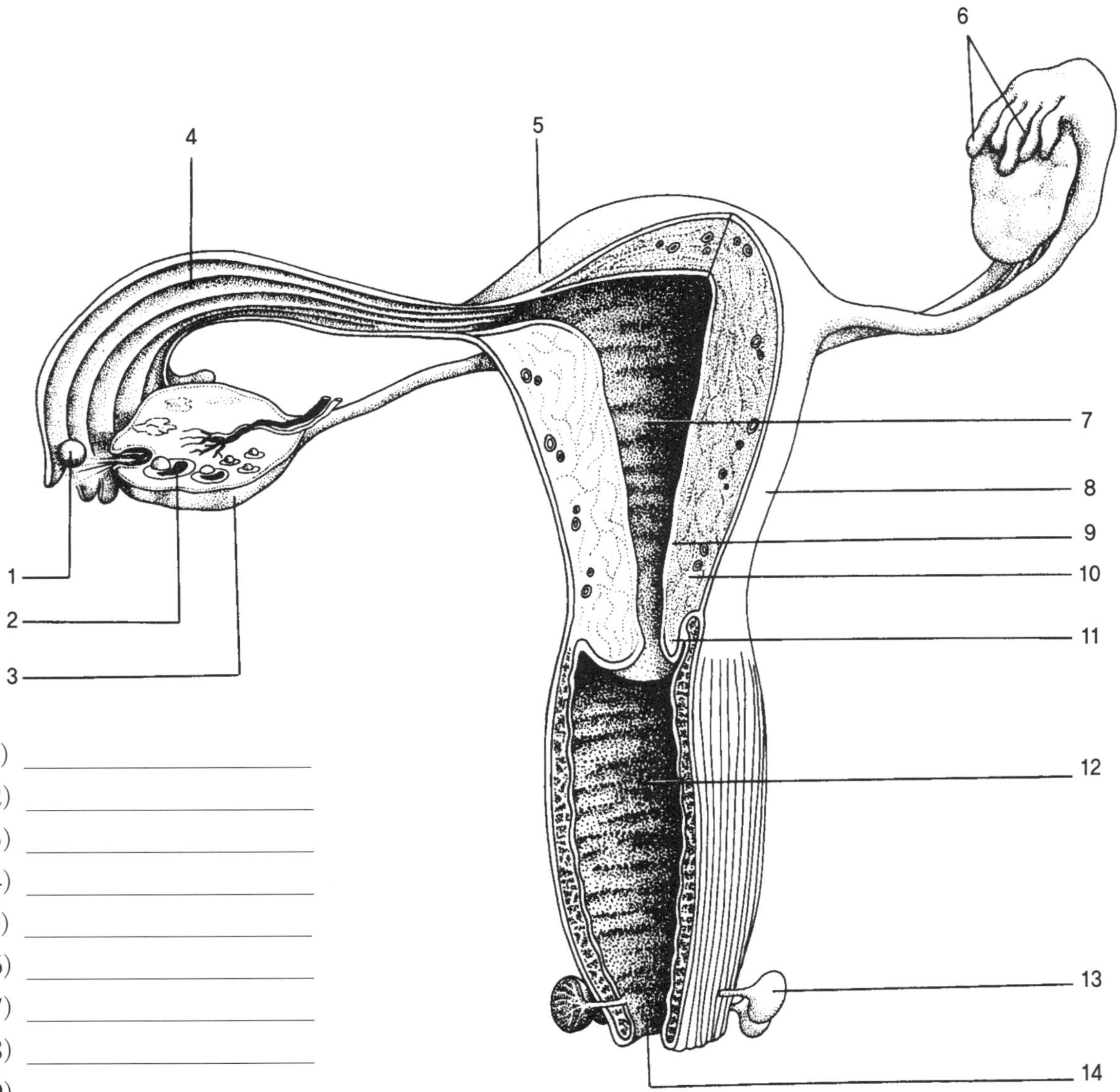

1) ______________________
2) ______________________
3) ______________________
4) ______________________
5) ______________________
6) ______________________
7) ______________________
8) ______________________
9) ______________________
10) ______________________
11) ______________________
12) ______________________
13) ______________________
14) ______________________

질과 외음부(Vagina and vulva)

1. 외음부의 각 부분에 대한 설명으로 옳은 답을 골라 ***알파벳으로 적어 넣으시오. 해답은 한 개씩이며, 3개인 것도 있습니다.***
   1) 질 ________________
   2) 음핵(클리토리스, clitoris) ________________
   3) 대음순과 소음순 ________________
   4) 바톨린선 ________________
   5) 안뜰(전정) ________________

   A. 분비물이 전정의 점막에 습기를 유지한다.
   B. 성교를 하는 동안에 음경에서 정자를 받는다.
   C. 점막이 건조해지는 것을 막기 위하여 안뜰을 덮고 있는 쌍으로 접혀진 부분
   D. 산도와 월경분비물이 나가는 부분
   E. 성자극에 대하여 반응하는 발기성 조직의 작은 덩어리
   F. 요도와 질개구를 포함하는 영역
   G. 병원균의 성장을 억제하는 산성 pH를 유지하는 정상 세균총을 가지고 있다.

젖샘(Mammary glands)

1. a) 젖샘(유선)의 포상선(alveolar)은 임신 후에 ____________을 생성한다.
   b) 유즙은 ________ 선으로 들어가서 모아져서 유방의 ____________으로 비워진다.

2. 임신동안 포상선은 ______________, ____________ 호르몬에 의해서 유즙생산 준비를 하며 이 호르몬은 ____________에서 분비된다.

3. a) 임신 후에 ______________에서 분비되는 ____________호르몬은 유즙생성을 자극한다.
   b) 젖샘에서 유즙의 분비를 책임지는 호르몬은 ____________ 에서 분비하는 ______________ 이다.

4. a) 유방에서 유두주변의 착색된 부분을 ____________라고 한다.
   b) 젖샘의 포상선은 ____________ 조직에 의해 둘러싸여 있다.

5. a) 유즙은 신생아에게 영양공급을 위해 지방산과 설탕 ____________를 포함한다.
   b) 유즙에 있는 ____________는 신생아에게 질병에 대한 면역을 제공한다.
   c) 이 면역의 종류는 (능동면역, 수동면역)이다.

6. 다음은 유선을 나타낸 그림이다.
각 번호에 해당되는 명칭을 한글과 영어로 쓰시오.

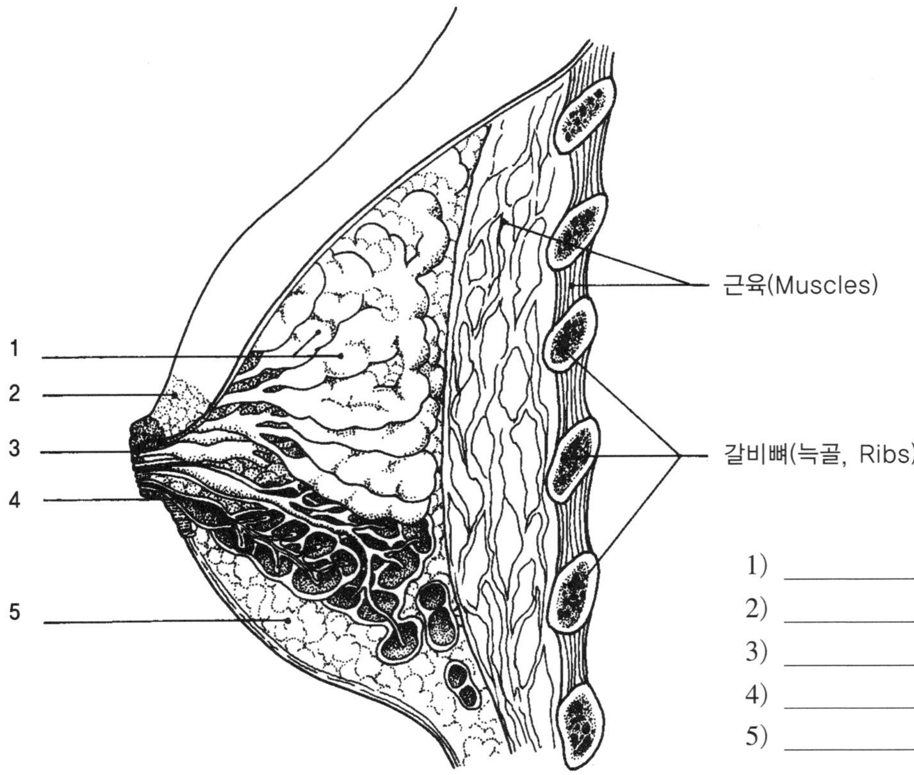

1) ____________________
2) ____________________
3) ____________________
4) ____________________
5) ____________________

월경주기(The menstrual cycle)

1. 월경주기는 ____________선과 ____________에서 분비되는 호르몬이 필요하며 ____________, ____________ (기관)의 변화가 일어난다. 평균 월경주기는 ____________일이다.

2. 월경주기는 뇌하수체 전엽에서 분비되는 ____________, ____________ 호르몬과 난포에서 분비되는 ____________ 호르몬과 황체에서 분비되는 ____________ 호르몬이 관여한다.

3. 월경주기의 3가지 단계는 ____________ 단계, ____________ 단계, ____________ 단계이다.

4. a) 월경단계는 자궁내막의 ____________ 층이 상실되며 ____________기라고 부른다.
   b) 이 단계 동안에 ____________ 호르몬이 여러 난소난포의 성숙을 자극한다.

5. a) 난포단계는 ____________ 와 ____________ 호르몬이 난자의 성숙과 성장을 자극한다.
   b) 자궁내막의 혈관 성숙은 ____________ 호르몬의 자극에 의한다.
   c) 배란에서 ____________ 호르몬은 난자를 ____________하고 방출하기 위하여 난소난포를 성숙시킨다.

6. a) 황체단계 동안에 ____________ 호르몬은 파열된 난포가 ____________ 가 되게 하며 ____________ 호르몬을 분비한다.

b) ________________ 호르몬은 자궁내막 혈관의 성숙을 자극하며 ____________ 의 저장을 촉진하다.

7. 만일 난자가 수정되지 않으면 ____________ 호르몬이 감소하고 자궁내막의 기능층이 탈락되고 ________ 주기를 다시 시작한다.

퍼즐문제(Crossword Puzzle)

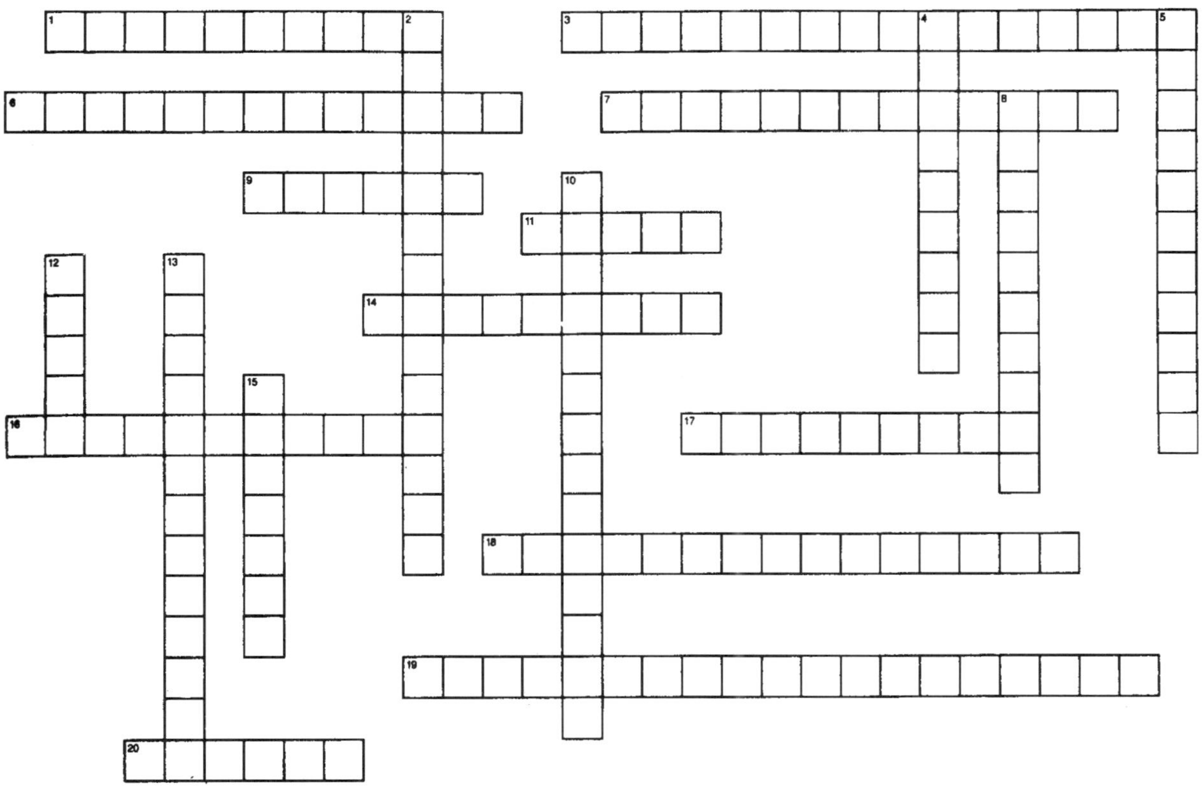

가로

1. 자궁의 민무늬근층
3. 성숙한 난포(두 단어)
6. 정삭(정액끈)이 지나는 복벽의 개구부
7. 남자에서 방광 아래에 있는 선조직과 이를 둘러싼 섬유근조직(두 단어)
9. 수정란
11. 난소를 봉합하는 것으로 ________결찰이라 한다.
14. 수정관을 봉합하고 자르는 시술
16. 비정상적인 유방조직을 평가하는 방사선 검사
18. 고환내에서 일어나는 감수분열 과정
19. 정자 생성세포를 가지고 있는 곳
20. 자궁의 좁고, 아래쪽 끝부분

세로

2. 평균 28일 주기(두 단어)
4. 난소내에서 일어나는 감수분열 과정
5. 자궁의 막
8. 임신 시 월경의 중단
10. 수정관(형용사)(두 단어)
12. 여성의 외부 생식기 구조
13. 난자가 자궁쪽으로 안전하게 이동할 수 있도록 하는 생식기 구조
15. 다운증후군은 가장 흔한 예이다

임상적용(Clinical Applications)

1. a) 68세 박씨는 소변보는 것이 점점 어려워진다고 의사에게 말하였다. 이것의 가능한 원인은 __________ 샘(선)의 비대이다.
   b) 이것의 확대를 ____________________ 라고 부른다.
   c) 이러한 상태는 전립샘(전립선, prostate)이 __________ 의 첫 부분을 둘러싸고 있기 때문이다.

2. a) 이씨 부부는 효과적인 피임에 대하여 간호사에게 물어보았다. 간호사는 이씨 부인에게 외과적 수술 방법으로 ________________ 이 매우 효과적이라고 말하였다.
   b) 이 방법은 __________을 자르고 묶는 방법이다.
   c) 간호사는 이씨에게 외과적 수술 방법으로 __________ 이 피임에 매우 효과적이라고 하였다.
   d) 이 방법은 __________을 자르고 묶는 방법이다.

3. a) 성적으로 전파되는 질병(STD)은 성교에 의해서 사람에서 사람으로 퍼지는 감염성 질병이다. 박테리아가 원인이며 치료되지 않으면 심장이나 중추신경계에 심각한 손상을 야기하는 STD는 ___________ 이다.
   b) 미국에서 가장 이환률이 높은 STD는 클라미디아감염으로 클라미디아는 ____________ 이다.
   c) 이것에 감염된 여성은 __________임신이 될 확률이 매우 높다.
   d) 이 질환에 걸린 모체에서 태어난 영아는 __________ 와 _________가 나타날 위험이 있다.
   e) 음부포진은 ____________ 이 원인이다.
   f) 출산 동안에 어머니로부터 바이러스성 감염을 획득한 신생아는 _________ 의 손상이나 죽음을 초래할 위험이 높다.

4. a) 유방암은 초기에 발견되면 성공적으로 치료될 수 있다. 자기 스스로 이상 유 · 무를 발견할 수 있는 방법을 _____________ 이라고 한다.
   b) 매우 작은 암종조차 발견할 수 있는 방법이며, 더 나이든 여자에게 권하는 방법을 ________________ 이라고 한다.

사지선다형 문제 1(Multiple Choice Test 1)

※ 다음 문제를 읽고 옳은 답을 적어 넣으시오.

1. 유사분열의 과정은 __________ 개의 세포를 만들어내는 것이며, 각각의 염색체 수는 __________ 이다.
   a) 4/단배체
   b) 2/단배체
   c) 4/이배체
   d) 2/이배체

2. 정자형성 과정은 무엇을 만들며 어느 기간 동안 일어나는가? ______
   a) 정자세포, 28일 주기
   b) 정자세포, 시춘기에서 50세까지
   c) 한 가지 기능적 정자세포와 3개의 극체
   d) 정자세포, 사춘기에서 생애 내내

3. 난자생성 과정은? ______
   a) 이배체의 염색체를 지닌 난자세포를 생성한다.
   b) 난자세포가 매 28일마다 생성된다.
   c) 난자세포가 생성되며, 에스트로겐과 프로게스테론에 의해 자극된다.
   d) 사춘기에서 평생동안 생성된다.

4. 정자생성에 직접적으로 필요한 호르몬은 무엇인가? ______
   a) FSH와 LH
   b) FSH와 테스토스테론
   c) 인히빈과 테스토스테론
   d) LH와 테스토스테론

5. 난자세포 형성에 직접적으로 필요한 호르몬은 무엇인가? ________
   a) FSH와 에스트로겐
   b) FSH와 LH
   c) LH와 프로게스테론
   d) 에스트로겐과 프로게스테론

6. 자궁내막에서 혈관의 성장에 직접적으로 필요한 호르몬은? ________
   a) 에스트로겐과 프로게스테론
   b) FSH와 에스트로겐
   c) FSH와 relaxin
   d) LH와 프로게스테론

7. 정자를 부고환에서 복강으로 옮겨가는 남성 생식기는? ______
   a) 정관
   b) 요도
   c) 서혜관
   d) 사정관

8. 23개의 염색체를 가지고 있는 정자세포의 부분은? ______
   a) 편모
   b) 첨단체
   c) 중간조각
   d) 머리

9. 사정에 영향을 미치는 남성 생식기관은? ______
   a) 정액소포
   b) Cowper' s 선
   c) 전립샘(전립선, prostate)
   d) 요도구선

10 . 정액을 음경에서 밖으로 운반하는 남성 생식기관은? ______
   a) 사정관
   b) 요도
   c) 부고환
   d) 정관

11. 정자를 생성하는 고환의 부분은? ______
    a) 간질세포
    b) Rete 고환
    c) 정관(seminiferous tubules)
    d) 부고환

12. 정액의 알칼리성액은 무엇을 중화하는 데 중요한가? ______
    a) 자궁의 산성 pH
    b) 질의 산성 pH
    c) 질의 알칼리성 pH
    d) 난관의 알칼리성 pH

13. 정액이 요도를 통해서 나가는 것을 무엇이라고 하는가? ______
    a) 분비
    b) 사정
    c) 발기
    d) 분출

14. 태반의 모체 부분이 되는 자궁의 층은? ______
    a) 자궁외막
    b) 자궁근육
    c) 자궁내막
    d) 장막

15. 난자를 자궁쪽으로 밀어내는 난관의 조직은? ______
    a) 가로무늬근(횡문근)과 섬모가 있는 상피세포
    b) 민무늬근(평활근)과 단순 편평상피세포
    c) 가로무늬근과 입방상피
    d) 민무늬근과 섬모가 있는 상피세포

16. 월경주기의 어느 단계에서 난자성숙과 자궁내막이 발달하는가? ______
    a) 월경기
    b) 황체기
    c) 난포기
    d) 난소기

17. 월경으로 탈락하지 않는 자궁내막의 혈관층은? ______
    a) 기저층
    b) 근육층
    c) 기능층
    d) 비기능층

18. LH 호르몬의 기능에 해당하는 것은? ______
    a) 황체를 파괴시킨다.
    b) 그라피안 난포를 파열시킨다.
    c) 그라피안 난포가 프로게스테론을 분비하도록 한다.
    d) 황체를 난포로 만든다.

19. 임신 후에 젖샘(유선)은 어느 호르몬에 의해서 유즙생성을 자극받는가? ______
    a) 에스트로겐
    b) 프로게스테론
    c) 옥시토신
    d) 프로락틴

20. 요도와 질의 개구부를 덮고 있는 외음부의 기관은? _____
a) 음핵(clitoris)와 바톨린선
b) 대음순과 소음순
c) 소음순과 음핵(clitoris)
d) 대음순과 바톨린선

21. 월경주기의 황체기동안 파괴된 난소난포는 무엇이 되는가? _____
a) 그라피안 난포
b) 1차 난포
c) 백색체
d) 황체

22. 월경주기의 월경기 동안 자궁내막의 기능층은? _____
a) 기저층에 의해서 재생산된다.
b) 월경기에 상실된다.
c) 에스트로겐에 의해서 성장이 자극된다.
d) 프로게스테론에 의해서 성장이 자극된다.

23. 수정은 보통 어디에서 일어나는가? _____
a) 난관
b) 질
c) 자궁
d) 난소

24. 접합체는? _____
a) 46개 염색체에 수정된 난자
b) 23개 염색체에 성숙난자
c) 46개 염색체에 성숙난자
d) 23개 염색체에 수정된 난자

25. 젖샘(유선)에서 모유 방출을 자극하는 호르몬은? _____
a) 에스트로겐
b) 프로게스테론
c) 옥시토신
d) 프로락틴

사지선다형 문제 2(Multiple Choice Test 2)

※ 다음 문제를 읽고 정답을 선택한 후 그 내용을 옳게 고쳐 쓰시오.

1. 여성 생식기관의 위치에 대한 설명 중 옳지 않은 것은?
a) 자궁은 난소 내측에 있으며, 방광 아래에 있다.
b) 바르톨린선의 관이 질 입구으로 개구되어 있다.
c) 난관은 난소에서 자궁으로 퍼져 있다.
d) 질은 직장의 앞쪽과 요도의 뒤쪽에 있다.
선택한 답을 올바르게 고쳐 쓰시오.

____

2. 남성 생식기관의 위치에 대한 설명 중 옳지 않은 것은?
   a) 정관은 샅관(서혜관)을 통해서 복강으로 들어간다.
   b) 고환은 위쪽 대퇴부 위 음낭 안에 위치한다.
   c) 요도는 정액소포와 음경을 통해서 나온다.
   d) 부고환은 고환 뒤에 위치한다.
   선택한 답을 올바르게 고쳐 쓰시오.

   ____

3. 정자생성과 난자생성에 대한 설명 중 옳지 않은 것은?
   a) 난자생성은 주기적 과정이며, 정자생성은 계속적 과정이다.
   b) 두 과정이 사춘기에 시작하지만 정자생성은 폐경기에서 끝난다.
   c) 정자생성은 FSH와 테스토스테론 호르몬이 필요하다.
   d) 난자생성은 FSH와 에스트로겐 호르몬이 필요하다.
   선택한 답을 올바르게 고쳐 쓰시오.

   ____

4. 남성 생식관에 대한 설명 중 옳지 않은 것은?
   a) 요도는 정액을 밖으로 운반한다.
   b) 부고환은 정자를 고환에서 정관으로 운반한다.
   c) 사정관은 정자를 요도로 운반한다.
   d) 정관은 정자를 요도에서 사정관으로 운반한다.
   선택한 답을 올바르게 고쳐 쓰시오.

   ____

5. 남성 생식샘에 대한 설명 중 옳지 않은 것은?
   a) 전립샘(전립선, prostate)의 알칼리성 물질이 요도로 들어간다.
   b) 정낭의 분비물은 알칼리성이며, 글리코겐을 포함한다.
   c) 요도구선이 알칼리성액을 요도로 분비한다.
   d) 전립샘이 정액을 분출하도록 한다.
   선택한 답을 올바르게 고쳐 쓰시오.

   ____

6. 월경주기에 대한 설명 중 옳지 않은 것은?
   a) 난포기는 배란에서 끝난다.
   b) 월경기가 자궁내막의 기능층의 탈락으로 시작한다.
   c) 황체기 동안 황체는 프로게스테론을 분비하기 시작한다.
   d) 자궁내막의 혈관의 증식은 월경기에서 시작한다.
   선택한 답을 올바르게 고쳐 쓰시오.

   ____

7. 자궁에 대한 설명 중 옳지 않은 것은?
   a) 기저층이 매 월경기주기마다 기능층을 재생산한다.
   b) 자궁경부는 질로 개구되는 좁은 상위 부분이다.
   c) 자궁근육은 아기의 분만과 출산을 위해 수축한다.
   d) 저부는 난관의 개구부 사이의 윗부분이다.
   선택한 답을 올바르게 고쳐 쓰시오.

   ____

8. 젖샘에 대한 설명 중 옳지 않은 것은?
   a) 유즙 분비관은 유즙을 유두로 옮긴다.
   b) 유즙생성은 프로락틴에 의해서 자극된다.
   c) 유륜선은 임신 후에 유즙을 생성한다.
   d) 유즙의 분비는 에스트로겐 분비에 의해서 자극된다.
   선택한 답을 올바르게 고쳐 쓰시오.

   ____

9. 난소와 난관에 대한 설명 중 옳지 않은 것은?
   a) 난관채는 난소를 둘러싸고 있으며 난관의 끝에 있다.
   b) 난자의 수정은 보통 난관에서 일어난다.
   c) 자궁외 임신은 접합체가 자궁에 착상하게 되었을 때 일어난다.
   d) 난자는 난관을 덮고 있는 섬모를 가지고 있는 상피세포에 의해서 자궁쪽으로 쓸려나간다.
   선택한 답을 올바르게 고쳐 쓰시오.

   ____

10. 고환에 대한 설명 중 옳지 않은 것은?
    a) 살아 있는 정자를 생성하기 위하여 음낭의 온도는 체온보다 조금 더 높다.
    b) 정자생성은 정관에서 일어난다.
    c) 간질세포는 LH에 의해서 자극되었을 때 테스토스테론을 생성한다.
    d) 테스토스테론의 두 표적기관은 고환 그 자체이다.
    선택한 답을 올바르게 고쳐 쓰시오.

    ____

11. 남성 생식 호르몬에 대한 설명 중 옳지 않은 것은?
    a) 테스토스테론은 남성 이차성징의 발달을 책임지고 있다
    b) 정자형성은 FSH에서 시작된다
    c) 테스토스테론의 분비는 LH에 의해 자극받는다
    d) 인히빈(inhibin)은 테스토스테론의 분비를 감소한다
    선택한 답을 올바르게 고쳐 쓰시오.

    ____

12. 여성 생식 호르몬에 대한 설명 중 옳지 않은 것은?
    a) 인히빈(inhibin)은 황체에서 생산된다
    b) 에스트로겐은 여성 이차성징의 발달을 책임지고 있다
    c) 릴랙신은 자궁외막의 수축을 억제한다
    d) 프로게스테론은 자궁내막의 혈관 성장을 증진한다
    선택한 답을 올바르게 고쳐 쓰시오.

    ____

사지선다형 문제 3(Multiple Choice Test 3)

※ 이번 장의 내용과 관련된 문제입니다. 주의 깊게 읽고 옳은 답을 모두 고르시오.

1. 남성 생식기계에 대한 설명으로 옳은 것은?
    a) 요도의 가장 긴 부분은 전립샘(전립선, prostate)을 통해서 지나간다.
    b) 정낭의 분비는 정자의 영양분을 위한 글리코겐을 포함한다.
    c) 고환의 간질세포는 테스토스테론을 생산하다.
    d) 부고환은 정자를 고환에서 요도로 이동시킨다.
    e) 전립샘의 민무늬근은 정액의 사정에 기여한다.
    f) 음경의 동맥의 확장은 교감신경 충동에 의해서 야기된다.
    g) 정관은 샅관(서혜관)을 통해서 지나가고, 정낭 속으로 흘러들어간다.
    h) FSH는 테스토스테론의 분비를 자극한다.
    i) 고환의 감수분열은 호르몬 LH에 의해 시작된다.
    j) 정자세포의 염색체는 중간부분에서 미토콘드리아와 함께 발견된다.

2. 여성 생식기계에 대한 설명으로 옳은 것은?
    a) 난관은 난자를 자궁으로 쓸어내기 위한 편모로 이루어져 있다.
    b) 자궁의 자궁근층은 민무늬근층이다.
    c) 바르톨린선은 자궁의 경부 속으로 점액을 분비한다.
    d) 자궁은 난소의 중간선에 있고 난관의 외측에 있다.
    e) 황체는 그라프 여포로부터 발달한 내분비샘이다.
    f) 대음순과 소음순은 요도와 질 입구를 덮는다.
    g) 임신의 마지막에는 질은 산도가 된다.
    h) 배란 후에 황체는 먼저 FSH를 분비하고 나서 LH를 분비한다.
    i) 젖샘(유선)은 시상하부로부터 호르몬 프로락틴에 의해서 유즙을 생성하기 위해서 자극된다.
    j) 자궁내막은 매 월경주기 동안 두께에서 변화시키는 혈관성 자궁내벽이다.

제 21 장

인간발달과 유전학
(Human Development and Genetics)

제21장은 발달과 유전학의 기초에 대해 서술하고 있다. 발달학은 인간으로 기능하기 위해 40주의 임신기간동안 이루어지는 배아(embryo)에서 태아(fetus)까지의 접합체(zygote)의 성장을 연구하는 것이다. 유전학은 개개인의 유전적 특성을 연구하는 학문이다.

인간발달(Human Development)

수정(Fertilization)

1. 정자의 ____________ 은 정자가 난자의 막으로 들어갈 수 있도록 분해하는 효소를 포함하고 있다.

2. a) 수정은 ____________ 과 ____________ 의 세포핵이 결합하는 것이다.
   b) 이들 각각의 핵은 ____________개의 염색체를 포함하고 있으므로 인간의 경우 접합체는 __________ 배수인 ____________ 개의 염색체를 갖게 된다.
   c) 수정은 대부분 여성의 ____________ 안에서 일어난다.

3. 접합체에 있는 23쌍의 염색체는 22쌍의 ______________ 와 한 쌍의 _____________ 로 이루어진다.

4. 남자는 ____________ 성염색체를 가지고, 여자는 ____________ 성염색체를 가진다.

착상(Implantation)

1. a) 단일 세포인 접합체는 ____________ 과정에 의해 2개의 세포로 분열된다.
   b) 이후의 유사분열은 ____________ 로 불리며 4개, 8개, 16개… 처럼 여러 번 세포를 생산한다.

2. a) 배아세포의 고형구(solid sphere)는 ____________ 라 부른다.
   b) 유사분열이 계속되면, 고형구는 빈 공간이 생기게 되며 이 시기의 수정란은 ____________ 라 부른다.

3. a) 배반포의 내부 세포덩어리(inner cell mass)는 잠재적인 ____________를 포함하며, 이 세포들은 ____________ 로 불린다.
   b) 배반포의 외층인 ____________는 ____________표면을 분해하는 효소를 분비하여 자궁 안에 배반포의 ____________이 가능케 한다.

4. 영양포는 결국 ____________라 부르는 배막(embryonic membrane)이 되고, 태아쪽 ____________을 형성한다.

5. 다음은 착상을 통한 수정과정을 묘사한 그림이다.
   각 번호에 해당되는 명칭을 한글과 영어로 쓰시오.

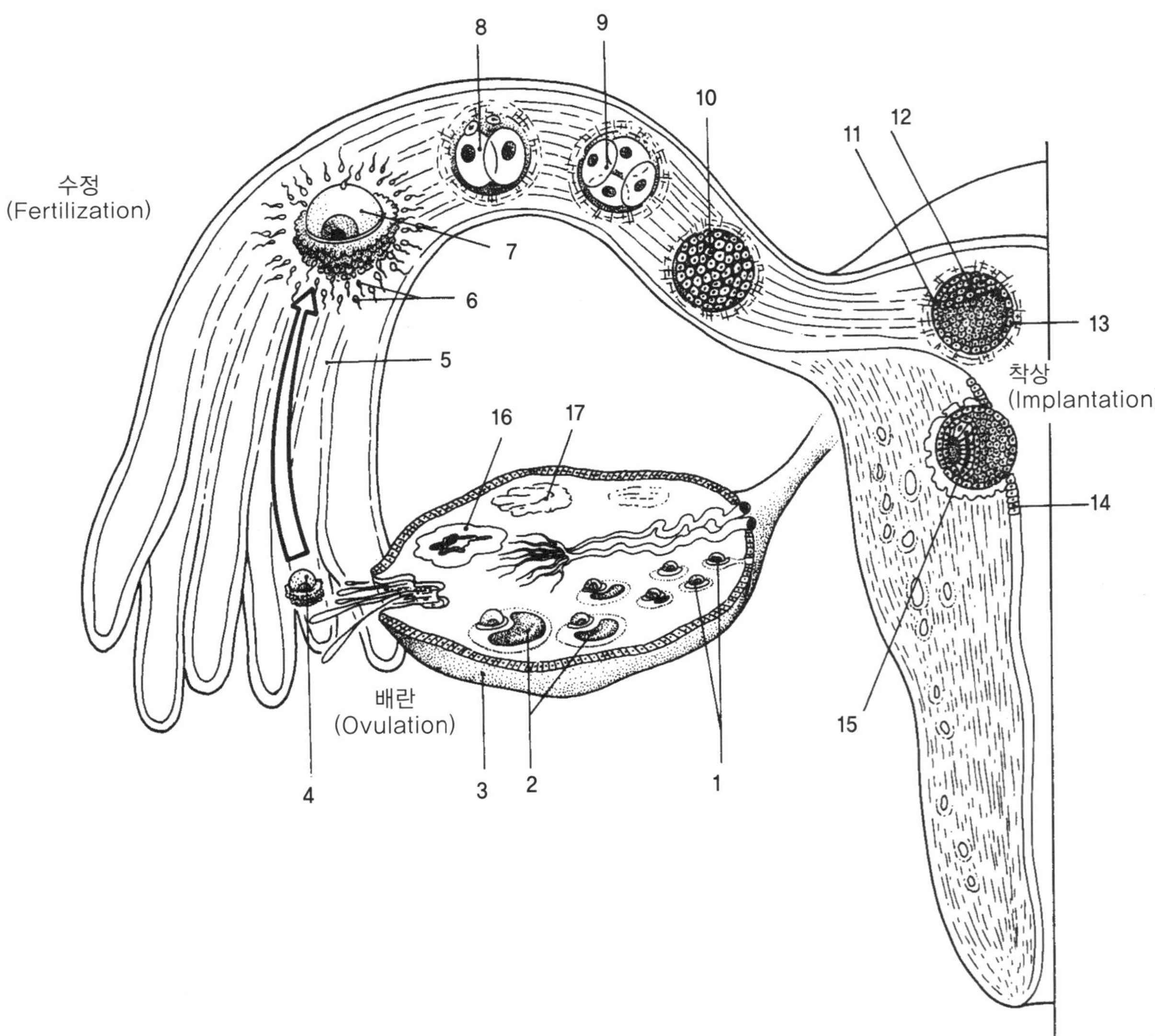

(계속)

(계속)

1) ________________ 2) ________________
3) ________________ 4) ________________
5) ________________ 6) ________________
7) ________________ 8) ________________
9) ________________ 10) ________________
11) ________________ 12) ________________
13) ________________ 14) ________________
15) ________________ 16) ________________
17) ________________

배아와 배막(Embryo and Embryonic Membranes)

1. 수정 후 2주쯤 배반엽은 세 개의 배엽세포로 발달하는데 이들은 각각 __________, __________, 그리고 __________ 라 부른다.

2. 각 배엽으로부터 발달되는 신체의 부분이나 조직을 쓰시오.
   1) 내배엽 ________________
   2) 중배엽 ________________
   3) 외배엽 ________________

3. 배막에 대한 설명으로 옳은 답을 골라 ***알파벳으로 적어 넣으시오.***
   해답은 2개씩입니다.
   1) 양막 ________________
   2) 융모막 ________________
   3) 난황낭 ________________

   A. 배아주변의 충격을 흡수하는 체액을 포함한다.
   B. 배아의 경우 첫 번째 혈구를 형성한다.
   C. 융모막 융모로 불리는 작은 돌출물로 발달한다.
   D. 태반의 일부인 태아의 혈관을 포함한다.
   E. 난원세포나 정원세포가 되는 세포를 포함한다.
   F. 태아의 소변으로 배출되는 체액을 포함한다.

4. a) 배아 성장기는 임신 __________주에 끝난다.
   b) 태아 성장기간은 임신 __________주에서 __________주까지이다.

5. 다음은 임신 2주와 5주의 배아를 묘사한 그림이다.
각 번호에 해당되는 명칭을 한글과 영어로 쓰시오.

1) ______________ 2) ______________
3) ______________ 4) ______________
5) ______________ 6) ______________
7) ______________ 8) ______________
9) ______________ 10) ______________
11) ______________ 12) ______________
13) ______________

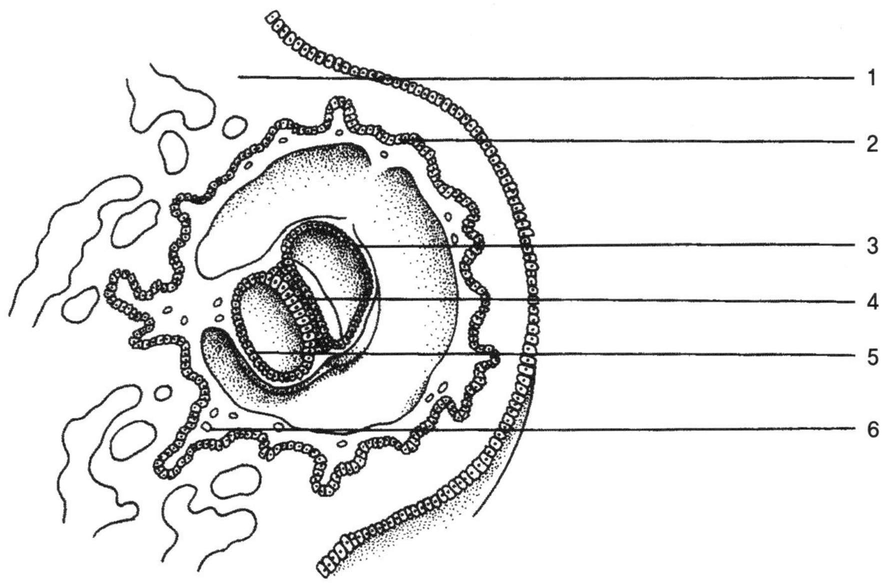

○ 배아(Embryo)
○ 양막(Amnion)
○ 융모막(Chorion)
○ 난황낭(Yolk sac)

2주

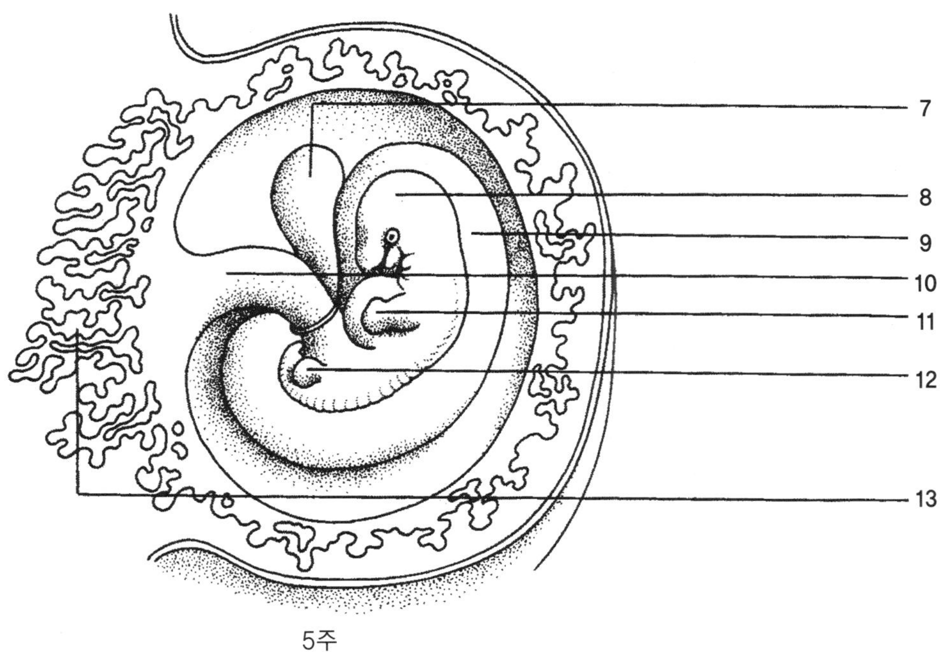

5주

태반과 탯줄(Placenta and Umbilical Cord)

1. a) 모체쪽 태반은 자궁의 ____________에 의해 형성된다.
   b) 태아쪽 태반은 ____________에 의해 형성된다.
   c) 태아는 ____________에 의해 태반과 연결된다.
   d) 물질의 ____________은 태반내에서 태아 혈액과 산모 혈액사이에서 일어난다.

2. 태반에서 태아 혈관은 모체의 __________ 안에 있으며, 여기에서는 태아와 모체의 혈액이 섞이지 않는다.

3. 탯줄은 2개의 제대 ____________과 한 개의 제대 ____________으로 구성된다.

4. a) 배꼽동맥(제대동맥)은 혈액을 ____________에서 ____________로 보낸다.
   b) 이 혈액은 ____________과 ____________이 포함되어 있으며 모체 혈액동으로 확산되어 배출된다.

5. a) 제대정맥은 혈액을 ____________에서 ____________으로 보낸다.
   b) 이 혈액은 ____________과 ____________이 포함되어 있으며 모체의 혈액으로부터 태아에게 공급된다.

6. 출생 후 태아의 탯줄은 잘라지고 태반은 ____________으로 배출된다.

7. a) 태반은 임신을 유지하는 데 필수적인 호르몬의 원천이다. 첫 번째 분비되는 호르몬은 hCG라 부르며 배아의 __________에서 생산된다.
   b) hCG의 영향으로 난소에서 계속 분비되는 호르몬은 ____________와 ____________이다.

8. 태반자체에서 분비되는 호르몬은 ____________과 ____________으로 임신기간동안 계속 분비된다.

9. a) 임신동안 에스트로겐과 프로게스테론은 뇌하수체 전엽에서 분비되는 ____________과 __________의 분비를 억제함으로써 난소의 여포가 성숙하는 것을 막는다.
   b) 에스토로겐과 프로게스테론은 태아의 출생 후 수유를 위해 ____________을 준비한다.
   c) 프로게스테론은 __________의 수축예방에 매우 중요한 작용을 하며 그렇지 않으면 유산을 하게 된다.
   d) 이러한 수축을 억제하는 다른 태반 호르몬은 ____________이다.

출산과 분만(Parturition and Labor)

1. a) *출산(parturition)*이란 용어는 ____________을 의미한다.
   b) *분만(labor)*이란 용어는 출생동안 일어나는 ____________을 말한다.

2. a) 임신 말기에 가까워지면 ____________의 분비가 감소하기 시작하기 때문에 자궁근층은 약하게 수축하기 시작한다.

b) 이 때 태아는 자궁 안에서 대체로 어떤 체위를 취하고 있는가?

____

3. a) 분만의 첫 번째 단계에서 자궁의 수축은 ____________를 자궁경관으로 밀어넣는다.
   b) 이 변화는 자궁경부 입구(opening)의 직경을 어떻게 하는가?

   ____

   c) 양막 주머니는 어떻게 되는가?

   ____

   d) 양수는 어떻게 되는가?

   ____

4. a) 분만의 두 번째 단계동안 자궁 수축을 강하게 하는 호르몬은 무엇인가?

   ____

   b) 이러한 강력한 수축은 ______________의 배출을 가져온다.

5. a) 분만의 세 번째 단계동안, 자궁은 수축을 계속하고 ____________을 배출한다.
   b) 이후의 자궁수축은 매우 중요하여 산모의 출혈을 막도록 자궁혈관이 닫힐 만큼 자궁내막을 __________ 한다.

출생 시 태아(The Infant at Birth)

1. a) 태아의 _____________을 자를 때 산모에게서 독립하게 된다.
   b) 태아는 혈액내 ____________농도가 올라감으로 호흡을 시작하고 ____________에 있는 호흡중추를 자극한다.

2. a) 아기 심장에서는 좌심방으로 더 많은 혈액이 돌아올 수 있게 ____________을 닫는다.
   b) 심장 바로 외측에서는 ________________이 수축한다.
   c) 이러한 변화는 더 많은 혈액이 태아의 ____________로 흐르도록 한다.

3. 신생아는 아직 ____________이 성숙하지 않았기 때문에 ____________을 충분하게 배출할 수 없어 경한 황달이 생길 수 있다.

유전학(Genetics)

염색체와 유전자(Chromosomes and genes)

1. a) 인간의 염색체 배수는 ____________ 개이다.
   b) 염색체는 23쌍으로 ____________ 염색체이다.

c) 각 쌍의 한 개는 아버지로부터 받은 ______________ 염색체이다.
d) 각 쌍에서 다른 한 개는 어머니로부터 받은 ______________ 염색체이다.
e) 1-22의 번호를 가진 염색체를 ______________ 염색체라고 한다.
f) 남아있는 한 쌍의 염색체는 ______________ 염색체로, ______________인 경우는 XX, ______________인 경우는 XY이다.

2. a) 염색체에서 유전자물질은 ______________이다.
b) 유전정보(genetic code)는 DNA의 ______________서열로 기록된다.
c) 유전자는 ______________에 대한 DNA 코드이다.

3. 다음 유전학 용어와 그에 대한 설명으로 옳은 답을 골라 ***알파벳으로 적어 넣으시오***.

1) 대립형질 ______________
2) 유전자형 ______________
3) 표현형 ______________
4) 동형접합체 ______________
5) 이형접합체 ______________
6) 우성 대립형질 ______________
7) 열성 대립형질 ______________

A. 가지고 있는 대립형질은 겉으로 드러나는 개인의 특성으로 나타난다.
B. 유전형에 2개가 존재할 경우 표현형으로 나타날 것이다.
C. 유전자형에 한 개만 존재할 경우에도 표현형으로 나타날 것이다.
D. 하나의 형질에 대해 2개의 비슷한 대립형질을 가진다.
E. 존재하고 있는 대립형질; 유전자 구조 (genetic makeup)
F. 유전자가 표현될 가능성
G. 하나의 형질에 대해 2개의 다른 대립형질을 가진다.

유전학적 문제

1. 우성-열성 형질의 유전

1) a) 엄마는 금발 머리카락(열성)이고 아빠는 갈색 머리카락(우성)을 가졌다. 만약 아빠가 동형접합체일 때, 아이들의 가능한 머리카락 색은 어떻게 되겠는가? 네모칸을 채우시오.

엄마 ______________

아빠 ______________

b) 갈색 머리카락을 가질 수 있는 아이의 비율은 ______________%이고, 금발 머리카락을 가질 수 있는 아이의 비율은 ______________%이다.

2) a) 엄마는 금발 머리카락이고 아빠는 갈색 머리카락이며 이형접합체이다. 아이들의 가능한 머리카락 색은 어떻게 되겠는가? 네모칸을 채우시오.

엄마 ______________________

아빠 ______________________

b) 갈색 머리카락을 가질 수 있는 아이의 비율은 ____________%이고, 금발의 머리카락을 가질 수 있는 아이의 비율은 ____________%이다.

2. 혈액형에서 A형과 B형은 우성이고 O형은 열성이다.

1) a) 엄마의 혈액형은 O형이고 아빠의 혈액형은 A형이며 이형접합체이다. 아이들의 가능한 혈액형은 어떻게 되겠는가? 네모칸을 채우시오.

엄마 ______________________

아빠 ______________________

b) 혈액형이 O형일 아이의 비율은 ____________ %이고, A형일 아이의 비율은 ____________%이다.

2) a) 엄마와 아빠의 혈액형은 모두 AB형이다. 아이들의 가능한 혈액형은 어떻게 되겠는가? 네모칸을 채우시오.

엄마 ______________________

아빠 ______________________

b) 혈액형이 A형일 아이의 비율은 ____________%이고, B형일 아이의 비율은 ____________%이고, AB형일 아이의 비율은 ____________%이고, O형일 아이의 비율은 ____________%이다.

3. **성별의 유전에서 X염색체**일 경우에만 열성이고 Y염색체와 대응하는 유전자는 없다.

1) a) 엄마는 적녹 색맹 유전자를 보유하고 아빠는 적녹 색맹자이다. 아이들의 성별과 색맹 가능성은 어떻게 되겠는가? 네모칸을 채우시오.

엄마 ____________________

아빠 ____________________

b) 딸이 색맹일 비율은 ____________%이고, 색맹의 형질을 보유할 비율은 ____________%이다. 아들이 색맹일 비율은 ____________%이고, 정상적인 시력을 보유할 비율은 ____________%이다.

2) a) 엄마는 적녹 색맹자이고 아빠는 정상적인 시력을 보유하고 있다. 아이들의 성별과 색맹 가능성은 어떻게 되겠는가? 네모칸을 채우시오.

엄마 ____________________

아빠 ____________________

b) 딸이 색맹일 비율은 ________ %이고, 색맹의 형질을 보유할 비율은 __________%이다. 아들이 색맹일 비율은 ________%이고, 정상적인 시력을 보유할 비율은 __________%이다.

퍼즐문제(Crossword Puzzle)

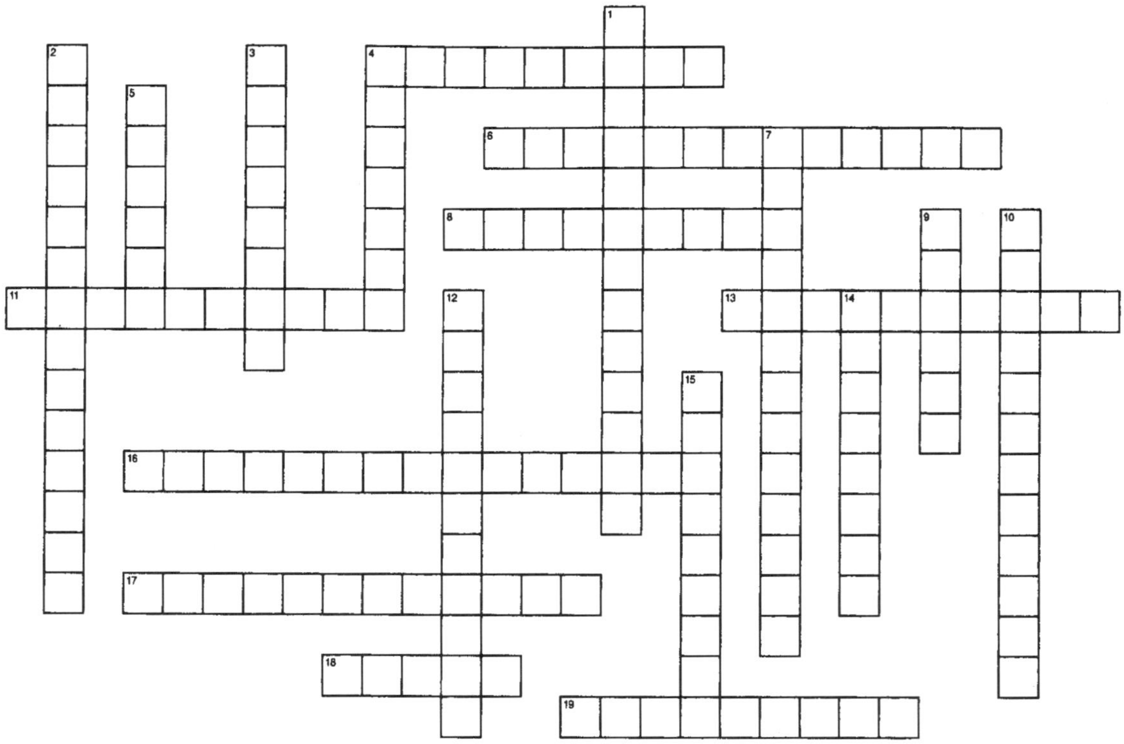

가로

4. 이것은 22쌍이 있다.
6. 태아와 태반을 연결하는 것(두 단어)
8. 배아-태아기에 발달장애를 일으킬 수 있는 물질
11. 두 대립유전자가 같은 것
13. 출생 시부터 존재하는 것이라는 뜻
16. 같은 부계와 모계 염색체로 구성되는 것(두 단어)
17. 수정 후 7~8일에 일어나는 것
18. 출생과정 동안 일어나는 일련의 사건
19. 대립유전자를 표현하는 방법

세로

1. 태아에게 보호작용을 하는 용액(두 단어)
2. XX 또는 XY 중의 하나를 가지는 것(두 단어)
3. 난자의 수정후에 일어나는 유사분열
4. 염색체의 유전자 위치로 나타날 수 있는 여러 유전자중 하나
5. ________기는 수정 후 8주까지 지속된다.
7. 비정상적인 염색체는 이러한 과정에서 탐지된다.
9. 배아를 둘러싸고 있는 막
10. 두 대립유전자가 다른 것
12. 출생을 말하는 공식 용어
14. 실제적인 유전적 구성
15. 대부분 40주동안 지속된다.

임상적용(Clinical Applications)

1. a) 정씨 부인은 첫 아이를 36주에 출산하였다. 대부분의 조산아들은 ___________(기관)가 충분한 표면활성제를 생산하지 못하는 문제를 가진다.
   b) 정씨 부인의 아기는 Apgar 점수가 9점이었다. 이 점수가 뜻하는 것은 다음 중 어느 것인가?
      1) 아기는 즉각적인 치료가 요구된다.
      2) 아기는 상태가 좋지 않으므로 면밀한 관찰이 요구된다.
      3) 아기는 독립된 개체로 잘 반응하고 있다.

2. a) 송씨 부인은 첫째 아기를 임신하고 있다. 의사는 산모에게 어렸을 적의 질병력에 대하여 물었다. 어린 시절 가벼운 질병의 원인이었던 이 바이러스는 태아에게 해로울 수 있다. 이 바이러스는 무엇인가?
   ____
   b) 대개 산모에게는 해롭지 않으나 태아에게는 발달 결함을 초래할 수 있는 바이러스성 질병 2개를 쓰시오.
   ____

3. a) 임씨 부인은 41세로 세 번째 아이를 임신하였다. 이 부인은 나이가 많은 여성일수록 다운증후군의 아이를 가질 위험이 많다고 들었다. 이 증후군은 아이의 21번째 염색체가 ___________ 개이므로 ___________의 발달장애가 있을 수 있다.
   b) 임씨 부인의 주치의는 임신 16주에서 18주 사이에 태아의 염색체 검사로 ______________ 을 알아볼 수 있다고 말하였다.

4. a) 제왕절개술은 _____________ 와 ______________ 을 절개하여 태아를 분만하는 것이다.
   b) 질 분만보다는 제왕절개술을 해야 하는 사례를 2가지 들어보시오.
      1) ____
      2) ____

사지선다형 문제 1(Multiple Choice Test 1)

※ 다음 문제를 읽고 옳은 답을 적어 넣으시오.

1. 자궁에 착상이 시작하는 배아기로 볼 수 있는 것은? ______
   a) 4세포기
   b) 상실배
   c) 포배
   d) 16세포기

2. 인체에서 가장 표면에 해당되는 곳이 발달하는 배엽은 어디인가? ______
   a) 외배엽
   b) 중배엽
   c) 내배엽
   d) 표피

3. 접합체의 염색체 수는 어떻게 구성되는가? ______
   a) 23, 반수체
   b) 46, 반수체
   c) 23, 이배체
   d) 46, 이배체

4. 평균 임신기간은 대략 ___________ 주이고, 처음 ___________주는 배아 성장기로 간주한다.
   a) 46/12
   b) 38/16
   c) 42/4
   d) 40/8

5. 태아와 모체의 조직 모두 다음 중 무엇을 형성하는 데 기여하는가? ______
   a) 양막
   b) 융모막
   c) 제대
   d) 태반

6. 태반으로부터 태아에게 산소와 영양분을 운반하는 태아의 혈관은? ______
   a) 대동맥
   b) 배꼽정맥(제대정맥)
   c) 배꼽동맥(제대동맥)
   d) 융모막 정맥

7. 완충역할을 함으로써 배아-태아를 보호하는 용액은? ______
   a) 혈장
   b) 양수
   c) 세포내 용액
   d) 융모막 용액

8. 태아를 위한 초기 혈액세포는 어디에서 형성되는가? ______
   a) 난황낭
   b) 융모막
   c) 적골수
   d) 지라(비장)

9. 태반의 형성에 기여하는 배아막은? ______
   a) 양막
   b) 제대
   c) 난황낭
   d) 융모막

10. 태반에서 모체와 태아의 물질교환은 어떻게 이루어지나? ______
   a) 모체혈액이 태아순환으로 들어간다.
   b) 삼투와 여과
   c) 확산과 능동이동
   d) 태아 혈액이 모체순환으로 들어간다.

11. 분만 3기동안 이루어지는 것은? ______
   a) 태아 배출
   b) 자궁경부 이완
   c) 태반 배출
   d) 산도를 통한 양수 배출

12. 분만 2기에 대한 설명 중 잘못된 것은? ______
   a) 양막 주머니의 파열
   b) 태아 배출
   c) 자궁근층의 강한 수축
   d) 뇌하수체후엽에서 옥시토신 분비

13. 분만 1기에 대한 설명 중 잘못된 것은? ______
a) 자궁경부 이완
b) 양막 주머니의 파열
c) 자궁근층의 약한 수축
d) 태아 배출

14. 융모막과 태반에서 생성되는 것으로 임신을 유지시키는 호르몬은?______
a) 에스트로겐, FSH, 릴랙신
b) hCG, 에스트로겐, 프로게스테론
c) 옥시토신, hCG, 프로게스테론
d) FSH, 에스트로겐, 프로게스테론

15. 유전인자는 다음 중 무엇의 합성을 위한 유전자 코드인가? ______
a) 세포
b) 단백질
c) DNA
d) RNA

16. *유전자형(genotype)*이란 용어가 의미하는 것은? ______
a) 가지고 있는 성염색체
b) 개개인의 생김새
c) 개개인의 유전 정보
d) 반수체(haploid) 염색체

17. 대응하는 염색체 쌍을 설명하는 것으로 옳은 것은? ______
a) 번호가 같은 모계 염색체쌍
b) 번호가 같은 부계 염색체쌍
c) 번호가 다른 한 개의 모계염색체와 한 개의 부계염색체
d) 번호가 같은 한 개의 모계염색체와 한 개의 부계염색체

18. 이형 접합체를 가진 사람을 설명하는 것으로 옳은 것은? ______
a) 2개의 우성 유전자
b) 한 개의 우성 유전자와 한 개의 열성 유전자
c) 2개의 열성 유전자
d) 2개의 반성 유전자

19. 표현형이란 용어가 의미하는 것은? ______
a) 개개인의 생김새
b) 이배수 염색체
c) 개개인의 유전정보
d) 가지고 있는 대립유전자의 수

20. 세포의 유전물질은 다음 중 어느 곳에 포함되어 있는가? ______
   a) 염색체의 단백질
   b) 세포핵의 단백질
   c) 세포막의 DNA
   d) 염색체의 DNA

사지선다형 문제 2(Multiple Choice Test 2)

※ 다음 문제를 읽고 옳은 답을 적어 넣으시오.

1. 분만 단계에 대한 설명 중 옳지 않은 것은?
   a) 분만 2기에는 양막 주머니가 파열된다.
   b) 분만 3기에는 태반을 분만한다.
   c) 분만 2기는 태아의 분만으로 종결된다.
   d) 분만 1기에는 경부가 이완된다.
   선택한 답을 올바르게 고쳐 쓰시오.

   ____

2. 배막(embryonic membrane)에 대한 설명 중 옳지 않은 것은?
   a) 인간의 난황낭은 배아의 영양분을 가지고 있지 않다.
   b) 융모막은 태반의 부분이 된다.
   c) 양막은 태아를 보호해주는 양수를 가지고 있다.
   d) 태아의 첫 번째 혈액세포는 융모막에 의해 형성된다.
   선택한 답을 올바르게 고쳐 쓰시오.

   ____

3. 배아-태아의 성장에 대한 설명 중 옳지 않은 것은?
   a) 모든 조직은 임신 8주말에 완성된다.
   b) 심장은 배아기에 뛰기 시작한다.
   c) 배아의 성장기간은 1주에서 18주까지 지속된다.
   d) 태아의 폐는 가장 늦게 기능한다.
   선택한 답을 올바르게 고쳐 쓰시오.

   ____

4. 태반과 탯줄에 대한 설명 중 옳지 않은 것은?
   a) 제대정맥은 태반에서 태아로 산화된 혈액을 공급한다.
   b) 태반에서는 태아와 모체의 혈액이 섞이지 않는다.
   c) 제대동맥은 태아에서 태반으로 노폐물이 있는 혈액을 보낸다.
   d) 태반 안에서는 태아의 혈관이 모체의 동맥 안에 있다.
   선택한 답을 올바르게 고쳐 쓰시오.

   ____

5. 수정과 착상에 대한 설명 중 옳지 않은 것은?
   a) 접합체는 난할이라 부르는 유사분열과정을 거친다.
   b) 착상이 이루어지는 배아기를 상실배라 한다.
   c) 배반포의 영양포는 자궁내막을 분해하기 위한 효소를 생산한다.
   d) 접합체는 난자로부터 23개의 염색체와 정자로부터 23개의 염색체를 가진다.
   선택한 답을 올바르게 고쳐 쓰시오.

   ____

6. 임신 호르몬에 대한 설명 중 옳지 않은 것은?
   a) 융모막은 임신 초기에 황체를 자극하여 hCG를 생산한다.
   b) 임신동안은 에스트로겐과 프로게스테론이 뇌하수체 전엽의 분비를 제한하기 때문에 난자를 생산하지 않는다.
   c) 조기수축은 에스트로겐으로 예방된다.
   d) 젖샘(유선)은 에스트로겐과 프로게스테론에 의해 수유를 준비한다.
   선택한 답을 올바르게 고쳐 쓰시오.

   ____

7. 염색체와 유전자에 대한 설명 중 옳지 않은 것은?
   a) 유전자는 단백질 합성을 위한 DNA 코드이다.
   b) 대응하는 염색체 쌍은 번호가 같은 하나의 모계 염색체와 하나의 부계 염색체로 구성된다.
   c) 인간의 세포는 22쌍의 보통염색체(상염색체, autosome)와 한 개의 성염색체로 구성된다.
   d) 남자의 성염색체는 XX이고, 여자의 성염색체는 XY이다.
   선택한 답을 올바르게 고쳐 쓰시오.

   ____

8. 유전학 용어에 대한 설명 중 옳지 않은 것은?
   a) 개개인의 생김새에 대한 대립형질의 표현이 유전자형(genotype)이다.
   b) 동형접합체는 2개의 같은 대립형질을 말한다.
   c) 이형접합체는 2개의 다른 대립형질을 말한다.
   d) 대립형질은 개인에게 발현될 수 있는 유전자가 여러 개 있을 수 있다.
   선택한 답을 올바르게 고쳐 쓰시오.

   ____

9. 유전에 대한 설명 중 옳지 않은 것은?
   a) 유전자가 2개의 대립유전자보다 많다면, 혈액형의 경우 2개의 표현형보다 많아질 것이다.
   b) 우성유전자는 이형접합체의 표현형에서 나타나는 것이다.
   c) 열성유전자는 다음 세대에서 등장할 수 있으나 본인의 세대에서는 나타나지 않는다.
   d) 열성유전자는 이형접합체의 표현형에서 나타나는 것이다.
   선택한 답을 올바르게 고쳐 쓰시오.

   ____

10. 반성 유전 형질(sex-linked traits)의 유전에 대한 설명 중 옳지 않은 것은?
    a) 남자는 반성 유전 형질을 보유할 수 없다.
    b) 반성 유전 형질을 보유한 여성은 아들이나 딸에게 유전자를 넘겨준다.
    c) 반성 유전 형질을 유전받은 아들은 그의 아버지로부터 유전자를 받았다.
    d) 반성 유전 형질은 X 염색체에서만 발견된다.
    선택한 답을 올바르게 고쳐 쓰시오.

    ____

사지선다형 문제 3(Multiple Choice Test 3)

※ 이번 장의 내용과 관련된 문제입니다. 주의 깊게 읽고 옳은 답을 모두 고르시오.

1. 인간발달에 대한 설명으로 옳은 것은?
    a) 낭포의 착상은 보통 수정 다음날에 발생한다.
    b) 태아생장의 기간은 30주에서 40주의 제태기간이다.
    c) 양수는 태아를 위한 쿠션이고, 난황낭은 태아의 간의 일부가 된다.
    d) 난원공과 정맥관은 혈액이 태아의 폐를 우회하도록 한다.
    e) 자궁내막의 강한 수축은 옥시토신에 의해서 자극된다.
    f) 태반의 태아부분은 융모막에서 형성된다.
    g) 탯줄정맥은 태반에서 태아까지 영양소를 운반한다.
    h) 중배엽은 뼈와 근육과 같은 "중간" 구조를 형성한다.
    i) 태반에서 분비되는 프로게스테론은 임신기간 동안 자궁근층의 수축을 억제한다.
    j) 신생아는 분만 3기에 분만된다.

2. 인간유전학에 대한 설명으로 옳은 것은?
    a) 특성을 위한 이형접합은 동질접합으로서 같아 보일 수도 있다.
    b) ABO 그룹에는 2가지 대립유전자와 3가지 혈액형이 있다.
    c) 인간세포는 22쌍의 보통염색체(상염색체, autosome)와 1쌍의 성염색체로 46개의 염색체를 가지고 있다.
    d) 하나의 단백질 암호인 DNA 분절은 유전자 하나로 간주된다.
    e) 우성형질은 표현형에서 나타날 것이다. 만약 이를 위해 하나 또는 2개의 유전자는 유전자형에서 나타난다.
    f) 갈색 눈을 가진 부모님의 아이는 절대로 파랑색 눈을 가질 수 없다.
    g) 염색체는 DNA와 단백질로 구성된다; DNA는 유전물질이다.
    h) 우성형질은 항상 열성의 상대편보다 인구에서 더 자주 볼 수 있다.
    i) 두 개의 다른 표현형은 같은 유전자형을 가질 수도 있다.
    j) 아들은 그의 아버지로부터 성 연관 소질을 획득하고, 딸은 어머니로부터 성 연관 소질을 획득한다.

제 22 장

미생물학과 인간의 질병
(An Introduction to Microbiology and Human Disease)

제22장은 기본적인 미생물학의 원리를 기술하고 미생물로 인한 인간의 질병을 소개하고 있다.

미생물의 분류(Classification of Microorganisms)

1. 다음은 미생물에 대한 설명이다.
   해당하는 미생물의 이름을 한글과 영어로 쓰시오.
   a) 세포가 아닌 미생물로 모두 기생한다. ________________
   b) 질병을 매개할 수 있는 다세포 동물이다. ________________
   c) 매우 단순한 단세포 미생물로 대부분 분해자이다. ________________
   d) 단세포 동물로 일부는 기생하기도 한다. ________________
   e) 다세포 동물로 선모충병의 원인이 된다. ________________
   f) 효모와 곰팡이로 이중 일부는 병원체이다. ________________

2. a) 살아 있는 것에 속과 종의 명칭을 사용하는 것을 무엇이라 일컫는가?
   ____
   b) 이들 명칭에서 어느 것이 더 포괄적인가?
   ____
   c) 이들 명칭에서 항상 대문자로 시작하는 것은?
   ____
   d) 이들 명칭에서 사람의 이름에 해당하는 것은 어느 것인가?
   ____

정상균총(Normal Flora)

1. a) 단기간 동안 신체의 안이나 표면에 있는 미생물을 무엇이라 부르는가?

   ____

   b) 대다수 사람의 특정 부위의 표면이나 내부에 있는 미생물을 무엇이라 부르는가?

   ____

   c) 보통은 해가 되지 않으나 어떤 환경에서는 병원체가 될 수 있는 미생물을 무엇이라 부르는가?

   ____

2. 신체의 각 부분과 관계 있는 정상균총에 대한 설명으로 옳은 답을 골라 ***알파벳으로 적어 넣으시오.***

   1) 혈액 ______________________________
   2) 피부 ______________________________
   3) 구강 ______________________________
   4) 조직액 ______________________________
   5) 식도 ______________________________
   6) 위 ______________________________
   7) 비강 ______________________________
   8) 폐 ______________________________
   9) 질 ______________________________
   10) 방광 ______________________________
   11) 소장 ______________________________
   12) 대장 ______________________________

   A. 들이쉰 공기에 있는 미생물은 섬모상피에 의해 인두 쪽으로 청소된다.
   B. 미생물이 없어야만 한다.
   C. 세균은 병원체의 성장을 제한할 수 있는 산성 pH를 만든다.
   D. 가장 큰 균총이 있는 부분은 회장이다.
   E. 염산은 대부분의 세균을 죽인다.
   F. 폐포에 도달한 병원체는 대식세포에 의해 파괴된다.
   G. 침이나 음식과 함께 미생물이 들어간다.
   H. 거대한 균총은 비타민을 생산하고 병원균의 성장을 제한한다.
   I. 미생물의 성장은 각질층이 벗겨지는 것에 의해 제한된다.
   J. 미생물의 성장은 라이소자임에 의해 저지된다.
   K. 상부요도에는 세균이 거의 없다.
   L. 피부를 통과한 병원체는 돌아다니는 대식세포에 의해 파괴된다.

감염성 질환(Infectious Disease)

1. a) 병원체에 대한 신체의 방어 모두를 통틀어 무엇이라 부르는가?

   ____

   b) 질병을 야기하는 병원체의 능력을 무엇이라 부르는가?

   ____

2. 사람에서 아무런 증상을 보이지 않는 감염에 대해 사용하는 용어 2가지를 기입하시오.

   ____________________ 와 ____________________

3. 감염성 질환의 과정에서 병원체가 침입하여 증상이 발현되기까지의 시간을 무엇이라 부르는가?

____

4. 감염(전염, infection)의 유형에 대한 설명으로 옳은 답을 골라 ***알파벳으로 적어 넣으시오.***

1) 자기 제한적(self-limiting) ________________
2) 내인성(endogenous) ________________
3) 임상적(clinical) ________________
4) 병원성(nosocomial) ________________
5) 국부적인(localized) ________________
6) 전신성(systemic) ________________
7) 패혈증(septicemia) ________________
8) 이차성(secondary) ________________
9) 급성(acute) ________________
10) 만성(chronic) ________________

A. 일차 감염에 의해 숙주의 저항성을 감소하여 발생된다.
B. 천천히 진행되거나 장기간 지속될 수 있다.
C. 일정 시간이 경과되면 대부분 회복된다.
D. 혈액 안에 세균이 있어 매우 심각하다.
E. 신체의 한 부분에 한정된다.
F. 인간 자신의 특정 부위에 가지고 있던 정상 균총에 의해 발생된다.
G. 병원이나 다른 기관에서 획득하여 발생된다.
H. 급작스럽게 시작하거나 중환이 된다.
I. 처음 시작한 부위로부터 신체 전체에 퍼진다.
J. 증상이 존재한다.

역학(Epidemiology)

1. a) 질환이 한 인구집단에서 발생하여 예상되는 사례만큼 발생하는 것을 무엇이라 부르는가?

____

b) 일상적으로 발생하는 것 보다 많은 사례가 발생하는 것을 무엇이라 부르는가?

____

c) 질병이 여러 나라에서 유행하는 것을 무엇이라 부르는가?

____

2. a) 병원체가 숙주로 들어가는 곳을 무엇이라 부르는가? ____________

b) 병원체가 들어가는 다섯 가지 경로는 무엇인가? ____________

c) 병원체가 숙주에서 밖으로 나오는 곳을 무엇이라 부르는가?

____

d) 병원체가 나올 때 다섯 가지 경로는 무엇인가? ____________

3. 역학적 측면에서 병원체는 한 사람의 ____________로부터 다른 숙주의 ____________로 이동한다.

4. a) 병원체의 근원이 되는 사람이나 동물을 무엇이라 부르는가?

____

b) 대개 동물에서 발생하는 질병을 무엇이라 부르는가?

____

c) 질병으로부터 회복은 하였으나 병원체를 계속 보유하고 있는 사람을 무엇이라 부르는가?

___

5. a) 직접적 또는 간접적으로 숙주에서 숙주로 전달되는 질병을 무엇이라 부르는가?

___

b) 우연한 접촉에 의해 숙주에서 숙주로 쉽게 퍼지는 감염성 질병을 무엇이라 부르는가?

___

c) 숙주에서 숙주로 전달되지 않는 질병을 무엇이라 부르는가?

___

미생물의 통제방법(Methods of Control of Microbes)

1. a) 무생물체 표면에 있는 미생물을 파괴하는 화학제를 무엇이라 부르는가?

___

b) 살아 있는 것의 표면에 있는 미생물을 파괴하는 화학제를 무엇이라 부르는가?

___

2. a) 모든 살아 있는 유기체를 파괴하는 과정을 무엇이라 부르는가?

___

b) 우유와 같은 음식물에 있는 병원체를 사멸하는 과정을 무엇이라 부르는가?

___

c) 도시의 수돗물에 있는 미생물을 파괴하는 과정을 무엇이라 부르는가?

___

병원균(The Pathogens)

세균(Bacteria)

1. 다음에 열거된 각 세균의 모양을 한글과 영어로 쓰시오

a) 막대균(간균, bacillus) ___

b) 알균(구균, coccus) ___

c) 나선균(spirillum) ___

2. a) 세균성 감염을 치료하는 데 사용되는 화학제를 무엇이라 부르는가?

___

b) 소수의 세균에만 효과가 있는 항생제를 무엇이라 부르는가?

___

c) 많은 종류의 세균에 효과가 있는 항생제를 무엇이라 부르는가?

___

d) 특정 항생제에 대해 더 이상 효과가 없는 세균을 그 항생제에 ____________이 생겼다고 말한다.
e) 감염 치료를 위한 적절한 항생제를 결정하는 임상검사 절차를 무엇이라 부르는가?

____

3. 세균의 구조 또는 특성에 대한 설명으로 옳은 답을 골라 ***알파벳으로 적어 넣으시오.***

1) 이분법 ______________________________
2) 내독소 ______________________________
3) 독소 ______________________________
4) 아포 ______________________________
5) 세포벽 ______________________________
6) 캡슐 ______________________________
7) 편모 ______________________________
8) 혐기성 ______________________________
9) 호기성 ______________________________
10) 통성 혐기성 ______________________________

A. 세포자체에 모양을 갖게 하며 그람염색의 근거가 된다.
B. 이동성을 제공한다.
C. 대부분의 세균이 재생되는 세포분열과정이다.
D. 숙주의 세포에 유해한 화학적 생산물이다.
E. 그람음성균의 독성 세포벽
F. 산소가 없어야만 번식할 수 있는 세균이다.
G. 숙주의 백혈구에 의해 식균작용을 억제한다.
H. 휴지기에는 열이나 건조한 것에 저항한다.
I. 산소가 존재하거나 존재하지 않거나 번식할 수 있는 세균이다.
J. 산소가 있어야만 번식할 수 있는 세균이다.

4. a) 동물원성 감염에 의한 세균성 질병의 이름 3가지를 쓰시오.

____,
____,
____

b) 성병으로 간주되는 세균성 질병의 이름 2가지를 쓰시오.

__________________________, __________________________

c) 이외에 다른 세균성 질병의 이름 5가지를 적으시오. 이중 최소한 3개는 백신접종에 의해 예방할 수 있는 질병으로 적으시오.

__________________________, __________________________, __________________________,
__________________________, __________________________

바이러스(Viruses)

1. a) 바이러스는 __________이나 __________로 만들어지며 __________로 둘러싸여 있다.
b) 바이러스가 세포 안에 기생하는 것은 __________을 위해 __________의 안에 있어야만 함을 의미한다.

2. a) 성적 접촉으로 감염되는 바이러스성 질병 2가지를 쓰시오.

______________________, ____________________________

b) 동물사람공통감염증(동물원성 감염증, zoonosis)인 바이러스성 질병 2가지를 쓰시오.

______________________, ____________________________

c) 백신접종에 의해 대부분 예방할 수 있는 바이러스성 질병 3가지를 쓰시오.

______________________________ ,

______________________________ ,

____

진균(Fungi)

1. a) 대부분의 진균은 부생 식물(saprophytes)로 __________를 먹고 산다.
   b) 진균은 __________을 형성함으로써 곰팡이와 같이 번식한다.

2. a) 진균으로 인한 질병을 __________라 한다.
   b) 진균이 피부나 점막 조직에 영향을 미치는 질병을 __________진균증이라 한다.
   c) 진균이 깊은 기관에 영향을 미치는 질병을 __________진균증이라 한다.

3. a) 소수로 정상균총의 일부인 진균을 __________라 한다.
   b) 효모가 상주할 수 있는 신체부위의 이름을 쓰시오.

   ____

   c) 정상 균총을 억제하는 __________를 사용하면 점막성 효모 감염이 유발된다.

원생동물(Protozoa)

1. a) 원생동물은 __________로 분류된다.
   b) 대부분의 원생동물은 __________에 서식한다.

2. a) __________형태인 기생원충은 숙주표면에 잠복하여 생존한다.
   b) 인간에 기생하는 원충은 장에 서식하고, __________이나 __________에 의해 오염되어 __________ 경로에 의해 퍼진다.

기생충과 절족동물(Worms and Arthropods)

1. a) 돼지의 요리나 야외 놀이 시에 예방이 가능한 기생충병의 이름을 쓰시오.

   ____

   b) 북미에서 가장 흔한 기생충 질병은?

2. 매개곤충에 의해 생기는 질병과 함께 매개곤충을 짝을 지어 4가지 적으시오.
   1) ______________________________
   2) ______________________________
   3) ______________________________
   4) ______________________________

퍼즐문제(Crossword Puzzle)

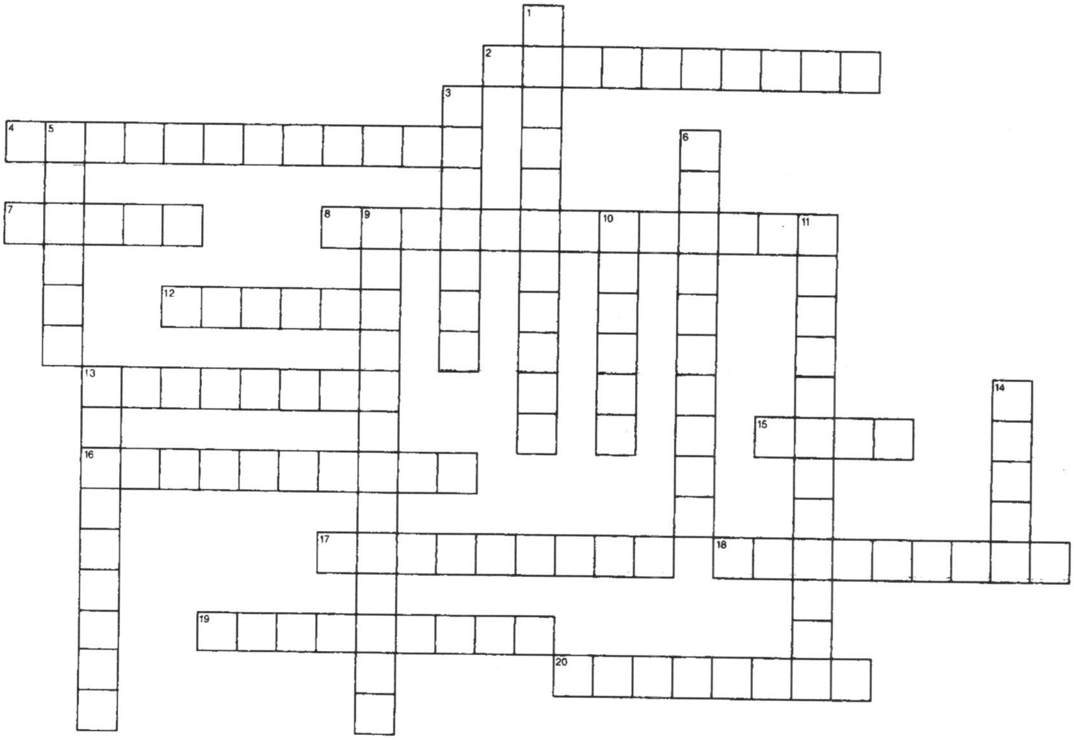

가로

2. ___________기는 증상이 나타나기 전의 기간을 말한다.
4. 질병의 전파에 대한 학문
7. 많은 세균에 효과가 있는 항생제를 칭한다.
8. 대체로 무해한 미생물에 의해 발생하는 감염을 말한다.
12. 모기는 말라리아의 _________이다.
13. 나선형 세균
15. 그람 음성균의 세포벽은 _______ 독소를 지닌다.
16. 숙주에서 숙주로 쉽게 전파되는 질병
17. 감염의 출처가 되는 사람
18. 이 염색방법은 세균의 확인에 도움을 준다.
19. 독소를 중화시키는 항생제
20. 사람이 전염될 수 있는 동물성 질병

세로

1. 기생충의 잠복처
3. 진균에 의한 감염
5. 병원체가 숙주에서 나오는 출입구
6. 병원에서 획득하는 감염
9. 병원체가 숙주에 들어가는 출입구
10. 소수의 세균에 효과가 있는 항생제를 칭한다.
11. 숙주에서 숙주로 직접적 또는 간접적으로 전염될 수 있는 질병
13. 일차감염에 의해 발생할 수 있는 감염
14. 구형 모양의 세균

사지선다형 문제 1(Multiple Choice Test 1)

※ 다음 문제를 읽고 옳은 답을 적어 넣으시오.

1. 접촉성 질병은 항상 __________ 이다.
   a) 감염성
   b) 자기 제한적
   c) 비감염성
   d) 이차성

2. 감염(전염, infection)은 되었으나 증상이 없는 대상자를 _______라 한다.
   a) 무증상(asymptomatic)
   b) 잠재성(subclinical)
   c) 불현성(inapparent)
   d) 이상 모두

3. 바이러스는 _______ 내에서만 복제될 수 있다.
   a) 혈액
   b) 조직액
   c) 세포
   d) 모두 아님

4. 일부 막대균(간균, bacillus)은 나쁜 생활조건에서도 _______을 형성함으로서 생존할 수 있다.
   a) 아포
   b) 캡슐
   c) 세포벽
   d) 독소

5. 내독소는 그람 음성균 세포의 어느 부분에 있는가?_____
   a) 세포막
   b) 세포벽
   c) 편모
   d) 캡슐

6. 위에는 _____이 있기 때문에 대부분의 세균(박테리아)은 생존할 수 없다.
   a) 물
   b) 점액
   c) 위산
   d) 항체

7. 결장의 상주균은 병원체의 성장을 제한하는 이외에 무엇을 생산하는가?_____
   a) 호르몬
   b) 항체
   c) 탄수화물
   d) 비타민

8. 병원체가 침입하여 증상이 발현하기까지의 시간을 _____라 한다.
   a) 잠재기(latent period)
   b) 잠복기(incubation period)
   c) 휴지기
   d) 자기 제한기

9. 곰팡이병(사상균병, mycosis)은 _____에 의해 감염된다.
   a) 원충
   b) 진균
   c) 세균
   d) 기생충

10. 흡입된 병원체는 기관에 ______이 있기 때문에 폐까지 도달할 수 없다.
   a) 섬모상피
   b) 근육조직
   c) 공기
   d) 연골조직

11. 여성에서 질의 정상 균총은 병원균의 성장을 막기 위하여 ______산도(pH)를 유지한다.
   a) 중성
   b) 알칼리성
   c) 산성
   d) 강알칼리성

12. 질병이 대부분의 인구집단에 생기는 경우를 ______이라 말한다.
   a) 자기 제한적
   b) 유행성
   c) 풍토성
   d) 광역 유행성

13. 갑자기 시작되어 신체 전체에 빨리 퍼지는 감염을 ______이라 부른다.
   a) 급성 국소성
   b) 만성 전신성
   c) 만성 국소성
   d) 급성 전신성

14. 비정상적인 부위에 있는 자신의 정상균총에 의한 감염을 ____이라 부른다.
   a) 유행성
   b) 증상성
   c) 병원성
   d) 내인성

15. 치즈와 같은 음식물에 존재하는 병원체는 ______과정에 의해 파괴된다.
   a) 멸균
   b) 저온 살균
   c) 소독
   d) 염소 처리법

16. 이동능력이 있는 균(rod-shaped bacteria)은 ______이다.
   a) 편모가 있는 막대균(간균, bacillus)
   b) 캡슐이 있는 알균(구균, coccus)
   c) 편모가 있는 알균(구균, coccus)
   d) 캡슐이 있는 막대균(간균, bacillus)

17. 바이러스가 질병을 일으키는 것은 세포내에서 ______하기 때문이다.
   a) 재생산
   b) 잠복
   c) 세포 활성화
   d) 세포 비활성화

18. 산소의 존재유무와 관계없이 재생할 수 있는 세균을 ______이라 한다.
   a) 혐기성
   b) 호기성
   c) 통성 혐기성
   d) 유능한 세균

19. 병원체의 침입구가 아닌 것은? ______
   a) 비강
   b) 손상되지 않은 피부
   c) 재생 기관
   d) 구강

20. 이전의 감염 결과로 사람의 저항력을 떨어뜨려 발생하는 감염을 _______이라 한다.
    a) 이차성
    b) 자기 제한적
    c) 증상성
    d) 풍토성

사지선다형 문제 2(Multiple Choice Test 2)

※ 다음 문제를 읽고 옳은 답을 적어 넣으시오.

1. 역학에 대한 설명 중 옳지 않은 것은?
   a) 신체의 개구부(opening)는 병원체의 출입구로 모두 가능하다.
   b) 어떤 균의 보균자는 사람이나 동물일 수 있다.
   c) 어떤 병원체는 태반을 거쳐 태아에 감염된다.
   d) 모든 감염성 질병(communicable disease)은 접촉성이다.
   선택한 답을 올바르게 고쳐 쓰시오.

   ____

2. 감염(전염, infection)의 종류에 대한 설명 중 옳지 않은 것은?
   a) 패혈증은 혈액내의 세균으로 발생한다.
   b) 병원성 감염은 가정이나 직장에서 획득된다.
   c) 이차성 감염은 사람의 저항력을 떨어뜨리는 일차성 감염의 결과로 일어난다.
   d) 불현성 감염은 증상이 없다.
   선택한 답을 올바르게 고쳐 쓰시오.

   ____

3. 정상 균총에 대한 설명 중 옳지 않은 것은?
   a) 피부는 세균의 온상지이다.
   b) 결장에 있는 세균은 비타민 C를 생산한다.
   c) 섬모상피는 병원체와 점액을 기관 밖으로 보낸다.
   d) 질의 정상균은 병원체의 성장을 막기 위해 산성 pH를 유지한다.
   선택한 답을 올바르게 고쳐 쓰시오.

   ____

4. 세균의 구조에 대한 설명 중 옳지 않은 것은?
   a) 편모는 이동성을 제공한다.
   b) 그람 염색법은 세포벽의 화학적 성질에 근거한다.
   c) 포자는 열과 건조한 것에 취약한 형태를 가진다.
   d) 막대균(간균, bacillus)은 막대기 모양이다.
   선택한 답을 올바르게 고쳐 쓰시오.

   ____

5. 바이러스에 대한 설명 중 옳지 않은 것은?
   a) 바이러스는 재생하기 위해 숙주의 혈액 내에서 기생한다.
   b) 바이러스는 DNA 또는 RNA와 단백질 외피로 만들어졌다.
   c) 바이러스는 매개충에 의해 퍼진다.
   d) 바이러스는 숙주 내에 잠복해 있다 후에 감염을 일으킨다.
   선택한 답을 올바르게 고쳐 쓰시오.

   ___

6. 진균에 대한 설명 중 옳지 않은 것은?
   a) 소수의 경우 효모는 피부의 정상균총의 일부가 될 수 있다.
   b) 효모는 단세포 진균이다.
   c) 뇌의 진균감염을 백선이라 한다.
   d) 전신성 사상균병은 만성 폐질환을 가진 사람에게 나타날 수 있다.
   선택한 답을 올바르게 고쳐 쓰시오.

   ___

7. 원생동물에 대한 설명 중 옳지 않은 것은?
   a) 장내 원생동물은 대변-구강 경로에 의해 숙주에서 숙주로 퍼진다.
   b) 숙주의 몸 밖에서 빨리 죽어버리는 원충은 낭포를 형성한다.
   c) 말라리아는 원충에 의한 질병이다.
   d) 대부분의 원충은 물에서 살며 병원체가 아니다.
   선택한 답을 올바르게 고쳐 쓰시오.

   ___

8. 기생충과 절지동물에 대한 설명 중 옳지 않은 것은?
   a) 촌충은 소장에서 살며 소화된 영양분을 흡수한다.
   b) 모기는 말라리아의 매개충이다.
   c) 요충과 선모충병은 미북부에서 잘 발생된다.
   d) 진드기나 이가 피부를 물을 때 질병이 퍼진다.
   선택한 답을 올바르게 고쳐 쓰시오.

   ___

9. 세균에 대한 설명 중 옳지 않은 것은?
   a) 어떤 박테리아는 독소를 생산하여 질병의 원인이 된다.
   b) 많은 종류의 세균에 효과적인 항생제를 광범위 항생제라 한다.
   c) 혐기성 세균은 산소가 있을 때만 재생한다.
   d) 그람 염색법은 세균의 확인에 도움이 된다.
   선택한 답을 올바르게 고쳐 쓰시오.

   ___

10. 질병의 치료에 대한 설명 중 옳지 않은 것은?
 a) 항바이러스약은 모든 바이러스에 효과적이다.
 b) 항생제는 화학적 반응을 차단하여 세균을 파괴한다.
 c) 항생제에 대한 부작용은 대개 인간의 화학적 반응을 차단하여 나타난다.
 d) 항생제에 대한 세균의 저항은 유전적인 능력이다.
 선택한 답을 올바르게 고쳐 쓰시오.

 ____

사지선다형 문제 3(Multiple Choice Test 3)

※ 이번 장의 내용과 관련된 문제입니다. 주의 깊게 읽고 옳은 답을 모두 고르시오.

1. 질병과 감염에 대한 설명으로 옳은 것은?
 a) 호기성 세균은 생식하기 위해서 산소를 필요로 한다.
 b) 내성적 감염은 개인 자신만의 식물군에 의해서 야기된다.
 c) 감염소는 항상 벼룩과 같은 곤충이다.
 d) 원내감염은 기도 경로에 의해 획득되는 감염이다.
 e) 벡터를 가진 질병은 저장소를 가지고 있지 않다.
 f) 풍토병은 인구에서 존재하는 것으로 예상된다.
 g) 패혈증은 간의 감염이다.
 h) 매개물은 감염의 원천이 될 수 있는 무생물이다.
 i) 급성감염은 빠른 회복에 의해서 특징지어진다.
 j) 이차감염은 음식으로부터 오는 감염이다.
 k) 자기-제한적 질병은 절대로 감염되지 않는다.
 l) 구강은 입구가 될 수 있으나 출구는 될 수 없다.
 m) 불현성 감염은 비활동성 또는 휴면기와 동의어이다.
 n) 감염병은 항상 감염성이 있지만, 감염성 질병은 항상 감염성이 있지 않다.

2. 병원균과 그에 따른 질병에 대한 설명으로 옳은 것은?
 a) 내독소 충격은 그람-음성균에 의해 야기되는 심각한 질병이다.
 b) 세균에는, "바실루스"는 "막대균(간균, bacillus)"이고 "코커스"는 "알균(구균, coccus)"이다.
 c) 바이러스는 세포내에서 번식함으로써 질병을 유발한다.
 d) 곰팡이(사상균)는 진균이고, 몇몇은 심각한 폐질환을 야기할지도 모른다.
 e) 원충은 겨울에 종종 널리 퍼진다.
 f) 혐기성 세균은 죽은 조직에서 살고 그러므로 인간질병을 야기할 수 없다.
 g) 인수공통감염병은 동물의 질병이다.
 h) "홀씨"가 박테리아인 것처럼 "낭포"는 원충이다.
 i) 바이러스는 세포 속으로 들어가기 위해서 세포막에 구멍을 뚫는 효소를 분비한다.
 j) 기생충은 2개의 숙주를 필요로 하는 생애주기를 가지고 있을 수 있다.
 k) 표재성 진균증은 세균성 피부병이다.
 l) 매개곤충은 혈액을 획득하기 위해서 물어뜯었을 때 종종 병원균을 널리 퍼뜨린다.

해답(Answer Key)

제 1 장

인체조직의 수준

1. a) 화학적
   b) 탄수화물, 지방, 단백질, 핵산 등
   c) 물, 산소, 탄산가스, Ca^{++}, 철분 등
2. a) 기관계
   b) 호흡기계, 골격계, 순환계, 신경계, 소화기계, 근육계, 생식기계 등
3. a) 세포　b) 조직　c) 기관
4. 1) D, 1　2) A, 3　3) B, 2　4) C, 4
5. a) 해부학, 생리학
   b) 뼈대는 몸체를 지지(또는 보호)한다.
   이것은 매우 강하다(또는 단단하다).

대사와 항상성

1. a) 화학적, 신체적
   b) 대사율
2. 건강
3. 일정한 상태로 유지(같게)
4. 외적, 내적
5. 1) 영양소가 소화관에서 분해된 흡수되어 세포에서 에너지 형성
   2) 산소가 혈액으로 이동하여 세포로 가서 에너지 형성
   3) 아스피린을 먹는다(낮잠을 취한다).
   4) 지혈반응이 나타난다.
   5) 떨림이 나타나 열을 생산한다(외투를 착용한다).
6. 1, 5, 2, 4, 3
7. 양성되먹임기전은 중단되려면 외부의 요인이 필요하다(자가제동이 없기 때문에).
8. 1) 갑상샘
   2) 세포는 에너지생산을 감소시킨다.
   3) 시상하부와 뇌하수체
   4) 티록신 분비 증가
   5) 대사율 증가
   6) 호르몬 분비 감소
   7) 열은 활성화된 기전이 된다.
   8) 열
   9) 백혈구

위치에 대한 용어

1. 밑, 또는 상부보다 아래쪽, 상부; 위쪽의(superior)
2. 몸통(체간)에 가까운 위치; 원위부(distal)
3. 중심부에서 멀어지는 것; 내측부(medial)
4. 중심부에서 먼 곳으로 떨어져 있는 것; 중심부(central)
5. 표면에 가까운 것; 심부, 깊은(deep)
6. 앞쪽, 후부; 후방의(posterior)
7. 뒤쪽, 등쪽; 전방(ventral)
8. 안쪽; 외측부(external)

신체부위

1. 1) 머리뼈(두개골)　2) 눈확(안와)
   3) 코　4) 입
   5) 이마부(전두부)　6) 관자부(측두부)
   7) 목부(경부)　8) 겨드랑(액와)
   9) 배꼽　10) 손바닥, 발바닥
   11) 어깨세모근(삼각근)　12) 흉부
   13) 유방　14) 상박
   15) 엉덩뼈(장골)　16) 샅부(서혜부)
   17) 넓적다리부(대퇴부)　18) 무릎뼈(슬개골)
   19) 발바닥　20) 슬와(오금)
   21) 체벽　22) 뒤통수부(후두부)
   23) 허리부(요부)　24) 엉치뼈(천골)
   25) 볼기근(둔근)　26) 회음부
2. 1) a) 외측　b) 어깨　c) 목
   2) a) 근위부　b) 허벅지　c) 무릎
   3) a) 후부　b) 머리 뒤　c) 허리
   4) a) 복부　b) 가슴　c) 배꼽
   5) a) 상부　b) 손바닥　c) 발바닥

6) a) 표면부 b) 피부
7) a) 외측 b) 폐
8) 말초, 중추

체강

1. 1) C, G 2) A, D, H 3) B, C
   4) F 5) E, I, J
2. 1) 흉강(thoracic cavity)
   2) 복강(abdominal cavity)
   3) 골반강(pelvic cavity)
   4) 전강(ventral cavity)
   5) 두개강(cranial cavity)
   6) 척수강(spinal cavity)
   7) 후강(dorsal cavity)

인체의 면

1. 1) B 2) D 3) E 4) C 5) A
2. 1) 정중시상면(midsagittal plane)
   2) 시상면(sagittal plane)
   3) 가로면(transverse plane)
4) 이마면(이마면, frontal-coronal-plane)
   5) 종단면(longitudinal section)
   6) 횡단면(cross-section)

기관계

1. 1) 근육계 2) 순환계 3) 생식계
   4) 골격계 5) 비뇨기계 6) 호흡기계
   7) 신경계 8) 내분비계 9) 림프계
   10) 소화기계 11) 외피계
2. 1) 순환계 2) 비뇨기계
   3) 신경계 4) 외피계
   5) 호흡기계 6) 근육계
   7) 골격계
   8) 생식계 혹은 내분비계
   9) 소화기계 혹은 내분비계
   10) 림프계 혹은 순환계
   11) 내분비계
   12) 생식계 혹은 내분비계
   13) 호흡기계 14) 소화기계
   15) 근육계 16) 신경계
   17) 내분비계 18) 순환기계
   19) 외피계 20) 소화기계

퍼즐문제

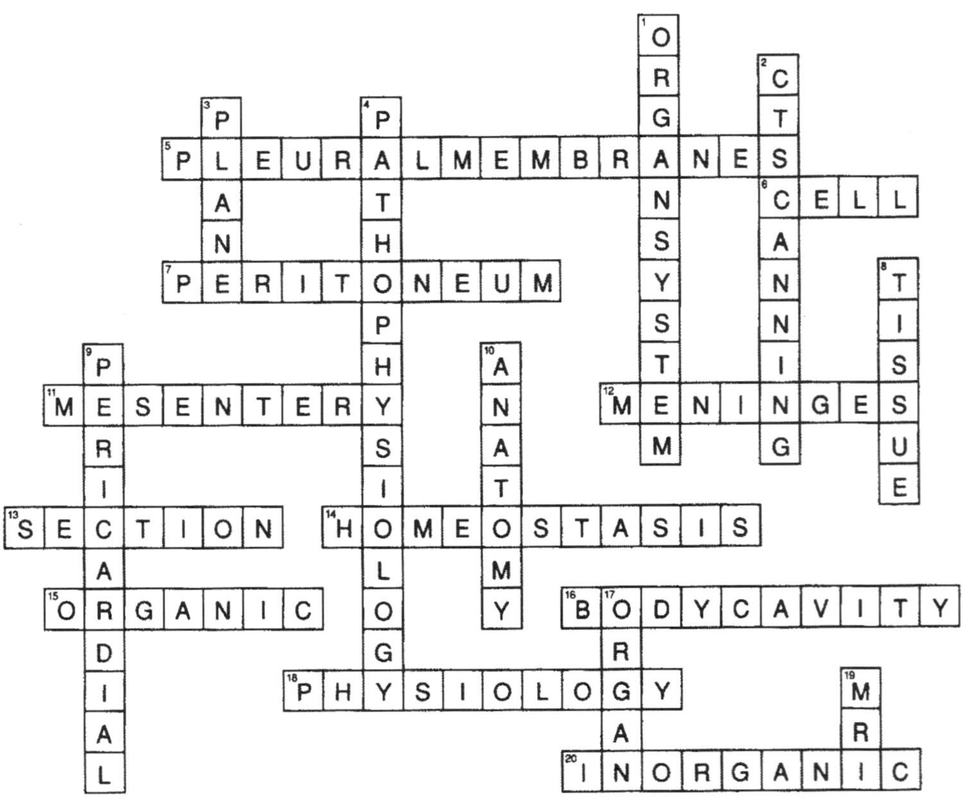

임상적용

1. 1) 피부(와 피하조직)
   2) 복벽의 근육
   3) 복막
2. 뇌막, 뇌와 척수
3. 1) *신장*기능의 정지
   2) *심장*박동의 정지
   3) *폐*의 혈관
   4) *간*의 문제로 인한 의식소실
   5) *위점막*의 미란
4. 1) 위장 – 좌측 상부
   2) 간 – 우측과 좌측 상부
   3) 소장 – 복부 모두
   4) 대장 – 복부 모두

사지선다형 문제 1

1. a	2. d	3. d	4. a
5. b	6. b	7. c	8. d
9. a	10. c	11. d	12. b
13. b	14. b	15. a	16. d
17. b	18. c	19. b	20. d
21. d	22. c	23. b	24. d
25. a			

사지선다형 문제 2

1. d–근육은 기관 수준이다.
2. c–혈액은 조직이다.
3. a
4. c–신경조직-흥분생성, 전도
5. c–내부 변화는 항상성에 영향을 준다.
6. a–복강을 싼다.
7. b, e-눈과 귀는 머리의 중앙선보다 외측에 위치
8. d–정중수평면
9. d–비슷한 구조와 기능을 가진 세포군을 조직이라 한다.
10. a–횡격막은 흉강과 복강으로 분리한다.
11. b–외부 변화는 대사에 영향을 미친다.
12. b–눈확은 구강 위쪽이다.

사지선다형 문제 3

1. a, d, e, f
2. d, e, h, i
3. a, c, e

제 2 장

원소, 원자 및 결합

1. 원소
2. Fe-철 / Na-나트륨, 소디움
   Cl-염소 / Ca-칼슘
   I-요오드 / Cu-구리
   O-산소 / P-인
   Zn-아연 / C-탄소
   Mg-마그네슘 / Co-코발트
   H-수소 / N-질소
   Mn-망간 / K-칼륨
   S-황 / F-플루오르(불소)
3. 양자(protons), 중성자(neutrons), 전자(electrons)
4. a) 전자, 양자 b) 중성자(neutrons)
   c) 양자, 중성자 d) 양자, 전자
   e) 전자
5. 이온
6. 분자(molecule)
7. 이온
8. 공유
9. a) 산소, 이산화탄소, 질소
   b) 물
   c) NaCl, $CaCl_2$
10. 이온
11. 공유결합
12. 1) 전자궤도(electron orbitals)
    2) 양성자(protons)
    3) 양성자(protons)
    4) 전자궤도(electron orbitals)
    5) 전자이동(electron transfer)
13. 이황화물(disulfide)
14. 수소(hydrogen)
15. a) 합성
    b) 분해

무기물질

1. 수분
2. a) 용해
   b) 혈액의 영양소 운반, 소변의 노폐물 배출, 미각과 후각 등

3. a) 마찰
   b) 소화관의 점액, 관절내 활액 등
4. 땀의 증발에 의한 과다한 체열을 소실할 수 있다.
5. a) 혈장(plasma)
   b) 세포내액(intracellular fluid)
   c) 림프(lymph)
   d) 조직액(tissue fluid)
   e) 1) 조직액(tissue fluid)
      2) 세포내액(intracellular fluid)
      3) 림프(lymph)
      4) 혈장(plasma)
6. a) 기체 b) O_2 c) 세포호흡, ATP
7. a) 세포 호흡 b) CO_2 c) 산성

세포호흡

1. $CO_2 + H_2O$ + ATP + 열
2. 탄산가스가 호기로 나가고, 수분은 세포내에 남게 된다.
3. ATP는 세포작용을 위한 에너지원이 되고 열은 지속적인 체온유지에 기여한다.

미량원소

1. 1) C 2) A
   3) B, G, E 4) D
   5) B, F 6) H, E

산, 염기, pH

1. a) 0~14 b) 7
   c) H^+, OH^- d) 산성
   e) 알칼리성
2. a) pH 7.35~7.45 b) 알칼리성
3. 완충제
4. a) 탄산, 염기 b) 중탄산나트륨, 산
5. a) 염화나트륨, 탄산 b) 강한
   c) NaCl, 영향을 미치지 않는다.
   d) H_2CO_3, 약한 영향

유기물질

1. 1) C 2) H
   3) K 4) A
   5) F 6) J
   7) B 8) I
   9) D 10) G
   11) E
2. 1) D 2) G
   3) I 4) B
   5) J 6) K, N
   7) C 8) F
   9) A, L 10) E
   11) H, M

화학구조-복습

1. 탄소, 수소, 산소, 질소
2. a) 아미노산 b) 공유결합
3. a) 단백질
   b) 1) 효소로서 반응 촉매
      2) 항체로서 감염에 저항
      3) 헤모글로빈으로서 산소운반
      4) 근수축
      5) 몇 가지 호르몬
      6) 세포와 조직의 구조 등
4. 탄소, 수소, 산소 등
5. $C_6H_{12}O_6$
6. a) 포도당 b) 에너지원
   c) 1) 글리코겐–과도한 포도당이 간에 저장된 형태
      2) 전분–식물성 음식에 있는 에너지원
      3) 셀룰로오스–대장에서 연동운동을 촉진시키는 섬유소

효소

1. 촉매
2. 1) 효소-기질 복합체 2) 생산
   3) 기질 4) 변하지 않는 효소
   5) 변성된 효소 6) 활성 부위
   7) 독이온은 활성 부위를 차단한다.
3. 모양
4. H^+, 활성 부위

DNA, RNA와 ATP

1. 오탄당, 인산염군, 질소성 염기
2. 1) B, D 2) A, F 3) C, E
3. T는 A와 짝이고, C는 G와 짝이다.
4. 1) C, E 2) A 3) B, D

퍼즐문제

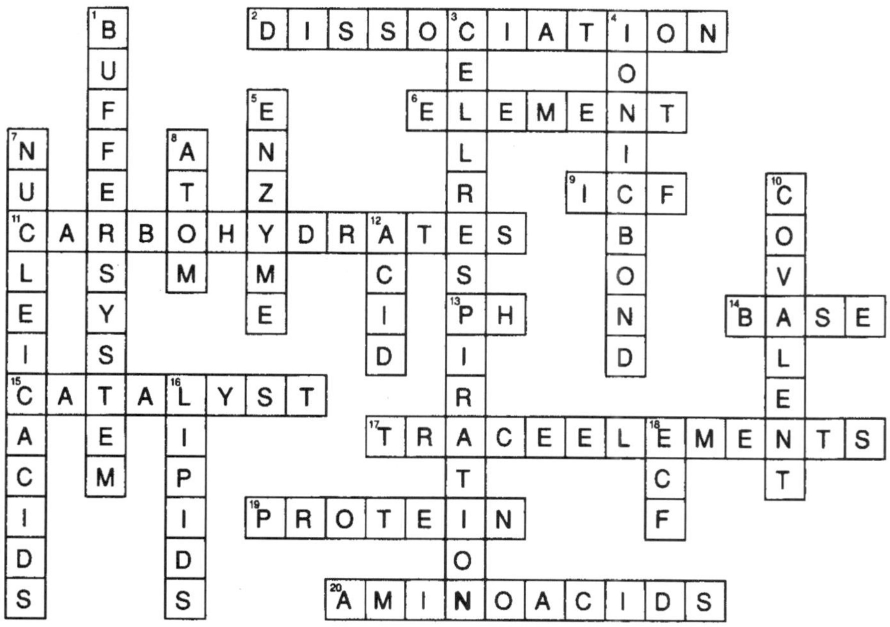

5. 1) 아데닌 2) 리보오스
   3) 인산염군 4) ATP
   5) ADP 6) 에너지
   7) 근수축 8) 미토콘드리아

임상적용

1. a) 감소, 산증 b) a
2. d
3. b
4. a

사지선다형 문제 1

1. b	2. b	3. a	4. d
5. a	6. b	7. c	8. c
9. d	10. b	11. a	12. b
13. e	14. d	15. d	16. c
17. d	18. d	19. b	20. a
21. a	22. c	23. b	24. d
25. d			

사진선다형 문제 2

1. b–수분은 H와 O_2의 두 원소로 구성된다.
2. b–공유결합은 수용액에서 액화되지 않는다.
3. d–세포내액은 세포내에 있다.
4. c–포도당은 음식으로부터 섭취한 탄수화물이다.
5. a–열은 체온을 유지시킨다.
6. b–철분은 헤모글로빈, 칼슘은 뼈와 이, 요오드는 갑상샘 호르몬의 일부이다.
7. b–혈액의 pH 정상범위는 7.35~7.45
8. d–요배설은 수분의 용매작용을 필요로 한다.
9. c–글리코겐은 간에 저장, 중성지방은 지방조직에 저장, 오탄당은 DNA, RNA 구성성분
10. a–헤모글로빈은 적혈구의 O_2를 운반한다.
11. a–모든 효소는 단백질이다.
12. c–DNA는 우리의 유전형질에 대한 유전암호이다.
13. d–3개의 인산기를 갖고 있다.
14. a–결합의 형성을 필요로 한다.
15. c–물분자는 수소 결합으로 인해 응집되어 있다.
16. a–포화지방산은 최대 수소원자수를 가진다.

사지선다형 문제 3

1. a, d, g, h
2. b, c, d, e, f, g, l
3. a, b, e, f

제 3 장

세포구조

1. 1) B, E, G, I 2) D, H 3) A, C, F, J
2. a) 인지질, 단백질, 콜레스테롤
   b) 1) 콜레스테롤 2) 단백질
   3) 단백질 4) 인지질
   5) 단백질
3. 1) 섬모 2) 미세융모
   3) 세포막 4) 골지체
   5) 활면소포체 6) 중심소체
   7) 프로테아좀 8) 핵
   9) 조면소포체
   10) 리보솜(리보좀, ribosome)
   11) 미토콘드리아
   12) 용해소체(리소좀, lysosome)
4. 1) E, 7 2) A, 1
   3) I, 9 4) B, 3
   5) G, 4 6) C, 8
   7) F, 6 8) D, 5
   9) H, 10 10) J, 2

세포성 운반기전

1. 1) C, 2 2) F, 1
   3) A, 5 4) E, 7
   5) G, 3 6) D, 4
   7) B, 6
2. 1) 낮은 O_2
   2) 높은 O_2
   3) 낮은 CO_2
   4) 높은 CO_2
3. 1) 능동이동
   2) 삼투작용
   3) 능동이동
4. 1) 같다
   2) 더 높다
   3) 더 낮다
5. 1) 등장성
   2) 저장성
   3) 고장성

DNA와 유전코드

1. a) 염색체 b) 46
2. 이중나선 구조, 2
3. thymine, guanine
4. 단백질
5. 아미노산
6. a) 3
   b) 3염기조암호(triplet)
   c) 코돈(codon)

RNA와 단백질 합성

1. 1
2. 전달자, mRNA
3. uracil
4. 핵산, 리보좀
5. 운반, tRNA
6. 코돈
7. 펩타이드, 리보좀
8. a) 1) mRNA
   2) 구조 단백질
   3) 효소
   b) DNA → mRNA 전사; mRNA → 유전암호해독
9. 1) 핵산 2) DNA
   3) mRNA 4) tRNA
   5) 아미노산 6) 펩타이드 결합
   7) 리보좀

유사분열과 감수분열

1. 1) A, B, G, H
   2) C, D, E, F
2. 각각의 DNA 분자가 자신을 복제한다.
3. 1) B, D, G 2) A, F
   3) C, E 4) H, I
4. 1) 피부의 외층-피부표면이 탈락되어 세포로 대치된다.
   2) 적골수-120일 수명을 가지는 적혈구를 생산한다.
   위내벽-위액의 염산에 의해 파괴된 세포를 대체한다.
5. a) 신경세포 또는 근육세포
   b) 이들 세포의 손실은 기관의 기능에 영구한 부작용을 줄 것이다.
6. a) 휴지기 b) 세포질분열
   c) 후기 d) 중기
   e) 전기 f) 말기
   순서 : a, e, d, c, f, b

퍼즐문제

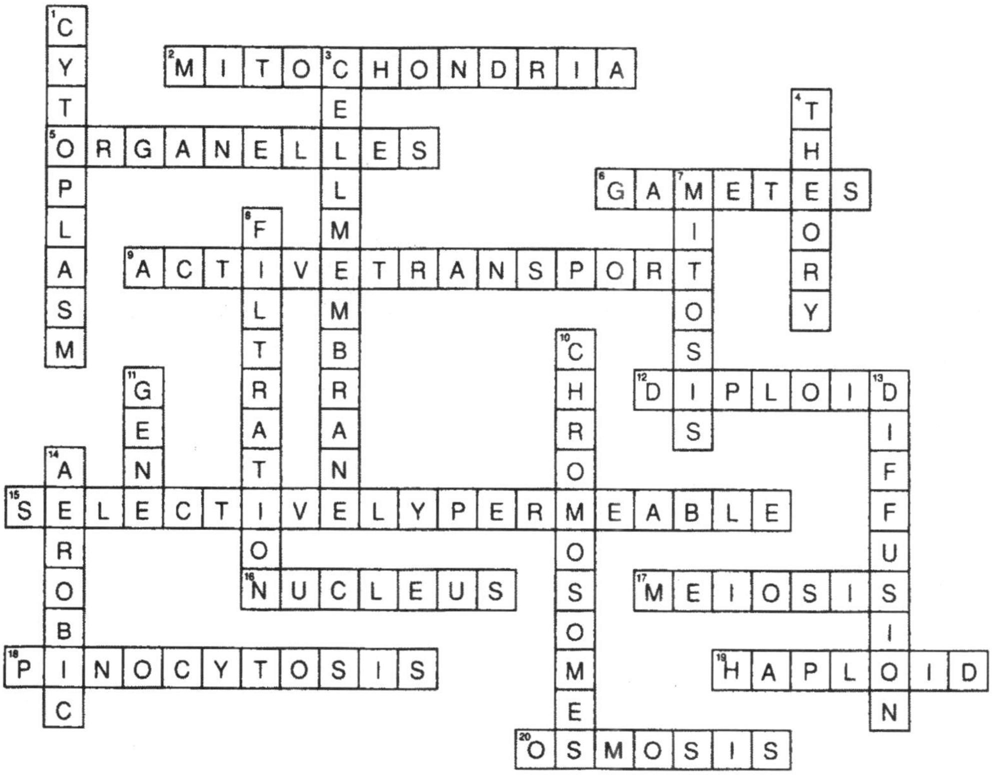

임상적용

1. 적골수
2. a) 같다 b) 삼투압, 흡수, 팽창
3. a) 유사분열 b) 단백질 합성

사지선다형 문제 1

1. b	2. b	3. a	4. d
5. d	6. b	7. a	8. b
9. c	10. c	11. d	12. c
13. a	14. c	15. d	16. d
17. b	18. a	19. b	20. b
21. b	22. d	23. c	24. b
25. a			

사지선다형 문제 2

1. c-능동수송-저농도에서 고농도로 분자이동
2. d-리보좀-단백질 합성 부위
3. b-DNA는 이중나선구조로 존재한다.
4. c-아미노산은 펩타이드 결합에 의해 결합된다.
5. d-후기-방추섬유는 염색체 한 세트씩 세포의 각 끝을 향해 끌어당긴다.
6. c-특정한 물질만을 통과시키는 선택성 투과성 막이다.
7. a-신경세포는 재생될 수 없다.
8. c-삼투성-소장에서의 물의 흡수
9. a-고장액에서 인체세포는 줄어드나, 등장액에서는 아무런 손상이 없다.
10. d-프로테아좀은 비정상적인 단백질을 파괴하는 효소이다.

사지선다형 문제 3

1. a, c, d, e, h
2. a, e, f, g, h
3. 모두 옳지 않다.

제 4 장

상피세포

1. 1) 원주상피　　2) 입방상피
   3) 단순 편평상피　　4) 융모상피
   5) 중층 편평상피
2. 1) E, 1, 5, 8　　2) A, 3, 9
   3) F, 7　　4) D, 2, 6
   5) C, 4, 11, 13　　6) B, 10, 12
3. 1) A, 2　　2) C, 3　　3) B, D, 1

결합조직

1. 1) B, 4, 8　　2) E, 1
   3) D, 7　　4) G, 2, 9
   5) A, 3, 11　　6) C, 5, 12
   7) F, 6, 10
2. A) 혈액　　B) 지방조직
   C) 소성결합조직　　D) 섬유성 결합조직
   E) 뼈　　F) 연골

근육조직

1. 1) SM　　2) SK　　3) SM　　4) C
   5) SK　　6) SK　　7) C　　8) SM
   9) SM　　10) SK　　11) C　　12) SK
   13) SM　　14) C
2. A) 골격근　　B) 민무늬근(평활근)　　C) 심근

신경조직

1. 신경원(뉴런), 자극
2. 1) 세포체　　2) 핵
   3) 수상돌기　　4) 축삭
3. a) 세포체로부터 멀리　　b) 세포체쪽으로
4. a) 슈반세포　　b) 회돌기 교세포
5. a) 시냅스　　b) 신경전달 물질
6. 뇌와 척수(또는 말초신경)
7. 감각, 운동, 그 외 학습, 기억

막

1. 1) B, C, D, F, H, J, L　　2) A, E, G, I, K
2. a) 1. 벽측늑막　　2. 장측늑막
   3. 복막　　4. 장간막
   5. 장측심외막　　6. 벽측심외막
   b) 벽측, 장측　　c) 복막, 장간막
   d) 벽측, 장측
3. 1) F　　2) G　　3) A　　4) B
   5) C　　6) E　　7) D

퍼즐문제

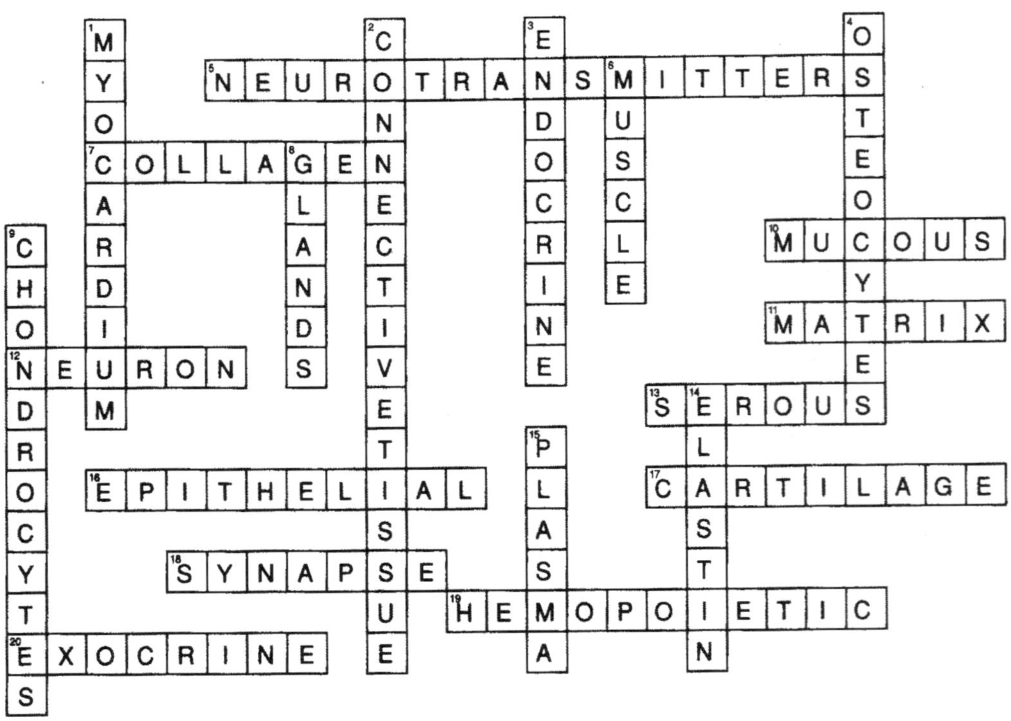

임상적용

1. 혈액공급
2. 모세혈관
3. a) 골격
   b) 심장
4. 복막, 복부
5. 활액막, 연골

사지선다형 문제 1

1. b	2. a	3. d	4. d
5. c	6. b	7. d	8. c
9. c	10. a	11. a	12. b
13. c	14. d	15. a	16. c
17. d	18. d	19. a	20. b
21. d	22. d	23. b	24. c
25. a			

사지선다형 문제 2

1. d–원주상피는 소장에서 발견되며 영양소를 흡수한다.
2. b–심장근은 심장에서 발견되며 혈액을 펌프질한다.
3. a–복막-복강을 싸고 있다.
4. d–뼈는 골격근에 의해 움직인다.
5. d–내분비샘의 예는 갑상샘이고, 외분비샘의 예는 침샘(타액선)이다.
6. a–홍채에 있는 민무늬근은 동공의 크기를 변화시킨다.
7. d–축삭은 세포체에서 먼 곳에 충동을 전한다.
8. b–영양분과 노폐물은 혈장에 의해 수송된다.
9. a–지방조직은 잠재적 에너지원으로 지방을 저장한다.
10. c–피부외층의 중층편평상피는 표면에 죽은 세포가 있다.

사지선다형 문제 3

1. b, c, g, h
2. a, c, d, e, h, i
3. a, b, e
4. a, d, f
5. 모두 정답

제 5 장

일반구조와 기능

1. 1) B, 3　　2) C, 1　　3) A, 2

표피

1. a) 종자층　　b) 각질층
2. a) 케라틴
   b) 수분, 박테리아, 화학물질(또는 수분)
3. 종자층, 유사분열
4. 조직액, 수포
5. a) 골수
   b) 림프절(lymph nodes), 림프구 세포(lymphocytes)
   c) 항체
   d) 디펜신(defensins)
6. a) 멜라닌　　b) 자외선
   c) 자외선 노출 시 살아있는 피부세포를 보호한다.
7. 종자층, 접촉
8. 1) 각질층(stratum corneum)
   2) 진피(dermis)
   3) 유사분열(mitosis)
   4) 종자층(stratum germinativum)
   5) 모세혈관(capillary)
   6) 랑게르한스 세포(Langerhans cell)
   7) 멜라닌 세포(melanocyte)
   8) 감각 신경세포(sensory neuron)
   9) 메켈 세포(Merkel cell)

진피

1. 1) E　　2) C
   3) J　　4) A
   5) F　　6) I
   7) D　　8) H
   9) G　　10) K
   11) B
2. a) 통각, 온각, 냉각, 간지러움(소양감, itch)
   b) 촉각과 압력
   c) 손바닥의 피부에는 더 많은 촉각수용체가 있으므로
3. a) 손(발)톱　　b) 케라틴
4. a) 귀지　　b) 피지
   c) 땀　　d) 피지

5. a) 눈, 코
   b) 두부
   c) 케라틴
6. 세동맥
7. a) D, 콜레스테롤, 자외선 b) 칼슘, 인
8. 1) 표피(epidermis)
   2) 진피(dermis)
   3) 피하조직(subcutaneous tissue)
   4) 한선(sweat gland)
   5) 모골간(hair shaft)
   6) 각질층(stratum corneum)
   7) 종자층(stratum germinativum)
   8) 유두층(papillary layer)
   9) 피지샘(sebaceous gland)
   10) 모근(hair root)
   11) 모낭(hair follicle)
   12) 감각수용체(sensory receptor)
   13) 신경(nerve)
   14) 정맥(vein)
   15) 동맥(artery)

피하조직

1. 표면근막(superficial fascia)
2. a) 진피, 근육
   b) 소성 결합조직, 지방조직
3. a) 병원균, 피부
   b) 히스타민, 염증
4. a) 지방, 에너지
   b) 뼈돌출의 완충작용, 추위로부터의 절연작용

체온유지

1. 소한선, 에크린한선, 세동맥
2. a) 더운 b) 발한, 증발
3. a) 수축 b) 감소, 유지
4. a) 이완 b) 증가, 소실
5. 민무늬근(평활근)

화상

1. 1) B 2) C 3) A
2. a) 각질층 b) 감염, 탈수

퍼즐문제

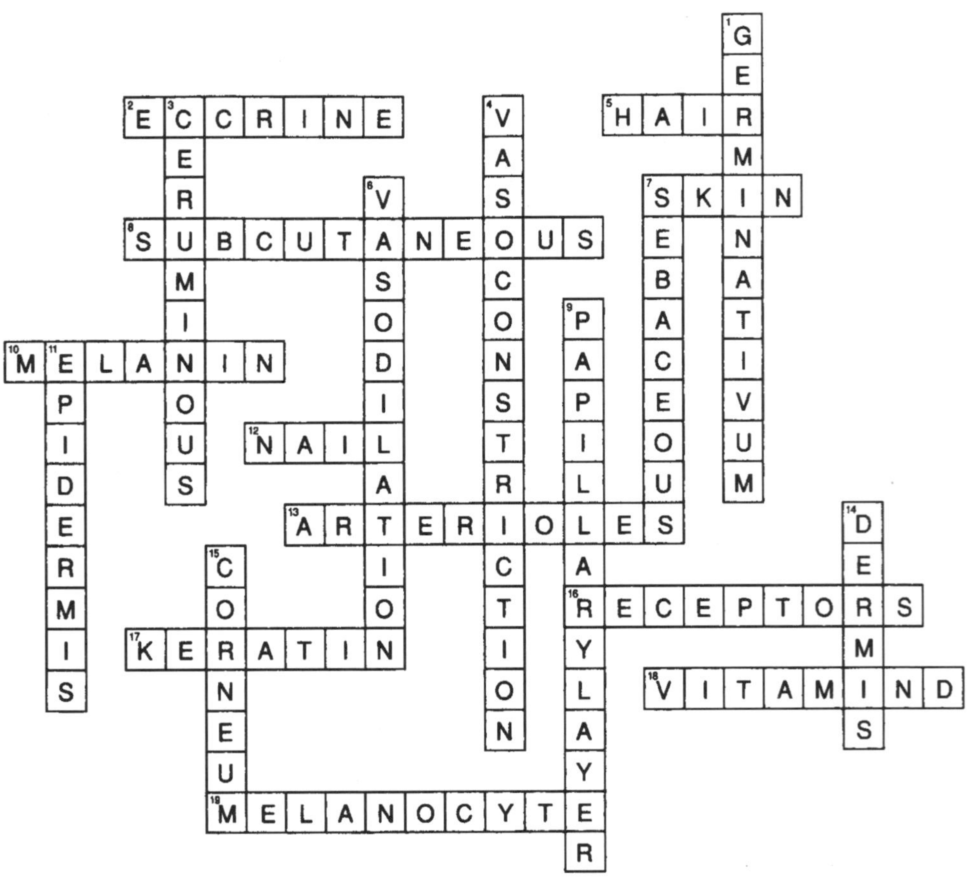
1 GERMINATIVUM
2 ECCRINE
3 CERUMINOUS
4 VASOCONSTRICTION
5 HAIR
6 VASODILATION
7 SKIN
7 SEBACEOUS
8 SUBCUTANEOUS
9 PAPILLARYLAYER
10 MELANIN
11 EPIDERMIS
12 NAIL
13 ARTERIOLES
14 DERMIS
15 CORNEUM
16 RECEPTORS
17 KERATIN
18 VITAMIND
19 MELANOCYTE

임상적용

1. a) 악성암, 자외선
   b) 노출된 피부에 썬크림 바르기
2. a) 3도　　b) 감염　　c) 탈수
3. 땀샘(한선), 상승되기(올라가기)
4. 두드러기, 알러지

사지선다형 문제 1

1. d	2. b	3. a	4. a
5. b	6. c	7. d	8. b
9. a	10. c	11. d	12. c
13. b	14. d	15. a	16. c
17. b	18. c	19. c	20. d
21. b	22. c	23. a	24. d
25. d			

사진선다형 문제 2

1. b-지방조직은 잠재적 에너지원으로 지방을 저장한다.
2. a-표피는 중층 편평상피로 구성된다.
3. d-땀샘에 의한 땀의 분비는 과도한 체열손실을 위해 중요하다.
4. c-멜라닌세포는 자외선으로부터 살아있는 세포를 보호하는 멜라닌을 생성한다.
5. d-땀이 날 때, 과도한 체열은 발한과정을 통해 소실된다.
6. c-촉각, 압각, 온각, 냉각, 통각, 소양감의 피부감각은 진피에 그 수용체가 있다.
7. d-이것은 배아층과 피하조직사이에 위치하고 있다.
8. b-피부에 있는 콜레스테롤은 비타민 D로 전환된다.
9. b-표피는 외층이고 진피는 내층이다.
10. c-멜라닌

사진선다형 문제 3

1. a, c, d
2. b, d, e, f
3. c, d, e, f
4. b, c, e

제6장

골격의 기능

1. 적골수
2. Ca^{++}
3. a) 지지　　b) 근육
4. a) 기계적 손상
   b) 머리뼈(두개골)-뇌 보호, 갈비뼈-심장과 폐 보호

골조직

1. 1) C
   2) D, F
   3) A, E
   4) B

뼈의 분류

1. 1) D, 2, 4
   2) C, 1, 3
   3) A, 1, 3
   4) B, 1, 3
2. 연골
3. 골막, 섬유성
4. 혈관
5. a) 건, 인대　　b) 섬유성 결합조직
6. 1) 근위골단(proximal epiphysis)
   2) 뼈몸통(골간, diaphysis)
   3) 원위골간(distal epiphysis)
   4) 황골수(yellow bone marrow)
   5) 골수강(marrow cavity)
   6) 치밀골(치밀뼈, compact bone)
   7) 갯솜뼈(해면골, spongy bone)
   8) 하버스계(Haversian system)
   9) 하버스관(haversian canal)
   10) 뼈세포(골세포, osteocytes)
   11) 뼈막(골막, periosteum)

뼈의 성장

1. a) 골화
   b) 골아세포
2. a) 섬유성 결합조직
   b) 섬유아세포, 3

3. a) 숫구멍(천문)
   b) 1) 이마뼈(전두골, frontal bone)
      2) 앞숫구멍(전천문, anterior fontanel)
      3) 마루뼈(두정골, parietal bone)
      4) 뒤숫구멍(후천문, posterior fontanel)
      5) 아래턱뼈(하악골, mandible)
      6) 나비뼈숫구멍(접형골숫구멍, sphenoid fontanel)
      7) 관자뼈(측두골, temporal bone)
      8) 뒤통수뼈(후두골, occipital bone)
4. 숫구멍은 출생 시 태아 머리뼈(두개골)를 압축시킨다.
5. 연골
6. 뼈몸통(골간), 뼈끝(골단)
7. 뼈끝판(골단판)
8. 1) 연골생성(cartilage production)
   2) 뼈가 대치됨(bone replaces cartilage)
   3) 뼈가 대치됨(bone replaces cartilage)
   4) 연골생성(cartilage production)
9. 연골, 뼈
10. a) 파골세포 b) 황색, 지방

뼈의 성장과 유지에 영향을 주는 인자

1. 1) D 2) A 3) A
   4) C 5) C 6) B
2. 1) D, 뇌하수체 전엽
   2) F, 췌장
   3) A, 갑상샘
   4) B, 갑상샘
   5) E, 부갑상샘
   6) C, 난소 혹은 정소
   7) 칼시토닌
   8) 부갑상샘 호르몬
   9) 에스토로겐 혹은 테스토스테론
3. a) 부친, 모친 b) 효소, 뼈, 연골
4. a) 체중부하 b) 칼슘
   c) 약해져서 쉽게 골절된다.

골격

1. a) 몸통골격(축골격), 머리뼈(두개골), 흉곽
   b) 사지골격(부속골격), 팔, 다리
2. a) 흉곽
   b) 머리뼈
   c) 골반뼈
   d) 어깨뼈와 빗장뼈
3. 1) 빗장뼈(쇄골, clavicle)
   2) 어깨뼈(견갑골, scapula)
   3) 위팔뼈(상완골, humerus)
   4) 노뼈(요골, radius)
   5) 자뼈(척골, ulna)
   6) 손목뼈(수근골, carpals)
   7) 손목허리뼈(metacarpals)
   8) 지절골(phalanges)
   9) 발목뼈(족근골, tarsals)
   10) 중족골(metatarsals)
   11) 지절골(phalanges)
   12) 이마뼈(frontal bone)
   13) 협골(zygomatic bone)
   14) 위턱뼈(상악골, maxilla)
   15) 아래턱뼈(하악골, mandible)
   16) 복장뼈(sternum)
   17) 갈비뼈(늑골, rib)
   18) 척추뼈(vertebra)
   19) 골반뼈(hip bone)
   20) 엉치뼈(천골, sacrum)
   21) 꼬리뼈(미골, coccyx)
   22) 넙다리뼈(대퇴골, femur)
   23) 무릎뼈(슬개골,patella)
   24) 정강이뼈(경골, tibia)
   25) 종아리뼈(비골, fibula)

머리뼈(두개골)

1. 1) 나비뼈(접형골, sphenoid bone)
   2) 눈물뼈(누골, lacrimal bone)
   3) 이마뼈(전두골, frontal bone)
   4) 관상봉합(coronal suture)
   5) 비골(nasal bone)
   6) 협골(zygomatic bone)
   7) 벌집뼈(사골, ethmoid bone)
   8) 비갑개(conchae)
   9) 보습뼈(서골, vomer)
   10) 위턱뼈(상악골, maxilla)
   11) 아래턱뼈(하악골, mandible)
   12) 비골(nasal bone)
   13) 눈물뼈(lacrimal bone)
   14) 협골(zygomatic bone)
   15) 위턱뼈(maxilla)
   16) 이마뼈(frontal bone)

17) 이마뼈(두정골, parietal bone)
18) 관상봉합(coronal suture)
19) 나비뼈(sphenoid bone)
20) 인상봉합(squamosal suture)
21) 관자뼈(측두골, temporal bone)
22) 시옷봉합(lambdoidal suture)
23) 뒤통수뼈(후두골, occipital bone)
24) 외이도(external auditory meatus)
25) 관절돌기(condyloid process)
26) 유양돌기(mastoid process)
27) 아래턱뼈(mandible)

2. 1) 아래턱뼈, 위턱뼈(mandible & maxillae)
   2) 관자뼈(측두골, temporal bone)
   3) 협골(zygomatic bone)
   4) 위턱뼈, 구개골 (maxillae & palatine bones)
   5) 벌집뼈(ethmoid bone)
   6) 보습뼈, 벌집뼈(vomer & ethmoid bone)
   7) 눈물뼈(lacrimal bone)
   8) 뒤통수뼈(occipital bone) & 척수(spinal cord)
   9) 나비뼈(sphenoid bone)
   10) 비골(nasal bone)
   11) a) 위턱뼈, 이마뼈, 나비뼈, 벌집뼈(maxillae, frontal, sphenoid and ethmoid bone)
   b) 머리뼈를 가볍게 한다. 목소리의 공명을 한다.
3. 마루뼈와 관자뼈(parietal & temporal)
4. 마루뼈와 뒤통수뼈(parietal & occipital)
5. 마루뼈와 이마뼈(parietal & frontal)
6. 마루뼈(두정골, parietal)
7. a) 망치뼈(추골, malleus), 모루뼈(침골, incus), 등자뼈(등골, stapes)
   b) 음파(hearing)

척주

1. 지지, 척수(spinal cord)
2. a) 1) 환추(atlas)
   2) 축추(axis)
   3) 제1흉추(first thoracic)
   4) 추간원판(intervertebral disc)
   5) 제1요추(first lumbar)
   6) 엉치뼈(천추, sacrum)
   7) 꼬리뼈(미추, coccyx)
   8) 목뼈(경추, cervical vertebrae)
   9) 가슴뼈(흉추, thoracic vertebrae)
   10) 허리뼈(요추, lumbar vertebrae)
   11) 엉치뼈(sacrum)
   12) 꼬리뼈(coccyx)
   b) 1) 7
   2) 12
   3) 5
   4) 5, 엉치뼈(sacrum)
   5) 4 혹은 5, 꼬리뼈(coccyx)
3. a) 환추(atlas), 축추(axis)
   b) 차축(pivot), 회전
4. 후부(posterior), 흉부(thoracic)
5. 엉치뼈(천골, sacrum)
6. a) 추체
   b) 연골
   c) 충격을 흡수, 움직임
   d) 섬유연골 결합(symphysis)

골성흉곽

1. 1) 제1흉추(first thoracic vertebra)
   2) 늑연골(costal cartilage)
   3) 흉골체(body of sternum)
   4) 검상돌기(xiphoid process)
   5) 뜬갈비뼈(부유늑골, floating rib)
   6) 제1갈비뼈(first rib)
   7) 복장뼈자루(흉골병, manubrium)
   8) 참갈비뼈(진성늑골, true ribs)
   9) 제7갈비뼈(seventh rib)
   10) 제8갈비뼈(eighth rib)
   11) 거짓갈비뼈(가늑골, false rib)
   12) 제12번째 갈비뼈(12th rib)
   13) 제12번째 가슴뼈(12th thoracic vertebrae)
2. 7, 3, 2
3. 심장, 폐
4. 간, 비장
5. 바깥갈비사이근(외늑간근), 흉곽, 폐

어깨와 팔

1. 어깨뼈, 빗장뼈
2. 어깨뼈
3. a) 복장뼈자루(흉골병), 어깨뼈
   b) 어깨뼈의 위치를 지지한다.
4. 골두, 관절오목(관절와, glenoid fossa), 구상관절 (ball and socket)

5. a) 노뼈(radius), 자뼈(ulna)
   b) 자뼈(ulna)
6. a) 위팔뼈, 자뼈
   b) 경첩관절
7. a) 차축
   b) 회내, 회의
8. a) 손목뼈(carpals)
   b) 8
   c) 활주관절(gliding)
9. 5, 손목뼈, 지골
10. a) 안장(saddle)
    b) 회전(rotation)
11. a) 2 b) 3 c) 14 d) 경첩
12. 1) 봉우리끝(견봉단, acromial end)
    2) 봉우리돌기(견봉돌기, acromion process)
    3) 부리돌기(오훼돌기, coracoid process)
    4) 위팔뼈머리(상완골두, head of humerus)
    5) 위팔뼈(상완골, humerus)
    6) 위팔뼈작은머리(상완골소두, capitulum)
    7) 노뼈머리(요골두, head of radius)
    8) 노뼈(요골, radius)
    9) 발배뼈(주상골, scaphoid)
    10) 큰마름뼈(대능형골, trapezium)
    11) 작은마름뼈(소능형골, trapezoid)
    12) 유두골(capitate)
    13) 반달뼈(월상골, lunate)
    14) 세모뼈(삼각골, triquetrum)
    15) 콩알뼈(두상골, pisiform)
    16) 유구골(hamate)
    17) 중수골(metacarpals)
    18) 지골(phalanges)
    19) 빗장뼈(쇄골, clavicle)
    20) 흉골판(sternal end)
    21) 관절오목(관절와, glenoid fossa)
    22) 어깨뼈(견갑골, scapula)
    23) 위팔도르래(상완골활차, trochlea)
    24) 반월절흔(semilunar notch)
    25) 자뼈(척골, ulna)

볼기부와 다리

1. 관골(hip bone)
2. 관골구(acetabulum)
3. a) 엉덩뼈(ilium), 궁둥뼈(ischium), 골반뼈(pubis)
   b) 엉덩뼈(장골, ilium)
   c) 엉치엉덩뼈(천장골, sacroiliac)
   d) 골반뼈(치골, pubis)
   e) 치골결합(pubic symphysis)
   f) 궁둥뼈(좌골, ischium)
4. a) 넙다리뼈(대퇴골, femur)
   b) 구상관절(ball and socket)
5. a) 정강뼈와 종아리뼈(경골과 비골, tibia and fibula)
   b) 정강이뼈(tibia)
   c) 근부착
6. a) 넙다리뼈와 정강이뼈(femur and tibia)
   b) 경첩관절(hinge)
7. a) 발목뼈(족근골, tarsals)
   b) 7개
   c) 발꿈치뼈(종골, calcaneus)
8. 5, 발목뼈, 절골
9. a) 14개 b) 2개 c) 3개
10. 1) 엉덩뼈(장골, ilium)
    2) 엉치엉덩관절(sacroiliac joint)
    3) 관골구(acetabulum)
    4) 궁둥뼈(좌골, ischium)
    5) 골반뼈(치골, pubis)
    6) 엉치뼈(천골, sacrum)
    7) 꼬리뼈(미골, coccyx)
    8) 치골결합(pubic symphysis)
11. 1) 관골구(acetabulum)
    2) 넙다리뼈머리(대퇴골두, head of femur)
    3) 대전자(greater trochanter)
    4) 넙다리뼈목(대퇴골경, neck of femur)
    5) 소전자(lesser trochanter)
    6) 넙다리뼈(femur)
    7) 안쪽 융기(내측과, medial condyles)
    8) 무릎뼈(슬개골, patella)
    9) 가쪽 복사(외측과, lateral condyles)
    10) 정강이머리(비골두, head of fibula)
    11) 정강이거친면(경골조면, tibial tuberosity)
    12) 정강이뼈(경골, tibia)
    13) 종아리뼈(비골, fibula)
    14) 안쪽 복사(내과, medial malleolus)
    15) 가쪽 복사(외과, lateral malleolus)
    16) 목말뼈(거골, talus)
    17) 발배뼈(주상골, navicular)
    18) 쐐기뼈(설상골, cuneiforms)

19) 입방골(cuboid)
20) 발목허리뼈(중족골, metatarsals)
21) 지골(phalanges)
22) 입방골(cuboid)
23) 발배뼈(navicular)
24) 목발뼈(talus)
25) 발꿈치뼈(calcaneus)
26) 가쪽 복사(lateral malleolus)

관절

1. **관절명**	**가능한 이동**	**보기**
1) 봉합관절(suture)	없음-부동	a. 이마뼈와 마루뼈 b. 마루뼈와 관자뼈
2) 결합관절(symphysis)	약간의 이동	a. 2개의 추골 b. 2개의 치골
3) 경첩관절(hinge)	한 면의 이동	a. 위팔뼈와 자뼈 b. 넙다리뼈와 정강이뼈
4) 활주관절(gliding)	약간의 미끄러지는 이동	a. 2개의 손목뼈
5) 안장관절(saddle)	모든 면으로 이동	a. 엄지의 1 수근 중수관절
6) 구상관절(ball and socket)	모든 면으로 이동	a. 어깨뼈와 위팔뼈 b. 관골과 넙다리뼈
7) 회전관절(pivot)	회전	a. 환추와 축추 b. 노뼈와 자뼈
8) 과상관절(condyloid)	측면 이동과 함께 한 면의 이동	a. 아래턱뼈와 관자뼈

2. 1) 관골구(acetabulum)
2) 넙다리뼈머리(head of femur)
3) 구상관절(ball and socket joint)
4) 위팔뼈도르래(상완골활차, trochlea of humerus)
5) 척골의 반월절흔(semilunar notch of ulna)
6) 경첩관절(hinge joint)
7) 환추(atlas)
8) 축주의 차상돌기(odontoid process of axis)
9) 차축관절(pivot joint)
10) 손목뼈(수근골, carpal)
11) 손목뼈(carpal)
12) 활주관절(gliding joint)
13) 척추체(body of vertebra)
14) 추간원판(intervertebral disc)
15) 척추체(body of vertebra)
16) 섬유연골결합-결합관절(symphysis joint)
17) 엄지의 중수골(metacarpal of thumb)
18) 손목뼈(carpal)
19) 안장관절(saddle joint)

활막성 관절구조

1. 1) E 2) C 3) A
4) B 5) D

2. 1) 활액주머니(활액낭, bursa)
2) 관절연골(articular cartilage)
3) 활액막(synovial membrane)
4) 관절주머니(관절낭, joint capsule)
5) 활액(synovial fluid)

퍼즐문제

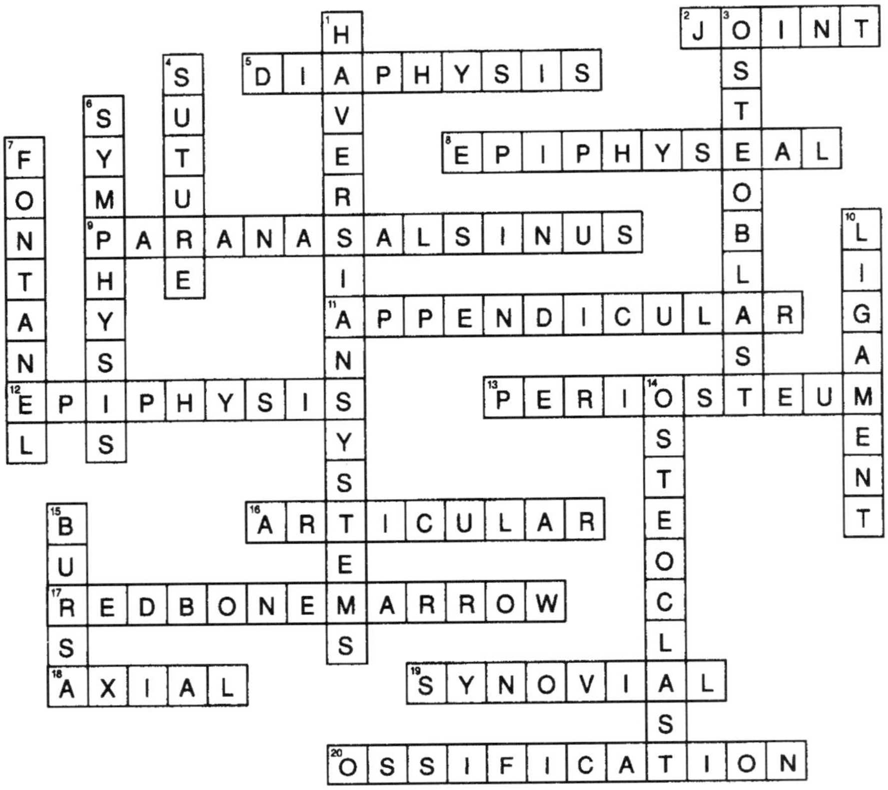

임상적용

1. a) 피부 b) 골단판 c) 조골세포
2. a) 자연(병리적)골절 b) 골다공증
   c) 넙다리뼈의 목부위
3. a) 외측부 측만(lateral scoliosis)
   b) 폐
4. a) 추간판 탈출증(intervertebral disc)
   b) 탈출된 추간판이 척수신경을 누르기 때문
5. 1) 광대뼈(cheek bone)
   2) 두부의 뒷면(back of the head)
   3) 발목부위의 아래쪽 다리(lower leg near the ankle)
   4) 무릎뼈(슬개골, knee cap)
   5) 복장뼈의 쇄골과 꼭대기(collarbone and top of the breastbone)
   6) 아래턱뼈(lower jaw)
   7) 손가락뼈(finger bones)

사지선다형 문제 1

1. d 2. b 3. b 4. d
5. d 6. c 7. b 8. a
9. a 10. b 11. c 12. b
13. c 14. d 15. a 16. c
17. b 18. b 19. b 20. b
21. c 22. d 23. b 24. a
25. a

사지선다형 문제 2

1. c-혈구세포는 해면골(납작뼈, spongy bone)의 적골수에서 형성된다.
2. d-칼시토닌은 뼈에서 칼슘의 재흡수를 감소시킨다.
3. b-새로운 뼈기질은 조골세포에 의해 생긴다.
4. d-비타민 D는 소장에서 칼슘을 흡수하는 데 필요하다.
5. b-골성흉곽은 심장과 폐(간과 비장)을 보호한다.
6. b-활액은 관절강내 마찰을 감소시킨다.
7. a-넙다리뼈와 정강이뼈(경골) 사이의 경첩관절은 무릎관절을 한 방향으로만 이동시킨다.
8. b-유일한 가동관절은 관자뼈와 아래턱뼈(하악골) 사이의 과상관절이다.

9. d-관골은 엉치뼈(천골)과 관절한다.
10. b-하지에서 체중을 부하하는 뼈는 정강이뼈이다.
11. b-흡식 시 늑골이 위와 바깥으로 당겨져서 폐가 팽창된다.
12. d-손에는 8개의 손목뼈와 14개의 지골이 있다.

사지선다형 문제 3

1. d, e, g, i
2. c, e, g
3. c, e, f

제7장

근육과 운동

1. 건, 뼈
2. a) 골격의 움직임 b) 체열의 생성
3. a) 호흡기계 b) 골격계
   c) 신경계 d) 순환계

근 구조

1. 근세포
2. a) 짧아진다 b) 수축력이 더 강해진다
3. 근막(fascia), 골막(periosteum)
4. a) 관절 b) 이는곳(기시부, origin)
   c) 닿는곳(정지부) d) 닿는곳

근 배열

1. a) 반대되는 b) 같은
2. a) 당기기(pull) b) 밀어내어(push)
   c) 당겨(pull)
3. 1) 각을 이루는 운동, 폄(신전, extension)
   2) 정중선에서 멀어지는 운동, 모음(내전, adduction)
   3) 손등이 전방을 향하게 하는 운동, 회(supination)
   4) 발바닥을 아래로 향하게 하는 운동, 족저배굴(dorsiflexion)
4. a) 이마엽(전두엽, frontal), 대뇌(cerebrum),
   b) 소뇌(cerebellum)
5. 1) 폄(extension) 2) 노뼈(radius)
   3) 위팔두갈래근-이완(biceps-relaxed)
   4) 어깨뼈(견갑골, scapula)
   5) 위팔세갈래근-수축(triceps-contracted)
   6) 위팔뼈(humerus) 7) 굽힘(굴곡, flexion)
   8) 노뼈(요골, radius)
   9) 위팔두갈래근-수축(biceps-contracted)
   10) 어깨뼈(scapula)
   11) 위팔세갈래근-이완(triceps-relaxed)
   12) 위팔뼈(상완골, humerus)

근 긴장과 운동

1. 약한 수축
2. 열, 체온
3. a) 운동 b) 움직임 없음
   c) 모두 d) 등장성
   e) 심장과 폐
4. a) 조정력과 자세를 좋게 유지한다.
   b) 근반응력을 좋게 유지시키고 열을 생산한다.

근육 감각

1. 근육을 보지 않고도 근육의 위치를 아는 것
2. 신전 수용체, 고유 체위 수용체
3. 뇌
4. a) 마루엽(두정엽) b) 소뇌, 조정능력
5. 동작을 계속 보지 않고도 매일의 활동을 수행할 수 있게 한다.

근 수축의 에너지원

1. a) ATP, creatine Phosphate, 글리코겐
   b) ATP c) 글리코겐
2. creatinine, 신장
3. 포도당
4. a) Glucose + $O_2 \rightarrow CO_2 + H_2O$ + ATP + 열
   b) ATP
5. a) 마이오글로빈 b) 헤모글로빈
   c) 철분
6. a) 산소부채 b) 젖산, 피로
7. 간, 피루브산(pyruvic acid)
8. 물 : 세포내액이 된다.
   열 : 일정한 체온을 유지한다.
   이산화탄소 : 호기된다.

근섬유-현미경적 구조

1. 뉴론, 근세포

2. 1) B, C 2) D, E 3) A, F
3. 1) D 2) C 3) B 4) A
4. 1) 운동뉴런(motor neuron)
   2) 축삭종말(axon terminal)
   3) 미토콘드리아(mitochondrion)
   4) 아세틸콜린의 주머니(vesicle of acetylcholine)
   5) 시냅스(synapse)
   6) 근초(sarcolemma)
   7) 근절(sarcomere)
   8) 아테틸콜린(acetylcholine)
   9) 근초 외부의 Na(sodium ion outside sarcolemma)
   10) 아세틸콜린 수용체(ACh receptor)
   11) 콜린에스테라아제(cholinesterase)
   12) 근초 내부의 Na(sodium ion inside sarcolemma)

근초-전기적 현상

1. a) +, − b) 밖, 안
   c) Na-K 교환펌프
2. a) Na^+ b) −, + c) 역전
3. 1) Na^+ 2) K^+
   3) 나트륨이온(Na^+)이 세포로 유입
   4) 자극점으로부터 탈분극
   5) 칼륨이온(K^+)이 세포로부터 유출
   6) 재분극

근 수축기전-이론

1. 1) F 2) I 3) D 4) J
   5) A 6) G 7) C 8) H
   9) B 10) E
2. 1) T 세관(T tubule)
   2) 근소포체(sarcoplasmic reticulum)
   3) 마이오신 근세사(myosin filament)
   4) 액틴 근세사(actin filament)
   5) 트로포닌(troponin)
   6) 트로포마이오신(tropomyosin)
   7) 액틴(actin)
   8) 칼슘이온
   9) 칼슘이온은 트로포닌에 결합
   10) 마이오신의 교차다리가 액틴에 부착
3. 테타누스(tetanus)
4. 빠른 신경흥분은 수축상태를 지속시킨다.
5. a) 운동−지속적으로 운동을 하는 데 필수적이다.
   b) 질병−근육이 경직되어 이완되기가 어려운 것이다.

운동-항상성

1. 1) C, E 2) B 3) D, F
   4) A 5) G

신체의 주요 근육

1. a) 1. 깨물근(교근, masseter)
   2. 목빗근(흉쇄유돌근, sternocleidomastoid)
   3. 삼각근(deltoid)
   4. 큰가슴근(대흉근, pectoralis major)
   5. 위팔두갈래근(상완이두근, biceps brachii)
   6. 위팔노근(상완요골근, brachioradialis)
   7. 넙다리곧은근(대퇴직근, rectus femoris)
   8. 봉공근(sartorius)
   9. 바깥넓은근(외측광근, vastus lateralis)
   10. 안쪽넓은근(내측광근, vastus medialis)
   11. 앞정강이근(전경골근, tibialis anterior)
   12. 바깥배빗근(외복사근, external oblique)
   13. 배곧은근(복직근, rectus abdominis)
   14. 긴모음근(장내전근, adductor longus)
   15. 비복근(gastrocnemius)
   16. 가자미근(soleus)
   b) 1. 위팔세갈래근(상완삼두근, triceps brachii)
   2. 넓은등근(광배근, latissimus dorsi)
   3. 가운데볼기근(중둔근, gluteus medius)
   4. 큰볼기근(대둔근, gluteus maximus)
   5. 넙다리두갈근(대퇴이두근, biceps femoris)
   6. 가자미근(soleus)
   7. 아킬레스건(achiles tendon)
   8. 승모근(trapezius)
   9. 삼각근(deltoid)
   10. 대원근(teres major)
   11. 반막양근(semimembranosus)
   12. 비복근(gastrocnemius)
2. 위팔두갈래근-위팔세갈래근; 넙다리네갈래근-슬건; 비복근-앞정강이근; 삼각근-큰가슴근; 큰가슴근-넓은등근; 배곧은근-엉치가시근; 모음근-가운데볼기근
3. 삼각근, 바깥넓은근, 가운데볼기근
4. 1) 머리의 굽힘(굴곡, flexion of head)
   2) 머리의 폄(신전, extension of head)
   3) 팔의 굽힘(flexion of arm)
   4) 팔의 벌림(외전, abduction of arm)

5) 팔의 폄(신전, extension of arm)
6) 팔의 모음(내전, adduction of arm)
7) 전완의 굽힘(flexion of forearm)
8) 전완의 폄(extension of forearm)
9) 다리의 굽힘(flexion of leg)
10) 다리의 폄(extension of leg)
11) 넙다리의 굽힘(flexion of thigh)
12) 넙다리의 폄(extension of thigh)
13) 넙다리의 벌림(abduction of thigh)
14) 넙다리의 모음(adduction of thigh)

퍼즐문제

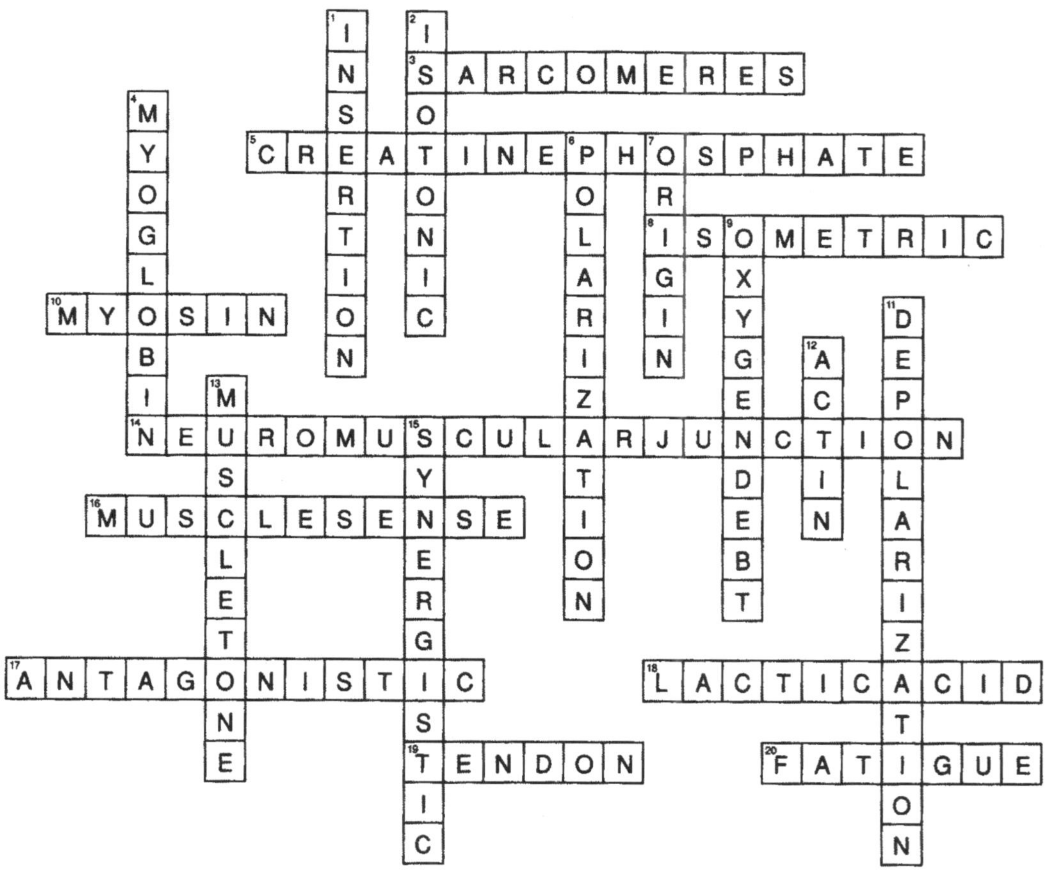

임상적용

1. a) 신경 b) 마비
   c) 작아진다. d) 위축
2. a) 박테리아 b) 아세틸콜린, 마비
   c) 경축, 이완
3. a) 어머니(이 유전자는 X염색체에 있다.)
   b) 섬유성 결합조직, 지방

사지선다형 문제 1

1. d 2. d 3. d 4. c
5. c 6. c 7. b 8. a
9. b 10. d 11. a 12. c
13. d 14. a 15. a 16. d
17. c 18. b 19. d 20. d
21. c 22. b 23. a 24. d
25. a

사지선다형 문제 2

1. d–무의식적 근감각은 소뇌에 의해 통합된다.
2. c–근육은 섬유성 결합조직인 건에 의해 뼈에 부착된다.
3. a–삼각근은 팔을 벌림(외전)시키는 어깨근육이다.
4. c–마비가 된 근육은 위축이 되어 그 크기가 더 작아진다.
5. d–근 긴장은 근섬유의 신경흥분과는 무관하지 않다.
6. b–수축의 직접적인 에너지원은 ATP이다.

7. b–아세틸콜린은 근초가 Na에 투과도가 높게 만든다.
8. b–등장성 운동은 움직임을 유발하는 수축이므로 호기성이다.
9. b–일부 산소는 마이오글로빈에 의해 근육내 저장된다.
10. d–탈분극 때 근초의 내부가 양극(±)이 된다.

사지선다형 문제 3

1. a, c, e
2. 모두 정답
3. a, b, f
4. b, d, e, f
5. d, e, f, h, k

제8장

신경계의 분류

1. 뇌, 척수
2. 뇌신경, 척수신경
3. 말초신경계

신경조직

1. 신경원
2. 1) 세포체
   2) 축삭
   3) 가지돌기(수상돌기)
3. a) 1. 시냅스 절들(synaptic knobs)
   2. 축삭(axon)
   3. 수초(myelin sheath)
   4. 슈반세포(Schwann cell)
   5. 핵(nucleus)
   6. 세포체(cell body)
   7. 가지돌기(수상돌기, dendrite)
   8. 시냅스(synapse)
   9. 세포체(cell body)
   10. 핵(nucleus)
   11. 가지돌기(dendrites)
   12. 신경초(neurolemma)
   13. 축삭(axon)
   14. 수초(myelin sheath)
   15. 축삭종말(axon terminals)

   b) 축삭
   c) 세포체
   d) 가지돌기
   e) 시냅스
   f) 수용체의 기시부에 있는 감각신경원, 근육의 말단에 있는 운동신경원
4. a) 슈반세포
   b) 회돌기교질세포
   c) 신경원의 전기적 절연을 제공한다.
5. a) 핵, 세포질　　b) 재생
6. a) 신경전달물질, 축삭
   b) 화학적 불활성요소
   c) 콜린에스테라제
7. 1) 시냅스전 신경원의 축삭
   2) 신경전달물질이 들어있는 소포
   3) 신경전달물질
   4) 시냅스후의 신경원의 수상돌기
   5) 비활성물질
   6) 감수체부분
   7) Na 이온의 세포내 유입
   8) 비활성화된 신경전달물질

신경원, 신경, 신경로

1. 1) B, D　2) C, F　3) A　4) G　5) E

신경충동

1. a) 양성, 음성　b) Na
   c) K, 음성　d) 분극
2. a) Na, 안　b) 음성, 양성
3. a) K, 밖　b) 재분극
   c) 양성, 음성　d) Na와 K의 펌프

척수와 척수신경

1. 1) 뇌로 충동을 전달하며 뇌의 충동을 바깥으로 전달하는 기능
   2) 척수반사의 중추이다.
2. a) 척추
   b) 큰구멍(대후두공), 제1, 2요추
3. a) 1) 뒤뿌리근신경절(후근신경절, dorsal root ganglion)
   2) 뒤뿌리근(후근, dorsal root)
   3) 백질(white matter)
   4) 중심관(central canal)

5) 회백질(gray matter)
6) 앞뿌리근(전근, ventral root)

b) 회백질
c) 뒤뿌리근신경절
d) 감각, 감각
e) 운동, 운동
f) 백질
g) 감각신경로
h) 운동신경로
i) 중심관

4. 1) 8　2) 12　3) 5　4) 5　5)1
5. 1) 가슴신경(흉신경)
   2) 허리신경(요신경)과 엉치신경(천골신경)
   3) 목신경(과 첫 번째 가슴신경)
   4) 목신경

척수 반사

1. 자극에 대해 불수의적으로 반응하는 것
2. 1, 5, 4, 3, 2
3. 1) 신전수용체(stretch receptor)
   2) 넙다리네갈래근(대퇴사두근, quadriceps femoris)
   3) 감각신경원(sensory neuron)
   4) 넙다리신경(대퇴신경, femoral nerve)
   5) 뒤뿌리근신경절(dorsal root ganglion)
   6) 뒤뿌리근(dorsal root)
   7) 시냅스(synapse)
   8) 회백질(gray matter)
   9) 백질(white matter)
   10) 앞뿌리근(ventral root)
   11) 운동신경원(motor neuron)
4. 근육의 신전, 동일근의 수축
5. a) 자세유지
   b) 잠재적 상해로부터의 신체보호
   c) 수의적 판단을 요하지 않아 신경충동 반응에 소요되는 시간을 줄이므로

뇌

1. 1) H, N　2) B, L, O
   3) K　4) A, P
   5) C, J　6) E, I, Q, S, T
   7) M, R　8) G
   9) F　10) D
2. 1) C, F　2) A, B
   3) E, G　4) D
3. 1) 뇌들보(뇌량, corpus callosum)
   2) 이마엽(전두엽, frontal lobe)
   3) 시상(thalamus)
   4) 제3뇌실(third ventricle)
   5) 시상하부(hypothalamus)
   6) 뇌하수체(pituitary gland)
   7) 뇌간(brain stem)
   8) 중뇌(midbrain)
   9) 다리뇌(교, pons)
   10) 숨뇌(연수, medulla)
   11) 마루엽(두정엽, parietal lobe)
   12) 뒤통수엽(후두엽, occipital lobe)
   13) 소뇌(cerebellum)
   14) 제4뇌실(fourth ventricle)
4. 1) 이마엽(전두엽, frontal lobe)
   2) 관자엽(측두엽, temporal lobe)
   3) 다리뇌(교, pons)
   4) 숨뇌(연수, medulla)
   5) 마루엽(두정엽, parietal lobe)
   6) 뒤통수엽(후두엽, occipital lobe)
   7) 소뇌(cerebellum)
5. 대뇌피질, 세포체
6. a) 측　b) 제4
   c) 제3　d) 대뇌수도
7. 1) 대뇌겉질(대뇌피질, cerebral cortex)
   2) 뇌들보(뇌량, corpus callosum)
   3) 측뇌실(lateral ventricle)
   4) 바닥핵(기저핵, basal ganglia)
   5) 관자엽(측두엽, temporal lobe)
   6) 시삭(optic tracts)
   7) 시상하부(hypothalamus)
   8) 제3뇌실(third ventricle)
   9) 시상(thalamus)
   10) 대뇌세로틈새(대뇌종열, longitudinal fissure)

뇌(척수)막과 뇌척수액

1. 3개
2. a) 경막
   b) 머리뼈, 척주관
   c) 지주막
   d) 연막, 뇌, 척수

3. 지주막, 연막, 뇌척수액
4. 맥락막총, 뇌실
5. 1) 뇌실
   2) 지주막하강
   3) 중심관
   4) 지주막하강
6. 1) 중추신경계와 혈액 사이에서 영양소와 노폐물의 교환
   2) 중추신경계의 완충작용(cushion)
7. a) 지주막 융모, 두개정맥굴
   b) 1:1
8. 1) 경막(dura mater)
   2) 지주막(arachnoid membrane)
   3) 연막(pia mater)
   4) 중심관(central canal)
   5) 척수의 회백질(gray matter of spinal cord)
   6) 척수의 백질(white matter of spinal cord)
   7) 척수신경근(roots of a spinal nerve)
   8) 척수신경(spinal nerve)
   9) 지주막하강(subarachnoid space)
9. 1) 경막(dura matter)
   2) 지주막(arachnoid membrane)
   3) 지주막하강(subarachnoid space)
   4) 연막(pia mater)
   5) 측뇌실(lateral ventricle)
   6) 맥락막총(choroid plexus)
   7) 제3뇌실의 맥락막총(choroid plexus in third ventricle)
   8) 지주막융모(arachnoid villus)
   9) 두개정맥굴(cranial venous sinus)
   10) 중뇌수로(cerebral aqueduct)
   11) 제4뇌실의 맥락막총(choroid plexus in fourth ventricle)
   12) 중심관(central canal)

뇌신경

1. 1) 시신경 2) 청신경
   3) 안면신경, 혀인두신경 4) 후신경
   5) 청신경
   6) 안면신경, 혀인두신경
   7) 눈돌림신경(동안신경), 갓돌림)(외전신경), 도르래신경(활차신경)
   8) 미주신경
   9) 미주신경
   10) 미주신경, 부신경
   11) 혀밑신경(설하신경)
   12) 더부신경(부신경)
   13) 눈돌림신경(동안신경)
   14) 미주신경, 혀인두신경(설인신경)
   15) 삼차신경
   16) 안면신경
   17) 삼차신경
2. 1) 후신경(olfactory)
   2) 시신경(optic)
   3) 눈돌림신경(oculomotor)
   4) 도르래신경(활차신경,trochlear)
   5) 삼차신경(trigeminal)
   6) 갓돌림신경(외전신경, abducens)
   7) 안면신경(facial)
   8) 청신경(acoustic)
   9) 혀인두신경(설인신경, glossopharyngeal)
   10) 미주신경(vagus)
   11) 더부신경(accessory)
   12) 혀밑신경(설하신경, hypoglossal)

자율신경계

1. 민무늬근(평활근), 심장근, 샘(선)
2. 시상하부
3. a) 교감, 스트레스 b) 부교감, 비스트레스
4. 1) 부 2) 교
   3) 교 4) 부
   5) 부 6) 교
   7) 부 8) 교
5. 1) 흉수
   2) 교감신경의 절전 신경원
   3) 교감신경의 절후 신경원
   4) 교감신경절
   5) 요수
   6) 뇌
   7) 천수
   8) 부교감신경의 절전신경원
   9) 부교감신경절
   10) 부교감신경의 절후신경원

6. **효과기**	**부교감신경 반응**	**교감신경 반응**
1) 위와 장(선)	분비물 증가	분비물 감소
2) 위와 장(평활근)	연동운동 증가	느린 연동운동
3) 심장	심박동수 감소(또는 정상)	심박동수 증가
4) 홍채	동공축소	동공확대
5) 방광	수축	이완
6) 세기관지	수축(또는 정상)	확장
7) 침샘	분비증가	분비감소
8) 내장 혈관	없음	혈관이완
9) 피부와 내장의 혈관	없음	혈관수축
10) 땀샘	없음	분비증가
11) 간	없음	글리코겐을 포도당으로 전환

퍼즐문제

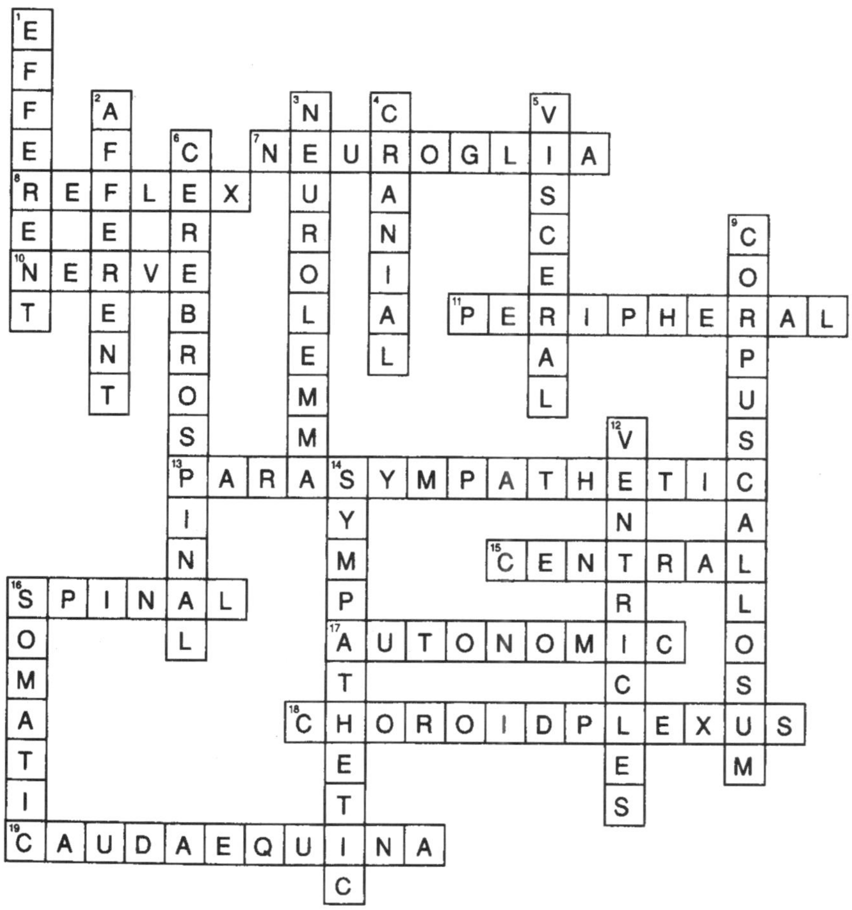

임상적용

1. a) 뇌막염
   b) 뇌척수액
   c) 혼탁, 박테리아, 백혈구
2. a) 이마엽, 좌　　b) 운동언어 영역
3. a) 척수충격(spinal shock)
   b) 감각
   c) 손상부위 이하 마비
   d) 뇌로부터 운동충동이 근육에 도달할 수 없으므로
4. a) 연수
   b) 뒤통수엽(후두엽)
   c) 소뇌

사지선다형 문제 1

1. c	2. a	3. a	4. d
5. b	6. a	7. b	8. d
9. d	10. d	11. c	12. c
13. c	14. b	15. d	16. a
17. b	18. b	19. b	20. c
21. c	22. a	23. c	24. a
25. b	26. d	27. a	28. c
29. d	30. b		

사지선다형 문제 2

1. c–뇌척수액은 정맥굴에 있는 혈액으로 재흡수된다.
2. d–조정, 평형, 근육긴장도를 조절한다.
3. d–감각신경은 또한 구심성 신경으로 운동신경은 원심성 신경으로 불린다.
4. c–시각
5. b–자극은 수용체를 통해 감지된다.
6. a–시각과 청각의 반사, 평형
7. c–척수는 큰구멍(대후두공)에서부터 제1과 2 요추 사이의 디스크까지 확대된다.
8. b–각 척수신경은 2가지 근을 가지고 있다; 뒤뿌리근(후근)과 앞뿌리근(전근) 또는 운동근
9. c–핵은 세포체내에 위치한다.
10. b–연막은 가장 깊숙한 층이고 뇌와 척수의 표면에 있다.
11. d–후각
12. b–부교감성 분절은 증가된 장의 연동운동과 기관지 수축을 야기시킨다.
13. c–부교감 신경은 미주신경을 포함한다.
14. b–탈분극 동안 Na 이온은 세포 안으로 이동한다.

사지선다형 문제 3

1. b, c, d
2. a, b, c, g
3. j
4. b, d, f
5. a, c, e, g
6. d, e, h

제9장

감각통로

1. 1) 수용체　　2) 감각신경원
   3) 감각로　　4) 뇌의 감각영역
2. 변화, 자극
3. 수용체, 중추신경계
4. 중추신경계, 뇌
5. 대뇌 또는 대뇌겉질

감각의 특성

1. 1) D　　2) A　　3) B
   4) C　　5) E

피부감각

1. a) 피부의 진피　　b) 외부환경의 변화
2. a) 통각, 온각, 냉각, 소양감
   b) 촉각, 압각
3. 마루(두정)
4. 내부기관, 피부
5. 심장-좌측 어깨, 담낭-우측 어깨

근육감각

1. 고유 수용체(신전 수용체), 신전
2. a) 마루엽　　b) 소뇌
3. 신체의 어느 부분인지 찾기 위해 근육을 봐야 할 필요 없이 매일의 활동을 수행하게 한다.

배고픔과 목마름

1. 1) B, C, E　　2) A, D, F

미각과 후각

1. 1) B, D, E, G, H, J 2) A, C, F, I
2. 1) 후신경(olfactory nerve)
   2) 후각구(olfactory bulb)
   3) 후각감수체(olfactory receptors)
   4) 맛봉오리(미뢰, taste buds)
   5) 혀(tongue)

안구의 외부구조

1. 1) D 2) G 3) F
   4) C 5) A 6) E
   7) B
2. 1) 안검(eyelid)
   2) 눈물선(누선, lacrimal gland)
   3) 눈물관(lacrimal ducts)
   4) 결막(conjunctiva)
   5) 눈물주머니(누낭, lacrimal sac)
   6) 코눈물관(누비관, nasolacrimal duct)
3. a) 안와골(bones of the orbit)
   b) 6
   c) 안구의 운동
4. 눈돌림신경, 갓돌림신경, 도르래신경

안구

1. a) 공막, 섬유성 결합 b) 맥락층
   c) 망막
2. 1) F 2) R 3) C
   4) L 5) A 6) Q
   7) H 8) P 9) E
   10) B 11) D 12) K
   13) G 14) O 15) M
   16) N 17) I 18) J
3. 1) 위곧은근(상직근, superior rectus muscle)
   2) 모양체(ciliary body)
   3) 현수인대(suspensory ligaments)
   4) 결막(conjunctiva)
   5) 각막(cornea)
   6) 홍채(iris)
   7) 수정체(lens)
   8) 동공(pupil)
   9) 안방수(aqueous humor)
   10) 전안방(anterior chamber)
   11) 후안방(posterior chamber)
   12) 유리체액(초자체, vitreous humor)
   13) 망막중심오목(중심와, fovea)
   14) 시신경(optic nerve)
   15) 망막 동맥과 정맥(retinal artery and vein)
   16) 시신경유두(optic disc)
   17) 망막(retina)
   18) 맥락막층(choroid layer)
   19) 공막(sclera)
   20) 슐렘관(canal of Schlemm)
   21) 아래곧은근(하직근, inferior rectus muscle)
4. 1) 시신경 2) 동안신경 3) 교감신경
5. a) 뒤통수 b) 양안시 c) 우측상부

시력의 요약

1. 1, 4, 6, 2, 7, 3, 5

귀

1. 청각, 평형
2. 바깥귀(외이), 가운데귀(중이), 속귀(내이)

외이

1. a) 연골
   b) 아니오, 움직이지 않기 때문에
2. a) 관자 b) 귀지샘 c) 귀지

중이

1. 관자, 공기
2. 1) B 2) E 3) A
   4) C 5) D
3. 1) 귀바퀴(이개, pinna(auricle))
   2) 이도(ear canal)
   3) 고막(eardrum)
   4) 망치뼈(추골, malleus)
   5) 모루뼈(침골, incus)
   6) 반고리뼈관(반규관, semicircular canals)
   7) 등자뼈(등골, stapes)
   8) 안뜰(전정, vestibule)
   9) 안뜰신경(제8신경)[vestibular nerve(8th)]
   10) 와우신경(제8신경)(conchlear nerve(8th))
   11) 달팽이(와우, cochlea)
   12) 이관(eustachian tube)

내이

1. 액, 막, 관자(측두)
2. 1) 반고리뼈관(반규관, semicircular canals)
   2) 달팽이(와우, cochlea)
   3) 타원주머니(난형낭) 또는 안뜰계(전정계)
3. a) 충동(impulses) b) 청각신경, 제8뇌신경
4. a) 코르티기관 b) 용액(내이) c) 관자
5. a) 안뜰(전정) b) 평형사 c) 중력, 머리
6. a) 3 b) 움직임
7. a) 소뇌, 중뇌 b) 대뇌(측두엽)
8. 1) 반고리뼈관(반규관, semicircular canals)
   2) 팽대(ampulla)
   3) 난형주머니(utricle)
   4) 골성미로(bony labyrinth)
   5) 외림프액(perilymph)
   6) 막성미로(membranous labyrinth)
   7) 능선(crista)
   8) 둥근주머니(구형낭, saccule)
   9) 안뜰신경(제8신경)(vestibular nerve(8th))
   10) 와우신경(제8신경)(cochlear nerve(8th))
   11) 고막관(tympanic canal)
   12) 달팽이관(와우관, cochlear duct)
   13) 안뜰관(vestibular canal)
   14) 달팽이(와우, cochlea)
   15) 정원창(round window)
   16) 타원창(oval window)
9. 1) 평형사(otholith)
   2) 유모세포(hair cells)
   3) 유모세포는 중력에 의해 구부러진다.
   4) 제8뇌신경(8th cranial nerve)
   5) 유모세포(hair cells)
   6) 제8뇌신경(8th cranial nerve)
   7) 유모세포는 움직이기 위해 반대쪽으로 구부린다.
   8) 유모세포는 멈추는 것으로 인해 구부러진다.

청각의 요약

1. 1, 5, 3, 8, 2, 4, 6, 7, 9
2. 정원창(round window)

동맥수용체

1. 혈압, 목동맥굴(경동맥동), 대동맥굴(대동맥동)
2. pH, 산소, 이산화탄소 수치; 목동맥굴과 대동맥체
3. a) 심박동수, 호흡
   b) 숨뇌(연수)

퍼즐문제

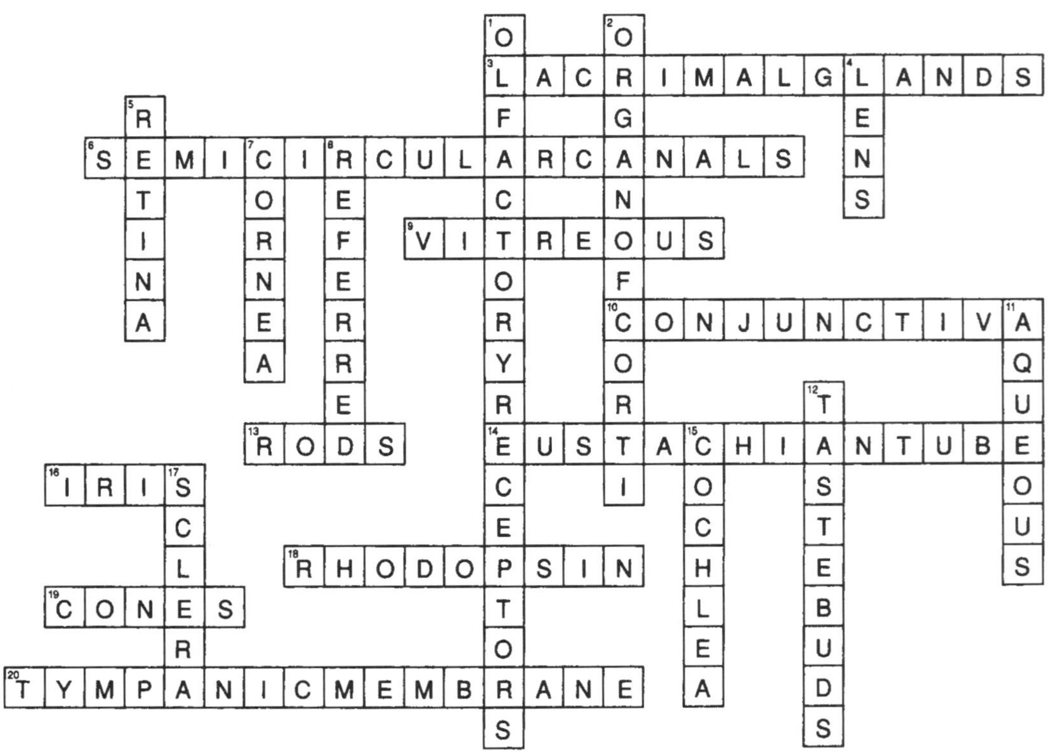

임상적용

1. a) 녹내장, 방수
   b) 망막, 시신경
2. a) 전도성
   b) 고막, 이골(auditory bones)
3. 결막, 결막염
4. a) 원시
   b) 수정체
5. 1) a–기회가 없다. 아들은 아버지로부터 X염색체가 아닌, Y염색체를 받았기 때문이다.
   2) a–기회가 없다. 딸은 색맹이 되려면 2개의 유전자가 필요하기 때문이다.
   3) 보유자(carrier)

사지선다형 문제 1

1. d	2. d	3. c	4. c
5. b	6. b	7. a	8. a
9. d	10. b	11. a	12. b
13. c	14. d	15. c	16. d
17. b	18. b	19. c	20. d
21. a	22. a	23. b	24. d
25. b	26. d	27. c	28. d
29. a	30. d		

사지선다형 문제 2

1. c–고막은 외이도의 끝에 있다.
2. b–청각영역은 관자엽에 있다.
3. c–만일 너무 많은 빛이 눈에 비치면, 홍채는 동공을 수축할 것이다.
4. c–고막이 망치뼈, 모루뼈, 등자뼈로 진동을 전달한다.
5. d–후각을 담당하는 뇌신경은 후각신경이다.
6. a–통각의 수용체는 진피의 자유신경말단에 있다.
7. c–현재 감각에 대한 이전 감각의 효과를 대조라고 한다.
8. d–안구는 외안부 근육에 의해서 옆으로 움직인다.
9. b–소뇌와 중뇌는 똑바로 세울 수 있는 직접반사를 조절한다.
10. d–대동맥체와 목동맥체의 수용체는 혈액 내 산소와 이산화탄소의 수준을 감지한다.

사지선다형 문제 3

1. a, b, c, d, e
2. d, e, f, g
3. c, d, e, f, h, j
4. a, b, d, e, f
5. b, c, d, e

제10장

내분비샘

1. a) 호르몬, 혈액
   b) 표적
   c) 수용체
2. 아민(amines), 단백질, 스테로이드
3. a) 나비뼈(접형골)
   b) 뒤통수
   c) 갑상샘
   d) 십이지장, 비장
   e) 신장
   f) 자궁
   g) 음낭
4. 1) 뇌하수체 전엽(anterior pituitary)
   2) 갑상샘(thyroid gland)
   3) 부신수질(adrenal medulla)
   4) 고환(testes)
   5) 시상하부(hypothalamus)
   6) 뇌하수체 후엽(posterior pituitary)
   7) 부갑상샘(parathyroid glands)
   8) 가슴샘(흉선, thymus)
   9) 부신피질(adrenal cortex)
   10) 췌장(pancreas)
   11) 난소(ovaries)

뇌하수체

1. 뇌하수체 전엽, 뇌하수체 후엽
2. a) 시상하부
   b) 유리, 시상하부

뇌하수체 후엽

1. 바소프레신(vasopressin), 신장
2. a) 증가, 물
   b) 감소, 증가
3. 감소

4. a) 자궁, 유선
   b) 자궁근층, 태아(baby), 태반의 민무늬근
   c) 유즙
   d) 시상하부

뇌하수체 전엽

1. a) 1) 단백질, 아미노산 2) 유사분열
      3) 지방
   b) 성장촉진 호르몬(GHRH)
   c) 성장억제 호르몬(GHIH)
   d) 1) 유사분열 (증가)
      2) 뼈와 근육
      3) 단백질 합성 (증가)
      4) 간과 내장
      5) 에너지 활용을 위해 지방분해 증가
      6) ATP
2. a) 갑상샘
   b) 티록신, T_3
   c) 갑상샘 자극호르몬 유리 호르몬(TRH)
3. a) 부신피질
   b) 코르티솔(코티졸, cortisol)
   c) 부신피질 자극호르몬 유리 호르몬(CRH)
4. a) 젖샘(유선)
   b) 유즙
   c) 시상하부
5. a) 난소, 고환
   b) 난자, 에스트로겐
   c) 정자
   d) 성선자극호르몬 유리호르몬(GnRH)
6. a) 난소, 정소
   b) 1) 배란
      2) 황체, 프로게스테론
   c) 테스토스테론
   d) 성선자극 호르몬 유리호르몬(GnRH)
   e) 성선자극 호르몬

갑상샘 호르몬

1. a) 1) 단백질
      2) 탄수화물, 지방, 과도한 아미노산
      3) 신체적, 정신적
   b) 요오드
   c) 뇌하수체 전엽, TSH(갑상샘 자극호르몬)
   d) 1) 포도당
      2) 지방
      3) 과도한 아미노산(증가)
      4) ATP
      5) 과도한 단백질 합성(증가)
      6) 뼈와 근육
      7) 간과 내장
      8) 뇌
      9) 생식기관
2. a) 뼈
   b) 칼슘, 인
   c) 감소
   d) 고칼슘혈증

부갑상샘

1. a) 뼈, 소장, 신장
   b) 1) 칼슘, 인
      2) 소장
      3) 칼슘
      4) D
   c) 증가, 감소
   d) 저칼슘혈증, 고칼슘혈증
2. 1) 뼈기질에 칼슘 저장
   2) 저칼슘혈증
   3) 신장(칼슘을 재흡수하고 비타민 D 활성화한다)
   4) 소장은 칼슘을 흡수한다.
   5) 칼슘은 뼈로부터 재흡수된다.
   6) 고칼슘혈증
   7) 고칼슘혈증은 PTH 분비를 억제한다.

췌장

1. a) 랑겔한스섬
   b) 글루카곤, 인슐린
2. a) 간
   b) 1) 글리코겐
      2) 지방, 아미노산
   c) 증가, 음식
   d) 저혈당증
3. a) 1) 포도당
      2) 골격
      3) 포도당, 에너지
      4) 아미노산과 지방산; 단백질과 지방
   b) 감소
   c) 고혈당증

4. 1) 간은 글리코겐을 포도당으로 전환시키고 아미노산을 탄수화물로 전환한다.
   2) 고혈당
   3) 간과 골격근은 포도당을 글리코겐으로 전환시킨다.
   4) 세포는 에너지 생성을 위해 포도당을 이용한다.

부신

1. 부신피질, 부신수질
2. 에피네프린, 노에피네프린, 수질
3. 겉질, 알도스테론
4. 겉질, 코르티솔(코티졸, cortisol)

부신수질

1. a) 혈관
   b) 혈관수축
2. a) 1) 박동수 증가
      2) 혈관확장
      3) 혈관수축
      4) 연동운동 감소
      5) 확장
      6) 글리코겐을 포도당으로 전환
      7) 이용증가
   b) 교감성
   c) 스트레스, 교감성
3. 1) 피부에서 혈관수축
   2) 내장에서 혈관수축
   3) 골격근에서 혈관수축
   4) 연동운동 감소
   5) 골격근에서 혈관확장
   6) 심박수 증가와 수축력 증가
   7) 세기관지 확장
   8) 글리코겐을 포도당으로 전환
   9) 에너지를 위해 지방이용을 증가
   10) 세포 호흡을 증가

부신피질

1. a) 신장
   b) Na, K
   c) 1) hydrogen(또는 K^+)
      2) Na, HCO_2
      3) 수분
   d) 혈압(또는 pH)
   e) Na, K, 혈압
   f) 1) Na^+ 이온 재흡수
      2) K^+ 이온 배출
      3) HCO_2^- 이온 재흡수
      4) 수분 재흡수
      5) H^+ 이온 배설
      6) 혈액량, 혈압, pH
2. a) 1) 아미노산, 지방
      2) 포도당
      3) 항염증
   b) 뇌하수체 전엽, 부신피질 자극호르몬(ACTH)
   c) 1) 지방사용을 증가
      2) ATP
      3) 과도한 아미노산 사용 증가
      4) ATP
      5) 포도당 사용 감소
      6) 포도당을 글리코겐으로 저장
      7) 포도당은 뇌에서 사용
      8) 필요 시 염증을 억제

난소

1. a) 자궁, 젖샘(유선) 또는 뼈, 지방조직
   b) 1) 난자
      2) 자궁내막
      3) 젖샘의 도관계의 성장, 지방의 축적
      4) 골단판의 폐쇄
   c) 뇌하수체 전엽, 여포자극호르몬(FSH)
2. a) 자궁, 젖샘(유선)
   b) 1) 혈관, 글리코겐
      2) 분비세포(secretory cells)
   c) 뇌하수체 전엽, 황체화 호르몬(LH)
3. a) 뇌하수체 전엽, 시상하부
   b) 여포자극 호르몬(FSH),
      성선자극호르몬 유리 호르몬(GnRH)

고환

1. a) 고환, 뼈, 근육, 생식기관
   b) 1) 정자
      2) 생식기관, 뒤통수, 얼굴과 몸의 털, 골격근
      3) 골단판 폐쇄
   c) 뇌하수체 전엽, 황체화 호르몬(LH)
2. a) 뇌하수체 전엽
   b) 여포자극 호르몬(FSH), 정자생성
   c) 테스토스테론 증가

기타 호르몬

1. a) 솔방울샘(송과선, pineal gland)
   b) 수면
2. a) 인지질 b) 국소
3. 혈액 응고, 통증기전, 소화액 분비, 생식, 염증, 혈관 확장이나 수축

호르몬의 작용기전

1. a) 수용체 b) 표적
2. 1) 호르몬
   2) cyclic AMP
   3) 효소
   4) 세포생성물 분비; 단백질 합성증가, 막투과성의 변화
3. 1) 지질 2) 수용체, 핵
   3) 단백질 합성, 유전자 4) 효소

내분비장애

과다분비 장애

1. 1) A, 3 2) D, 1 3) B, 2 4) C, 4

과소분비 장애

1. 1) D, 4 2) C, 5
   3) A, 1 4) E, 3
   5) B, 2

분비자극 요약

1. 1) E 2) A 3) J 4) D
   5) F 6) G 7) M 8) I
   9) B 10) H 11) M 12) C
   13) K 14) L 15) N 16) L

퍼즐문제

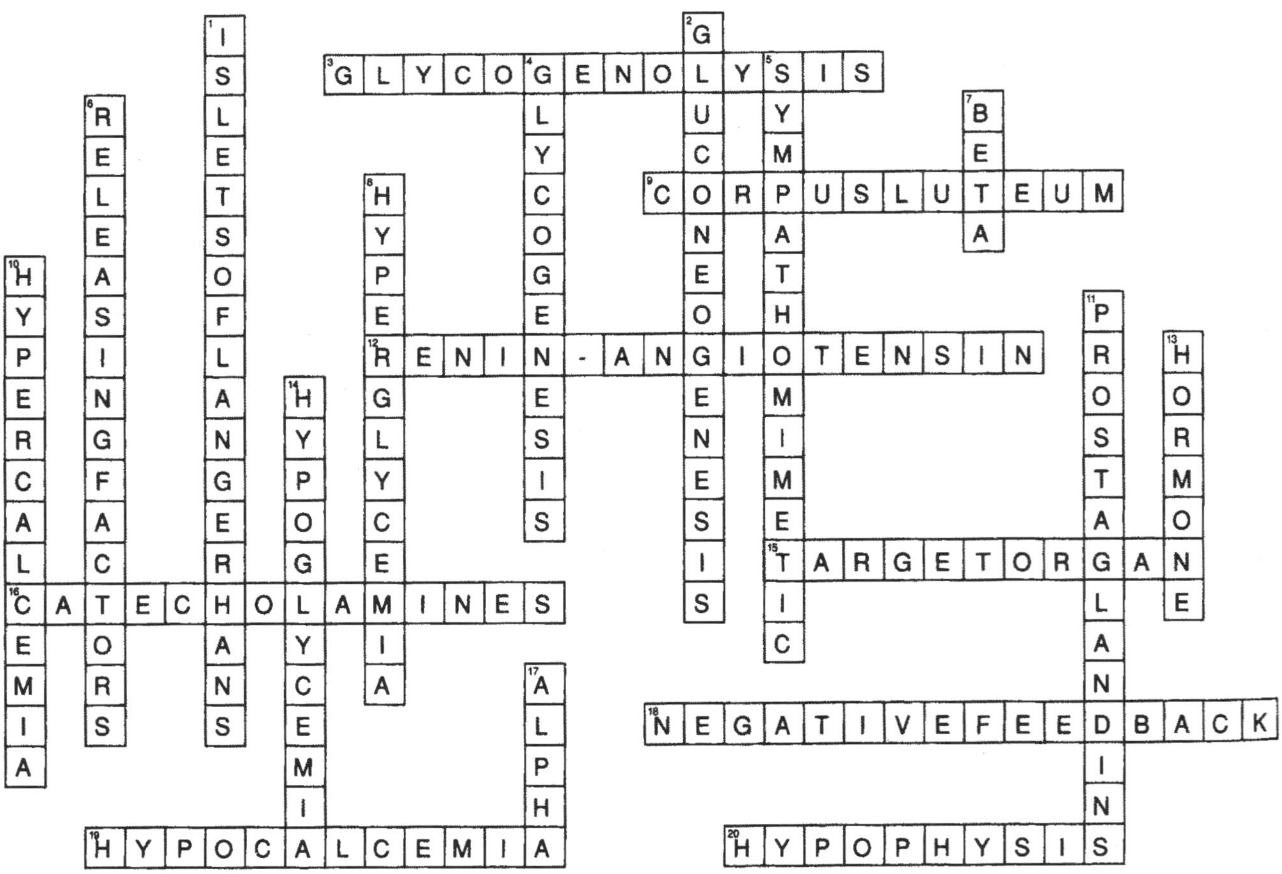

임상적용

1. a) "당신의 가까운 친족 중 당뇨환자가 있습니까" (가족적 소인)
   b) 당뇨병
   c) 제2형 또는 인슐린 비의존성
   d) 체중을 줄이고 정상 체중유지를 위해 노력하는 것
2. 티록신
3. 부갑상샘 호르몬(PTH), 부갑상샘
4. a) 부신피질
   b) 알도스테론, 코르티솔(코티졸, cortisol)

사진선다형 문제 1

1. c	2. d	3. b	4. a
5. a	6. b	7. b	8. d
9. c	10. c	11. d	12. d
13. a	14. b	15. c	16. d
17. c	18. b	19. a	20. c
21. c	22. d	23. b	24. a
25. b	26. c	27. a	
28. d	29. c	30. a	

사지선다형 문제 2

1. a-인슐린은 간에서 포도당을 글리코겐으로 전환시킨다.
2. a-성장 호르몬(GH)은 성장하는 뼈의 유사분열 속도를 증가시킨다.
3. d-여포자극 호르몬(FSH)과 황체형성 호르몬(LH)은 표적기관이 난소와 고환이므로 성선자극 호르몬이라 불리운다.
4. b-인슐린-고혈당혈증
5. d-에피네프린은 간에서 글리코겐을 포도당으로 전환시킨다.
6. c-알도스테론은 Na이온의 재흡수를 증가시킨다.
7. d-이들 호르몬은 시상하부에 의해 실제적으로 생성된다.
8. b-갑상샘은 기관앞에 있는 뒤통수 아래쪽에 있다.
9. d-남성과 여성에게 2차 성징은 테스토스테론, 에스트로겐에 의해 조절된다.
10. b-스테로이드 호르몬은 단백질 합성과정을 증가시킴으로써 효과를 발휘한다.

사지선다형 문제 3

1. a, b, d, f
2. 모두 옳지 않음
3. b, c, e
4. a, b, c, d

제11장

혈액의 일반적 기능

1. 1) D, G   2) A, E, F   3) B, C

혈액의 특성

1. 4~6
2. a) 38%~48%
   b) 52%~62%
3. a) 7.35~7.45
   b) 염기성
4. a) 혼탁도(흐름의 저항력)
   b) 세포, 혈장 단백질(알부민)

혈장

1. 91
2. a) 용해
   b) 영양분, 노폐물
3. a) bicarbonate(중탄산이온)
   b) HCO_3^-
4. 1) A, D, F   2) A, C, G   3) B, E, H

조혈 조직

1. 혈액세포
2. 적골수, 편평, 불규칙
3. a) 줄기세포
   b) 유사분열
   c) 적혈구, 백혈구, 혈소판
4. a) 비장, 림프절, 흉선   b) 림프구
5. 1) 림프절(lymph nodes)
   2) 림프절(lymph nodes)
   3) 적골수(red bone marrow)
   4) 비장(spleen)
   5) 적골수(red bone marrow)

적혈구

1. a) 적혈구(erythrocytes), 적골수
   b) 핵
   c) 말단보다 중간이 더 얇다, 안쪽이 오목한 원반모양
2. a) 헤모글로빈 b) 철
3. a) 폐, 산화 헤모글로빈
   b) 전신의, 헤모글로빈 감소
4. 1) 적혈구(red blood cells)
   2) 과립성 백혈구(granular WBCs)
   3) 무과립성 백혈구(agranular WBCs)
   4) 혈소판(platelets)
5. a) 산소
   b) 낮은 혈중산소수준
   c) 적혈구형성인자(erythropoietin), 적혈구 생성
6. a) 적혈모구(normoblast)
   b) 망상적혈구(reticulocyte)
   c) 성숙 적혈구, 산소
7. a) 단백질, 철 b) 비타민 B_{12}, DNA
   c) 위 d) 비타민 B_{12}
8. a) 120 b) 간, 비장, 적골수
   c) 헤모글로빈, 간 d) 아미노산, 단백질 합성
9. a) 빌리루빈 b) 간, 담즙 c) 변
10. a) 공막 또는 피부 b) 황달
11. 1) 적혈구는 120일 동안 순환한다.
    2) 철
    3) 새로운 적혈구를 만들기 위해 적골수로 되돌아온다.
    4) 빌리루빈
    5) 결장 박테리아
    6) 소변
    7) 글로빈
    8) 단백질 합성
12. 1) 4,500,000 ~ 6,000,000
    2) 38 ~ 48
    3) 12 ~ 18

적혈구의 형태

1. ABO, Rh
2. A, B, AB, O

3.	A형	B형	AB형	O형
적혈구에 있는 항원	A	B	A와 B모두 있음	A도 B도 모두 있음
혈장에 있는 항체	anti-B	anti-A	anti-A와 anti-A B모두 없음	anti-A와 anti-A B 모두 있음

4. 1) 항원 A 2) 항체 B
   3) 항원 A 4) 항원 B
   5) 항체 A 6) 항원 B
5. a) positive, negative
   b) 없다.
   c) Rh 음성인 사람이 양성에게서 수혈을 받을 때
6. a) 용혈
   b) 신장, free hemoglobin

백혈구

1. a) 백혈구(Leukocytes)
   b) 과립성, 무과립성
2. a) 호중구, 호염기구, 호산구
   b) 미성숙 호중구
   c) 림프구, 단핵구
3. 핵
4. 병원균, 면역력
5. 1) A 2) B 3) E
   4) F 5) C, G 6) D, H
6. 1) 5,000 ~ 10,000
   2) 백혈구 증가증, 감염
   3) 백혈구 감소증, 방사선이나 항암제, 항생제에 의한 노출
   4) a) 55% ~ 70%
      b) 20% ~ 35%
      c) 3% ~ 8%
      d) 1% ~ 3%
      e) 0.5% ~ 1%
7. a) 개체의 모든 세포
   b) 이종(foreign)
   c) 거부

혈소판

1. 혈소판(thrombocytes), 적골수
2. 거대핵세포(megakaryocytes), 트롬보포이에틴(thrombopoietin)
3. a) 혈액손실의 예방
   b) 혈관수축, 혈소판 마개, 화학적 응고

4. a) 민무늬근(평활근)
   b) 손상, 세로토닌
   c) 더 작게, 혈괴(혈액 응고물)
5. a) 모세혈관
   b)거친 모서리에 달라붙게
6. 150,000 ~ 300,000
7. 혈소판감소증

화학적 혈액응고

1. 거친, 거친
2. 간, 혈장
3. a) K
   b) 결장(대장), 박테리아
4. 뼈, 칼슘
5. a) 손상된 조직, 혈소판
   b) 프로트롬빈 활성인자
   c) 프로트롬빈 활성인자, 트롬빈
   d) 트롬빈, 피브린
   e) 피브린
6. a) 퇴축성, 회복
   b) 피브린용해
7. a) 단순 편평
   b) 헤파린
   c) 간, 트롬빈
   d) 악성의(나쁜), 양성되먹임
8. a) 혈전
   b) 색전
9. 1) 혈소판 인자(platelet factors)
   2) 칼슘
   3) 프로트롬빈 활성인자(prothrombin activator)
   4) 프로트롬빈(prothrombin)
   5) 칼슘
   6) 트롬빈(thrombin)
   7) 피브리노겐(fibrinogen)
   8) 칼슘
   9) 섬유소(fibrin)

퍼즐문제

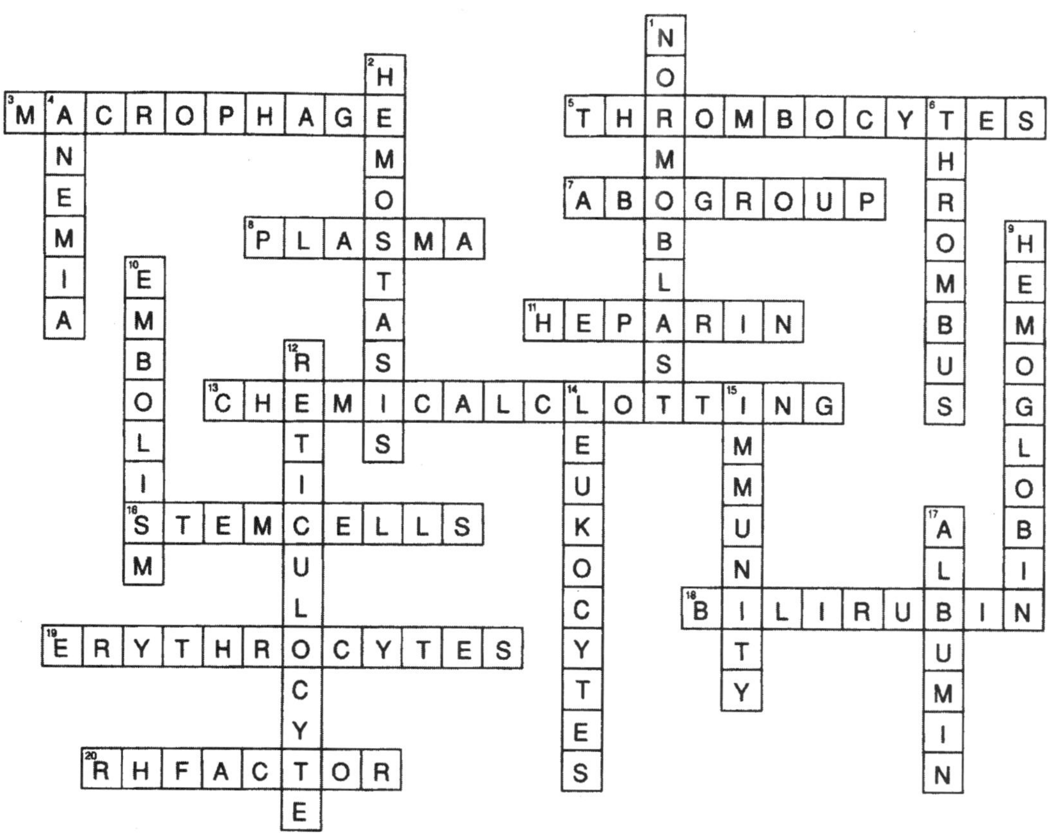

임상적용

1. b-백혈구 수의 증가
2. a) Factor 8
   b) Factor 8
   c) 남아-부모 중 혈우병은 없으나, 엄마가 보균자임이 틀림없다.
3. a) 태아적혈모구증(신생아 적아구증, erythroblastosis fetalis)
   b) 음성, 양성, 양성, 양성
   c) RhoGAM은 모체의 Rh항체의 생성을 예방하기 위해 모체순환에서 Rh 양성 적혈구를 파괴할 것이다.
4. a) HLA type(사람 백혈구 항원 또는 조직 적합성 유형)
   b) 이식할 기관의 거부반응 기회가 덜 할 것이다.
   c) 유전적

사지선다형 문제 1

1. b	2. a	3. b	4. c
5. b	6. d	7. b	8. a
9. b	10. d	11. b	12. c
13. b	14. b	15. a	16. a
17. c	18. d	19. a	20. d
21. b	22. c	23. d	24. d
25. b			

사지선다형 문제 2

1. d-산소는 적혈구와 함께 운반된다.
2. b-호염기성구는 이종단백질의 독성 중화를 돕는다.
3. c-내인성 요인은 비타민 B_{12}의 소화를 예방하기 위해 위 내벽에서 생산된다.
4. b-프로트롬빈, 피브리노겐, 그리고 다른 응고요소들은 간에 의해 합성된다.
5. c-B형은 적혈구에 B항원을 가진다 혹은 A형은 적혈구에 A형 항원을 가진다.
6. b-Hb-12~18 g/100mL
7. a-적혈구의 정상 수명주기는 120일이다.
8. b-감마 글로브린은 임파구에 의해 생산된 항체이다.
9. a-normoblast는 nucleus를 포함하는 마지막 단계이다.
10. d-헤파린은 호염기구에 의해 생성된다.
11. b-혈소판 마개는 모세혈관에서만 유용하다.
12. d-빈혈-적혈구의 감소

사지선다형 문제 3

1. a, e, h
2. b, c, d
3. d, e, h, l

제12장

기능과 위치

1. 혈액, 펌프질(혈액을 펌프질한다.)
2. a) 폐, 흉곽
   b) 횡격막

심막

1. 3층
2. 섬유성, 섬유성 결합조직
3. a) 벽측
   b) 장측, 심외
4. 마찰을 막는

심방과 심실

1. 2개의 심방, 2개의 심실
2. 심근
3. a) 심내막, 판막
   b) 매끄럽다 또는 부드럽다, 응고
4. a) 심실
   b) 심방중격
   c) 심실중격

심방과 심실의 혈관과 판막

1. 1) D, 1 2) A, 4
   3) B, 3 4) C, 2
2. 1) 위대정맥(상대정맥, superior vena cava)
   2) 우측 폐동맥(right pulmonary artery)
   3) 우측 폐정맥(right pulmonary veins)
   4) 관상동맥(coronary arteries)
   5) 우심방(right atrium)
   6) 아래대정맥(하대정맥, inferior vena cava)
   7) 우심실(right ventricle)
   8) 대동맥(aorta)
   9) 좌측 폐동맥(left pulmonary artery)

10) 좌측 폐정맥(left pulmonary veins)
11) 좌심방(left atrium)
12) 좌심실(left ventricle)

3. 1) C, 3 2) B, 2
3) A, 4 4) D, 1

4. 1) 위대정맥(superior vena cava)
2) 우폐동맥(right pulmonary artery)
3) 폐동맥 판막(pulmonary semilunar valve)
4) 심내막(endocardium)
5) 우심방(right atrium)
6) 삼첨판(tricuspid valve)
7) 아래대정맥(inferior vena cava)
8) 대동맥(aorta)
9) 폐동맥(pulmonary artery)
10) 좌폐동맥(left pulmonary artery)
11) 폐정맥(pulmonary veins)
12) 좌심방(left atrium)
13) 승모판(이첨판)(mitral(biscuspid) valve)
14) 대동맥반월판(aortic semilunar valve)
15) 좌심실(left ventricle)
16) 유두근(papillary muscles)
17) 심실중격(interventricular septum)
18) 심외막(epicardium)
19) 우심실(right ventricle)
20) 힘줄끈(건삭, chordae tendineae)

5. a) 심실, 심근
b) 방실 판막의 덮개, 섬유성 결합
c) 수축

6. a) 심방나트륨배설 호르몬(atrial natriuretic peptide, ANP), 증가될 때 분비
b) 신장, 감소

심장을 통한 순환

1. a) 폐, 전신
b) 전신, 폐

2. 1, 2, 6, 7, 4, 9, 8, 10, 3, 5

관상혈관

1. a) 심근
b) 산소

2. a) 대동맥
b) 우심방

3. a) 심근세포가 죽기 시작한다.
b) 관상혈관에 혈괴 덩어리(죽상경화증)

심장주기와 심음

1. 심박동

2. a) 수축 b) 이완

3. 이완기, 수축기

4. 1) 1 2) 3
3) 6 4) 2
5) 4 6) 7
7) 5 8) 8

5. 수동적으로

6. 펌프질

7. a) 2 b) 방실
c) 반월 d) 심장 잡음

심장전도

1. a) 충격
b) 아니오
c) 횟수

2. 1) 동방결절
2) 방실결절
3) 방실속(히스속, bundle of his)
4) 방실다발갈래(속지, bundle branch)
5) 퓨르킨제섬유(퍼킨즈 섬유, Purkinje fiber)

3. 1) 동방결절(SA node)
2) 방실결절(AV node)
3) 히스속(bundle of His)
4) 방실다발갈래(속지, bundle branch)
5) 퓨르킨제섬유(퍼킨즈 섬유, Purkinje fiber)

4. a) 빠르게
b) sodium, 탈분극

5. 동방결절, 방실결절

6. 히스속(bundle of His), 방실다발갈래(속지, bundle branch), 퓨르킨제섬유(퍼킨즈 섬유, Purkinje fiber)

7. a) 심전도(ECG)
b) 부정맥
c) 세동

심장박동 수

1. a) 60~80번/분 b) 맥박

2. 많다, 작기(작다)

3. 적다.

심박출량

1. a) 1분
2. 혈압, 산소
3. a) 1회 박동
   b) 60~80
4. 1회 박출량 × 심박동수(맥박)
5. 4.5리터, 심박출량 = 75×60
6. 60bpm
   6000 = 100 × 맥박수
   6000/100 = 맥박수
7. 12리터
   cardiac output = 100 × 120
8. 10리터
   cardiac reserve = 16~6

심장박동의 조절

1. a) 연수
   b) 촉진 중추, 억제 중추
2. a) 증가
   b) 미주, 감소(느리게)
3. a) 압수용기, 목동맥, 대동맥
   b) 화학수용기, 목동맥, 대동맥
4. a) 혀인두(설인)
   b) 미주
5. 1) 동, 압수용기
   2) 설인
   3) 촉진, 교감
   4) 증가, 상승
6. 부신수질, 에피네프린
7. 1) 혀인두신경(설인신경, glossopharyngeal nerves)
   2) 미주신경(감각)[vagus nerve(sensory)]
   3) 미주신경(부교감신경)
      (vagus nerve(parasympathetic))
   4) 교감신경(sympathetic nerves)
   5) 목동맥굴과 목동맥체(carotid sinus and body)
   6) 대동맥활(대동맥궁, aortic arch)
   7) 대동맥굴과 대동맥체(aortic sinus and body)

퍼즐문제

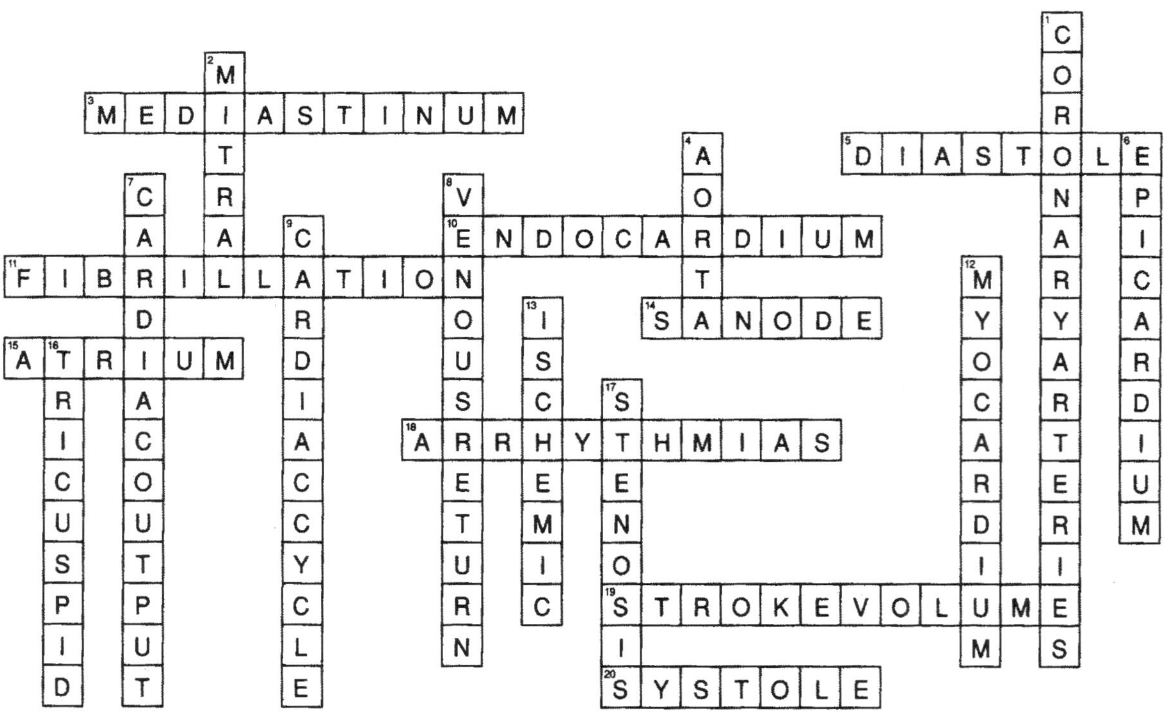

임상적용

1. a) 심근경색(심장마비)
   b) 1) 유전성(가족력)
      2) 고지방식사
      3) 흡연이나 적은 운동
2. a) 빠른, 통합되지 않은 수축
   b) 펌프, 감소
3. a) 동방결절
   b) 느린
   c) 감소된다.
4. 1) 심잡음
   2) 심근경색
   3) 관상동맥경화증

사지선다형 문제 1

1. a	2. d	3. b	4. c
5. a	6. d	7. b	8. c
9. a	10. d	11. b	12. c
13. b	14. b	15. a	16. d
17. c	18. d	19. d	20. a
21. b	22. b	23. a	24. a
25. c			

사진선다형 문제 2

1. d–장측심막은 심외막이라고도 불린다.
2. b–좌심실은 혈액을 대동맥으로 펌프한다.
3. a–승모판은 좌심실에서 좌심방으로 혈액이 역류되는 것을 막는다.
4. d–좌심실이 수축할 때 심방은 이완한다.
5. c–동방결절은 각 심장 박동을 시작한다.
6. a–심박출량 1분당 심실에서 내보내는 혈액의 양이다.
7. b–심장에 대한 교감신경 충격은 심박수를 증가시키며, 부교감신경은 심박을 감소시킨다.
8. b–심박동수는 교감신경에 대한 반응으로 증가한다.
9. b–관상동은 심근에서 우심방으로 혈액을 비운다.
10. d–운동선수는 일회 박출량이 크기 때문에 심박수가 더 적다.

사지선다형 문제 3

1. a, d, e, g, h
2. b, c, f, g

제13장

혈관 구조와 기능

1. a) 모세혈관 b) 동맥 c) 정맥
2. a) 내측을 덮고 있는, 단순 편평상피
   b) 비정상적 응고를 막는다.
3. a) 민무늬근, 탄력성 결합조직
   b) 이완기 혈압을 유지하도록 돕는다.
4. a) 외층, 섬유성 결합
   b) 혈관이 찢어지는 것을 막는다.
5. 1) A, E, F 2) B, C, D
6. a) 문합
   b) 교대통로(alternate pathways)
7. a) 단순 편평상피 b) 교환
8. a) 전모세혈관 조임근 b) 산소, 증가, 이완
9. a) 동양(sinusoids) b) 간, 비장, 적골수
10. 1) 외막(tunica externa)
    2) 중간막(tunica media)
    3) 내피층(endothelial lining)
    4) 판막(valve)
    5) 세동맥(arteriole)
    6) 내피 세포(endothelial cells)
    7) 모세혈관망(capillary network)
    8) 전모세혈관 조임근(precapillary sphincter)
    9) 세정맥(venule)

모세혈관에서의 교환

1. 1) A, E, G 2) C, D 3) B, F
2. a) 산소 b) 혈장, 영양소
   c) 이산화탄소 d) 조직액, 노폐물

순환과정

폐순환

1. a) 우심, 폐 b) 좌심
2. 산소와 이산화탄소, 모세, 폐포

체순환

1. a) 좌심, 전신 b) 우심
2. 모세혈관, 세포(조직액)
3. 1) 복대동맥 2) 오름대동맥
   3) 흉부대동맥 4) 대동맥활

4. 1) 심장 2) 넙다리
3) 팔 4) 기관지
5) 뇌 6) 신장
7) 간 8) 흉곽
9) 다리 하부 10) 어깨
11) 전박 12) 소장
13) 식도 14) 뇌
15) 복부의 기관 16) 무릎
17) 볼기부 18) 발

5. 1) 뒤통수동맥 2) 속목동맥(내경동맥)
3) 척추동맥 4) 위팔대두동맥
5) 대동맥활 6) 복강동맥
7) 간동맥 8) 비장동맥
9) 좌위동맥 10) 위창자사이막동맥
11) 복부 대동맥 12) 오른온엉덩동맥
13) 내장골동맥 14) 바깥엉덩동맥
15) 넙다리동맥 16) 오금동맥
17) 앞정강동맥(전경동맥) 18) 뒤정강동맥
19) 위턱동맥 20) 안면동맥
21) 바깥목동맥(외경동맥) 22) 총경동맥(온목동맥)
23) 빗장밑동맥(쇄골하동맥) 24) 폐동맥
25) 겨드랑동맥(액와동맥) 26) 갈비사이동맥
27) 위팔동맥(상완동맥) 28) 신동맥
29) 생식기동맥 30) 아래창자사이막동맥
31) 노뼈동맥(요골동맥) 32) 자뼈동맥(척골동맥)
33) 심장동맥활 34) 엉치엉덩동맥활

6. 1) 목 2) 팔
3) 다리와 넙다리 4) 신체하부
5) 엉덩이 6) 전박
7) 뇌 8) 상체
9) 신장 10) 어깨
11) 팔 12) 넙다리

7. 1) 전안면정맥 2) 위대정맥
3) 겨드랑정맥 4) 위팔정맥
5) 반기정맥 6) 늑간정맥
7) 아래정맥 8) 위팔정맥
9) 척측정맥 10) 생식기정맥
11) 위창자사이막정맥 12) 배측정맥궁
13) 지정맥 14) 위시상정맥굴
15) 아래시상정맥굴 16) 직정맥굴
17) 횡정맥굴 18) 척추정맥
19) 바깥목정맥 20) 속목정맥
21) 빗장밑정맥 22) 위팔대두정맥
23) 폐정맥 24) 간정맥
25) 간문맥 26) 좌위정맥
27) 신정맥 28) 비장정맥
29) 아래창자사이막정맥 30) 안엉덩정맥
21) 바깥엉덩정맥 32) 넙다리정맥
33) 대비복정맥 34) 오금정맥
35) 소비복정맥 36) 앞정강정맥
37) 배측정맥활

간문맥 순환

1. 소화기관, 비장
2. 위창자사이막, 비장
3. 동양, 아래대정맥
4. a) 모세혈관
b) 소화기관과 비장, 간
5. **예 1** 1) 포도당
2) 소장
3) 많으면 글로코겐으로 저장된다.
예 2 1) 알코올
2) 위
3) 해독
예 3 1) 빌리루빈
2) 비장
3) 담즙으로 배설된다.

태아순환

1. 태반
2. a) 산소-이산화탄소, 영양물, 노폐물
b) 확산, 능동적 이동
3. 배꼽(제대)동맥, 배꼽정맥
4. a) 태아, 태반 b) 이산화탄소, 노폐물
5. a) 태반, 태아 b) 산소, 영양물
6. 정맥관, 아래대정맥
7. a) 우심, 좌심, 난원공 b) 폐
8. a) 폐, 대
b) 대부분의 태아 혈액이 폐를 거치지 않도록 하는 것
9. a) 수축 b) 닫혀, 수축 c) 폐
10. 1) 대동맥(aorta)
2) 동맥관(ductus arteriosus)
3) 폐동맥(pulmonary artery)
4) 타원구멍(난원공, foramen ovale)
5) 아래대정맥(inferior vena cava)
6) 정맥관(ductus venosus)

7) 배꼽동맥(제대동맥, umbilical arteries)
8) 배꼽정맥(배꼽정맥, umbilical vein)
9) 태반(placenta)
10) 태아의 배꼽(navel of fetus)

혈류속도

1. 감소
2. 감소, 증가
3. a) 모세혈관
   b) 가장 느리다.
   c) 느린 혈류는 영양분, 노폐물, 가스교환을 위한 충분한 시간을 제공한다.

혈압

1. 혈관
2. mmHg(millimeters of mercury)
3. a) 좌심실 b) 수축 c) 이완
4. 대동맥(혹은 동맥), 정맥
5. a) 동맥, 정맥 b) 여과, 파열 c) 영양분
6. a) 우심실 b) 예방

전신혈압유지

1. a) 심장 b) 감소, 감소
   c) 1) 민무늬근(평활근)
      2) 하지, 수축
      3) 흉강, 호흡, 심장
2. 증가
3. a) 수축 b) 증가 c) 감소
4. a) 수축기, 이완기
   b) 감소, 증가
5. a) 혈구, 알부민(혈장단백)
   b) 감소
   c) 빈혈, 간, 알부민
6. a) 감소
   b) 심박수를 감소시키거나 혈관을 수축시킨다.
7. a) 1) 혈관수축
      2) 심박수 증가, 수축력 강화
      3) 신장, 부피
      4) 신장, 수분
      5) 나트륨 이온과 수분, 감소
   b) 1) 맥관수축
      2) 심박수 증가와 강화
      3) 나트륨 이온과 수분의 재흡수 증가
      4) 수분 재흡수 증가
      5) 나트륨 이온과 수분의 배출 증가
      6) 혈압 상승
      7) 혈압 하강

혈압의 조절

1. 1) 강력하게, 증가, Starling' s law
   2) 여과
   3) 1) 레닌
      2) 안지오텐시노겐
      3) 안지오텐신 I
      4) 안지오텐신 II
      5) 맥관수축
      6) 알도스테론
      7) Na^+와 H_2O 재흡수 증가
      8) 혈압상승
2. 1) 숨뇌(연수)
      a) 혈관수축, 혈관이완
      b) 압수용체
   2) 교감
      a) 증가, 상승
      b) 감소, 하강
3. 1) 목동맥동과 대동맥궁의 압수용체 자극
   2) 맥관운동중추 억압
   3) 맥관이완으로 말초저항 감소
   4) 심장억제 중추 자극
   5) 심박수는 감소, 심박출량 감소
   6) 목동맥굴과 대동맥굴의 압수용체 억압
   7) 맥관운동중추 자극
   8) 맥관수축으로 말초저항 증가
   9) 심장촉진중추 자극
   10) 심박수와 심박출량 증가

고혈압

1. a) 130~140, 85~90
2. a) 동맥경화 b) 뇌, 신장
3. 비대
4. a) 협심증 b) 산소

퍼즐문제

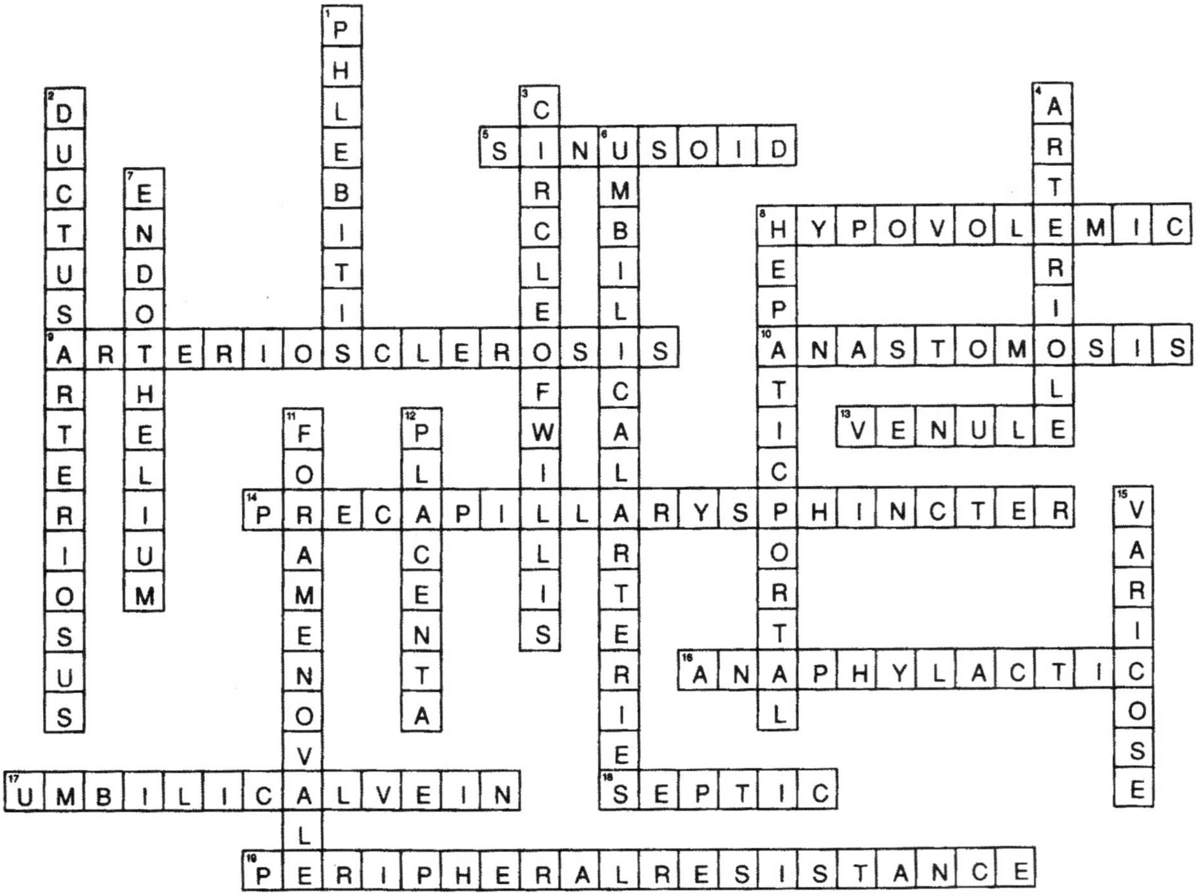

임상적용

1. a) 130~140, 85~90
   b) 비대
   c) 협심증, 산소
2. 1) 정맥류 2) 동맥류
   3) 동맥경화 4) 죽상경화
3. 1) b
   2) b
   3) 좀 더 빠른 호흡, 호흡수가 더 빠르면 호흡펌프가 심박출량을 유지하기 위하여 정맥귀환량을 증가시키는 데 효과적이다.

사지선다형 문제 1

1. a	2. a	3. c	4. c
5. b	6. d	7. d	8. b
9. b	10. c	11. b	12. d
13. d	14. b	15. c	16. a
17. d	18. a	19. d	20. a
21. d	22. c	23. a	24. a
25. d			

사지선다형 문제 2

1. c-혈액을 간으로 운반하는 정맥은 간문맥이다.
2. a-타원구멍은 혈액이 태아의 폐를 거치지 않도록 우심방에서 좌심방으로 흐르도록 한다.
3. b-동맥과 정맥을 덮고 있는 내막은 비정상적 응고를 막기 위하여 부드럽다.
4. d-감소된 정맥귀환량은 심박출량을 감소시킨다.
5. b-신장동맥-신장
6. c-이산화탄소는 조직에서 혈액으로 확산된다.
7. d-목동맥 맥박은 목의 양편에서 촉지된다.
8. d-동맥과 정맥의 수축과 이완을 하는 조직은 민무늬근이다.

9. b–노르에피네피린은 혈관을 수축시키며, 혈압을 올린다.
10. d–정맥의 혈압은 모세혈관의 혈압보다 더 낮다.

사지선다형 문제 3

1. b, d, g, h
2. b, c, d, e, g, h
3. e, f, h

제14장

림프와 림프관

1. 림프
2. a) 여과, 조직액
   b) 림프모세관
3. 1) D 2) F 3) A
   4) E 5) B 6) C

림프절과 소결절

1. 림프, 림프구
2. a) 혈장세포 b) 대식세포
3. 1) B, C, 1, 2 2) A, D, 3, 4
4. 1) 우림프관(right lymphatic duct)
   2) 오른빗장밑정맥(우쇄골하정맥, right subclavian vein)
   3) 목부림프절(cervical nodes)
   4) 왼빗장밑정맥(좌쇄골하정맥, left subclavian vein)
   5) 흉관(thoracic duct)
   6) 겨드랑림프절(액와림프절, axillary nodes)
   7) 비장(spleen)
   8) 유미조(cisterna chyli)
   9) 샅부림프절(서혜부림프절, inguinal nodes)

비장

1. a) 복강, 횡격막, 위 b) 갈비뼈(늑골)
2. 혈소판
3. 식균하다, 항체
4. 적혈구, 빌리루빈
5. a) 림프절, 림프소절 b) 간, 적골수
6. 적혈구

가슴샘(흉선)

1. 태아-영아
2. 하부
3. 림프구
4. a) 항원, 면역 b) 능력(competence)

면역

1. 병원균, 예방
2. a) 자기(self), 이종(foreign)
   b) 박테리아, 바이러스, 진균, 원충, 악성 세포
3. 1) E, F, G, H, I, J 2) A, B, C, D

선천성 면역(INNATE IMMUNITY)

1. 장벽(barriers), 세포, 화학물질
2. a) 각질층, 피하, 점액 b) 융모
   c) 위산 d) 리소자임
   e) 피지 f) 백혈구
3. 1) E 2) D, G 3) B, F
   4) A 5) C
4. 1) A, D 2) E
   3) C 4) B
5. a) 손상
   b) 히스타민, 뉴코트리엔
   c) 발진, 종창, 열감, 통증
   d) 회복, 퍼지다.
6. 1) 피부각질층(stratum corneum)
   2) 랑겔한스 세포(Langerhans cell)
   3) 각질형성세포(keratinocyte)는 디펜신을 생산한다.
   4) 피하조직과 백혈구
   5) 섬모상피(호흡기)
   6) 위액에 있는 염산(hydrochloric acid)
   7) 눈물에 있는 리소자임
   8) 침에 있는 리소자임
   9) 이종항원
   10) 림프구 활성화
   11) 거식구
   12) 호중구
   13) 림프구 활성화
   14) 퍼포린(perforins)
   15) 히스타민, 뉴코트리엔(leukotrienes)
   16) 바이러스 복제를 차단
   17) 세포용해, 백혈구 유인

18) 혈관이완
19) 모세혈관 투과성 증가
20) 조직액과 백혈구

적응성 면역

1. a) T세포, B세포
   b) 적골수
   c) 가슴샘(흉선), 적골수
   d) 비장, 임파절과 임파결절
2. a) 단백질 b) 특이적(specific)
   c) 감마 글로부린, 면역 글로부린
3. a) 세포성 면역, 체액성 면역(항체매개성 면역)
   b) 이물질
   c) helper T cells, 대식세포

세포매개성 면역

1. 1) E 2) A 3) D
   4) C 5) B

항체매개성 면역

1. 1) C 2) A 3) E
   4) F 5) B 6) D
2. 1) 대식세포(macrophage)
   2) 조력 T세포(helper T cell)
   3) 기억 T세포(memory T cell)
   4) 세포독성 T세포(cytotoxic T cell)
   5) 대식세포를 유인하기 위해 싸이토카인을 생산한다.
   6) 대식세포(macrophage)
   7) 조력 T세포(helper T cell)
   8) 활성화된 B세포(activated B cell)
   9) 기억 B세포(memory B cell)
   10) 혈장세포(plasma cell)
   11) 항체(antibodies)
   12) 항원-항체 복합체(antigen-antibody complex)
   13) 대식세포(macrophage)
   14) 보체 고정 세포 항원의-용해
3. a) 항체 b) 대식세포
4. a) 대식세포 b) 용해(파열)
5. a) 예
   b) 느리다.
   c) 적다.
   d) 질병이 발전될 수 있다.
6. a) 기억세포
   b) 빠르다.
   c) 많다.
   d) 질병이 걸리지 않는다.
   e) 예방접종

면역의 형태

1. 1) C, 1 2) E, 2 3) A, 2
   4) D, 3 5) B, 3

퍼즐문제

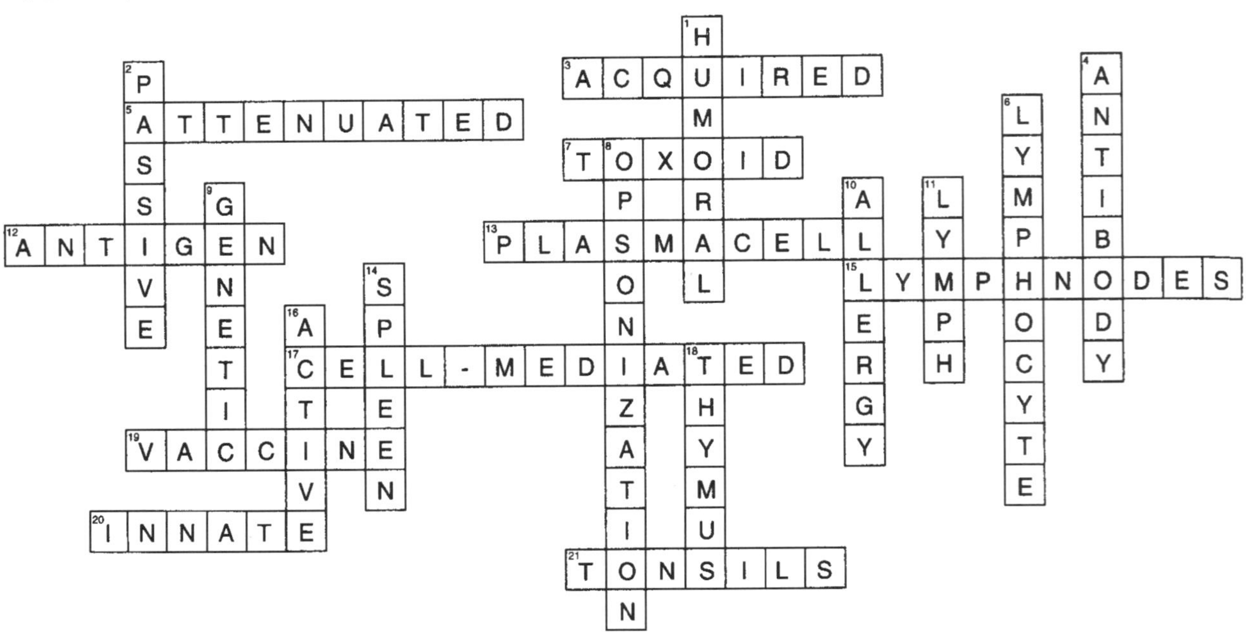

임상적용

1. a) 바이러스, HIV
   b) 보조 T세포
   c) 기회
   d) 1) 성적접촉
      2) 혈액접촉
      3) 태반을 통한 전달
2. a) 항체, 기억
   b) 백신은 해롭지 않은 홍역 바이러스를 포함하고 있으며, 실제 홍역 바이러스에 대해 방어하도록 한다.
3. a) 편도선 b) 대식세포
4. a) 히스타민 b) 알레르기 항원
   c) 아니오 d) 아니오
   e) 아나필락틱 쇼크(anaphylactic shock)

사지선다형 문제 1

1. d	2. b	3. c	4. d
5. a	6. d	7. c	8. b
9. d	10. c	11. b	12. d
13. a	14. c	15. d	16. b
17. d	18. c	19. b	20. a
21. c	22. d	23. b	24. a
25. a	26. d	27. b	28. d
29. b	30. a		

사지선다형 문제 2

1. b–항체는 비장내에 위치하는 혈장세포에 의해서 생산된다.
2. d–쌍으로 존재하는 큰 림프절은 목부, 겨드랑(액와), 샅(서혜)림프절이다.
3. a–림프결절은 점막의 상피 밑에 위치한다.
4. c–림프는 형질세포에 의해 생성된 항체를 갖고 있다.
5. a–우림프관은 림프를 오른빗장밑정맥으로 유입시킨다.
6. d–예방접종을 하게 되면 인공적으로 획득되는 능동 면역을 제공하게 된다.
7. c–T세포는 가슴샘(흉선)에 의해 성숙하는 림프구이다.
8. a–항체는 항원에 대해 특이적으로 반응한다.
9. c–비만세포와 호염기구는 뉴코트리엔과 히스타민을 생산한다.
10. b–반복되는 반응은 좀 더 효과적이 된다.
11. b–이종항원은 대식세포와 보조 T세포에 의해 항원으로 인지된다.
12. b–옵소닌화는 항체에 의해 이종항원이 표시가 되는 것이다.
13. c–획득 면역에서 기억세포는 림프구이다.
14. d–히스타민은 모세혈관이 더 많은 삼투압을 하도록 만든다.

사지선다형 문제 3

1. b, c, e, f, g
2. 모두 정답
3. e, f, g, h
4. a, d, h

제15장

코, 비강, 인두

1. 털
2. a) 코사이막(비중격, nasal septum)
   b) 섬모
   c) 1) 공기를 따뜻하게
      2) 공기를 습하게
      3) 섬모가 점액, 먼지, 병원체를 인두 쪽으로 쓸어낸다.
   d) 후각
3. a) 코안(비강, nasal cavity)
   b) 1) 이마뼈(전두골, frontal bone), 나비뼈(접형골, sphenoid bone)
      2) 벌집뼈(사골, ethmoid bone) 혹은 위턱뼈(상악골, maxillary bone)
   c) 머리뼈(두개골, cranial bone)를 가볍게 하거나 목소리의 공명을 일으킨다.
4. 1) B, C, F, G, I
   2) D, E
   3) A, H
5. 뒤통수

후두

1. a) 인두, 기관 b) 발성
2. 1) E 2) A, F
   3) B 4) D

5) C
3. 미주, 부
4. 함께, 호기
5. 1) 후두개(epiglottis)
2) 갑상연골(thyroid cartilage)
3) 성대(vocal cords)
4) 윤상연골(cricoid cartilage)
5) 기관연골(tracheal cartilage)

기관과 기관지

1. 후두, 1차 기관지
2. a) 연골
b) 기관의 개구를 유지시킨다.
c) 섬모상피
3. a) 기관 b) 2, 3
4. a) 세기관지, 연골 b) 폐포
5. 1) 이마굴(전두동, frontal sinus)
2) 비강(nasal cavity)
3) 비인두(nasopharynx)
4) 아데노이드(adenoid)
5) 구개편도(palatine tonsil)
6) 구인두(oropharynx)
7) 후두개(epiglottis)
8) 후두(larynx)
9) 후인두(laryngopharynx)
10) 기관(trachea)
11) 1차 기관지(primary bonchi)
12) 세기관지(bronchioles)
13) 종격동(mediastinum)
14) 장측 늑막(visceral pleura)
15) 늑막강(pleural space)
16) 벽측 늑막(parietal pleura)
17) 횡격막(diaphragm)
18) 폐 모세혈관(pulmonary capillaries)
19) 폐포(alveoli)

공기통로

1. 1, 6, 8, 5, 2, 4, 10, 3, 7, 9, 11
2. 1) 일차 기관지
2) 이차 기관지
3) 세기관지
4) 폐포

늑막

1. a) 장측 b) 벽측
2. a) 마찰 방지 b) 함께

폐

1. a) 갈비뼈(늑골, rib cage)
b) 종격동, 심장
c) 횡격막
2. a) 폐문
b) 일차 기관지, 폐동맥과 폐정맥
3. a) 단순 편평상피세포
b) 단순 편평상피세포
c) 가스의 확산, 얇은
d) 탄력성결합 조직
4. a) 확산
b) 폐표면 표면활성제, 팽창
c) 폐포의 제2형 세포
5. 1) 표면활성제와 조직액(surfactant and tissue fluid)
2) 폐포상피세포(cell of alveolus)
3) 모세혈관 내피(capillary endothelium(cell))
4) 1형 폐포세포(type I alveolar cell)
5) 2형 폐포세포(type II alveolar cell)
6) 탄력섬유(elastic fibers)
7) 폐포대식세포(alveolar macrophage)
8) 적혈구(red blood cells)

호흡의 기전

1. a) 환기
b) 흡기, 호기
2. 숨뇌(연수), 다리뇌(뇌교)
3. 1) 늑간(intercostal), 늑간(intercostal)
2) 횡격막(diaphragm), 횡격막(phrenic)
4. 공기압
5. 1) B, D 2) C, F 3) A, E

흡기

1. 1, 4, 3, 6, 2, 5, 7
2. 수축, 폐

호기

1. 1, 3, 5, 4, 2, 6
2. 수축

3. 내늑간, 아래와 안, 배, 위

폐 용적(Pulmonary volumes)

1. 1) F 2) C
   3) E 4) B
   5) A 6) D
2. 가스 교환
3. a) 폐포, 가스 교환
   b) 해부학적
   c) 생리학적
4. a) 순응도(compliance)
   b) 폐렴, 천식, 결핵 등
   c) 갈비뼈 골절, 늑막염, 복수
   d) 폐포 환기, 생리학적

가스 교환

1. a) 폐포, 혈액
   b) 전신 모세혈관
2. 산소, 이산화탄소
3. a) 21%, 0.04%
   b) 16%, 4.5%
4. 분압, P
5. a) 1) 높은 산소분압
      2) 낮은 산소분압: 화살표가 공기에서 혈액으로
      3) 낮은 이산화탄소 분압
      4) 높은 이산화탄소 분압: 화살표가 혈액에서 공기로
   b) 외부
   c) 심장, 좌심, 전신
6. a) 1) 낮은 산소분압
      2) 높은 산소분압; 화살표를 혈액에서 세포로
      3) 높은 이산화탄소 분압
      4) 높은 이산화탄소 분압: 화살표를 세포에서 혈액으로
   b) 내부
   c) 심장, 우심, 폐

혈액에서 가스의 이동

1. a) 적혈구
   b) 헤모글로빈, 철
   c) 폐
2. 1) 낮은 산소분압
   2) 높은 이산화탄소 분압
   3) 높은 체온
3. 혈장, 중탄산(HCO_3^-)
4. 수소(H^+)

호흡의 신경조절

1. 연수, 교
2. a) 흡기
   b) 강한 호기
3. 지속성 흡식, 호식조절, 호흡조절
4. 12~20
5. 압수용체, 흡기
6. a) 감정적
   b) 수의적
   c) 노래하는 동안에 자신의 호흡을 참는다, 호흡을 더 빨리 쉰다.
7. a) 연수
   b) 인두, 후두, 기관
   c) 입, 폭발적
8. a) 연수
   b) 비강
   c) 폭발적, 코
9. 1) 대뇌피질(cerebral cortex)
   2) 시상하부(hypothalamus)
   3) 교의 호흡조절중추(pneumotaxic center)
   4) 호식조절중추가 지속성 흡식중추를 방해(pneumotaxic center interrupts apneustic center)
   5) 교의 흡식중추(apneustic center)
   6) 지속성 흡식중추가 흡기를 지속시킴(apneustic center prolongs inhalation)
   7) 호기중추(expiration center)
   8) 강제성 호기를 유발하는 흥분(impulses for forced exhalation)
   9) 흡기중추(inspiration center)
   10) 외늑간근 흥분(impulses to external intercostal muscles)
   11) 횡격막(impulses to diaphragm)
   12) 폐의 압수용체 흥분(impulses from baroreceptors depress the inspiration center)

호흡의 화학적 조절

1. a) 산소, 이산화탄소
   b) pH
2. 1) A, B

2) C, D

3. a) CO_2
   b) pH
   c) 잔기량, 들어가지 않기
4. 1) 목동맥체과 대동맥체(carotid and aortic bodies)
   2) 연수(medulla)
   3) 흡기중추(inspiration center)
   4) 호흡의 수와 깊이를 증가(increase rate and depth of respiration)
   5) 더 많은 산소가 혈액으로 들어가는 것이 가능(more O_2 available to enter blood)
   6) 더 많은 이산화탄소 배출(more CO_2 exhaled, increased pH)

호흡의 산-염기 균형

1. 이산화탄소
2. 1) B, D, E
   2) A, C, F
3. 심한 폐 질환(폐기종, 폐염)
4. 지연된 과다호흡
5. a) 치료되지 않은 당뇨, 심한 설사나 구토
   b) 증가, 배출
6. a) 제산제의 과량섭취
   b) 감소, 보유

퍼즐문제

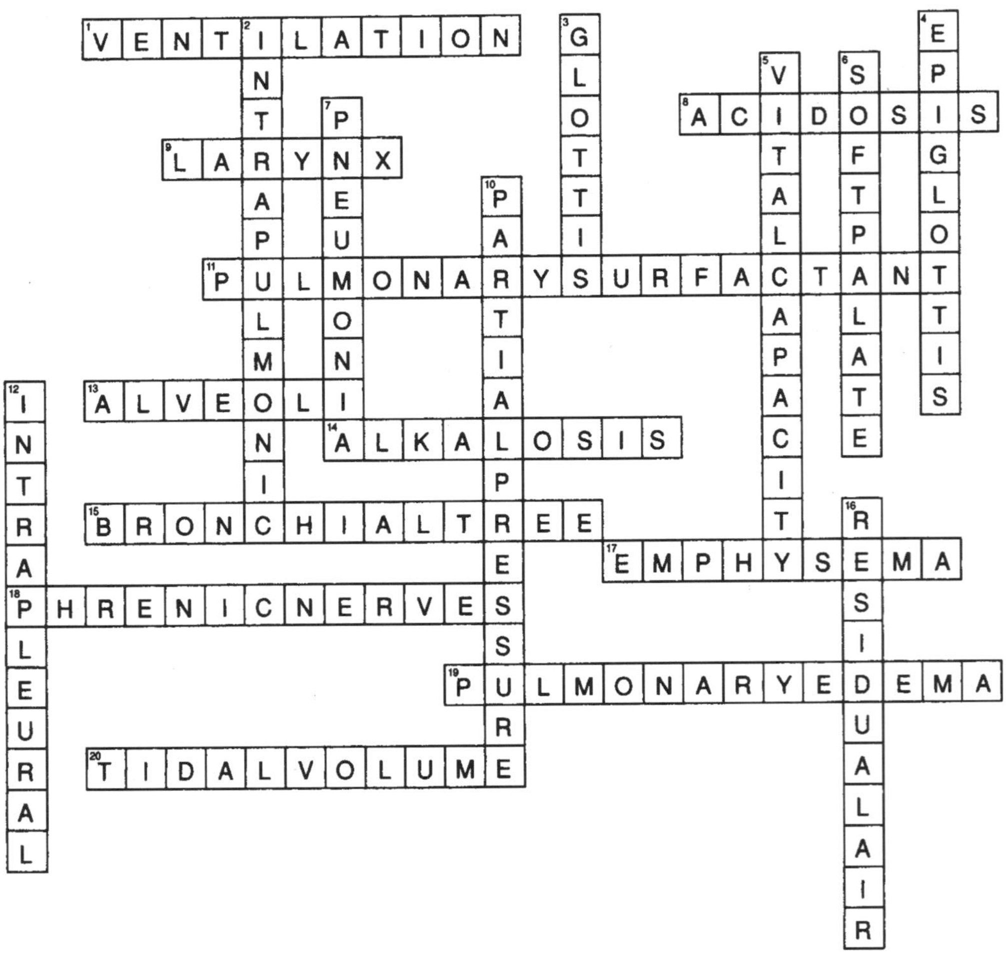

임상적용

1. a) 탄력성 결합, 수동적 b) 호기
2. a) 표면활성제 b) 흡기
3. a) 흉막내, 공기 b) 붕괴
   c) 기흉
4. a) 폐 b) 폐 c) 폐부종

사지선다형 문제 1

1. c	2. b	3. d	4. b
5. a	6. a	7. a	8. b
9. d	10. c	11. d	12. c
13. d	14. c	15. b	16. a
17. d	18. c	19. b	20. a
21. d	22. c	23. b	24. a
25. c	26. c	27. c	28. c
29. d	30. a		

사지선다형 문제 2

1. b-공기가 세기관지에 의해서 폐포까지 간다.
2. d-후두덮개는 삼키는 동안 후두의 위를 덮는다.
3. c-폐모세혈관으로 들어가는 혈액은 이산화탄소분압이 높다.
4. b-횡격막의 운동신경을 횡격막(phrenic)신경이라고 부른다.
5. a-다리뇌에 있는 흡기지속중추는 흡기를 가져오게 하며, 호흡수 조정중추는 호기를 가져오게 한다.
6. c-저산소증은 목동맥과 대동맥의 화학 수용기에 의해서 탐지된다.
7. b-적혈구의 헤모글로빈은 철을 포함하기 때문에 산소를 이동할 수 있다.
8. c-폐활량은 최대 호기 후에 최대 흡기를 하는 것이다.
9. a-호흡의 정상 범위는 분당 12~20번이다.
10. b-호흡계는 호흡수를 증가시키므로 대사성 산증을 보상하고, 호흡수를 감소시키므로 대사성 알칼리증을 보상한다.

사지선다형 문제 3

1. c, d, e, f
2. a, e, f, h
3. a, b, d
4. b, d
5. a, c, e

제16장

소화기의 영역

1. 1) A, C, F, G 2) B, D, E
2. 구강, 위, 소장
3. 소장
4. 1) 치아(teeth)
   2) 구강(oral cavity)
   3) 혀(tongue)
   4) 혀밑샘(설하선, sublingual gland)
   5) 턱밑샘(submaxillary gland)
   6) 귀밑샘(이하선, parotid gland)
   7) 간(liver)
   8) 담낭(gallbladder)
   9) 총담관(common bile duct)
   10) 십이지장(duodenum)
   11) 유문부(pyloric sphincter)
   12) 상행결장(ascending colon)
   13) 공장(jejunum)
   14) 회장(ileum)
   15) 맹장(cecum)
   16) 충수돌기(appendix)
   17) 식도(esophagus)
   18) 하부 식도 괄약근(lower esophageal sphincter)
   19) 위(stomach)
   20) 횡행결장(transverse colon)
   21) 췌장(pancreas)
   22) 하행결장(descending colon)
   23) S자결장(sigmoid colon)
   24) 직장(rectum)
   25) 항문관(anal canal)

소화의 형태와 소화의 최종 산물

1. 1) B, C 2) A, D
2. 1) 지방산, 글리세롤
   2) 아미노산
   3) 단당류
3. 비타민, 광물질, 물

구강과 인두

1. a) 입 b) 단단입천장(경구개)

2. 씹기, 기계적
3. a) 젖니, 20 b) 영구치, 32
4. 1) C, E 2) A
3) F 4) B, D
5. a) 미각 b) 인두
6. 1) 혀밑샘(설하선) 2) 귀밑샘(이하선)
3) 악하선(턱밑샘)
7. 구강, 관
8. a) 아밀라아제, 말토오스 b) 맛보게, 삼키게
9. 삼키는, 숨뇌(연수)

식도

1. 인두, 위
2. a) 식도하부 조임근 b) 위 내용물, 식도

소화관의 구조

1. 1) A, D, F 2) C, G
3) E, H, J 4) B, I
2. 1) 점막(mucosa)
2) 점막하층(submucosa)
3) 외근육층(external muscle layer)
4) 장막(serosa)
5) 상피(epithelium)
6) 유미관(lacteal)
7) 모세혈관망(capillary network)
8) 림프결절(lymph nodule)
9) 민무늬근(평활근, smooth muscle)
10) 마이스너신경얼기(마이스너 신경총, Meissner' s plexus)
11) 윤근(circular smooth muscle)
12) 아우어바흐신경얼기(아우어바흐신경총, Auerbach' s plexus)
13) 종근(longitudinal smooth muscle)

위

1. 식도, 소장
2. 저장
3. a) 추벽
b) 위오목(gastric pits), 위액
4. 1) C 2) A 3) B 4) D
5. a) 염산 b) 펩신
6. a) 부교감신경계
b) G 또는 장분비, 가스트린
7. a) 외근육 b) 위, 십이지장
c) 십이지장, 위
8. 1) 식도(esophagus)
2) 분문구(cardiac orfice)
3) 소만곡(lesser curvature)
4) 유문조임근(pyloric sphincter)
5) 십이지장(duodenum)
6) 위저부(fundus)
7) 종근층(longitudinal muscle layer)
8) 윤근층(circular muscle layer)
9) 사근층(oblique muscle layer)
10) 체부(body)
11) 대만곡(greater curvature)
12) 추벽(rugae)
13) 유문부(pylorus)

간과 담낭

1. a) 횡격막, 복 b) 소엽, 동양혈관
c) 간, 간문맥, 담즙
2. a) 담즙, 지방 b) 기계적
3. 간(hepatic), 담낭(cystic), 총담(common bile), 십이지장(duodenum)
4. 빌리루빈, 콜레스테롤, 대변
5. a) 간
b) 담즙을 저장, 담즙을 농축
6. a) 장분비, 십이지장 b) 세크레틴
c) 콜레시스토키닌
7. 1) 담낭(gallbladder)
2) 담낭관(cystic duct)
3) 총담관(common bile duct)
4) 십이지장(duodenum)
5) 총담관의 출구(opening of common bile duct)
6) 간(liver)
7) 간관(hepatic duct)
8) 위(stomach)
9) 유문조임근(pyloric sphincter)
10) 췌장(pancreas)
11) 주 췌관(main pancreatic duct)

췌장

1. 십이지장, 비장
2. 총담

3. a) 트립신
   b) 리파아제, 지방산, 글리세롤
   c) 아밀라아제, 말토오스
4. 위, 십이지장

소장

1. a) 대장 b) 위, 대장
2. a) 십이지장, 공장, 회장 b) 십이지장
3. a) 외근육층 b) 장신경계
   c) 림프결절
4. 담즙, 췌장효소
5. a) 샘(선) b) 음식(유미)
6. a) 이당류, 단당류 b) 아미노산
7. 1) A 2) B 3) C, D
8. 모세혈관망, 유미관
9. 1) A, 1 2) B, 4
   3) A, 1 4) B, 4
   5) A, 1 6) A, 1
   7) A, 2 8) A, 3
10. a) B_{12}, 내재 b) D, 부갑상샘
11. a) 간 b) 왼빗장밑
12. 1) 윤상주름(plica circulares)
    2) 미세융모(microvilli)
    3) 흡수세포(absorptive cell)
    4) 배상세포(goblet cell)
    5) 유미관(lacteal)
    6) 모세혈관망(capillary network)
    7) 내장내분비세포(enteroendocrine cell)
    8) 융모(villus)
    9) 장샘(intestinal gland)

2. 1) 아밀라아제(amylase)
   2) 아밀라아제(amylase)
   3) 수크라아제, 말토오스, 락타아제(sucrase, maltase, lactase)
   4) 담즙(bile)
   5) 리파아제(lipase)
   6) 펩신(pepsin)
   7) 트립신(trypsin)
   8) 펩티다아제(peptidase)

대장

1. 잘록창자(결장), 회장, 항문
2. 맹장
3. 1, 6, 2, 5, 4, 7, 3
4. 1) 수분, 광물질, 비타민
   2) 소화되지 않은 음식
5. a) 박테리아 b) 병원균
   c) 비타민, 비타민 K
6. a) 척 b) 직장
7. 1, 4, 2, 3
8. 외항문조임근
9. 1) 가로잘록창자(횡행결장, transverse colon)
   2) 팽기(haustra)
   3) 결장띠(taenia coli)
   4) 간만곡(hepatic flexure)
   5) 오름잘록창자(상행결장, ascending colon)
   6) 회장(ileum)
   7) 회맹판(ileocecal valve)
   8) 충수돌기(appendix)
   9) 맹장(cecum)
   10) 비장만곡(splenic flexure)

소화의 복습

1.

기관	탄수화물	지방	단백질
침샘	아밀라아제-전분을 말토오즈로	없음	없음
위	없음	없음	펩신-단백질을 폴리펩타이드로
간	없음	담즙-지방을 유화함	없음
췌장	아밀라아제-전분을 말토오즈로	리파아제-지방을 지방산과 글리세롤로 유화함	트립신-폴리펩타이드를 펩타이드로
소장	수크라제, 말타아제 락타아제-이당류를 단당류로	없음	펩티데이즈-펩티드를 아미노산으로

11) 내림잘록창자(하행결장, descending colon)
12) S자잘록창자(S자결장, sigmoid colon)
13) 직장(rectum)
14) 항문관(anal canal)
15) 항문(anus)

간의 다른 기능

1. 1) J	2)I	3) H	4) G
5) M	6) B	7) C	8) L
9) E	10) A	11) D	12) F
13) N	14) K		

퍼즐문제

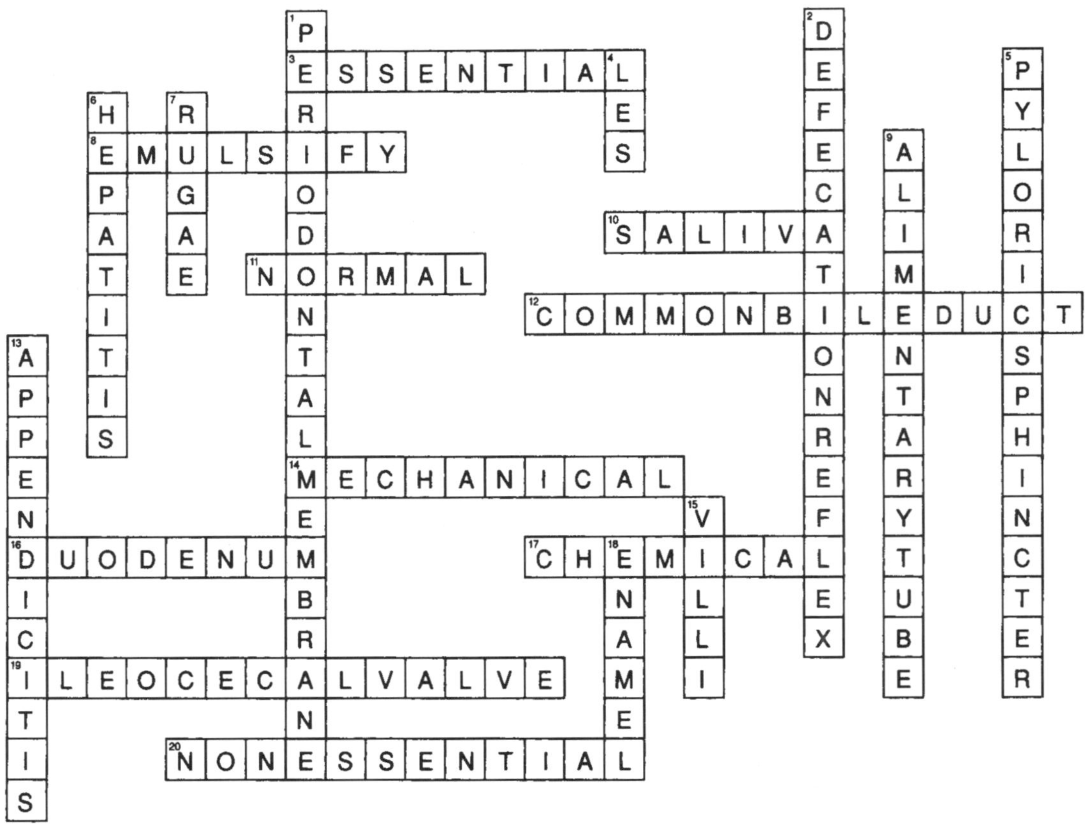

임상적용

1. a) 담낭
   b) 콜레스테롤
   c) 담낭을 외과적으로 제거한다.
2. a) 박테리아
   b) 항생제
3. a) 노란
   b) 빌리루빈, 간
   c) 바이러스, 오염된 음식이나 물
4. 1) 유문부 협착
   2) 락토오스 불내성(intolerance)
   3) 복막염

사지선다형 문제 1

1. a	2. d	3. c	4. b
5. d	6. d	7. d	8. c
9. b	10. a	11. a	12. c
13. b	14. d	15. c	16. d
17. a	18. b	19. a	20. b
21. c	22. d	23. d	24. c
25. a	26. d	27. b	28. c
29. c	30. c		

사지선다형 문제 2

1. a-귀밑샘은 귀의 앞에 또는 설하선은 입의 바닥 아래

에 있다.

2. d–베타산화과정은 에너지 생성을 위하여 지방산을 사용하도록 한다.
3. b–췌장에서 나오는 리파아제는 지방을 지방산과 글리세롤로 소화시킨다.
4. b–침 분비의 증가는 부교감신경계 반응이고, 감소는 교감신경계 반응이다.
5. c–각 소화효소는 음식의 한 가지 형태만을 소화한다.
6. b–혈관과 신경은 치수강내에서 발견된다.
7. d–식도하부조임근은 위의 내용물이 역류되는 것을 막는다.
8. a–염산은 pH가 1~2이기 때문에 위로 들어오는 대부분의 미생물을 파괴한다.
9. c–융모는 소장의 점막의 접혀진 부분에 있다.
10. a–총담관은 간관과 담관에 의해서 형성된다.
11. c–효소가 단백질과 탄수화물 혹은 이당류의 소화를 완전하게 하기 위하여 생성된다.
12. b–소장의 회장은 맹장으로 열린다.

사지선다형 문제 3

1. b, f, j
2. a, e, g, j
3. c, f, g, h

제17장

체온

1. a) 96.5~99.5°F, 36~38°C
   b) 37°C 혹은 98.6°F
2. 영아, 노인

체열생산

1. a) 세포 호흡 b) ATP
2. a) 갑상샘, 티록신 b) 세포 호흡
3. 부신수질, 에피네프린
4. a) ATP b) 골격근, 근긴장
   c) 간 d) 혈액
5. 연동운동 혹은 효소생산
6. 증가

체열소실

1. a) 피부 b) 호흡
   c) 비뇨기, 소화기
2. a) 전도, 복사, 대류 b) 대류
   c) 전도, 복사 d) 차게
3. a) 혈액 b) 혈관이완, 혈관수축
4. a) 증발 b) 한선
   c) 높은, 낮은 d) 탈수

체온조절

1. 시상하부
2. a) 혈액 b) 온도 수용체
3. 1) D, E, F 2) A, B, C

발열

1. 높은, 발열물질
2. a) 박테리아, 바이러스 b) 염증
3. a) 높아, 추위 b) 떨림
4. a) 낮아, 더위 b) 땀
5. 병원체(세균), 백혈구,
6. a) 비활성화 b) 뇌, 신경원

대사

1. 대사
2. a) 이화작용 b) 동화작용
   c) 동화작용 d) 이화작용
   e) 조효소
3. $C_6H1_2O_6 + O_2 \rightarrow CO_2 + H_2O$ + ATP + 열
4. 당분해작용, 크렙스 구연산회로, 산화인산화
5. 1) A 2) B, C
   3) A 4) B, C
   5) A 6) B
   7) C 8) A, B
   9) C 10) C
   11) A, B 12) B
   13) A 14) A
6. 1) 나이아신 2) 리보플라빈
   3) 티아민 4) 철, 구리

에너지원으로서의 단백질과 지방

1. a) 아민(NH_2) b) 크렙스 구연산회로
   c) 아세틸, 피루브산(pyruvic acid)

2. a) 피루브산(pyruvic acid)
   b) 지방산 산화, 아세틸
3. a) 케톤체 b) 아미노산
4. 1) 포도당(glucose)
   2) ATP
   3) ATP
   4) 피루브산(피루빈산, pyruvic acid)
   5) 이산화탄소(carbon dioxide)
   6) 아세틸 CoA(acetyl CoA)
   7) 이산화탄소(carbon dixiode)
   8) ATP
   9) 수소이온(hydrogen ions)
   10) 대사수(metabolic water)
   11) ATP
   12) 아미노산(amino acids)
   13) 요소(urea)
   14) 글리세롤(glycerol)
   15) 지방산(fatty acid)
   16) 아세틸군(acetyl groups)

음식물로부터 얻는 에너지

1. 칼로리(cal), 킬로칼로리(kcal)
2. 4, 9, 4

영양소의 합성

1. a) 골격근, 글리코겐
   b) 5탄당, DNA, RNA
2. 비필수, 단백질
3. 여러 가능한 답이 존재한다.
   1) 헤모글로빈-적혈구
   2) 항체-백혈구
   3) 케라틴-상피세포
   4) 콜라겐-섬유아세포(건, 인대)
   5) 멜라닌-멜라닌세포
   6) 알부민-간
   7) 그 외
4. a) 중성지방 b) 인지질
   c) 콜레스테롤
5. 1) 에스트로겐이나 테스토스테론-난소 혹은 정소
   2) 코르티솔(코티졸, cortisol)이나 알도스테론-부신 피질

대사율

1. a) 열 b) 킬로칼로리
2. 기초대사율
3. 소아, 노인
4. 테스토스테론, 에스트로겐
5. 교감신경, 에피네프린, 노르에피네프린
6. 골격근

퍼즐문제

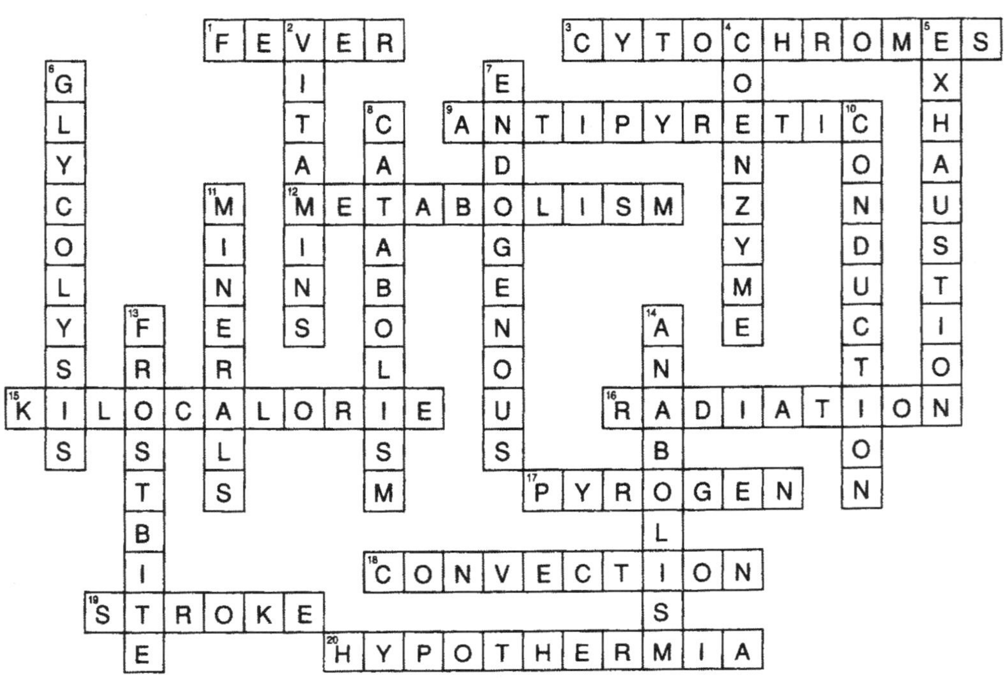

임상적용

1. a) 동상 b) 파열, 산소
2. a) 일사병 b) 혈압, 상승
3. a) 35,000 b) 1000
   c) 35.000/1000 = 35일 d) 운동

사지선다형 문제 1

1. b	2. b	3. a	4. c
5. c	6. d	7. a	8. b
9. c	10. d	11. a	12. b
13. c	14. d	15. a	16. b
17. c	18. d	19. b	20. b
21. d	22. d	23. d	24. d
25. d			

사지선다형 문제 2

1. d–안정 시 열생산은 주로 간과 골격근에서 생산한다.
2. a–주위온도가 체표면 온도보다 차가운 경우 복사에 의해 인체는 열을 소실한다.
3. b–많은 열은 피부혈관 확장으로 인해 소실된다.
4. d–근긴장도가 증가하면서 떨림이 나타난다.
5. b–고열은 뇌세포내 효소를 번성시킨다.
6. d–소아와 남성은 노인과 여성에 비해 대사율이 높다.
7. b–포도당의 완전분해 과정에서는 산소가 필요하다.
8. c–지방산과 글리세롤은 지방이 되어 지방조직에 저장된다.
9. a–1gm의 단백질은 4kcal를 낸다.
10. d–세포 호흡에서 생산된 ATP는 시토크롬 운송시스템에서 생산된다.

사지선다형 문제 3

1. a, b, h, i, j
2. a, c, e, h, l

제18장

신장의 기능

1. 노폐물
2. 광물질
3. 수소, 탄산
4. 수분
5. 조직액

신장-위치와 외부 구조

1. 후, 척추
2. 갈비뼈(늑골)
3. a) 지방 b) 근막
4. a) 신문 b) 신동맥, 신정맥
5. 1) 척추 : T-12(vertebra : T-12)
   2) 척추 : L-5(vertebra : L-5)
   3) 엉치뼈(천골, sacrum)
   4) 음경의 요도(urethra in penis)
   5) 신장(kidney)
   6) 요관(ureter)
   7) 엉덩뼈(장골, ilium)
   8) 방광(urinary bladder)
   9) 요도(urethra)

신장-내부 구조

1. 1) B, H
   2) C, F, G
   3) A, D, E
2. 1) 신우(renal pelvis)
   2) 신동맥(renal artery)
   3) 신정맥(renal vein)
   4) 요관(ureter)
   5) 신피라미드(renal pyramid)
   6) 추체의 유두부(papilla of pyramid)
   7) 신피질(renal cortex)
   8) 신배(calyx)
   9) 신피질(renal cortex)
   10) 신수질(renal medulla)
   11) 유두(papilla)
   12) 신소체(renal corpuscle)
   13) 세뇨관(renal tubule)
   14) 유두관(papillary duct)

네프론

1. a) 기능적
   b) 신소체, 세뇨관
2. 사구체, 보우만 주머니

3. a) 구심성, 원심성
   b) 원심성 세동맥
4. a) 세공(pores)
   b) 투과도
   c) 신장 여과
5. 3, 2, 4, 1
6. 신우
7. 관주위 모세, 원심성
8. 1) 근위곡 세뇨관(proximal convoluted tubule)
   2) 사구체(glomerulus)
   3) 보우만 주머니(내부)(Bowman' s capsule(inner))
   4) 보우만 주머니(외부)(Bowman' s capsule(outer))
   5) 원위곡 세뇨관(distal convoluted tubule)
   6) 원심성 세동맥(efferent arteriole)
   7) 구심성 세동맥(afferent arteriole)
   8) 헨레 고리(loop of Henle)
   9) 집합관(collecting tubule)
   10) 세뇨관주위 모세혈관(peritubular capillaries)
   11) 사구체근접세포(juxtaglomerular cells)

신장의 혈관

1. a) 복부대동맥
   b) 아래대정맥
2. a) 1, 7, 3, 5, 2, 4, 6, 8 b) 모세혈관

소변의 형성-사구체 여과

1. 신소체
2. a) 사구체, 보우만 주머니
   b) 사구체여과액
   c) 큰 단백질, 혈구, 크기
3. a) 예
   b) 예
   c) 2
   d) 혈장, 혈액
4. a) 1분 b) 감소 c) 증가

소변의 형성-세뇨관 재흡수와 재분비

1. 세뇨관, 세뇨관주위 모세혈관
2. a) 99% b) 소변
3. 1) 삼투
   2) 능동적 이동
   3) 능동적 이동
   4) 수동적 이동
   5) 세포흡수 작용
   6) 능동적 이동
4. a) 제한
   b) 높, 높
   c) 모두
5. a) 알도스테론
   b) 부갑상샘 호르몬(PTH)
6. a) 여과액
   b) 크레아틴, 암모니아, 약물
   c)수소
7. a) 나트륨, 수분
   b) 부피, 압력
8. a) 수분
   b) 진하게
   c) 적은, 희석
9. a) 나트륨, 수분
   b) 부피 감소, 혈압 감소
10. 1, 4, 9, 7, 8, 3, 5, 2, 10, 6, 11
11. 능동적 이동 - 1) 포도당
    2) 아미노산
    3) 양이온
    삼투 - 1) 수분
    세포흡수작용 - 1) 작은 단백질
    수동적 이동 - 1) 음이온
    분비 - 1) 크레아틴
    2) 약물
    3) 수소이온
    4) 암모니아
12. 1) 항이뇨 호르몬(ADH)
    2) 물 재흡수증가(increases reabsorption of water)
    3) 부갑상샘 호르몬(PTH)
    4) 칼슘재흡수증가(increases reabsorption of water)
    5) 알도스테론(aldosterone)
    6) Na^+재흡수증가(increases reabsorption of Na^+)
    7) K^+분비증가(increases excretion of K^+)
    8) 나트륨배설 호르몬(ANP)
    9) K^+재흡수 감소(decrease reabsorption of Na^+)

신장의 산-염기 균형

1. a) 수소, 중탄산
   b) 높여
2. a) 중탄산, 수소

b) 낮출 것이다.

신장의 다른 기능

1. a) 감소
   b) 사구체근접, 구심성
   c) 안지오텐신 II
   d) 혈관수축이 증가한다, 알도스테론 분비가 증가한다.
   e) 올라가게
2. a) 낮은 산소, erythropoietin
   b) 적골수, 적혈구
3. D, 칼슘, 인

소변의 제거

1. a) 뒤
   b) 신문(또는 신우), 하부 뒤, 방광
   c) 민무늬근(평활근)
2. a) 치골
   b) 전립
   c) 자궁
3. 저장소, 수축
4. a) 추벽(rugae)
   b) 이행
   c) 팽창
   d) 방광삼각(trigone)
   e) 요관, 요도
5. a) 배뇨근
   b) 불수의적, 내요도
6. 1) 요관(ureter)
   2) 벽측복막(parietal peritoneum)
   3) 배뇨근(detrusor muscle)
   4) 추벽(rugae)
   5) 요도구(opening of ureter)
   6) 삼각근(trigone)
   7) 내요도조임근(internal urethral sphincter)
   8) 외요도조임근(external urethral sphincter)
   9) 요도(urethra)
   10) 벽측복막(parietal peritoneum)
   11) 추벽(rugae)
   12) 요관(ureter)
   13) 배뇨근(detrusor muscle)
   14) 요도구(opening of ureter)
   15) 삼각근(trigone)
   16) 내요도조임근(internal urethral sphincter)
   17) 전립샘(전립선, prostate)
   18) 전립샘 부위의 요도(prostatic urethra)
   19) 막성 요도(membranous urethra)
   20) 외요도조임근(external urethral sphincter)
   21) 요도해면체(cavernous urethra)
   22) 음경의 해면체조직(cavernous tissue of penis)
7. a) 방광, 외부
   b) 앞
   c) 전립, 음경, 정액
   d) 수의적, 외부 요도
8. a) 배뇨
   b) 척수
9. a) 1, 5, 4, 3, 2, 6
   b) 바깥요도조임근(외요도괄약근)

소변의 특성

1. a) 1~2리터
   b) 지나친 땀이나 설사
   c) 수분의 지나친 소모
2. a) 밀짚색(straw), 호박색(amber)
   b) 맑다.
3. a) 1.010~1.025
   b) 용해된 물질, 농축
   c) 농축되었다.
   d) 지나친 땀이나 설사
4. 6, 4.6~8.0
5. 수분, 용매
6. 1) B
   2) C
   3) A
7. b

요의 비정상 물질

1. 1) E
   2) D
   3) C
   4) B
   5) A

퍼즐문제

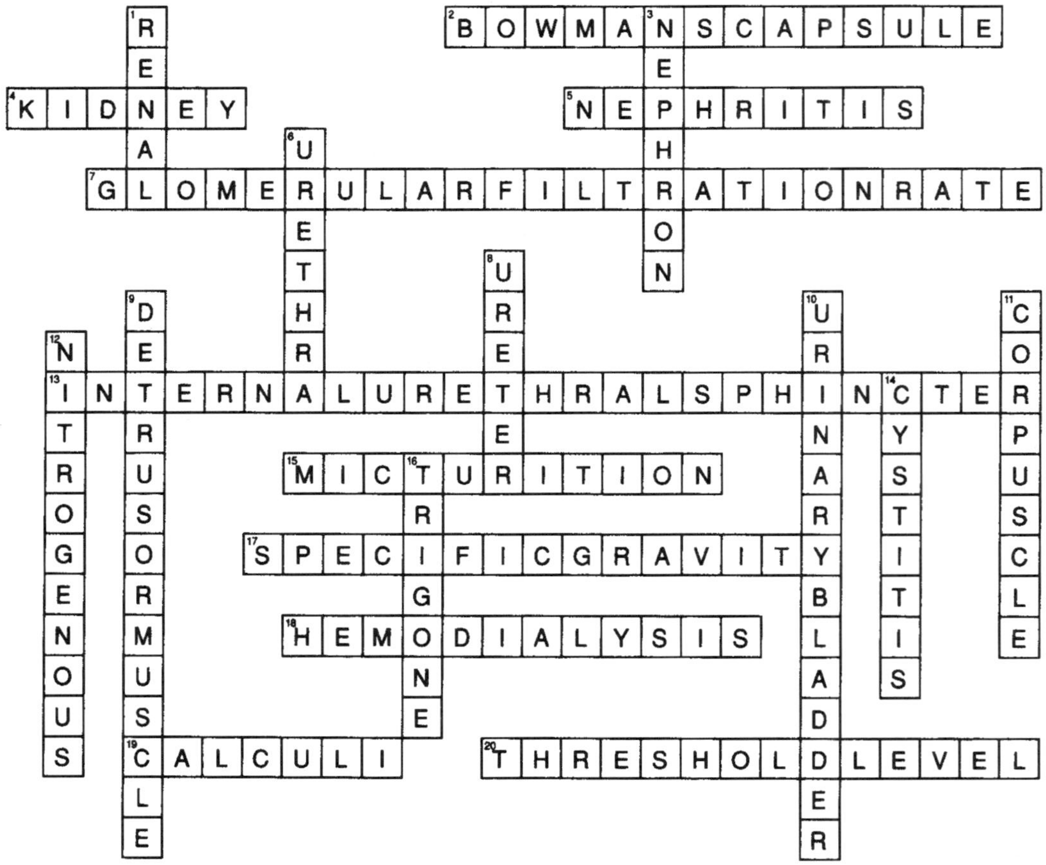

임상적용

1. a) 박테리아
   b) 결장
   c) 신장
   d) 방광
2. a) 신결석
   b) 격려받았다.
   c) 희석
3. a) 아니오
   b) 아니오-혈액내에 질소 노폐물이 상승되어 있어도 신장의 소변 생성율은 정상의 반은 생성하고 있다.
4. a) 1) 신장뒤(postrenal)
   2) 신장내부(intrinsic renal)
   3) 신장뒤(postrenal)
   4) 신장앞(prerenal)
   5) 신장내부(intrinsic renal)
   b) 투석
   c) 노폐물, 지나친 광물질

사지선다형 문제 1

1. c	2. b	3. b	4. a
5. d	6. b	7. c	8. a
9. a	10. d	11. c	12. d
13. d	14. b	15. a	16. b
17. a	18. b	19. c	20. d
21. d	22. d	23. b	24. d
25. d			

사지선다형 문제 2

1. b-재흡수 물질은 관주위 모세혈관으로 들어간다.
2. c-알도스테론은 나트륨 이온의 재흡수를 증가시킨다.
3. a-자극은 소변 축적에 의한 방광 배뇨근이 늘어나는 것에 의해 생긴다.
4. b-신장은 척추의 외측에 있다.
5. c-헨레의 고리와 집합관은 신수질에 발견된다.
6. c-혈구와 큰 단백질은 사구체의 혈액에 남는다.
7. d-혈액내 포도당 수치가 높다면 소변에 존재한다.

8. d-수의적인 외요도조임근은 요도를 닫을 수 있다.
9. a-신장은 비타민 D를 비활성화 형태에서 활성화 형태로 바꾼다.
10. d-신장은 수소이온을 좀 더 배출하므로써 혈액의 pH가 낮은 것에 대해 반응한다.

사지선다형 문제 3

1. a, d, e, g, h, l
2. d, f, h
3. a, b, c, e, f, h

제19장

체액의 구획

1. 세포내, 2/3
2. a) 세포외
   b) 1) 조직액
      2) 혈장
      3) 림프
3. 1) C　　2) A
   3) D　　4) B
4. 삼투, 여과

수분 섭취와 배설

1. a) 액체를 마시는 것
   b) 음식
   c) 세포호흡
2. a) 소변, 비뇨기계
   b) 땀, 피부
   c) 호기 시의 수분 증말, 대변
3. a) 같아야
   b) 좀 더 액체를 마신다.
   c) 소변 배설량

수분 섭취와 배설의 조절

1. 시상하부
2. 체액에 용해된 물질의 농도
3. 삼투수용체
4. a) 증가
   b) 목마른, 수분을 마시는
   c) 감소
5. a) 항이뇨 호르몬(ADH), 후엽
   b) 수분의 재흡수를 증가
   c) 탈수
   d) 감소
6. a) 알도스테론
   b) 증가
   c) 1) 혈압을 낮춘다.
      2) 혈액내 나트륨 수준을 낮춘다.
7. 감소, 증가
8. 심방나트륨배설호르몬(ANP), 증가

전해질

1. 양이온, 음이온
2. 소금, 산, 염기, 무기질
3. a) 음
   b) C_l^-, HCO_3^-, HPO_4^{-2}
   c) 양
   d) Na^+, K^+, ca^{+2}
4. a) 삼투질, 삼투
   b) 큰
5. 뼈, 효소
6. 1) C
   2) A
   3) B

전해질 섭취와 배설의 조절

1. 음식, 음료
2. a) 소변, 땀, 대변
   b) 나트륨, 염소
   c) 높
3. 1) C, D　　2) B
   3) A　　4) E

산-염기 균형

1. 완충, 호흡, 신장
2. a) 7.35~7.45
   b) 6.8~7.0
   c) 혈액
3. a) 중성
   b) 산성, 알칼리성
   c) 알칼리성, 산성

완충체계

1. a) 산, 염기
   b) 미치지 않을, 강
2. 중탄산염, 인, 단백질
3. a) H_2CO_3, $NaHCO_3$
   b) $NaCl + H_2CO_3$
   c) NaCl
   d) H_2CO_3
   e) $H_2O + NaHCO_3$
   f) H_2O
   g) $NaHCO_3$
4. a) NaH_2PO4, Na_2HPO_4
   b) $NaCl + NaH_2PO_4$
   c) NaCl
   d) NaH_2PO_4
   e) $H_2O + Na_2HPO_4$
   f) H_2O
   g) Na_2HPO_4
5. a) 산, 염기
   b) 카르복실기(COOH), 수소
   c) 아민(NH_2), 수소
6. 일초이내

pH 조절을 위한 호흡기전

1. CO_2
2. a) H_2CO_3 b) $H^+ + HCO_3^-$
   c) H^+
3. 1) B, C, F, G 2) A, D, E, H
4. 올리, 감소, 많이, 증가
5. 내리, 증가, 적게, 감소
6. 몇 분내

pH 조절의 신장기전

1. 수소, 나트륨, 중탄산염
2. 나트륨, 중탄산염, 수소
3. 몇 시간에서 몇 일
4. 3, 2, 1

pH 변화의 원인과 영향

1. 폐기종, 폐염, 천식
2. 과환기의 지속
3. 신장 질환, 치료되지 않은 당뇨, 구토나 설사
4. 제산제의 과량 섭취, 위내용물의 구토
5. a) 중추신경계
   b) 혼동과 지남력, 혼수와 사망
6. a) 중추와 말초
   b) 근육 뒤틀림, 경련

퍼즐문제

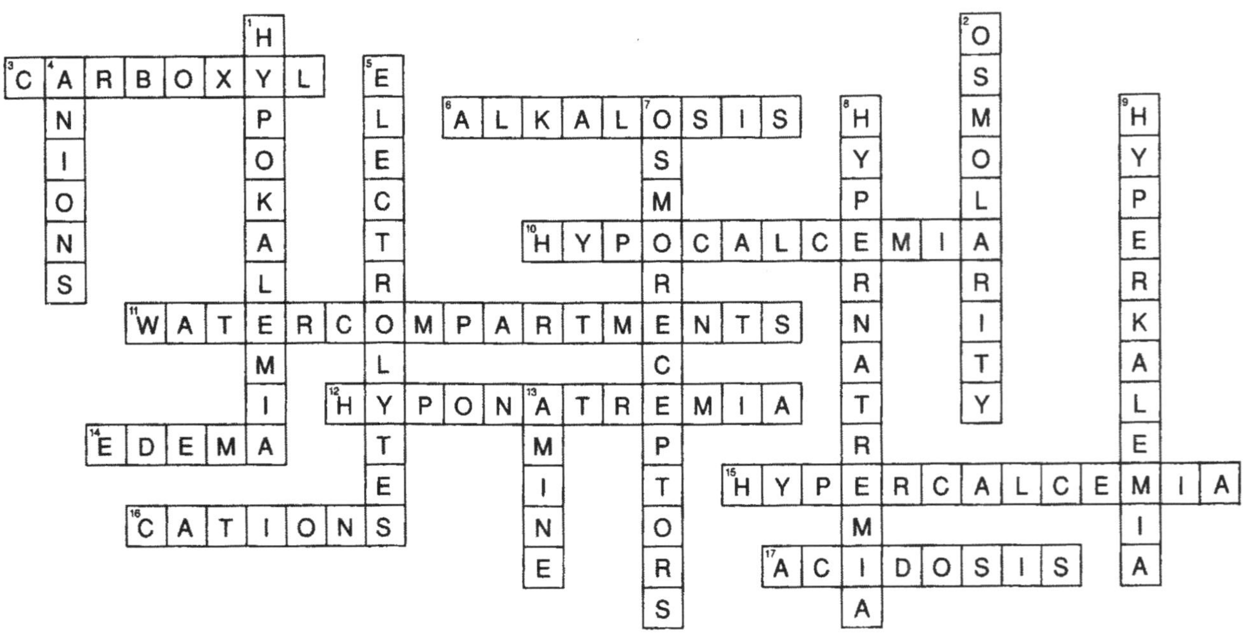

임상적용

1. 전신, 하부 다리와 발목
2. a) 나트륨
   b) 땀
   c) 쉬는 것이 좋다.
3. a) 심장
   b) 신장질환이나 지나친 구토나 설사
4. 1) c
   2) a
   3) a

사지선다형 문제 1

1. b	2. d	3. c	4. a
5. d	6. b	7. b	8. d
9. a	10. c	11. c	12. b
13. a	14. d	15. c	16. c
17. a	18. b	19. c	20. b
21. a	22. c	23. b	24. a
25. b			

사지선다형 문제 2

1. a-부갑상샘 호르몬은 소장에서 칼슘의 흡수를 증가시킨다.
2. c-세포내 수분을 세포내액이라고 한다.
3. b-신체에서 잃는 대부분의 수분 형태는 소변이다.
4. c-체내의 수분 함량에 가장 큰 효과를 가지는 호르몬은 ADH이다.
5. d-체액의 전해질 농도는 삼투과정의 조절을 돕는다.
6. c-완충체계는 pH불균형을 교정하는 데 빠르다.
7. b-대사성 산증의 호흡 보상은 호흡수를 증가시킨다.
8. a-신장은 몇 시간에서 몇 일내에 pH불균형을 보상하기 시작한다.
9. d-치료되지 않은 산증은 혼수로 진행된다.
10. d-요오드는 갑상샘 호르몬의 일종이다.

사지선다형 문제 3

1. d, e, f, g, i, j
2. a, c, d, e, g, j

제20장

감수분열

1. 난자, 정자
2. a) 이배체, 46
   b) 2, 4, 단배체, 23
3. a) 난자형성
   b) 정자형성
4. 1) B, C, D, G 2) A, E, F, H
5. a) 23, 23, 46 b) 접합자(zygote)
6. 1) 1차 정원세포(primary spermatocyte)
   2) 정자세포(sperm cells)
   3) 1차 난모세포(primary oocyte)
   4) 극체(polar bodies)
   5) 난자(ovum)

남성 생식계

고환과 정자

1. a) 음낭 b) 더 낮은
2. 테스토스테론, 정자형성(감수분열)
3. a) 뇌하수체 전엽, LH
   b) 성숙
   c) 생식기관의 성장, 후두의 성장, 근육의 성장, 얼굴과 머리카락의 성장
4. a) 편모 b) 머리
   c) 중간부 d) 첨체
   1) 머리(head)
   2) 중간부(middle piece)
   3) 첨체(acrosome)
   4) 핵(nucleus)
   5) 편모(flagellum)
   a) 편모(flagellum)
   b) 머리(Lead)
   c) 중간부(middle piece)
   d) 첨체(Acrosome)
5. 1) 정조세포(spermatogonia)
   2) 정자세포(sperm cells)
   3) 간질세포(interstitial cells)
   4) 정관(vas deferens)
   5) 부고환(epididymis)
   6) 정세관(seminiferous tubules)

부고환, 정관, 사정관

1. a) 뒤쪽 b) 편모(flagella)
2. a) 정관(vas deferens), 부고환(epididymis), 사정관
   b) 샅부(서혜부), 방광
   c) 민무늬근(평활근)
3. 정관, 정낭, 요도
4. 1) 음경(penis)
   2) 요도(urethra)
   3) 음경 귀두(glans penis)
   4) 포피(prepuce)
   5) 요도구(urethral orifice)
   6) 부고환(epididymis)
   7) 정관(vas deferens)
   8) 고환(testis)
   9) 음낭(scrotum)
   10) 정낭(seminal vesicle)
   11) 사정관(ejaculatory duct)
   12) 전립샘(전립선, prostate)
   13) 요도구선(bulbourethral gland)

정낭, 전립샘(전립선, prostate), 요도구선

1. a) 방광, 사정관 b) 알칼리성, 과당
2. a) 요도, 방광
   b) 운동성
   c) 평활, 사정
3. a) Cowper' s선
   b) 알칼리성, 요도
4. 산성
5. a) 정자세포 b) 7.4

요도와 음경

1. a) 사정관
   b) 전립샘(전립선, prostate), 음경
2. 평활, 혈관동
3. 부교감, 혈관동
4. 사정, 전립샘(전립선, prostate), 생식

남성 생식 호르몬

1. a) 뇌하수체전엽, FSH b) 테스토스테론
2. 뇌하수체전엽, LH
3. 고환, FSH
4. GnRH, 시상하부

여성 생식계

난소

1. 자궁, 골반
2. 원시난포(ova)
3. a) FSH, 뇌하수체 전엽 b) 에스트로겐
4. 성숙, LH, 뇌하수체 전엽
5. 황체, 프로게스테론
6. FSH
7. a)황체 b)자궁근
8. GnRH
9. 1) 난관(fallopian tube)
   2) 난소(ovary)
   3) 자궁(uterus)
   4) 음핵(clitoris)
   5) 소음순(labium minora)
   6) 대음순(labium majora)
   7) 요도(urethra)
   8) 질(vagina)
   9) 난관체(fimbriae)
   10) 목부(cervix)
   11) 바톨린선(Bartholin' s gland)

난관

1. 자궁관(uterine tubes), 난관(oviduct)
2. a) 난소 b) 난관체, 난자
3. 평활, 섬모
4. 수정
5. 자궁외

자궁

1. 난소, 방광, 골반
2. 저부, 목부
3. a) 복막
   b) 자궁
   c) 자궁내막
4. a) 기저, 기능
   b) 에트스로겐, 프로게스테론
5. a) 모체 태반이 된다.
   b) 분만과 태아의 출산을 위해 수축한다.
   c) 프로게스테론, 릴렉신
   d) 옥시토신
6. 1) 난자(ovum)
   2) 성숙 난포(mature follicle)

3) 난소(ovary)
4) 난관(fallopian tube)
5) 저부(fundus)
6) 난관체(fimbriae)
7) 자궁강(uterine cavity)
8) 자궁 체부(body of uterus)
9) 자궁내막(endometrium)
10) 자궁근층(myometrium)
11) 목부(경부, cervix)
12) 질(vagina)
13) 바톨린선(Bartholin' s gland)
14) 질구(vaginal orifice)

질과 외음부

1. 1) B, D, G　　2) E　　3) C
   4) A　　5) F

젖샘

1. a) 유즙　　b) 유두, 유즙분비
2. 에스트로겐, 프로게스테론, 태반
3. a) 뇌하수체 전엽, 프로락틴
   b) 뇌하수체 후엽, 옥시토신
4. a) 유륜　　b) 지방
5. 1) 샘조직(선조직, glandular tissue)
   2) 유륜(areola)
   3) 유두(nipple)
   4) 유관(lactiferous duct)
   5) 지방조직

월경주기

1. 뇌하수체 전엽, 난소, 자궁, 난소, 28
2. FSH, LH, 에스트로겐, 프로게스테론
3. 월경, 난포, 황체
4. a) 기능, 월경　　b) FSH
5. a) FSH, 에스트로겐
   b) 에스트로겐
   c) LH, 파열
6. a) LH, 황체, 프로게스테론
   b) 프로게스테론, 글리코겐
7. 프로게스테론, 월경

퍼즐문제

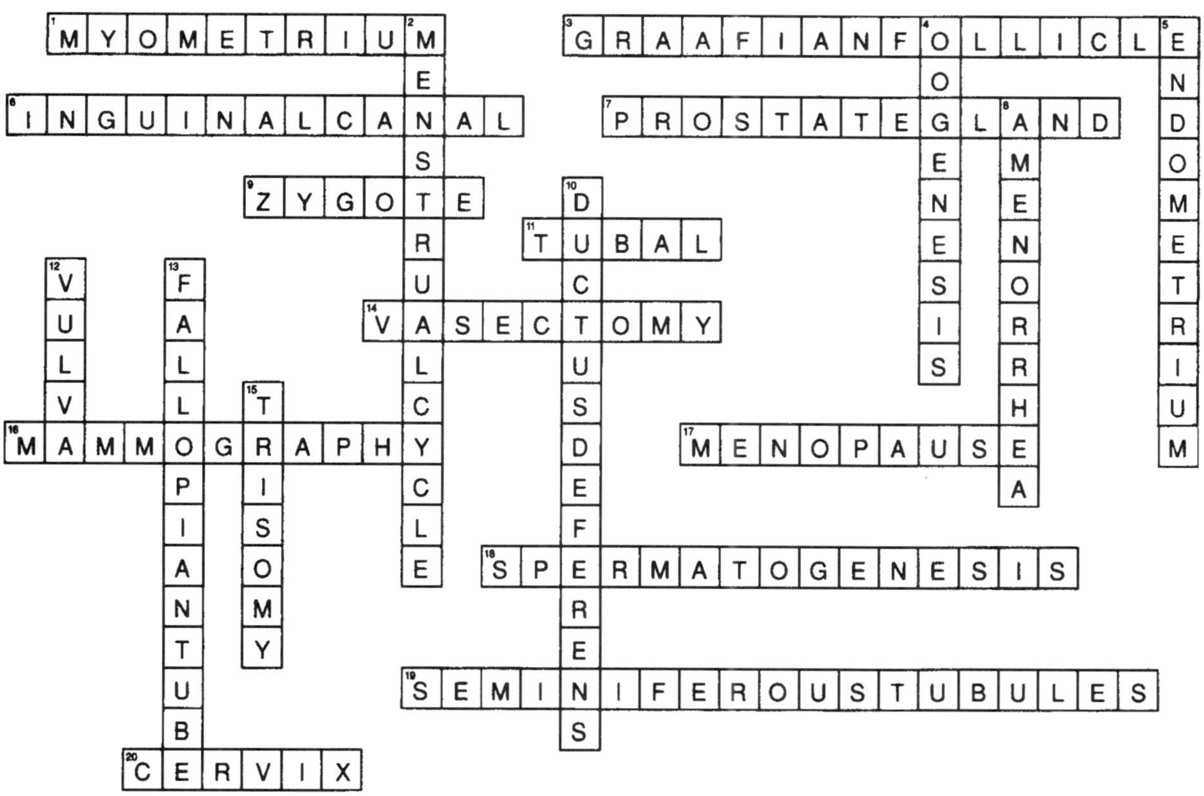

임상적용

1. a) 전립
   b) 전립샘 비대
   c) 요도
2. a) 난관 결찰술
   b) 난관
   c) 정관 결찰술
   d) 정관
3. a) 매독
   b) 박테리아
   c) 자궁외
   d) 결막염, 폐렴
   e) 바이러스
   f) 신경
4. a) 유방 자가검진
   b) 유방조영술(mammography)

사지선다형 문제 1

1. a	2. d	3. b	4. b
5. a	6. a	7. a	8. d
9. c	10. b	11. c	12. b
13. b	14. c	15. d	16. c
17. a	18. b	19. d	20. b
21. d	22. b	23. a	24. a
25. c			

사지선다형 문제 2

1. a-자궁은 난소의 내측과 방광의 위쪽에 위치한다.
2. c-요도는 전립샘(전립선, prostate)과 음경을 통해 나온다.
3. b-두 과정은 사춘기에 시작하지만 난자생성은 폐경기에 끝난다.
4. d-정관은 정자를 부고환에서 사정관으로 옮겨간다.
5. b-정낭의 분비는 알칼리성이며, 과당(fructose)이 포함되어 있다.
6. d-자궁내막 혈관의 증식은 난포기에 시작한다.
7. b-자궁경부는 질로 열리는 좁은 하위 부분이다.
8. d-유즙의 분비는 옥시토신 호르몬에 의해서 자극된다.
9. c-자궁 외 임신은 접합체가 난관에 정착될 때 일어난다.
10. a-살아 있는 정자를 생성하기 위하여 음낭의 온도는 체온의 온도보다 약간 더 낮아야 한다.
11. d-인히빈은 FSH의 분비는 감소시킨다.
12. c-릴랙신은 자궁근층의 수축을 억제한다.

사지선다형 문제 3

1. c, e
2. b, e, f, g, j

제21장

인간발달

수정(Fertilization)

1. 첨체(acrosome)
2. a) 난자(egg), 정자(sperm)
   b) 23, 이배체(diploid), 46
   c) 나팔관(fallopian tube)
3. 상염색체(autosomes), 성염색체(sex chromosomes)
4. XY, XX

착상(Implantation)

1. a) 유사분열(mitosis) b) 난할(cleavage)
2. a) 상실배(morula) b) 포배(blastocyst)
3. a) 배아(embryo), 배아줄기세포(embryonic stem cells)
   b) 영양세포(trophoblast), 자궁내막(endometrium), 착상(implantation)
4. 융모막(chorion), 태반(placenta)
5. 1) 1차난포(primary follicles)
   2) 성숙난포(maturing follicles)
   3) 난소(ovary)
   4) 난자(ovum)
   5) 나팔관(fallopian tube)
   6) 정자(sperm)
   7) 난자(접합체) ovum(zygote)
   8) 2세포기(two-cell stage)
   9) 4세포기(four-cell stage)
   10) 상실배(morula)
   11) 포배(blastocyst)
   12) 내세포괴(inner cell mass)
   13) 영양세포(trophoblast)
   14) 자궁내막(endometrium)

15) 배아판(embryonic disc)
16) 황체(corpus luteum)
17) 백체(corpus albicans)

배아와 배막

1. 외배엽(ectoderm), 중배엽(mesoderm), 내배엽(endoderm)
2. 1) 소화기관의 내벽(lining of digestive organs), 폐(lungs)
   2) 근골격(skeletal muscles), 뼈(bones)
   3) 표피(epidermis), 신경계(nervous system)
3. 1) A, F 2) C, D 3) B, E
4. a) 8 b) 9, 40
5. 1) 자궁내막(endometrium)
   2) 융모막(chorion)
   3) 난황낭(yolk sac)
   4) 배아판(embryonic disc)
   5) 양막(amnion)
   6) 융모막 융모(chorionic villus)
   7) 난황낭(yolk sac)
   8) 배아의 머리(head of embryo)
   9) 양막 주머니(amniotic sac)
   10) 배꼽(제대, umbilical cord)
   11) 배아의 상지부분(arm bud)
   12) 배아의 하지부분 (leg bud)
   13) 태반(placenta)

태반과 탯줄

1. a) 자궁내막(endometrium) b) 융모막(chorion)
   c) 배꼽(umbilical cord) d) 교환(exchanges)
2. 혈액굴(blood sinuses)
3. 동맥(arteries), 정맥(vein)
4. a)태아(fetus), 태반(placenta)
   b) CO_2, 노폐물(waste products)
5. a)태반(placenta), 태아(fetus)
   b) O_2, 영양분(nutrients)
6. 후산(afterbirth)
7. a) 융모막(chorion)
   b) 에스트로겐(estrogen), 프로게스테론(progesterone), 황체
8. 에스트로겐(estrogen), 프로게스테론(progesterone)
9. a) FSH, LH
   b) 젖샘(유선, mammary glands)
   c) 자궁근육층(myometrium)
   d) relaxin

출산(Parturition)과 분만(Labor)

1. a) 출생(birth)
   b) 과정(sequence of events)
2. a) 황체호르몬(progesterone)
   b) 두부하강(head downward)
3. a) 양막 주머니(amniotic sac)
   b) 넓힌다.
   c) 파열
   d) 산도를 통해 나온다.
4. a) 옥시토신(oxytocin) b) 태아(baby)
5. a) 후산[태반, afterbirth(placenta)]
   b) 압박한다(compress).

출생 시 태아(Infant at Birth)

1. a) 배꼽(umbilical cord)
   b) CO_2, 수질(medulla)
2. a) 타원구멍(foramen ovale)
   b) 동맥관(ductus arteriosus)
   c) 폐(lungs)
3. 간(liver), 빌리루빈(bilirubin)

유전학

염색체(Chromosomes)와 유전자 (Genes)

1. a) 46 b) 상동
   c) 부계(paternal) d) 모계(maternal)
   e) 상염색체(autosomes)
   f) 성염색체(sex chromosomes), 여자(women), 남자(men)
2. a) DNA
   b) 염기(bases)
   c) 한 개의 단백질(one protein)
3. 1) F 2) E
   3) A 4) D
   5) G 6) C
   7) B

유전학적 문제(Genetics Problems)

1. 1) a)

모−bb

		b	b
부−bb	B	Bb	Bb
	B	Bb	Bb

b) 100%-갈색 머리카락, 0%-금발

2) a)

모−bb

		b	b
부−Bb	B	Bb	Bb
	b	bb	bb

b) 50% -갈색 머리카락, 50%-금발

2. 1) a)

모−OO

		O	O
부−AO	A	AO	AO
	O	OO	OO

b) 50%-O형, 50%-A형

2) a)

모−AB

		A	B
부−AB	A	AA	AB
	B	AB	BB

b) 25%-A형, 25%-B형, 50%-AB형, 0%-O형

3. 1

모−XcX

		X	X
부−XcY	Xc	XcXc	XcX
	Y	XcY	XY

b) 딸: 50%-색맹, 50%-보유자
아들: 50%-색맹, 50%-정상시력

2) a)

모−XcXc

		Xc	Xc
부−XY	Xc	XcX	XcX
	Y	XcY	XcY

b) 딸: 0%-색맹, 100%-보유자
아들: 100%-색맹, 0%-정상시력

퍼즐문제

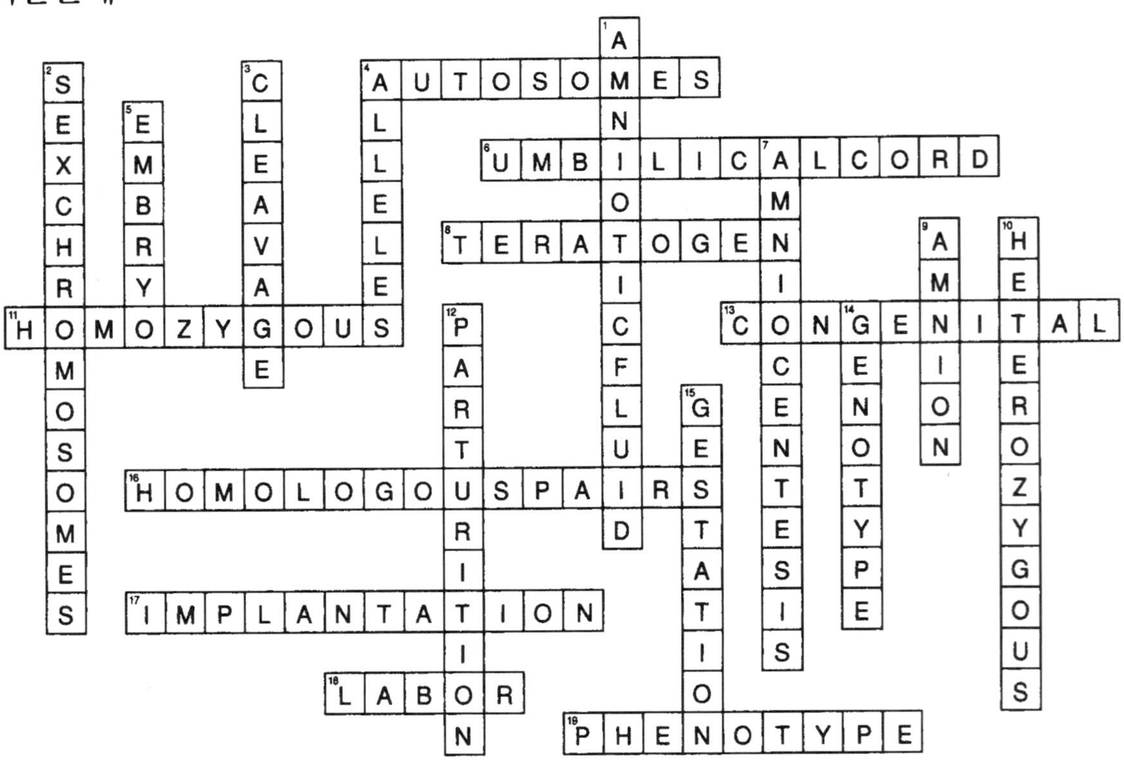

임상적용

1. a) 폐
   b) 3
2. a) 기형발생물질(teratogens)
   b) 풍진, 수두
3. a) 3개, 지능
   b) 염색체이상 → 양수천자(검사)
4. a) 복벽, 자궁
   b) 1) 태아곤란증(fetal distress) 혹은 나쁜 태아자세 (둔위분만)
   2) 산모 골반출구가 자연분만을 하기에 너무 작다.

사지선다형 문제 1

1. c	2. a	3. d	4. d
5. d	6. b	7. b	8. a
9. d	10. c	11. c	12. a
13. d	14. b	15. b	16. b
17. d	18. c	19. a	20. d

사지선다형 문제 2

1. a–분만 1기에는 양막 주머니가 파열된다.
2. d–태아의 첫 번째 혈액세포는 타원주머니(난황낭)에 의해 형성된다.
3. c–배아의 성장기간은 1주에서 8주까지 지속된다.
4. d–태반내에서, 태아의 혈관은 모체 혈액굴(blood sinuses)에 있다.
5. b–착상하는 배아기를 포배라 한다.
6. c–조기수축은 프로게스테론으로 예방된다.
7. d–여자의 성염색체는 XX이고, 남자의 성염색체는 XY이다.
8. a–개개인의 생김새에 대한 대립형질의 표현이 표현형이다.
9. d–열성유전자는 동형접합체인 경우에만 이형접합체의 표현형에서 나타나는 것이다.
10. c–반성 유전 형질을 유전받은 아들은 그의 어머니로부터 유전자를 받았다.

사지선다형 문제 3

1. f, g, h, i
2. a, c, d, e, g

제22장

미생물의 분류

1. a) 바이러스(viruses)
   b) 절지동물(arthropods)
   c) 세균(bacteria)
   d) 원생동물(protozoa)
   e) 기생충(worms)
   f) 곰팡이(fungi)
2. a) 이명법(binomial nomenclature)
   b) 속(genus)
   c) 속(genus)
   d) 종(species)

정상균총

1. a) 단기체류형 균총(transient flora)
   b) 상주균총(resident flora)
   c) 기회주의자(opportunist)
2.

1) B	2) I
3) J	4) L
5) G	6) E
7) A	8) F
9) C	10) K
11) D	12) H

감염성 질환

1. a) 저항성(resistance) b) 병독성(virulence)
2. 무증상의(asymptomatic), 무증상(subclinical), 불현성(inapparent)
3. 잠복기(incubation period)
4.

1) C	2) F
3) J	4) G
5) E	6) I
7) D	8) A
9) H	10) B

역학

1. a) 풍토병(endemic)
   b) 전염병(epidemic)
   c) 광역 유행성(pandemic)

2. a) 병원균 입구(portal of entry)
   b) 피부, 비강, 구강을 통해; 눈; 생식계 기관; 비뇨기관; 매개충
   c) 병원균 배출구(portal of exit)
   d) 호흡기 비말감염, 피부 접촉, 매개충이나 상처로부터 혈액으로, 소변/대변, 성적 접촉
3. 출구(portal of exit), 입구(portal of entry)
4. a) 저장소(reservoir)
   b) 인수공통감염증, 동물원성 감염증(zoonosis)
   c) 보균자(carrier)
5. a) 전염성의 질병(communicable)
   b) 전염력이 있는 질병(contagious)
   c) 비전염성의 질병(non-communicable)

미생물의 통제 방법

1. a) 소독제(disinfectant)
   b) 방부제(antiseptic)
2. a) 멸균(sterilization)
   b) 저온 살균(pasteurization)
   c) 염소처리 소독(chlorination)

병원균

세균(Bacteria)

1. a) 막대형(rod)
   b) 구형(spherical)
   c) 나선형(spiral)
2. a) 항생제(antibiotics)
   b) 협범위(narrow-spectrum)
   c) 광범위(broad-spectrum)
   d) 저항성(resistant)
   e) 배양과 민감도 검사(culture and sensitivity testing)
3. 1) C 2) E
   3) D 4) H
   5) A 6) G
   7) B 8) F
   9) J 10) I
4. a) 세균막(plaque), 라임병(Lyme disease), 야토병(tularemia), 탄저(anthrax), 랩토스피라병증(leptospirosis), 살모넬라 식중독(salmonella food poisoning), 록키산 홍반열(Rocky Mountain spotted fever), 리스테리아병(listeriosis)
   b) 임질(gonorrhea), 매독(syphilis)
   c) 파상풍(tetanus)(v), 디프테리아(diphteria)(v), 백일해(whooping cough)(v), 혈우병성 수막염(Haemophilus meningitis)(v), 결핵(tuberculosis), 콜레라(cholera), 장티푸스(typhoid)

바이러스

1. a) DNA 또는 RNA, 단백질 외피
   b) 재생산, 세포
2. a) AIDS, herpes simplex, B형 간염(hepatitis B)
   b) 광견병(rabies), 뇌염(encephalitis), 조류 독감(bird flu)
   c) 홍역(measles), 볼거리(mumps), 풍진(rubella), 소아마비(polio), B형 간염(hepatitis B)

진균

1. a) 죽은 유기물
   b) 아포(spores)
2. a) 진균증, 사상균병(mycoses)
   b) 표재성(superficial)
   c) 전신성(systemic)
3. a) 효모(yeasts)
   b) 피부(skin), 구강(mouth), 결장(colon), 질(vagina)
   c) 항생제(antibiotics)

원생동물

1. a) 단세포 동물(unicellular animals)
   b) 물
2. a) 낭(cysts)
   b) 물 또는 음식물, 배설물과 구강(fecal-oral)

기생충과 절족동물

1. a) 선모충병(trichinosis) b) 요충(pinworm)
2. 라임병-진드기, 말라리아-모기, 황열병-모기, 록키산 홍반열-진드기, 뇌염-모기

퍼즐문제

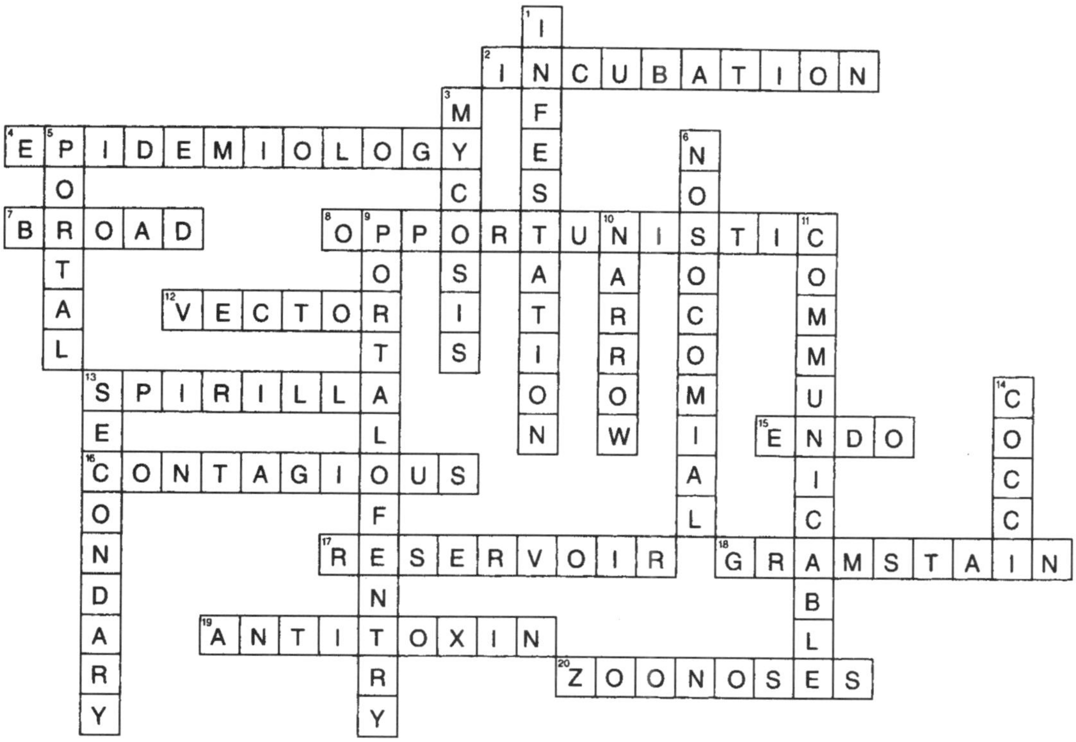

사지선다형 문제 1

1. a	2. d	3. c	4. a
5. b	6. c	7. d	8. b
9. b	10. a	11. c	12. c
13. d	14. d	15. b	16. a
17. a	18. c	19. b	20. a

사지선다형 문제 2

1. d–모든 접촉성 질병은 전염성이다.
2. b–병원성 감염은 병원에서 획득된다.
3. b–결장에 있는 세균은 비타민 **K**를 생산한다.
4. c–포자는 열과 건조한 것에 저항성이 있다.
5. a–바이러스는 재생하기 위해 숙주의 세포내에서 기생한다.
6. c–피부의 진균감염을 백선이라 한다.
7. b–원충은 숙주의 몸 밖에서 장기간 생존할 수 있는 낭포를 형성한다.
8. d–진드기와 이는 혈액이 있는 부위를 물을 때 질병이 퍼진다.
9. c–혐기성 세균은 산소가 없을 때만 재생한다.
10. a–항바이러스약은 어떤 바이러스에 효과적이다.

사지선다형 문제 3

1. a, b, f, h, n
2. a, c, d, e, h, j, l